13周
徒手练出一身肌

无器械减脂增肌，塑造真男人

涉及呼吸热身、拉伸放松、快手饮食增肌指南三大领域
随时随地塑造实打实的健美身材

价值12万
高端健身会所
定制用书
★★★
《健与美》杂志主编
刘舜 强力推荐

STRONG FITNESS TRAINING for
STRONGER
MEN

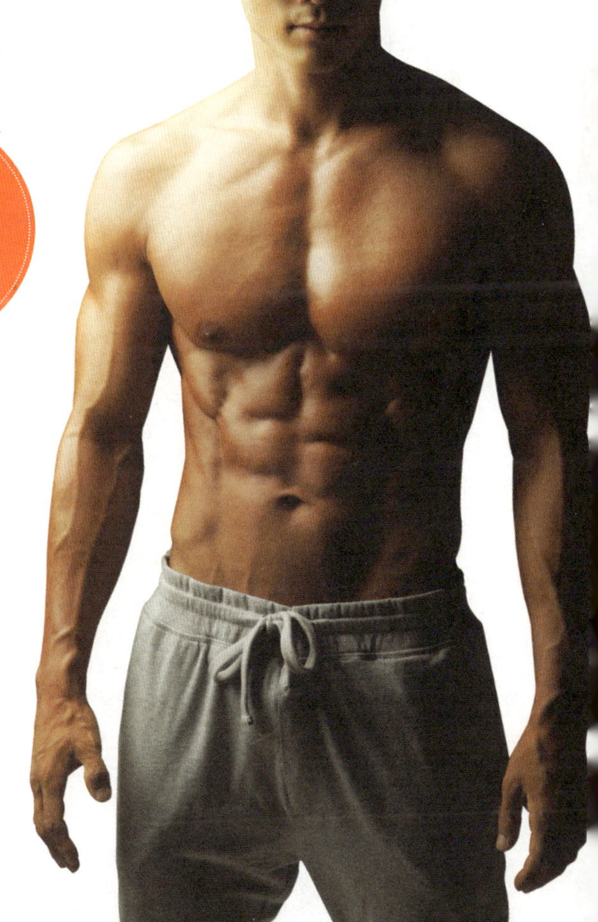

[韩] 金 真 ◎著
王 娇 ◎译

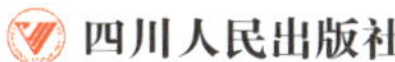
四川人民出版社

图书在版编目（CIP）数据

13周徒手练出一身肌 /（韩）金真著；王娇译.—成都：四川人民出版社，2015.9

ISBN 978-7-220-09504-7

Ⅰ.①1… Ⅱ.①金… ②王… Ⅲ.①肌肉－力量训练 Ⅳ.① G808.14

中国版本图书馆 CIP 数据核字（2015）第 131452 号

四川省版权局著作权登记［图进］21-2015-85

13 ZHOU TUSHOU LIANCHU YISHEN JI

13 周徒手练出一身肌

金 真 著

王 娇 译

执行策划	黄 河 桂 林	**发行部业务电话**	（028）86259457 85259453
责任编辑	江 澄	**防盗版举报电话**	（028）86259457
特约编辑	宋金龙 乔明邦	**印 刷**	深圳市鹰达印刷包装有限公司
责任印制	王 雪	**成品尺寸**	210mm × 200mm
封面设计	张 英	**印 张**	15
		字 数	363 千字
出版发行	四川人民出版社（成都槐树街 2 号）	**版 次**	2015 年 10 月第 1 版
网 址	http://www.scpph.comvww	**印 次**	2015 年 10 月第 1 次印刷
E-mail	sichuanrmcbs@sina.com	**书 号**	ISBN 978-7-220-09504-7
新浪微博	@四川人民出版社官博	**定 价**	65.00 元

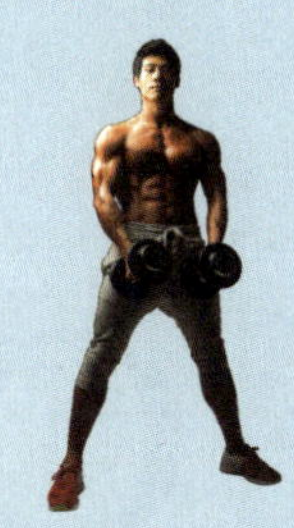

打造完美肌肉的运动方法

亚洲
高端男性健身会所
定制用书

目 录 Content

PART 1

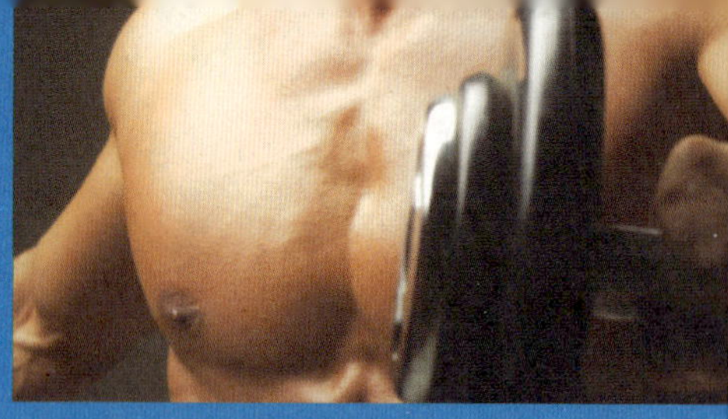
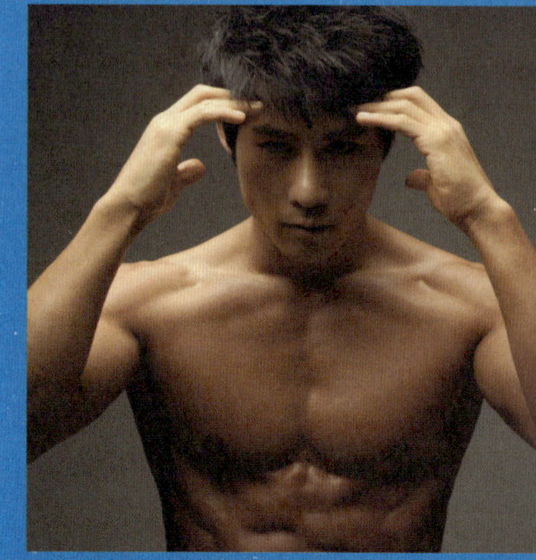
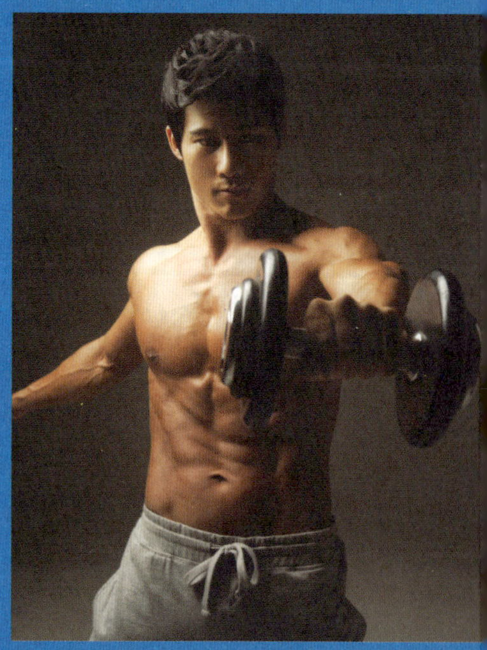

PART 2

生存极限健身 100 日计划　51

推荐序

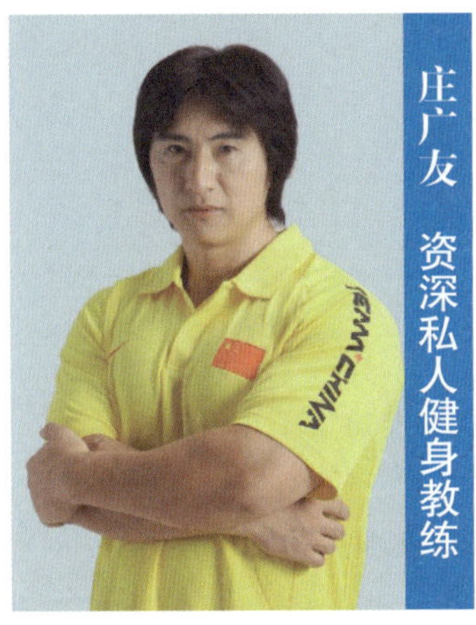

2005 年全国健美锦标赛 75 公斤级冠军
2006 年全国体育大会健美比赛 75 公斤级冠军
2006 年多哈亚运会国家健美队队员

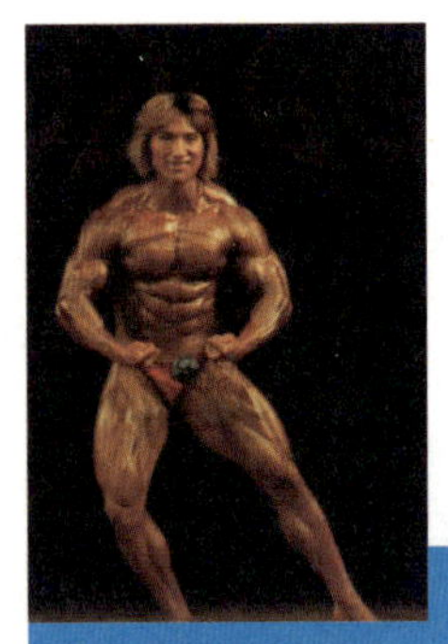

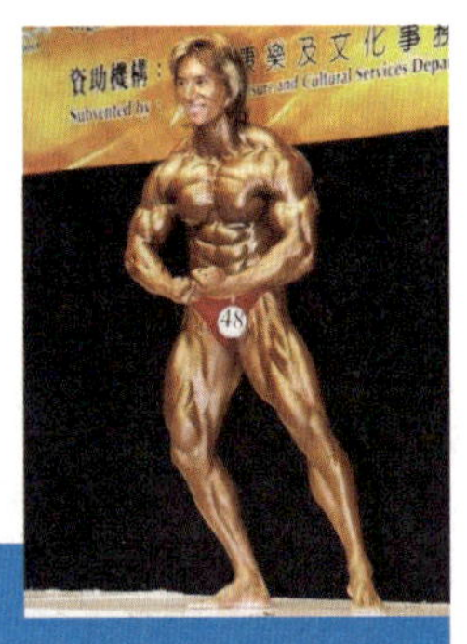

健身不只是锻炼肌肉，其实也在塑造你的人生

当我还是一名健美运动员的时候，每天都要训练几个小时，但那时只是单纯的训练，心中想的是全国冠军，甚至是世界冠军，根本没有意识到健身对于一个男人的重要性。2005 年和 2006 年，我两次获得全国健美冠军，之后退居二线，成为一名私人健身教练。

在工作中，我才逐渐认识到健身运动与人们之间的距离之大。后来，我接触的人越来越多，层次也越来越高，经常有一些事业成功的男人请我做他们的私人教练，他们或高官，或高管，或前呼后拥，或腰缠万贯。但是按照专业的健康指标来看，他们与“成功”可是一点都不沾边。有些人大腹便便，走几步路都会喘上半天；有些人骨瘦如柴，甚至搬动一把椅子都有困难；还有一些人精神萎靡，行动拖沓。他们找到我，都问了同一个问题：有没有快速让身体好起来的方法？帮助的人多了，在这个圈子里，也混得一些名气，慕名找我的人越来越多，而我的时间和精力毕竟有限，能帮助的人也十分有限。

我如何才能帮助更多的人找回“好身体”呢？

2014 年初，中资海派董事长黄河先生拿着《13 周徒手练出一身肌》一书，请我撰写序言。我感到受宠若惊之余，带着一丝忐忑的心情认真阅读完书稿，发现我与作者金真先生好像有一种志同道合、相见恨晚的感觉。他在韩国开设健身课程，我在国内也在做同样的事情，我们各自的课程都面向高端人群，收费昂贵。

金真先生在韩国最大的综合性网站上开设视频专栏，发布了 3 000 多段视频，但这还不够。为了更好地指导健身人士、工作繁忙的人士，他着力创作了本书。

《13 周徒手练出一身肌》一书有三大特点。

一是器材的选用。金真先生有意选择椅子、桌子、门、毛巾、书本、饮料瓶、背包等日用品，这些都是在工作生活中随处可以拿到的，这也最大化地打破了健身的器材限制、场地限制甚至时间限制。我们不能再以没有器材、没有场地或没有时间为理由拖延健身计划。无论在家里，还是在办公室，我们都可以在三五分钟内做完一组动作，把持续性的健身运动见缝插针地融入一天之中的任何时间。当然，除了睡觉。

二是把健身目标划分为三个层次。层次一，单纯地减脂或增重；层次二，练出全身肌肉，连小肌肉都能练到；层次三，塑造你的全新形象，提升你的“精气神”，就像书中的四位韩国男士一样，从此逆转人生。金真先生开发的“生存极限 100 天训练”课程可以让男人在脱掉衣服时，变身成硬邦邦的肌肉男。穿上衣服时，又是光彩照人的气质美型男，无论走到哪里，都是焦点先生。

三是把同一组动作划分为三个难度。读者可以根据自身体质，选择对应的难度。无论体质强弱，读者都可以完整地做完一组动作，并坚持健身计划。以周为单位进行训练，周一、周三与周五做同一组动作；周二、周四与周六做另外一组动作。交替完成两组动作，使得健身计划充满趣味性。

读者朋友们，当你翻阅这本书时，别忘了已经有许多人按照本书的健身计划训练，成功地塑造了一副全民偶像般的明星身材，从此逆转了他们的人生！不要只是翻阅，而是要开始一个动作、一个动作地训练，你的人生从此也将更加积极向上。

序言

真男人的真正健身训练手册

啤酒肚、干瘪胸、下垂肩、豆腐腰、弓形背、
曲形腿、面条胳膊，
七大关键部位，各个击破！

我是韩国拥有最多会员的私人健身教练，我的课程历时 100 天，收费约合 120 000 元人民币。我的训练费用固然昂贵，但物超所值。由于之前接受我训练的人群都是富裕阶层，为了更快地让更多人享受到高质量健身指导，我用最大努力写出了这本书，并衷心希望我的热忱能够带给你一次逆转人生的机会。我的训练方式跟普通的健身训练有所不同，你不需要去健身房，也不需要专业的健身器材，只需要常见的家庭用品，就能免费享受这套健身训练。你只需要认真阅读，并马上运动。

1. 量身打造的健身运动，更见效果

健身必须针对每个人的体力、体形、体质、身体成分、精神状态、生活习惯等 6 个方面制定出最适合的健身运动。然而大部分健身书籍只能帮助读者认识自己的身体，却没有提供与之对应的训练方法。本书则两者兼备，不但可以准确检测身体的各项指标，还为你制定出与之对应的训练方式。

2. 减肥又塑身的健身运动

想要塑身就必须减肥。果真是这样的吗？从传统意义上讲，我们身体中的肌肉、骨骼、韧带贯穿全身。按常规理论而言，我们必须先达到标准体形才能以正确的姿势训练，这样才能最有效地锻炼肌肉与提升能量。我的健身运动与传统的健身运动有所不同，它能达到减肥与塑身同步进行的效果。

3. 你也可以进行灵活的 3D 运动

我们的身体并非是一个平面，而是三维有机体。我们的身体不只是可以上下、左右运动，还可以水平翻转运动，比如弯腰是上下运动，侧腰是左右运动，而转身则是翻转运动。收举哑铃、叉腿并拢、起蹲等常规运动都是单方向运动。我的健身运动能使全身肌肉得到全方位的科学训练。

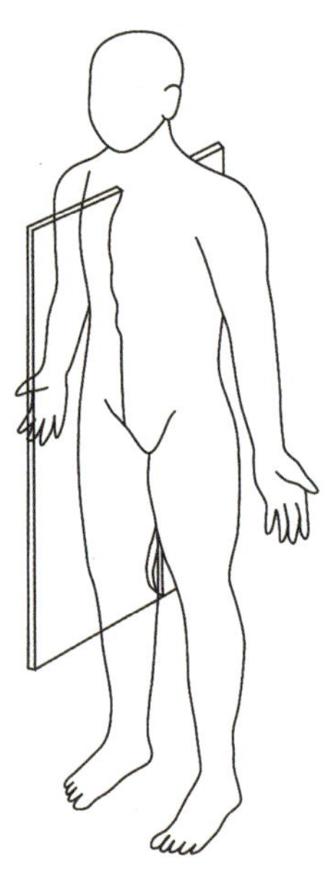

＜上下运动＞
提腿运动
弯腰运动
举臂运动

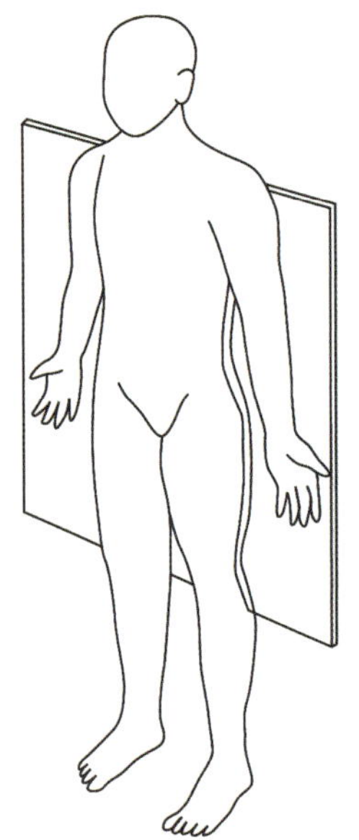

＜左右运动＞
叉腿运动
侧腰运动

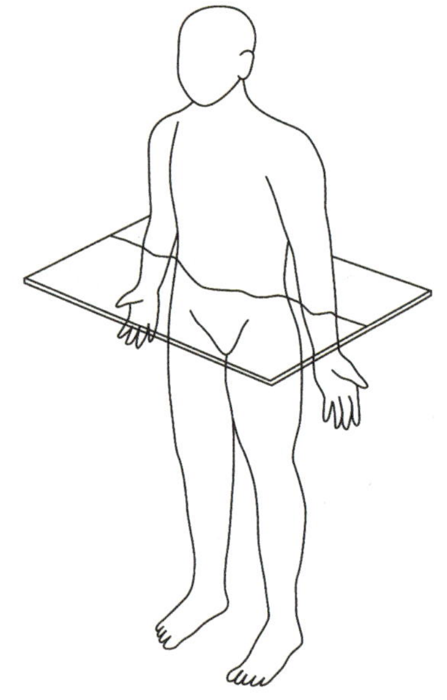

＜水平翻转运动＞
旋腿运动
转腕运动
扭肩运动

4. 力量＋机能性训练

要想拥有完美的体形就必须拥有强烈的健身欲望。只是注重增强肌肉的力量训练，关节的运动机能就会下降。虽然运动可以让你变为肌肉男，但爆发力不尽如人意。在力量运动和平衡性运动的基础上，我增加了关节的机能性运动。因此我的健身运动不但可以重塑体形，训练实用性肌肉，还可以提升身体的运动能力。

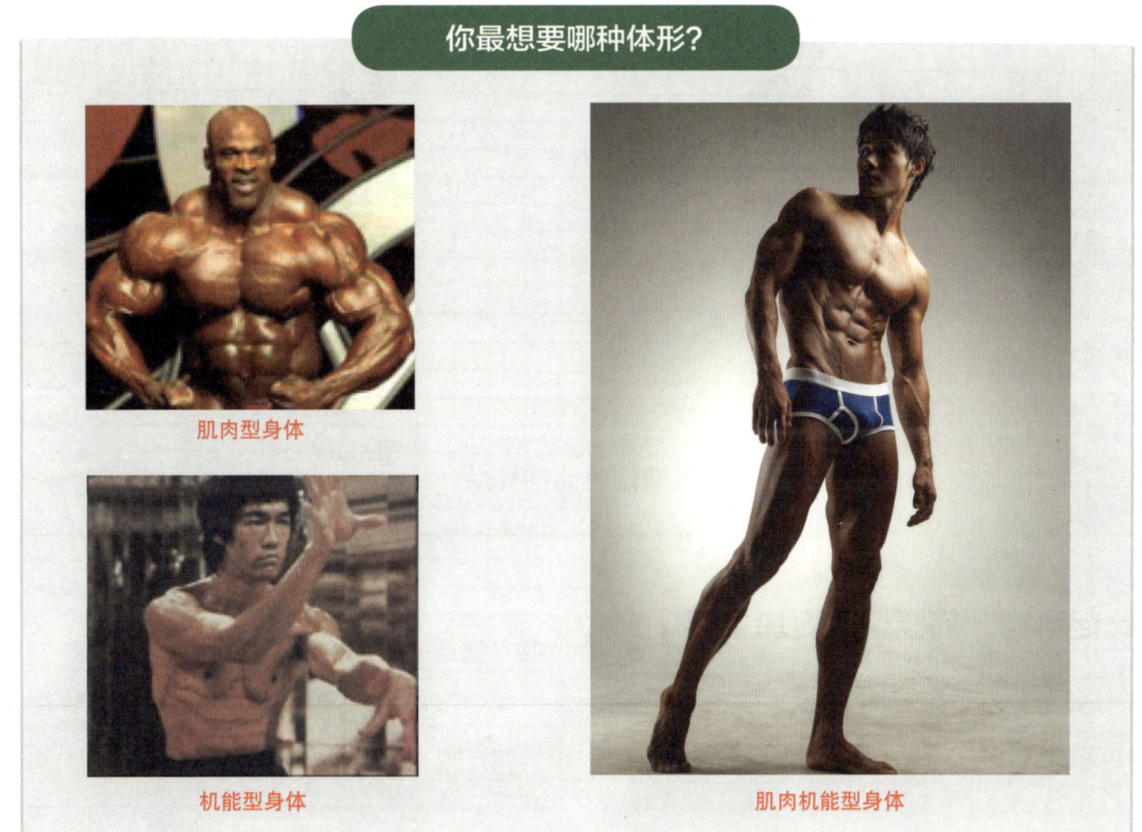

金教练 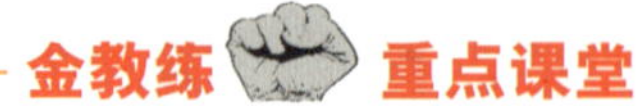 重点课堂

什么是机能性运动?

力量运动是肌肉运动，机能性运动则是关节运动。关节是连接两块骨骼之间的部位，在运动学中就是狭义上的活动部位。机能性运动保障可动性关节和稳定性关节能够正常发挥作用。我的健身运动正是开发和训练关节的可动性和稳定性。

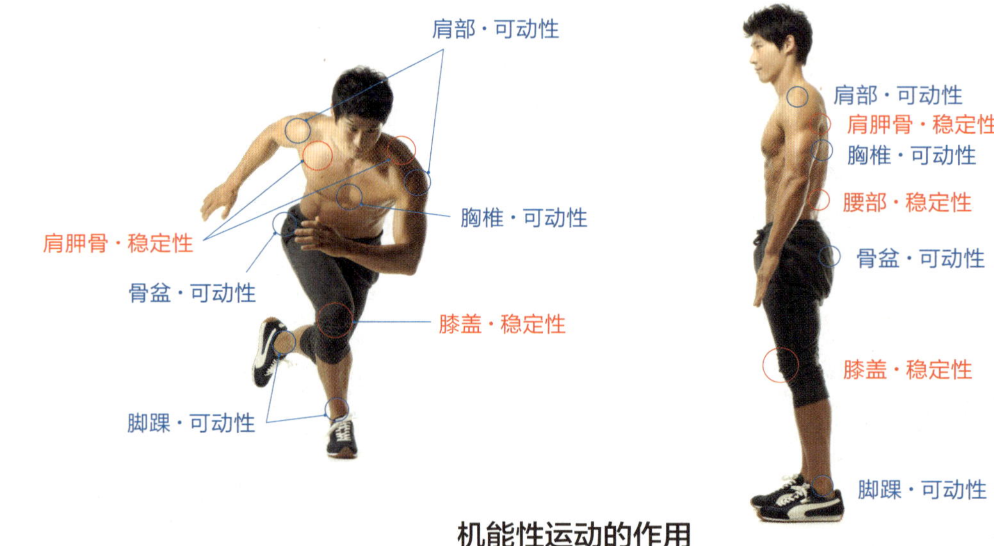

机能性运动的作用

5. 比起肌肉，筋膜运动更加重要

筋膜是位于骨骼、肌肉、神经、内部器官表层的网状膜。像香肠一样，肠肉是肌肉，而肠衣就是筋膜。我们全身的肌肉都被这种白色网膜包裹。体位不正或压力过大会损伤筋膜，进而影响肌肉运动和关节运动。

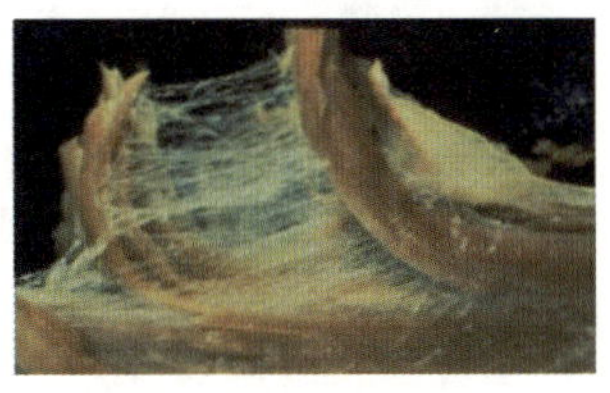

筋膜

筋膜损伤还会引发身体疼痛症状，无法及时传递力量，从而降低运动效果。我的健身运动中包括了提高运动效率，让身体变得更加坚韧且健康的筋膜放松运动。

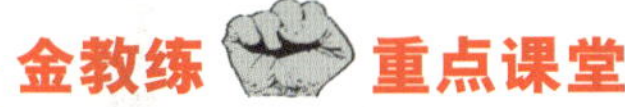

真正认识筋膜，真正进行机能性运动

托马斯·迈尔斯的筋膜经线理论是全世界权威的机能性运动理论，我们以此讲解筋膜分布，人体全身由 11 条筋膜经线连接组成。在运动前，我们必须清楚了解 11 条筋膜经线经过的可动性关节和稳定性关节部位。我的健身运动以此理论为基础，通过强化筋膜经线，从而打造机能性更强的身体。

11 条筋膜经线

前表线	螺旋线	横向线	后表线
筋膜出现问题可能表现的症状 体形：头位不正、腹部突出、扁腿 生活中：起床时腹部稍稍向一侧偏转、起坐困难	筋膜出现问题可能表现的症状 体形：鸡胸、肩部不平衡、回转侧身症、O/X 形腿、扁平足 生活中：八字步、韧带僵直、偏脚 机能：重心不稳、身体不易平衡	筋膜出现问题可能表现的症状 体形：偏头、左右侧身症、骨盆不平衡、长短腿 生活中：呼吸障碍、颈部肌肉凝结、肋部肥大 机能：侧身运动困难、运动时呼吸困难	筋膜出现问题可能表现的症状 体形：驼颈、驼背、偻腰、小腿突出 生活中：弯腰时手无法触地、腰部僵硬、颈部腰部时常不舒服 机能：举物运动时驼腰

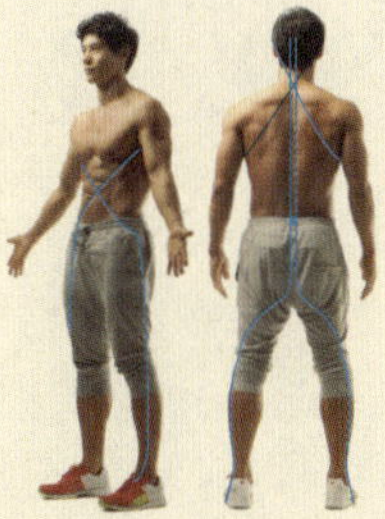

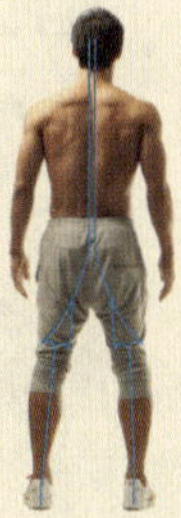

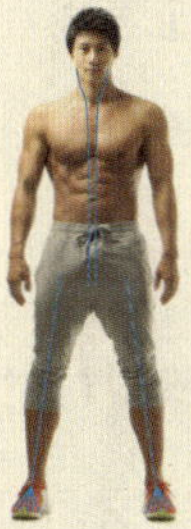

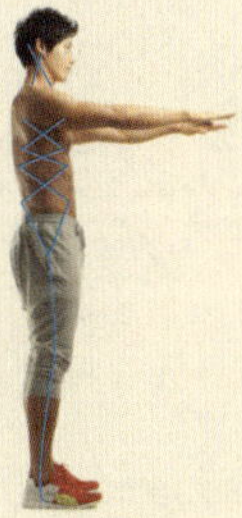

深部前表上肢线	前表上肢线	深部后表上肢线	后表上肢线
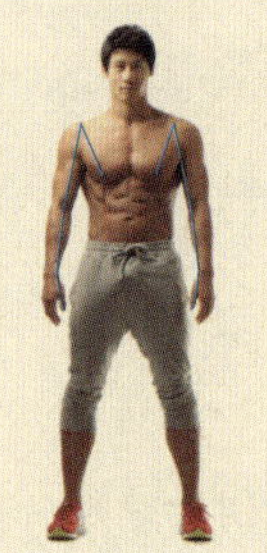	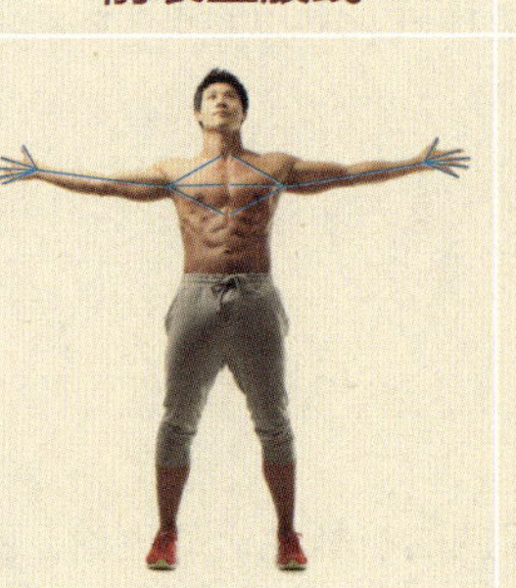	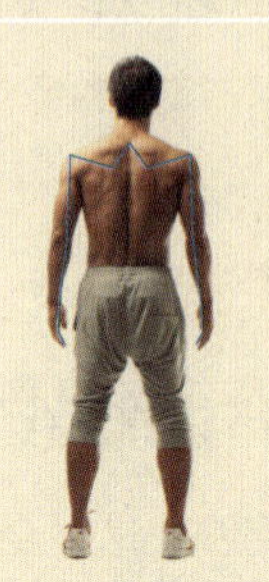	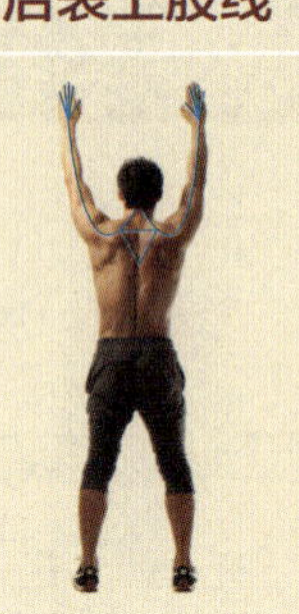

筋膜出现问题可能表现的症状

体形：肩部弯曲、背部弯曲、颈部肌肉凝结

生活中：胸部呼吸受限、小拇指弱化

机能：双臂无力，展臂曲臂困难

筋膜出现问题可能表现的症状

体形：驼背、肩胛骨突出、耸肩、窄肩

生活中：肩周炎、手腕柔弱、肩部频繁负伤

机能：拉伸运动时，手臂用力困难

前机能线	后机能线	深部前表线
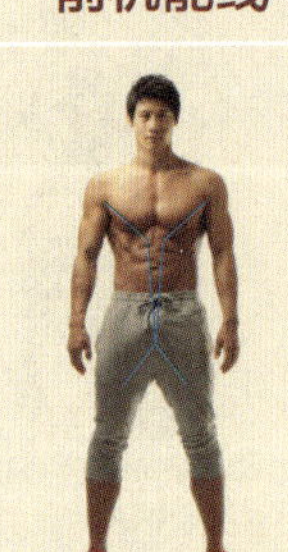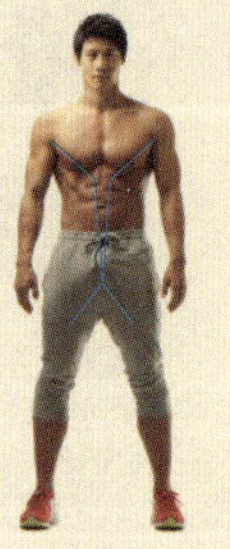	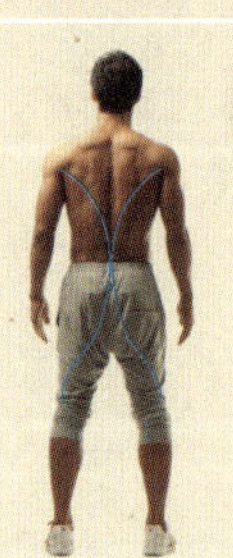	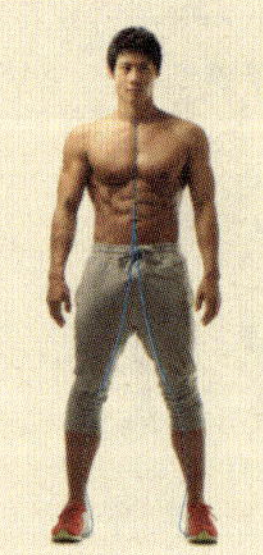

筋膜出现问题可能表现的症状

体形：躯干、上下体左右不平衡

生活中：身体易劳累，运动无效率

机能：无法做回转运动

筋膜出现问题可能表现的症状

体形：扁平足、腿部腰部不稳定、颈部不平衡

生活中：呼吸困难、颈部肌肉紧张、易疲倦

机能：在所有运动中无法保持稳定

6. 平衡身体，平衡生活

我们的生活遵守平衡准则，比如有愉快就有悲伤，有成功就有失败，有希望也就有绝望。我们的身体遵循平衡准则，强化训练易受刺激或柔弱的身体部位、不常用到的肌肉，我们的身体就会更加坚韧健康。我的健身运动也贯穿着平衡准则。善用平衡准则，不管是生活中还是运动中都会有所收获。你想得到健康的身体吗？你想幸福地生活吗？跟我一起运动吧

7. 家里就是健身房，椅子就是器材

我们往往因为“我很忙”“没时间”等理由拒绝去健身房运动。本书中的所有运动都可以在家进行，所需的道具也都是家庭中常见的生活用品。我将全程陪同大家运动。抛弃那些拒绝运动的理由，寻找一个必须运动的动机吧。

无论在家里，还是在办公室，我们都可以在三五分钟内做完一组动作，把持续性的健身运动见缝插针地融入一天之中的任何时间。

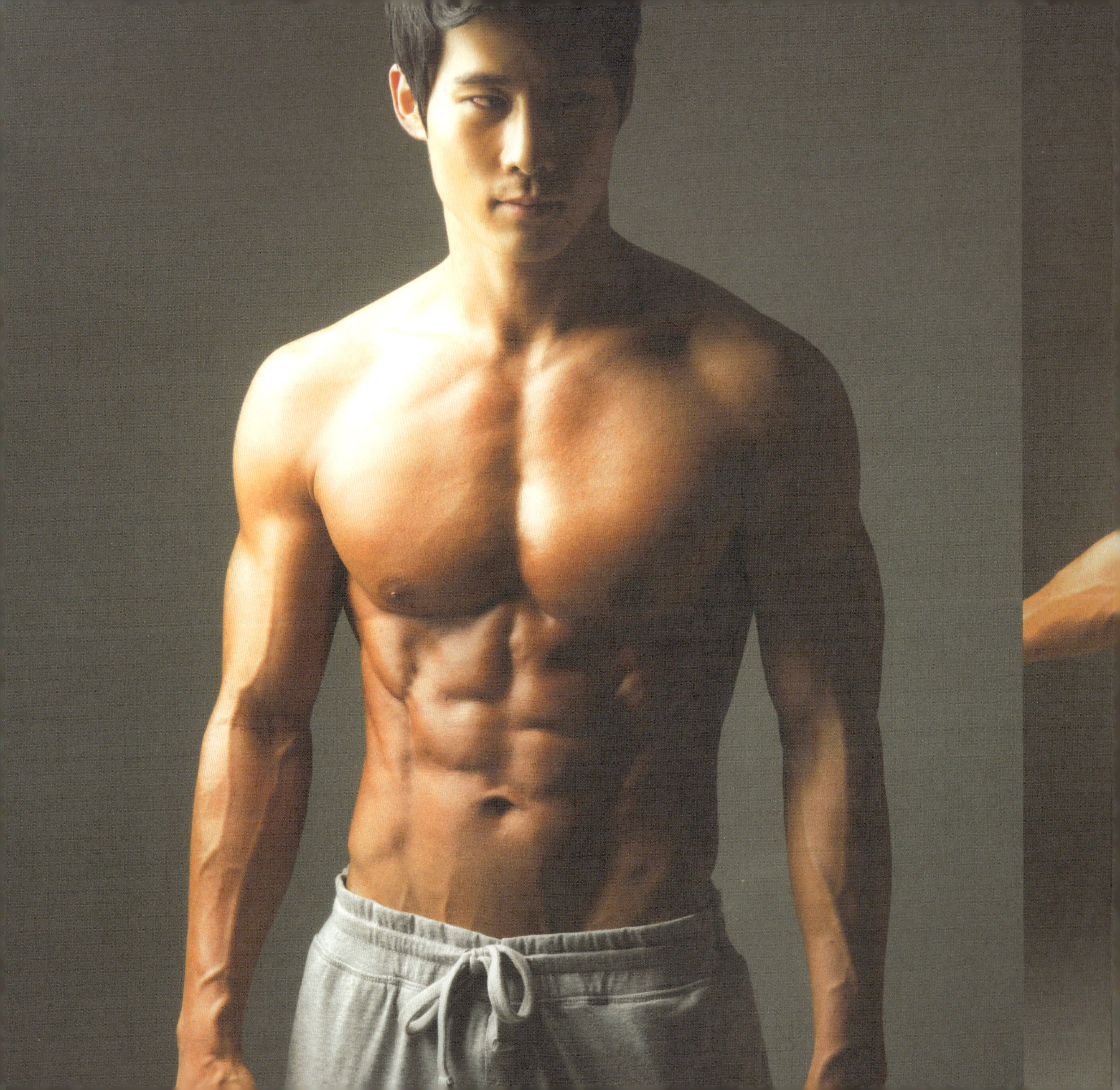

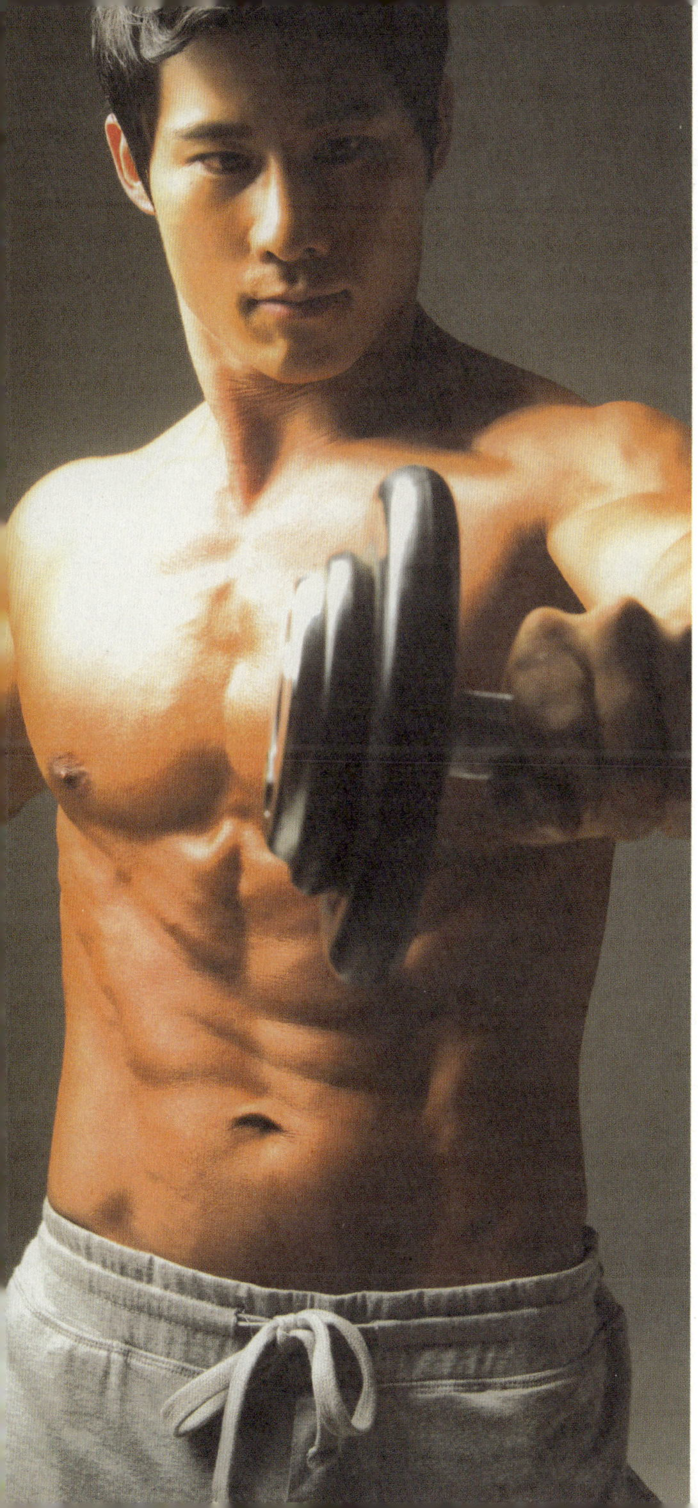

PART 1

蜕变为璀璨夺目的男人
从现在开始

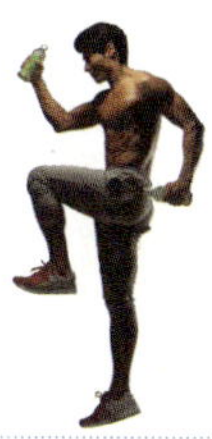

如果你没有健身欲望，那就看看他们吧。
进行真正的健身训练前，
首先需要测定你的身体状态。
寻找适合自己的健身训练项目。
寻找适合自己的健身菜单。

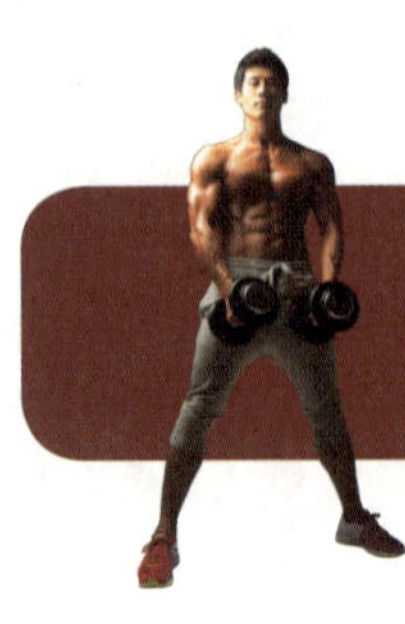

不是你没有坚持，只是没有找对方法

健身就是通过锻炼使身体更加健康有形，没有持之以恒的精神就无法取得实质性成果。为了使我们的训练方法达到预期效果，练就最强的身体，我们必须制订一个具有步骤性的健身训练计划：

精神状态>运动>营养>生活>体形>体质>身体成分

精神状态排在首位，因为它可以锻炼自身意志力。我们的所有行为都由动机驱动，运动也如此。因此，我们需要找到训练动机。有些人无法坚持健身训练，就是因为还没有找到更具激励性的动机。让我们现在开始，寻找一个让自己狂热投身健身训练的动机吧。

- 挑战目标 -

- 健身挑战理由 -

1.

2.

3.

4.

5.

6.

7.

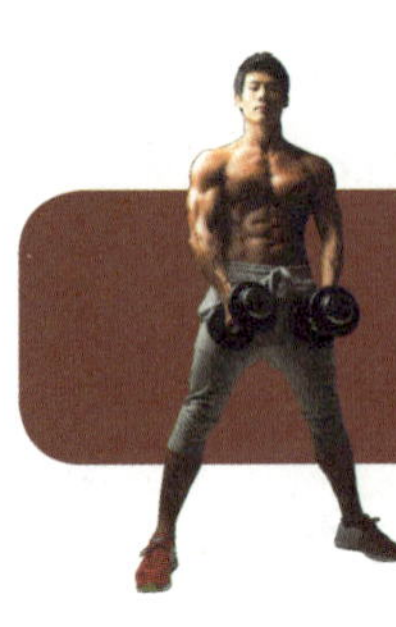

你也可以和全民偶像一样健壮性感

作为亚洲著名的私人健身教练，金真教练不仅在健身领域投入了全部热情，而且决心终身致力于寻找和改进真正有效且健康的健身训练方法。金教练开发了与众不同的健身训练方法，并彰显出能够帮助任何人有效健身的强大自信。为了体现私人健身教练的价值，金真教练发起颠覆性的“生存极限健身运动”，每期为时 100 天。以下介绍的各位人士，都是参与这场健身运动后得到本质蜕变的真男人们。

其实你也能成为他们中的一员，只要你想！

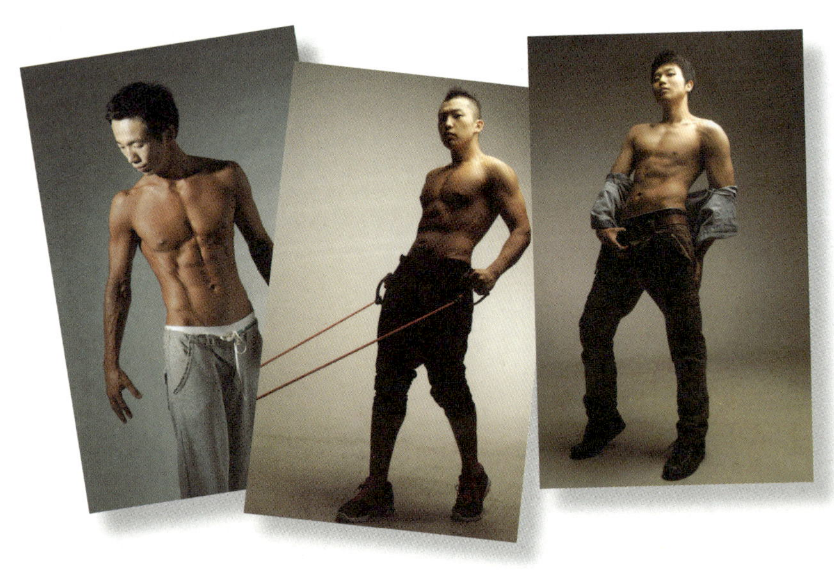

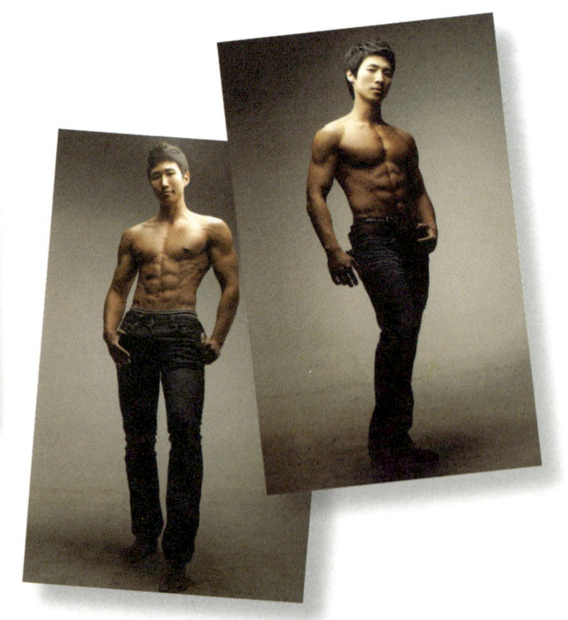

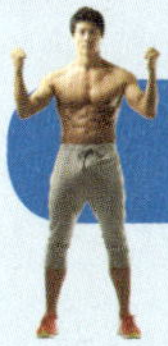

生存极限健身运动第 1 期 · 杜景民先生

杜景民先生一直自嘲为发福的刘在石（综艺节目 *Runing Man* 队长，韩国著名娱乐节目主持人，人称"干瘦男"。——译者注），但他却在网络投票中脱颖而出，成功入选第 1 期"生存极限健身运动"。然而相对于其他健身者，杜先生的体形不甚理想。他的头位前伸，双肩严重下垂，明显不适合体能训练。一般而言，根本无法实现百日蜕变。

为此，杜先生拼尽全力，每日进行极限训练，按照指导反复疯狂练习。功夫不负有心人，杜先生终以优异的成绩完成此次健身运动，改善体形并成功减肥。当期健身运动结束后，杜先生依然保持着对健身运动持之以恒的热情，并继续真男人训练。

档案　年龄：29　职业：公司职员　身高：181cm

变化　体重：减轻 15kg　体脂：减轻 7kg　肌肉量：增加 5kg

真男人杜景民先生的访问记录

1. 你参加极限健身运动的动机是什么？

   我想颠覆现在的身体状态，打造自身最完美的身躯。

2. 参加极限健身运动后，有哪些改变？

   不管站在任何人面前，我都能自如地展示自己。

3. 你的健身成功秘诀是什么？

   我比他人付出了更多的努力。由于我的体形比其他挑战者差很多，所以在健身过程中遇到更多困难，我持之以恒地进行地狱般的训练，但我感觉到心态愈加稳重。

4. 面对决心参加极限健身运动的读者，你想对他们说些什么？

   人人都有获得健康的权利，紧握这项权利，勇敢训练。

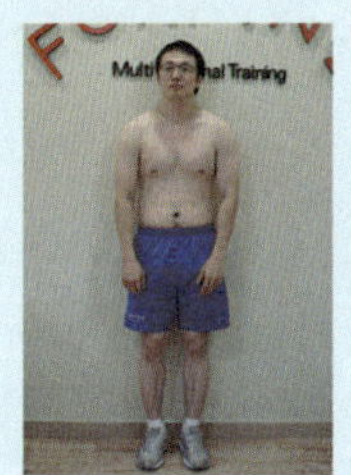

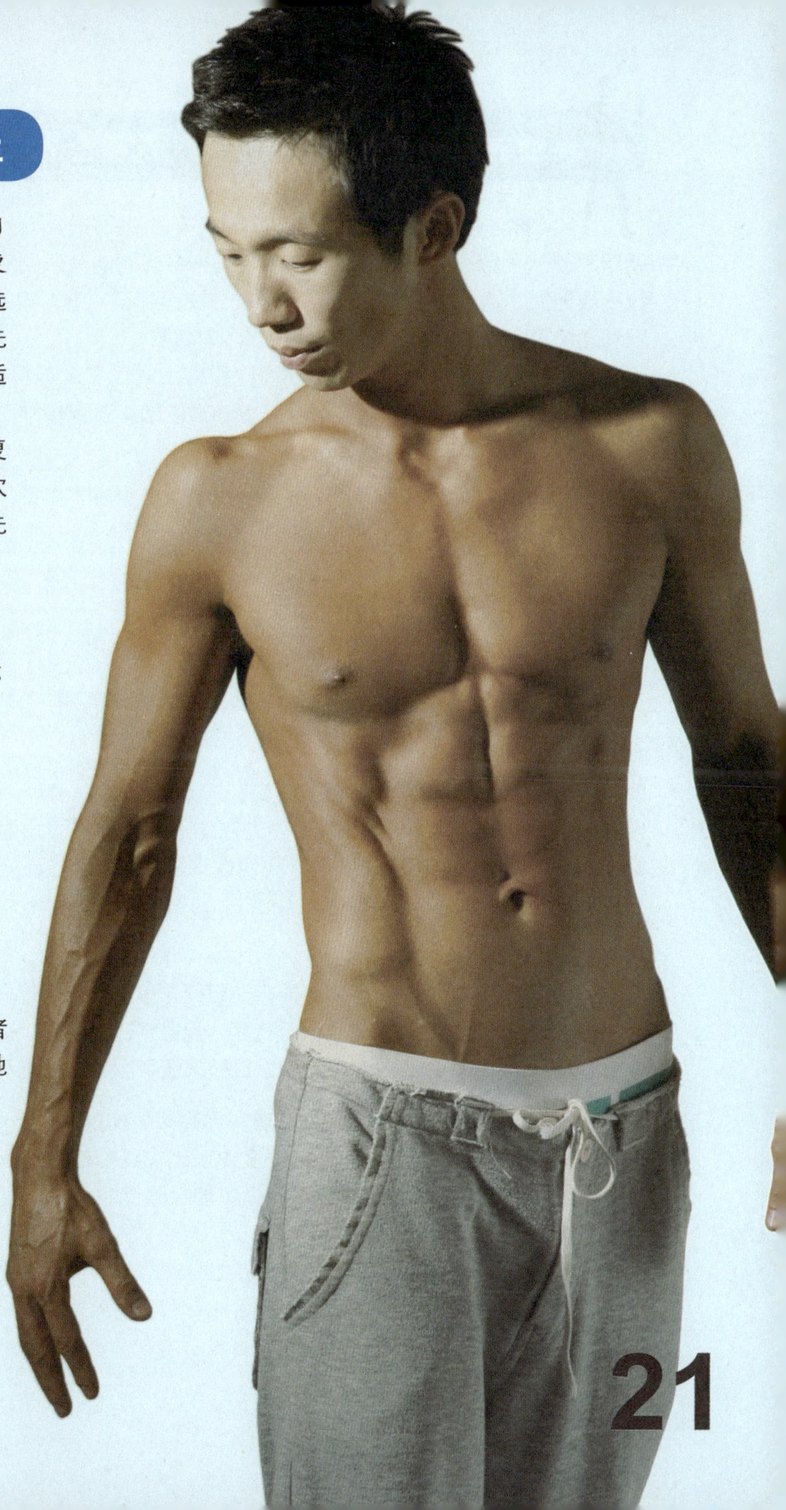

生存极限健身运动第 7 期 · 沈善全先生

沈善全先生很有绅士风度，面带微笑，温文尔雅。在初次面试时，就坦然展示了自己的才艺，表示希望成为一名优秀的音乐剧演员，并在孜孜不倦地为之努力。健身运动结束后，沈先生参加了“魅力男人健身大赛”，顺利通过了书面面试和现场面试，最终闯入决赛。

尽管他没能获得冠军，但依然可以称得上健美史上最具魅力的男人。现在沈先生正在准备登台表演梦寐以求的音乐剧。就像极限健身运动，他从来没有松懈，不断地挑战未来。

档案　年龄：25　职业：音乐剧演员　身高：180cm

真男人沈善全先生的访问记录

1. 你参加极限健身运动的动机是什么？
   我曾攻读表演系，立志成为一名演员。为了获取演员应有的完美体态和坚强意志力，我选择参加这次挑战。
2. 参加极限健身运动后，有哪些改变？
   改变有两个方面，一方面改善了外在体形；另一方面增强了内在的意志力。在运动中吃苦的同时，我也认识到只要保持勇往直前的信念，那就没有什么是不可能的。
3. 你的健身成功秘诀是什么？
   首先拥有渴望之心，然后再选择行动目标。虽然我想通过健身运动完善健康的身心，但这只是其中一个方面。我最终还是为了“魅力男人健身大赛”而训练，这正是参加这次百日极限健身运动的根本动力。
4. 面对决心参加极限健身运动的读者，你想对他们说些什么？
   身体的改善程度与自身的努力程度成正比。我相信只要保持强大的意志力，拥有持之以恒的精神并积极参加极限健身运动，那么成为一个璀璨夺目的男人将不再遥远。

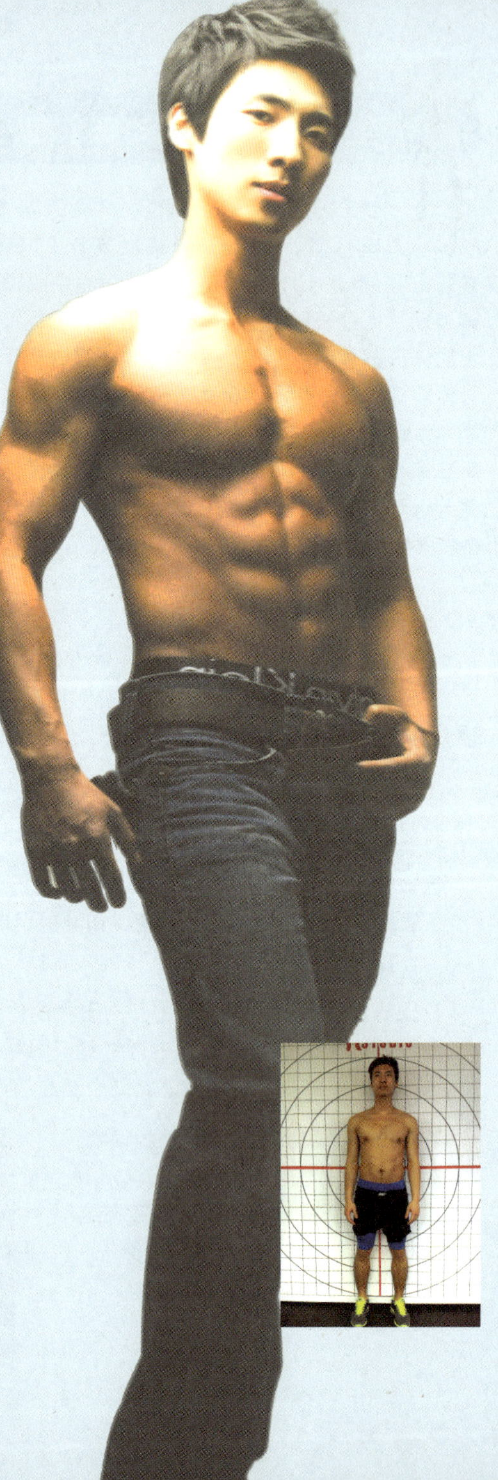

生存极限健身运动第 8 期 · 金东炫先生

金东炫先生的志向是成为一名技艺高超的咖啡料理师。他不但是一位模仿达人，也是一位时常给周围人带来欢笑的幽默男人。由于不太满意外表，他选择了此次生存极限健身运动。虽然开始时困难重重，但在坚忍不拔的精神支撑下，他成功完成了挑战。

档案　年龄：31　职业：咖啡料理师　身高：180cm

变化　体重：88kg → 81.9kg（减轻 6.1kg）

体脂：18.9kg → 10.3kg（减轻 8.6kg）

肌肉量：64.7kg → 67.2kg（增加 2.5kg）

真男人金东炫先生的访问记录

1. 你参加极限健身运动的动机是什么?

在很早以前，为了获取健康和自信，我就想参加健身运动。在网上看到此次挑战运动的公告，就报名参加了。

2. 参加极限健身运动后，有哪些改变?

身体更加健康，对生活更自信。经历此次百日生存极限健身运动后，自身的成就感十足。

3. 你的健身成功秘诀是什么?

我不是一个人在战斗，身边还有很多朋友和我一同努力。为了让困难的过程更加轻松，我时常期盼训练之余的休息时间，还想象着自己在完成蜕变后的完美状态，这样一来也就不那么难熬了。

4. 面对决心参加极限健身运动的读者，你想对他们说些什么?

亡羊补牢，犹未晚矣。有了不到黄河不死心的决心，就勇敢走下去吧。只要再多一点点努力，你也会成功。

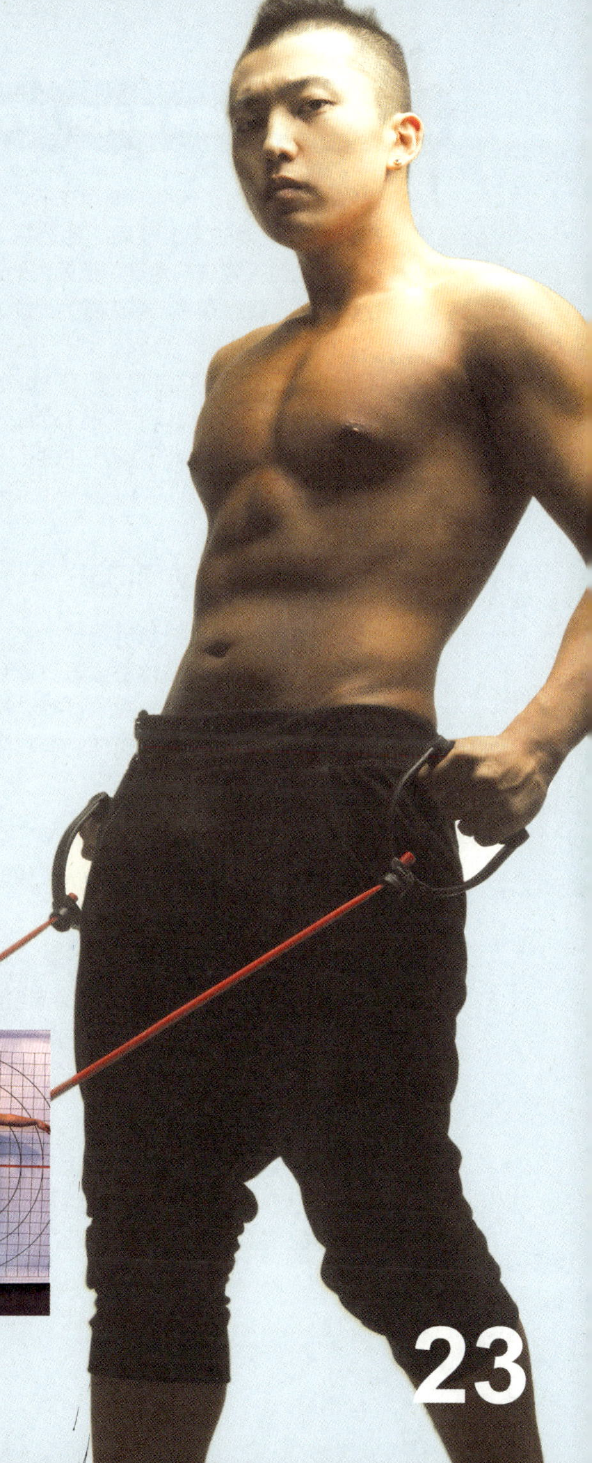

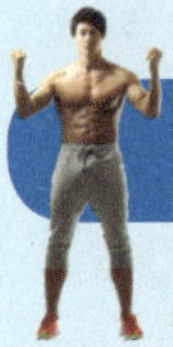

生存极限健身运动第 10 期 · 崔始源先生

崔始源先生为了自身的健康生活，也为了不给亲友们留下伤痛和遗憾，在意识到健康的重要性后，他选择了这次挑战。虽然开始时状态不好，承受了比他人数倍的困难。但就在他永不言弃的强大意志力支撑下，进步的速度惊人，最终获得了最闪耀的成功。

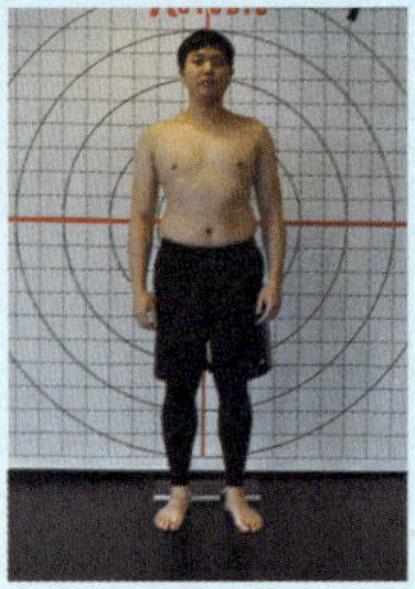

档案　年龄：35　职业：广告业　身高：180cm

变化　体重：84.1kg → 70.3kg（减轻 13.8kg）

体脂：18.1kg → 7.9kg（减轻 10.2kg）

肌肉量：37.4kg → 35.9kg（减轻 1.5kg）

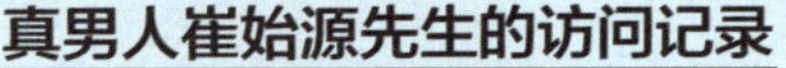

真男人崔始源先生的访问记录

1. 你参加极限健身运动的动机是什么?

我曾经因为身体不好导致体重猛增，又无法坚持自主减肥运动。我结婚前，突然意识到我不能以当时的状态步入婚姻殿堂，因此我参加了这次挑战。我当时只想给女友（现在的妻子）展示一个真男人的状态，也就是健康的身体以及自信。

2. 参加极限健身运动后，有哪些改变?

身体更加健康，生活更加自信，通过 100 日训练得来的成就感更强烈。

3. 你的健身成功秘诀是什么?

开始时，我脑海中一直回荡着一个念头：我能否坚持到最后？比起其他人，我年龄偏大，身体状况也不好，而且腰部有伤痛。在跟医生商议后，我获得了继续运动的许可。我之所以能坚持到最后，跟自身的意志力和教练的指导分不开，还要与一起参加挑战的战友们同心协力，互相扶持和激励。

4. 面对决心参加极限健身运动的读者，你想对他们说些什么?

运动面前，人人平等。不要比较他人，只要做好自己，脚踏实地就能得到丰硕成果。运动是个真诚的词汇，只要你付出，它就会给予回报。

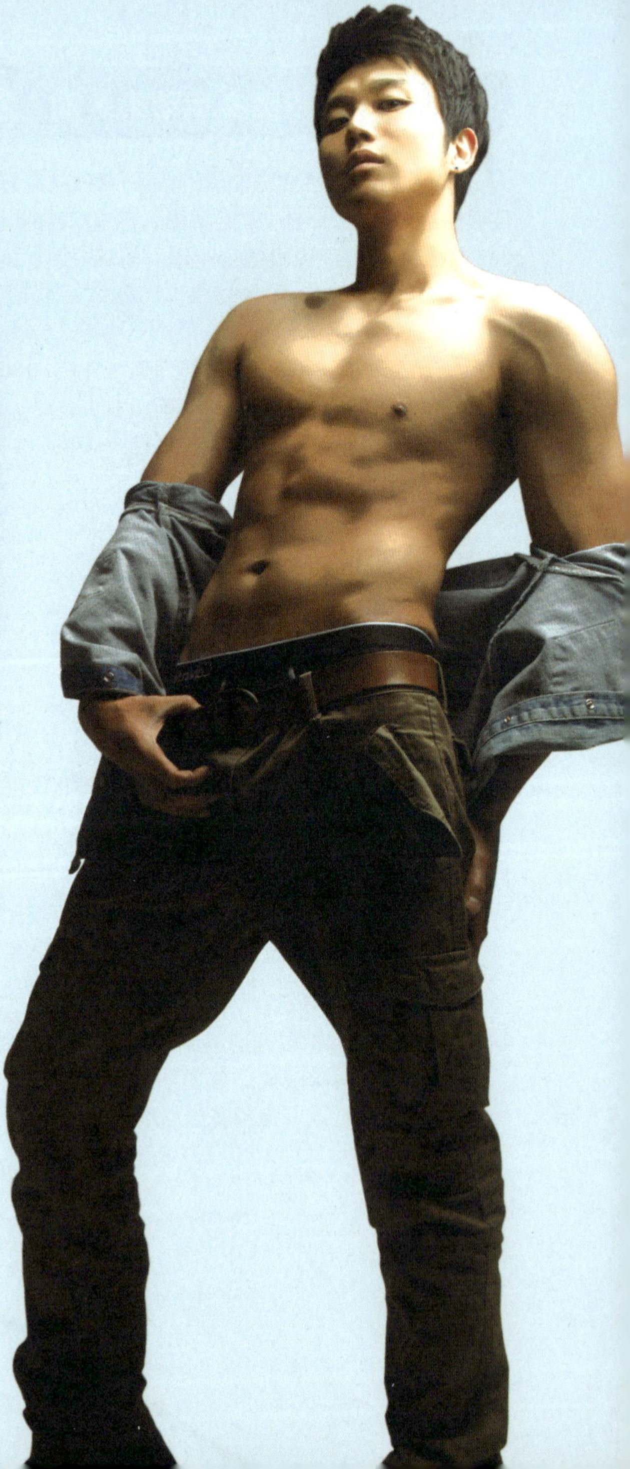

PT 会员 · 金实基先生

金先生热爱音乐，梦想成为一名歌手，但至今都没有实质进展。为了考验自身意志力，也为了获取强大自信。他花费巨额费用参加此次挑战，并最终在与自身的战斗中获胜。如今金先生的电子单曲即将正式发售，同时也成了一名私人健身教练，可谓名利双收。

档案　年龄：27　职业：健身教练　身高：183cm

变化　体重：85kg → 75kg（减轻 10kg）

体脂：12% → 7%（减轻 5%）

真男人金实基先生的访问记录

1. 你参加极限健身运动的动机是什么?
   为了在“魅力男人健身大赛”中崭露头角，我努力获取了 PT 会员资格。
2. 参加极限健身运动后，有哪些改变?
   身体的健康与否已经不是我关心的问题了，重要的是我认识到身体的哪个部分更为脆弱。
3. 你的健身成功秘诀是什么?
   因为有目标，就算再苦再累，我也不会停下脚步。
4. 面对决心参加极限健身运动的读者，你想对他们说些什么?
   纸上谈兵，一事无成。用身体实践真理吧。

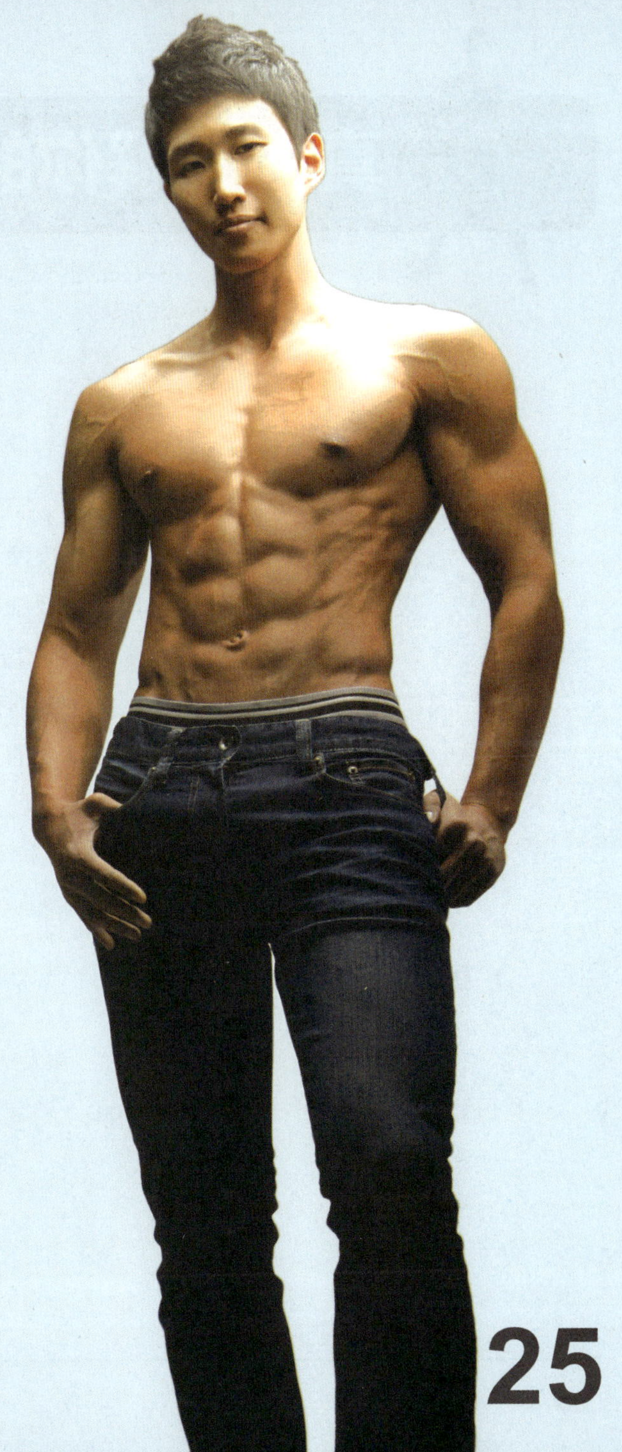

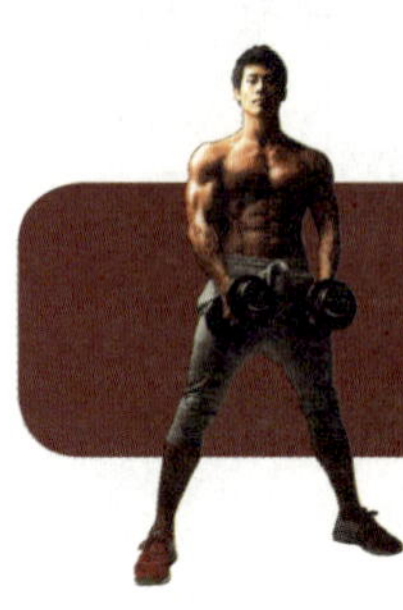

真的了解你的身体状态吗？

为了制订科学的运动计划，我们有必要详细测定和了解健身者各方面的情况。

为了有计划地进行适合自身的科学健身运动，我们必须对 6 项身体机能做出详细测试：体力、体质、体形、身体成分、精神状况、生活习惯。欲速则不达，如果为了避免麻烦，省去这些健身前的必要步骤，那么健身的意义也就不复存在。从现在起，让我们开始测试吧。

1. 体力检测

人体的肌肉力量、耐力、柔韧性、爆发力、平衡感等各种能力必须协调。因此，只有认识到其中不足和柔弱的部分，才能成功蜕变。如果只是肌肉力量强大而柔韧性不足，就无法充分发挥肌肉力量，做动作时也会感到诸多不便；如果爆发力强大而耐力不足，那么在瞬间发力时，肌肉会强力收缩，身体就不容易保持平衡。无论哪一项能力都无法达到最强。只有平衡和协调其中关系，才能最终改善身体状况。

1.1 平衡性测定

在不同等级的规范动作中，只要动作保持 10 秒钟以上的平稳即可过关。轻微摇晃或稍微不稳都不过关。建议初次测试者从最低难度开始。

平衡性测定	优　异	良　好	合　格	尚　可	欠　佳
	10 秒以上 （单脚，闭眼站立）	10 秒以上 （单脚、闭眼站立）	10 秒以上 （140 页动作）	10 秒以上 （与图片相同姿势站立）	未满 10 秒
评　价	______	______	______	______	______

1.2 耐力测定

在不同等级规范动作中，只要动作保持 10 秒以上的平稳即可过关。

在下肢耐力测定中，只要能在10秒内平稳地反复进行图片中的动作即可过关。

上肢耐力测定	优　异	良　好	合　格	尚　可	欠　佳
	10 秒以上 （201 页动作）	10 秒以上 （137 页动作）	10 秒以上 （117 页动作）	10 秒以上 （153 页动作）	未满 10 秒
评　价	______	______	______	______	______

	优　异	良　好	合　格	尚　可	欠　佳
下肢耐力测定	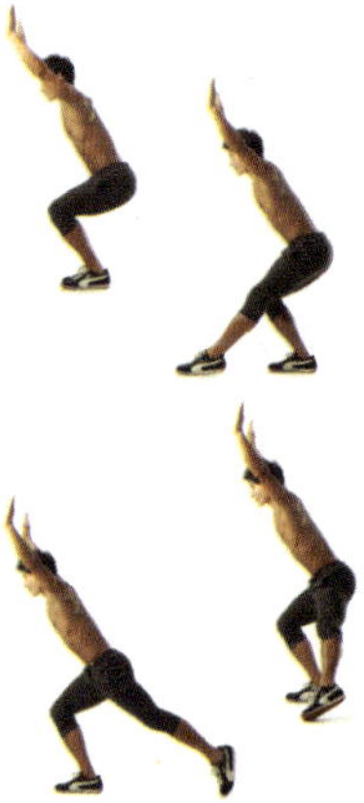 10 秒间反复动作 （95 页动作）	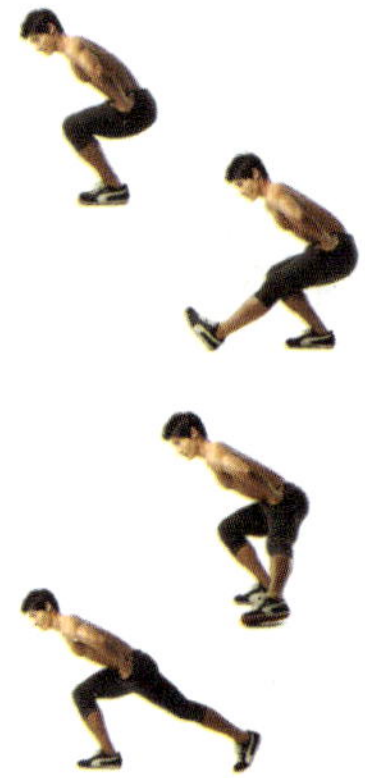 10 秒间反复动作 （95 页动作）	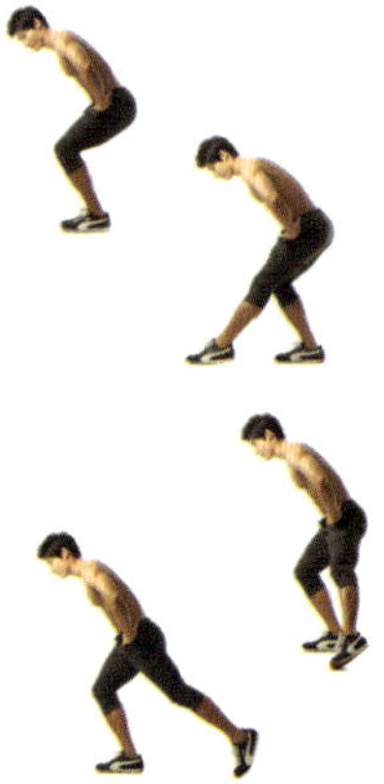 10 秒间反复动作 （94 页动作）	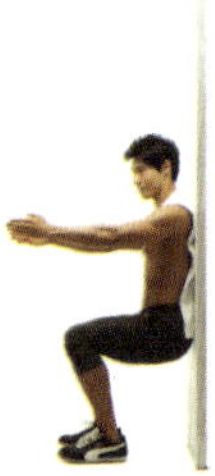 10 秒以上 （164 页动作）	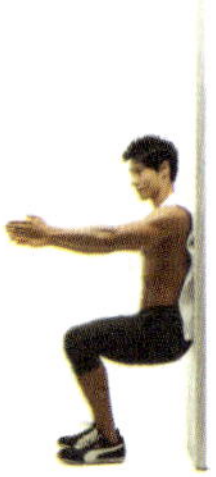 未满 10 秒
评　价	________	________	________	________	________

	优　异	良　好	合　格	尚　可	欠　佳
身体中部耐力测定	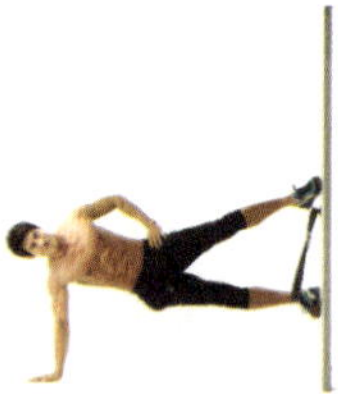 10 秒以上 （245 页动作）	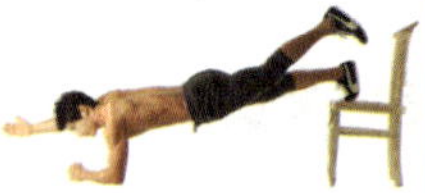 10 秒以上 （143 页动作）	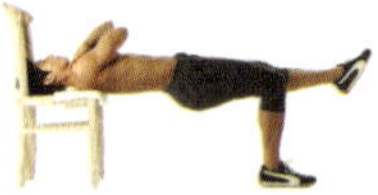 10 秒以上 （128 页动作）	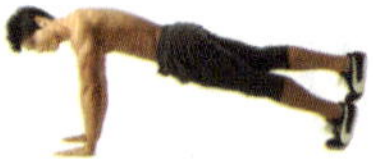 10 秒以上 （102 页动作）	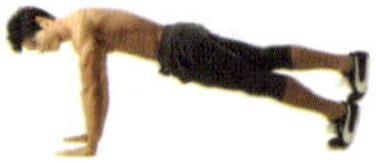 未满 10 秒
评　价	________	________	________	________	________

1.3 柔韧性测试

在不同等级规范动作中，只要规范进行 3 次以上动作即可过关。

第一次做这些测试时不要勉强，建议从最低难度的测试做起。

	优　异	良　好	合　格	尚　可	欠　佳
柔韧性测定	如图所示，两腿前后分开站立。双手背于腰后，腰部向下。鼻尖最大幅度贴近膝盖，双膝伸展，双臂向上伸直。 反复 3 次以上	反复 3 次以上 （84 页动作）	反复 3 次以上 （86 页动作）	反复 3 次以上 （80 页动作）	未满 3 次
评　价	________	________	________	________	________

1.4 肌肉力量测试

在不同等级规范动作中，只要规范进行 10 次以上动作即可过关。

速度不要太快，反复匀速运动。初次测试者不要勉强，建议从最低难度测试做起。

	优　异	良　好	合　格	尚　可	欠　佳
上肢肌肉力量测定	反复 10 次以上（200 页动作）	反复 10 次以上（227 页动作）	反复 10 次以上（139 页动作）	反复 10 次以上（222 页动作）	未满 10 次
评　价	________	________	________	________	________

	优　异	良　好	合　格	尚　可	欠　佳
下肢肌肉力量测定	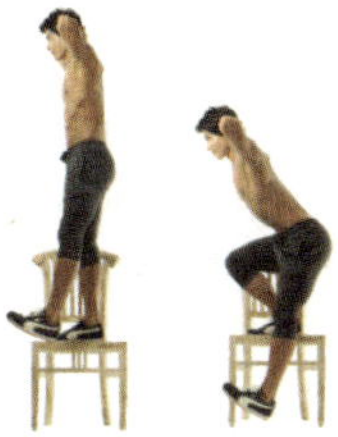 反复 10 次以上 （127 页动作）	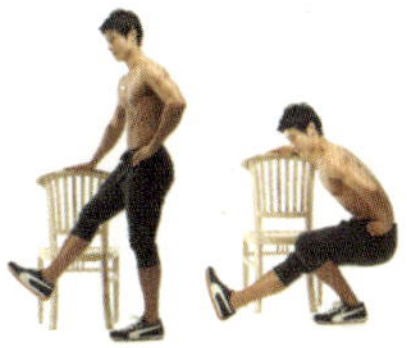 反复 10 次以上 （127 页动作）	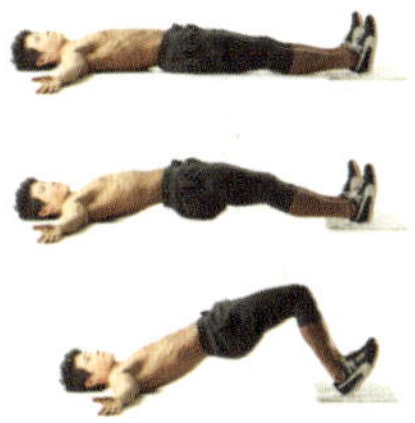 反复 10 次以上 （180 页动作）	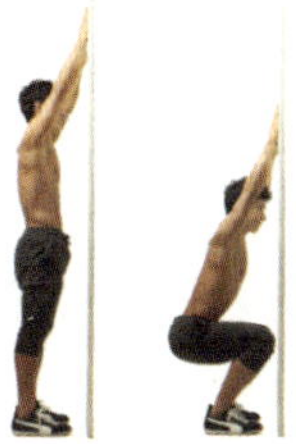 反复 10 次以上 （104 页动作）	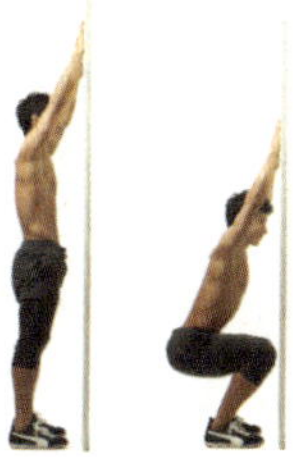 未满 10 秒
评　价	______	______	______	______	______

	优　异	良　好	合　格	尚　可	欠　佳
身体中部肌肉力量测定	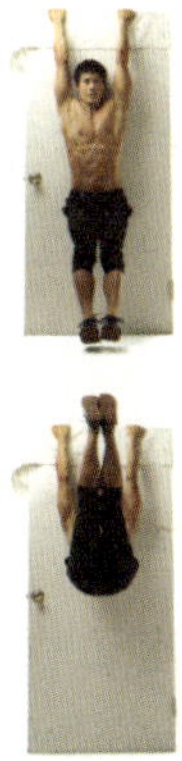 10 秒间反复动作 （235 页动作）	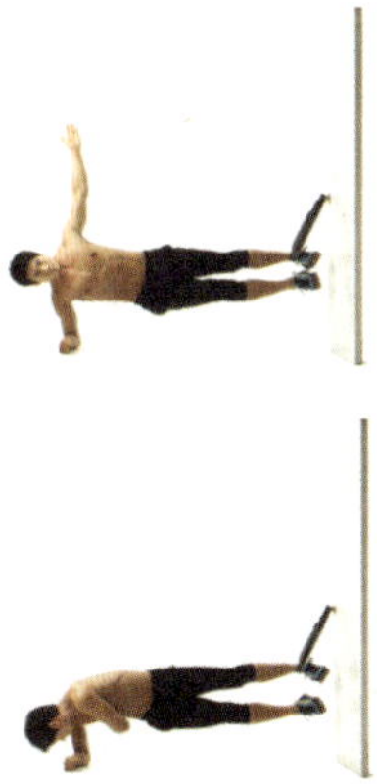 10 秒间反复动作 （243 页动作）	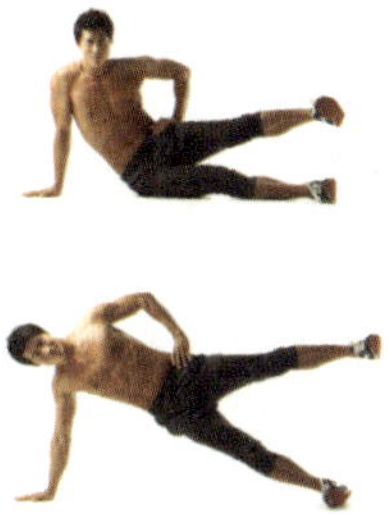 10 秒间反复动作 （111 页动作）	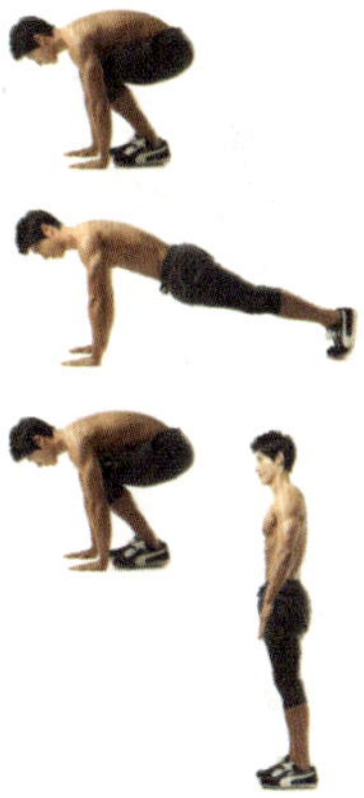 10 秒以上 （98 页动作）	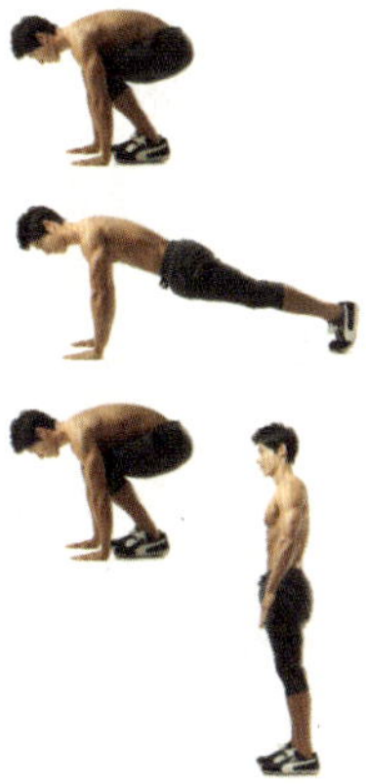 未满 10 秒
评　价	______	______	______	______	______

1.5 爆发力测试

在不同等级规范动作中，只要规范有节奏进行 10 次以上即可过关。

爆发力测试对于肌肉力量较弱的人群有一定的危险性，建议初次测试者从最低难度做起。

	优　异	良　好	合　格	尚　可	欠　佳
爆发力测定	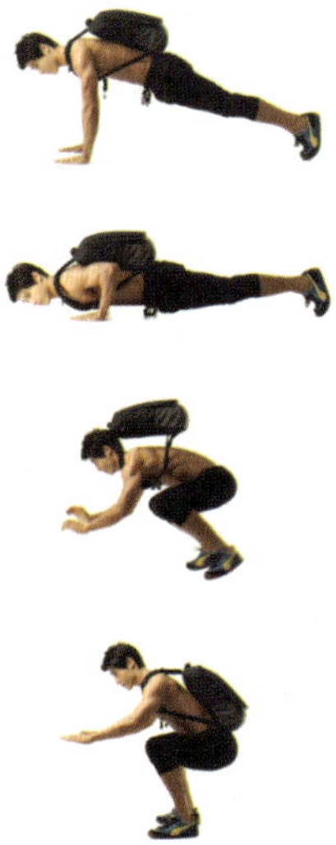 反复 10 次以上 （207 页动作）	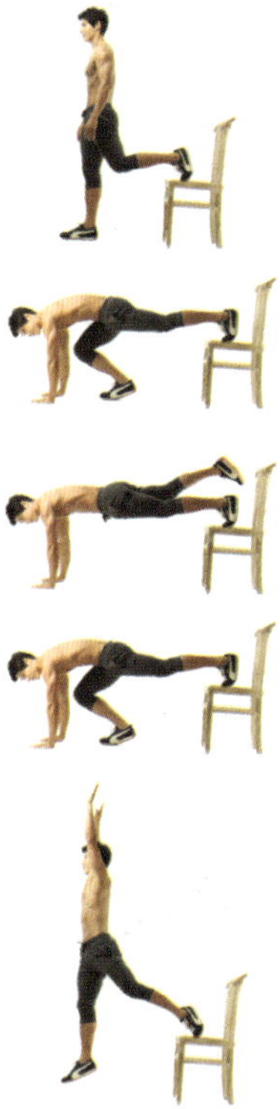 反复 10 次以上 （131 页动作）	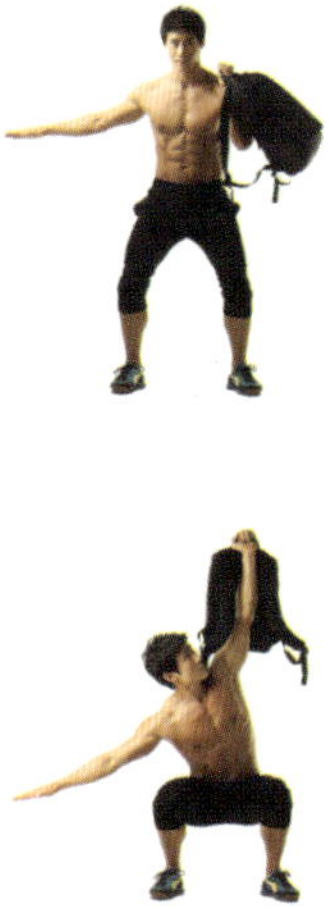 反复 10 次以上 （197 页动作）	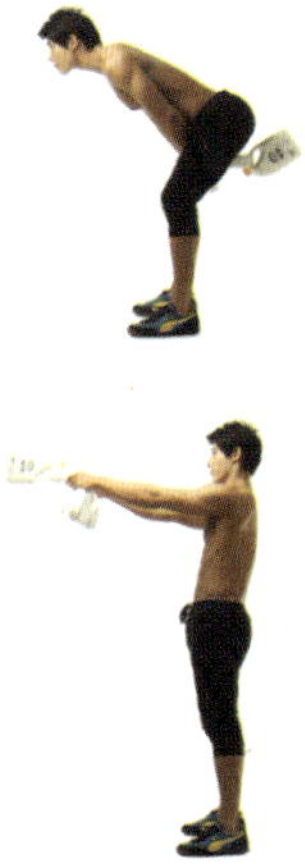 反复 10 次以上 （194 页动作）	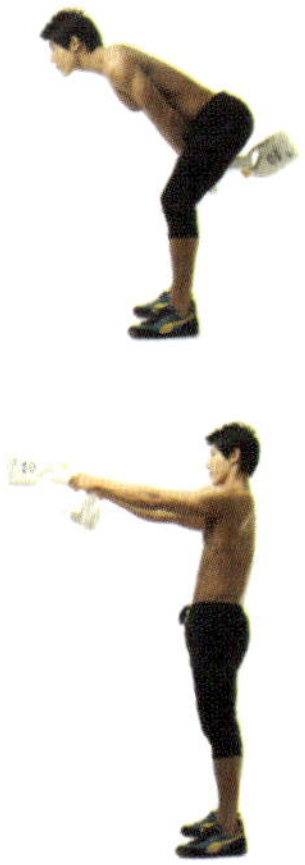 未满 10 次
评　价	________	________	________	________	________

2. 体质检测

人的体质改善速度最慢。与其彻底地改变体质，不如找到合适的方法，在原有体质的基础上改善。懂得取舍是件值得骄傲的事。我相信只要保持运动的习惯，我们的身体，甚至生活都会在潜移默化中改善。

参照下图中的 10 个问题。按照 3 个类型中给出的条款与自身情况对照，根据对应数目，就可以得出体质评价。

	A 类型	B 类型	C 类型
1	不易发胖	肥瘦适中	易发胖
2	消化吸收能力差	消化吸收能力适中	消化吸收能力强
3	肠胃不好	无肠胃病	经常暴饮暴食
4	活动量高于进食量	活动量与进食量均等	活动量少于进食量
5	骨骼纤细	骨骼较粗	骨骼很粗
6	肌肉力量较弱，耐力较强	肌肉力量和耐力较好	肌肉力量较强，耐力较差
7	体重偏低	体重适中	体重超重
8	肌肉量较少	肌肉量适中	内部肌肉量较多，外在不明显
9	抗压能力较弱	抗压能力适中	抗压能力强
10	睡眠较浅	睡眠正常	深度睡眠

	优 异	良 好	合 格	尚 可	欠 佳
体质测定	B 类型 7 ~ 10 个	A 类型 1 ~ 6 个	C 类型 1 ~ 6 个	A 类型 7 ~ 10 个	C 类型 7 ~ 10 个
评 价	________	________	________	________	________

3. 体形检测

体形不匀称的人，肌肉组织容易凝结、互相挤压，损伤关节，也容易造成血液循环不畅。由于新鲜血液自骨骼内产生，如果体形不匀称，就会造成骨骼移位、血液循环、关节等部位出现问题。

在日常生活中，习惯、身体损伤、情绪、心态、生活方式、步姿、坐姿、睡姿，以及呼吸方式都会影响体形。让我们一起来打造完美体形吧。

3.1 正面测定

面对镜子站直，凝视身体。观察两侧耳朵高度、双肩高度、两侧腋窝轮廓、两侧骨盆高度、两侧指尖下垂位置、双膝位置是否持平。足弓未接触地面为理想状态。以上测定合格处标示 O，不合格处标示 X。

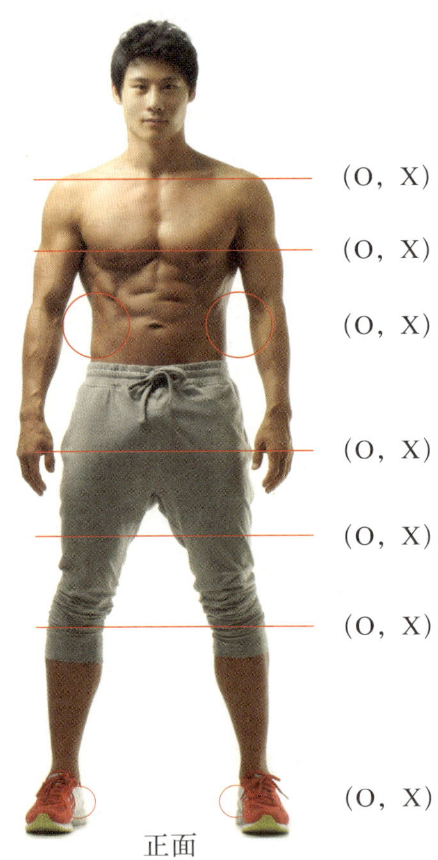

正面

3.2 侧面测定

背靠墙站直。后脑、背部、臀部紧贴墙面。后颈、腰部、膝腕后留出一只手掌厚度空隙，手掌若有稍稍活动空间为理想状态。以上测定合格处标示 O，不合格处标示 X。

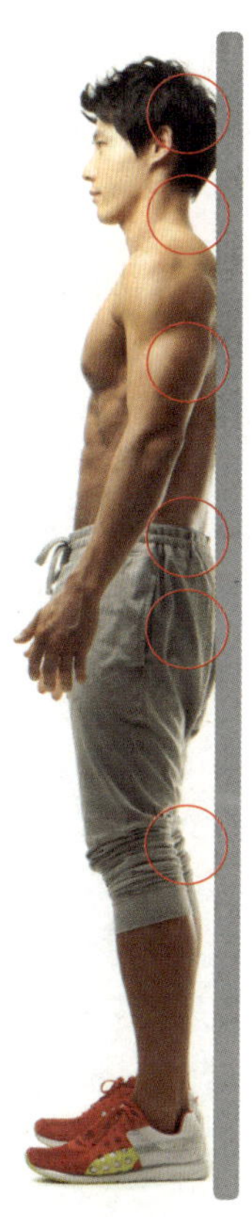

侧面

体形测定	优 异	良 好	合 格	尚 可	欠 佳
	X 个数 0 个	X 个数 1 个	X 个数 2 个	X 个数 3 个	X 个数 4 个以上
评 价	______	______	______	______	______

4. 身体成分检测

肌肉力量运动可以增加肌肉量，有氧运动可以减少脂肪量。这两种运动相互作用，密不可分。合理进行两种运动，既可以增加肌肉量，又可以减少多余脂肪。

测定单位：cm

周 岁	男性赘肉测量法（根据年龄对应赘肉厚度，对应厚度相同色块底部为体脂率测定值及体脂率分数）														
56 岁以上	9.9	12.4	14.7	17.0	19.1	21.0	22.8	24.5	26.0	27.4	28.7	29.8	30.8	31.6	32.3
51 ~ 55 岁	8.8	11.3	13.7	15.9	18.0	20.0	21.8	23.4	25.0	26.4	27.6	28.7	29.7	30.6	31.2
46 ~ 50 岁	7.7	10.2	12.6	14.8	16.9	18.9	20.7	22.4	23.9	25.3	26.6	27.6	28.7	29.5	30.2
41 ~ 45 岁	6.7	9.2	11.5	13.8	15.9	17.8	19.6	21.3	22.8	24.7	25.5	26.6	27.6	28.4	29.1
36 ~ 40 岁	5.6	8.1	10.5	12.7	14.8	16.8	18.6	20.2	21.8	23.2	24.4	25.6	26.5	27.4	28.1
31 ~ 35 岁	4.5	7.1	9.4	11.7	13.7	15.7	17.5	19.2	20.7	22.1	23.4	24.5	25.5	26.3	27.0
26 ~ 30 岁	3.5	6.0	8.4	10.6	12.7	14.6	16.4	18.1	19.6	21.0	22.3	23.4	24.4	25.2	25.9
21 ~ 25 岁	2.5	4.9	7.3	9.5	11.6	13.6	15.4	17.0	18.6	20.0	21.2	22.3	23.3	24.2	24.9
20 岁以下	2.0	3.9	6.2	8.5	10.5	12.5	14.3	16.0	17.5	18.9	20.2	21.3	22.3	23.1	23.8
体脂率测定值（%）	2 ~ 3	4 ~ 5	6 ~ 7	8 ~ 9	10 ~ 11	12 ~ 13	14 ~ 15	16 ~ 17	18 ~ 19	20 ~ 21	22 ~ 23	24 ~ 25	26 ~ 27	28 ~ 29	30 ~ 31
体脂率测定分数	优 异		良 好		优 异		合 格		尚 可		欠 佳				
评 价	________		________		________		________		________		________				

5. 精神状况检测

健身前需要检测的 6 项身体机能项目中，精神状态最为重要。只要精神状态良好，健身运动效果就会事半功倍。按照最近生活中的事件自主评价你的精神状态，各项目分数为 1 ~ 100 分，综合下列几项得出平均分。

精神状态测定	稳定性	专注力	韧　性	计划性	实践性	细心程度	平均分
评　价							

精神状态评价：________________

（优异：平均 90 分以上。良好：平均 80 分以上。合格：平均 70 分以上。尚可：平均 60 分以上。欠佳：平均未满 60 分。）

6. 生活习惯检测

规律的生活习惯带来良好的精神状态，而良好的精神状态又与健康的身体状况密不可分。

综合自身的生活水准自主评价自己的生活习惯，得出平均分。

生活习惯评价：________________

（优异：平均 90 分以上。良好：平均 80 分以上。合格：平均 70 分以上。尚可：平均 60 分以上。欠佳：平均未满 60 分。）

金教练重点课堂

用尺子测定身体成分的方法

健身房或医院使用身体成分分析器测量身体成分，我们只需用尺子测量身体围度，就可测定身体成分，结果也非常准确。如果身体围度缩减，就说明身体成分中的肌肉量和体脂量降低，但这种方法无法区分肌肉量降低与体脂量降低。然而对皮质厚度的测量则可以得出人体脂肪的增减量，以便做出更准确的比较。

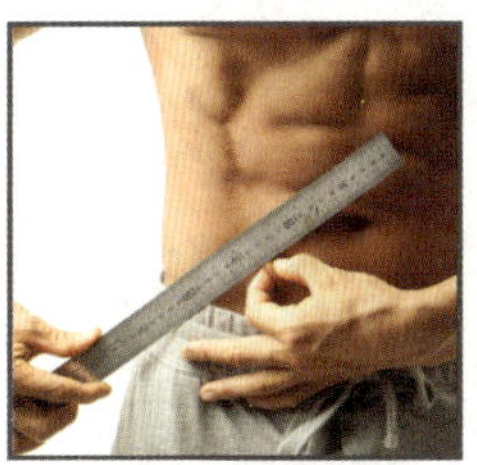

皮脂厚度测量法

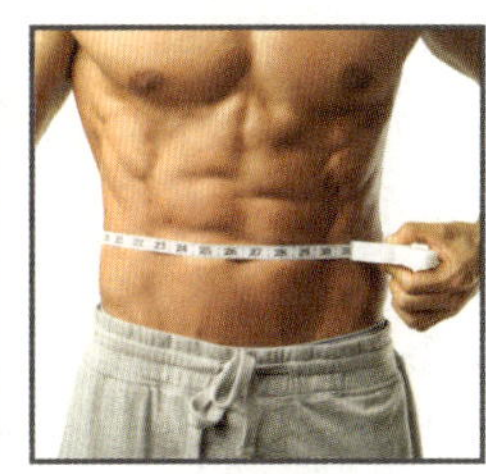

身体围度测量法

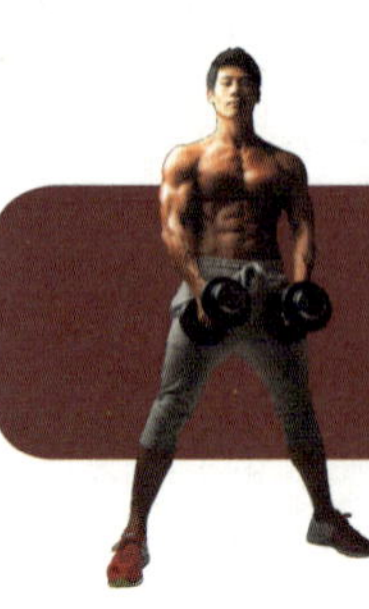

易执行的训练，练成“巧克力”身段

真正的健身运动由准备运动（筋膜放松、关节放松、动态柔韧性运动），主体运动（平衡性运动、耐力/稳定性运动、爆发力运动、肌肉力量运动、循环有氧运动），整理运动（筋膜放松、静态柔韧性运动）等构成。按照前文测量出的身体机能状态数值为基础，参照下面表格中的各项运动时间，相加计算出从准备运动到整理运动的总运动时间。

第一阶段　制订运动计划前的准备

	阶段	等级 / 时间	优异	良好	合格	尚可	欠佳	方法
准备运动	筋膜放松	不同体形所需要的运动时间	2分	4分	8分	15分	25分	主要放松不太健康的身体部位
	关节放松	不同体形所需要的运动时间	2分	4分	6分	8分	10分	放松全身关节，适当增加僵硬部位运动量
	动态柔韧性运动	不同级别身体柔韧程度所需要的运动时间	6分	7分	8分	9分	10分	主要对身体僵硬和柔弱部位进行训练
主体运动①	平衡性运动	不同级别平衡性所需要的运动时间	2分	4分	6分	8分	10分	选择1～2种运动
	耐力/稳定性运动	不同耐力水准所需要的运动时间	6分	7分	8分	9分	10分	选择1～2种运动
	爆发力运动	不同爆发力水准所需要的运动时间	20分	15分	10分	5分	0分	选择1～3种运动
	肌肉力量运动	不同肌肉力量水准所需要的运动时间	15分	20分	25分	30分	35分	选择4～8种运动
主体运动②	循环有氧运动	不同身体成分所需要的运动时间	25分	30分	35分	40分	45分	慢跑和循环有氧运动隔日轮换训练

阶段		时间＼等级	优异	良好	合格	尚可	欠佳	方法
整理运动	筋膜放松	不同体形所需要的运动时间	2 分	4 分	8 分	15 分	25 分	放松不太健康的身体部位
	静态柔韧性运动	不同级别身体柔韧程度所需要的运动时间	5 分	8 分	12 分	16 分	20 分	均匀运动，特别针对身体不够柔韧的部位适当增加运动量
日常生活中的筋膜放松		不同体形所需要的运动时间	6 分	7 分	8 分	9 分	10 分	主要放松不太健康的身体部位

总运动时间

	筋膜放松	关节放松	动态柔韧性运动	平衡性运动	耐力 / 稳定性运动	爆发力运动	肌肉力量运动	循环有氧运动	筋膜放松	静态柔韧性运动	总和
身体状态	体形	体形	柔韧性	平衡性	耐力	爆发力	肌肉力量	身体成分	体形	柔韧性	
	优异 良好 合格 尚可 欠佳	优异 良好 合格 尚可 欠佳	优异 良好 合格 尚可 欠佳	优异 良好 合格 尚可 欠佳	优异 良好 合格 尚可 欠佳	优异 良好 合格 尚可 欠佳	优异 良好 合格 尚可 欠佳	优异 良好 合格 尚可 欠佳	优异 良好 合格 尚可 欠佳	优异 良好 合格 尚可 欠佳	
运动时间	15 分	8 分	9 分	6 分	8 分	5 分	35 分	45 分	15 分	16 分	162 分

★ 你的总运动时间?

	筋膜放松	关节放松	动态柔韧性运动	平衡性运动	耐力 / 稳定性运动	爆发力运动	肌肉力量运动	循环有氧运动	筋膜放松	静态柔韧性运动	总和
身体状态	体形	体形	柔韧性	平衡性	耐力	爆发力	肌肉力量	身体成分	体形	柔韧性	
	优异 良好 合格 尚可 欠佳	优异 良好 合格 尚可 欠佳	优异 良好 合格 尚可 欠佳	优异 良好 合格 尚可 欠佳	优异 良好 合格 尚可 欠佳	优异 良好 合格 尚可 欠佳	优异 良好 合格 尚可 欠佳	优异 良好 合格 尚可 欠佳	优异 良好 合格 尚可 欠佳	优异 良好 合格 尚可 欠佳	
运动时间	____分	____分	____分	____分	____分	____分	____分	____分	____分	____分	____分

第二阶段　制订运动计划

真正的健身时间每天不宜超过 120 分钟。因此，如果第一阶段运动时间超过 120 分钟，就按照顺序：爆发力运动→肌肉力量运动→循环有氧运动减去超出时间。

总运动时间调整（总时间 120 分钟以内）

第一阶段运动时间 162 分钟
− 120 分钟
超出 42 分钟

第一顺序爆发力运动时间减法 5 分→ 0 分
第二顺序肌肉力量运动时间减法 35 分→ 0 分
第三顺序循环有氧运动时间减法 45 分→ 43 分
总共减去 42 分

调整后的总运动时间

	筋膜放松	关节放松	动态柔韧性运动	平衡性运动	耐力 / 稳定性运动	爆发力运动	肌肉力量运动	循环有氧运动	筋膜放松	静态柔韧性运动	总　和
身体状态	体　形	体　形	柔韧性	平衡性	耐　力	爆发力	肌肉力量	身体成分	体　形	柔韧性	
	优异 良好 合格 尚可 欠佳	优异 良好 合格 尚可 欠佳	优异 良好 合格 尚可 欠佳	优异 良好 合格 尚可 欠佳	优异 良好 合格 尚可 欠佳	优异 良好 合格 尚可 欠佳	优异 良好 合格 尚可 欠佳	优异 良好 合格 尚可 欠佳	优异 良好 合格 尚可 欠佳	优异 良好 合格 尚可 欠佳	
运动时间	15 分	8 分	9 分	6 分	8 分	5 分 → 0	35 分 → 0	45 分 → 43 分	15 分	16 分	162 分 →120 分

★ 你的总运动时间?

	筋膜放松	关节放松	动态柔韧性运动	平衡性运动	耐力 / 稳定性运动	爆发力运动	肌肉力量运动	循环有氧运动	筋膜放松	静态柔韧性运动	总　和
身体状态	体　形	体　形	柔韧性	平衡性	耐　力	爆发力	肌肉力量	身体成分	体　形	柔韧性	
	优异 良好 合格 尚可 欠佳	优异 良好 合格 尚可 欠佳	优异 良好 合格 尚可 欠佳	优异 良好 合格 尚可 欠佳	优异 良好 合格 尚可 欠佳	优异 良好 合格 尚可 欠佳	优异 良好 合格 尚可 欠佳	优异 良好 合格 尚可 欠佳	优异 良好 合格 尚可 欠佳	优异 良好 合格 尚可 欠佳	
运动时间	____ 分	____ 分	____ 分	____ 分	____ 分	____ 分 → ____ 分	____ 分 → ____ 分	____ 分 → ____ 分	____ 分	____ 分	____ 分 →120 分

要想改变身体状态，每周需要 3 次真正的健身训练，且至少坚持 3 个月以上。保持现在的身体状态则需要至少在 1 年内，每周坚持 2 次以上真正的健身训练。若无法保持健身习惯，过不了多久，身体就会恢复到健身前的状态。想要再次健身时，身体对运动的反应就会减弱，届时就需要付出数倍努力才能达到想要的效果。在健身前，依据自身的身体数据，结合运动时间和频率制订长期、中期、短期计划，这样才能收获最好的效果。

短期计划	6 项身体机能都较差	每周 6 次 ×5 个月
	身体机能合格，但体形和体力有问题	每周 6 次 ×4 个月
	有信心投身运动	每周 6 次 ×3 个月
中期计划	获得最佳的运动效果	每周 5 ~ 6 次 ×1 年
	想要身体更棒	每周 4 次 ×1 年
	保持现在的身体状态	每周 3 次 ×1 年
长期计划	提高如游泳、舞蹈等其他运动能力	（每周至少 2 次 + 其他运动）× 终生
	保持完美的体形与身体机能	
	获得个人健身教练资格证，或是参加专业运动大赛	

金教练 重点课堂

真正健身的注意事项

每次运动都要用尽全力，但注意以下三点：

1. 爆发力运动和肌肉力量运动，以三套主体运动 ×10 次为基准；
2. 除爆发力运动外，其他所有运动都以“缓慢和正确”为第一原则；
3. 体形水准在“良好”以下，在一次运动后的次日运动前，主要针对身体不太健康部位，按照不同身体状况进行 5 ~ 20 分钟的筋膜放松运动。

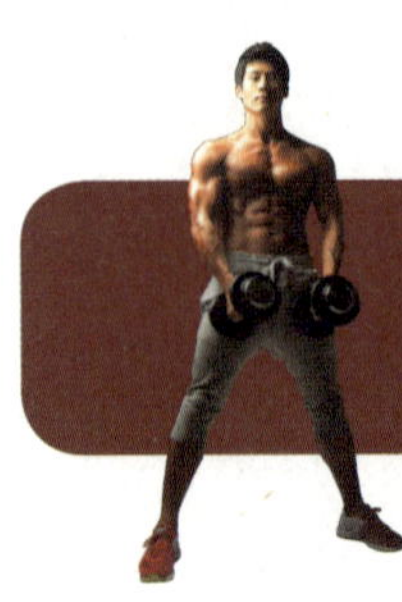

最有效的减脂增肌饮食指南

谨记平衡法则。只有平衡搭配运动、营养和休息，才能取得最好的健身效果。特别针对胃部不适症状，饮食疗法很重要。知识就是力量！找到适合自己身体健康的选择性饮食，就能让生活更加合理化。

1. 正确摄取碳水化合物

何时最需要碳水化合物？	碳水化合物严重不足时的状态
增加肌肉，降低脂肪时	无力、运动没有效率
改善偏瘦体形时	易烦躁、易抑郁
减肥不成功时	头晕、心悸
	疲倦

碳水化合物是人体中活动最频繁的营养物质，主要为力量运动和爆发力运动供应能量。

碳水化合物就像一柄“双刃剑”。摄取过多，容易转化成脂肪，在体内堆积起来；摄取过少，肌肉把它当作能量消耗掉，身体中的肌肉就会偏少。肌肉偏少的体形新陈代谢低下，运动减肥的效果也不甚明显。

为了增加肌肉含量，同时降低脂肪含量，把健身和减肥有效结合在一起，调节体内的碳水化合物含量就非常重要。

调节碳水化合物含量就要在饮食上注意摄取的血糖量。GI 指数指饮食后血糖的上升速度数值。我们的日常饮食应以富含纤维的粗粮、蔬菜、橄榄油、水产、坚果类等 GI 指数较低的食物为主。

这些食物能够保证适量的血糖供应，为身体缓缓地提供能量。尽量避免食用高糖食物（白色食物），多吃糙米、粗粮、红薯（灰色食物）。

GI 指数高的食物

蛋糕、饼干、甜点、精加工且高含糖量的即食食品等。

GI 指数低的食物

粗粮、豆类、乳类、薯类、含果酸较多的水果、全麦或高纤维含量的食品、混合膳食以及果糖等。

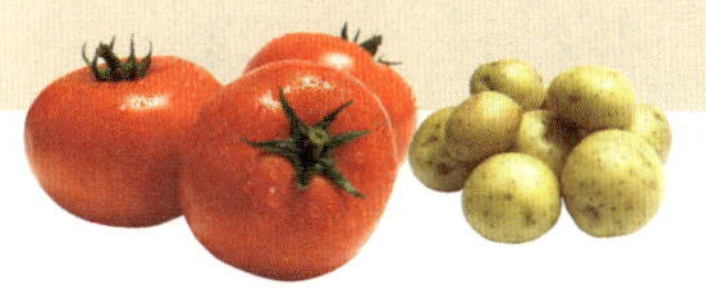

起床或运动后，碳水化合物不足，肌肉会被分解成能量。在此前可以适当增加血液中的血糖，比如食用蜂蜜、面包、果品、果汁降低肌肉分解现象。肌肉组织是消耗脂肪的工厂。

肌肉越多的人消耗脂肪的速度也越快，肌肉偏少的人即使是节食，脂肪的消耗也不会太明显。因此，为了不降低肌肉量，就需要在饮食上多花费些心思。

碳水化合物的正确摄取方法

1. 正常饮食包括零食在内，每日 5 ～ 6 次进食。（运动时每日 7 ～ 8 次进食）
2. 起床或运动后，一定要摄取碳水化合物。
3. 平时吃缓慢吸收的食物，起床或运动后吃快速吸收的食物。
4. 碳水化合物摄取过量，需要在当日或次日通过运动消耗掉。
5. 每日记录饮食菜单，比较体重和脂肪变化，了解自身吸收碳水化合物的能力，进而按照不同体质调节饮食。

2. 正确摄取蛋白质

蛋白质是人人都需要的基本营养物质，与减肥、健康、增加肌肉等各个方面直接相关。肌肉也是由蛋白质组成。如果缺少蛋白质，就会抑制肌肉产生。不间断地摄取蛋白质还可以调节饮食量，防止暴饮暴食，对减肥的作用十分明显。

一日三餐、零食（比如鸡蛋、牛奶、豆奶等）、睡前、运动后，建议每日补充 6 ~ 7 次蛋白质，2 ~ 3 小时补充一次为好。睡前一定要补充蛋白质。忙碌时，提前准备富含蛋白质的食品或饮料，这也是避免蛋白质缺失的好方法。

如果蛋白质摄取不足，运动效果就会降低。

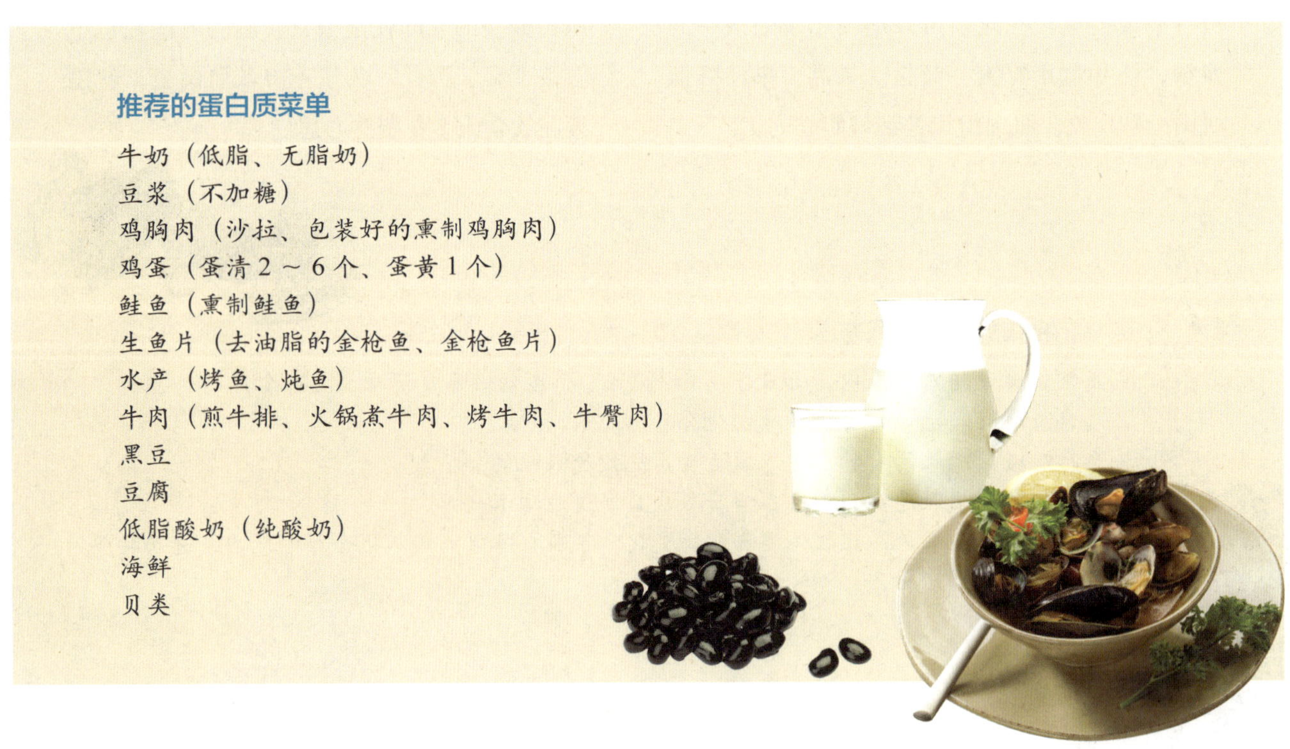

推荐的蛋白质菜单

牛奶（低脂、无脂奶）
豆浆（不加糖）
鸡胸肉（沙拉、包装好的熏制鸡胸肉）
鸡蛋（蛋清 2 ~ 6 个、蛋黄 1 个）
鲑鱼（熏制鲑鱼）
生鱼片（去油脂的金枪鱼、金枪鱼片）
水产（烤鱼、炖鱼）
牛肉（煎牛排、火锅煮牛肉、烤牛肉、牛臀肉）
黑豆
豆腐
低脂酸奶（纯酸奶）
海鲜
贝类

不但不会增加肌肉，也不易消耗脂肪。健身时期身体所需的蛋白质量，不同于维持身体正常运行的蛋白质量。比如，体重 80kg 的人不运动时，每天需要摄入 80g 蛋白质，但在高强度运动下所需的蛋白质则可能是不运动时的两倍，即 160g。职业运动员则需要摄入高达 240 克的蛋白质。

蛋白质虽然是人体必需营养素，但摄取过

蛋白质含量

牛排（煎制牛排）100g = 蛋白质含量 20.7g
猪排 100g = 蛋白质含量 14.1g
鸡胸肉 100g = 蛋白质含量 23g
鸡蛋 55g = 蛋白质含量 7.1g
蛋清 55g = 蛋白质含量 5.9g
金枪鱼（罐头）100g = 蛋白质含量 26.53g
水产 100g = 蛋白质含量 22g
豆腐 100g = 蛋白质含量 8.5g
黄豆 1/2 杯 = 蛋白质含量 7g
牛奶 100g = 蛋白质含量 3.6g
乳清蛋白（补充剂）100g = 蛋白质含量 80g ~ 87g

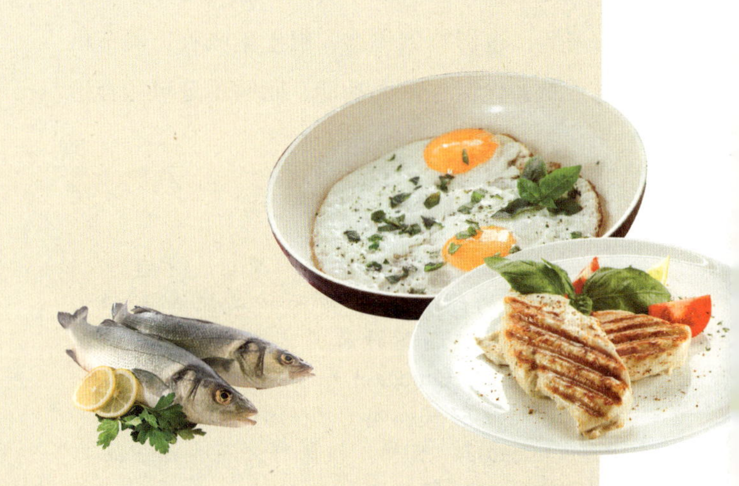

* 每种食物的包装上都有标识蛋白质含量的营养成分表，也可以通过网络查询相关信息。

量会造成腹泻、肝功能障碍，甚至肾脏等方面的疾病。蛋白质的正常摄取量与规律的生活、充分的睡眠和每日补充 3L 以上的水密不可分。特别是肾脏和肝病患者，调节蛋白质摄取量时要听取医生的意见。一般情况下，每次应摄取 20g ~ 30g 蛋白质。

3. 正确摄取脂肪

提起脂肪，人们都会与健康和减肥这两个话题联系在一起。事实上，如果正确摄取脂肪，其实比吃减肥药的效果更好。脂肪是人体能量的来源，也影响到体温、维生素吸收、关节机能、激素代谢等重要功能。脂肪不足可能会造成皮肤、肝脏、肾脏、生殖器机能、神经、伤口、心律、眼睛、激素、感觉系统、学习能力、总体水量、视力、成长等人体细胞、组织、器官和机能的问题。

核桃、杏仁、花生、腰果、葵花籽、南瓜子、松子可以与日常饮食混合食用，或者单独少量

好的脂肪

水产、坚果类、橄榄、菜籽、紫苏中含有的脂肪对于健康和减肥都有帮助。这种脂肪被称为不饱和脂肪，其中含有 Omega-3 和 Omega-6 两种必需的脂肪酸。水产和海洋鱼类中富含 Omega-3，蔬菜、植物籽、花生油中富含 Omega-6。

坏的脂肪

猪肉、汉堡、冰激凌、比萨饼、鲜奶酪、油炸食品、奶油、人造黄油富含动物脂肪和转化脂肪，不利于身体健康。这些食物在体内易转化为脂肪，堆积在身体四肢、腹部、内脏以及血管内。

用橄榄油、葡萄籽油、紫苏油、葵花籽油、菜籽油等植物油做菜有益健康。但要注意，在高温烹调时，橄榄油的成分容易发生变化，所以主要用于制作沙拉或是凉拌食品。葡萄籽油和紫苏油可以用于煎炸料理。

小贴士

国人的饮食习惯中，水产脂肪（Omega-3）摄取较少，而植物脂肪（Omega-6）摄取过多。建议定期食用水产鱼类以缓解脂肪偏食的隐患。Omega-3 摄取过量就会对人体免疫系统产生影响，Omega-6 摄取过量就会产生过敏症状、癌症、免疫力疾病、心脏病等危害。Omega-3 和 Omega-6 的摄取比例建议为 1：4。

*Omega-3——推荐食用紫苏油、亚麻籽油、生鲜（青花鱼、鲑鱼）。

*Omega-6——推荐食用红花籽油、玉米油、亚麻籽油。

食用，食用过多就会增肥。

建议每天食用杏仁 7 颗、核桃 3 颗、花生 10 颗，每天食用 2 ～ 3 次。饭前食用坚果类食物可降低饥饿感，防止饮食过量。如果无法定期食用水产鱼类，可以购买Omega-3营养剂服用，每日服用2～3次。

4. 制定适合自身的饮食菜单

健身期间，由饮食时间、种类、用量构成的饮食疗法也至关重要。在每日所需的 2 200 卡路里热量中，建议初级健身者以 5∶3.5∶1.5 的比例摄取碳水化合物∶蛋白质∶脂肪；中级健身者的比例为 4∶4.5∶1.5；高级健身者为 3.5∶5∶1.5。如果无法按照比例制定饮食菜单，就需要一日三餐食用 50% 清淡食物，50% 高蛋白和各种果蔬，另外建议每日饮用 6 次豆奶。

应避免的食物

比萨饼、鸡肉、方便面、汉堡、油炸食品、便利食品、多油食品、面食（国内常见面食、意大利面等）、大部分包装食品、咸食和甜食。

推荐食物

高蛋白和清淡食品、水果（香蕉、猕猴桃、苹果等）、蔬菜（黄瓜、胡萝卜、西兰花、青椒、红辣椒等）、精瘦肉（鸡胸肉、牛臀肉、猪后腿肉）、水产（各种鱼类、生鱼片）、海鲜、豆类、豆腐、低脂或者无脂牛奶。

推荐营养剂

复合维生素、Omega-3。

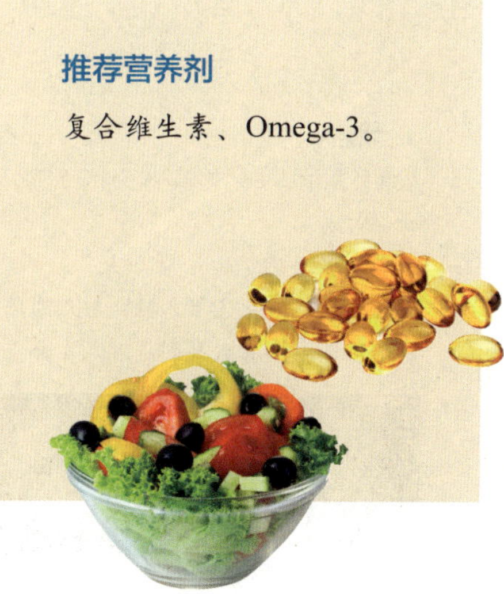

金教练福利讲堂

吃货减肥的 3 种烹饪秘方

在这里，为大家推荐金教练最喜爱的烹饪配方。减肥期间，丰富的蛋白质摄取量非常重要，同时注意食用盐量越少越好，以保障食物百吃不腻。这里为大家推荐具有代表性的高蛋白食物鸡胸肉和蛋清烹制的料理。同时为了保障不会吃腻，还为大家推荐一款减肥泡菜。这几款料理的制作方法极为简单，烹调菜鸟也可以手到擒来。尽管在减肥期间，我们也要补充身体必需的脂肪。有些人为了减肥，做菜时刻意不放油。其实，使用紫苏油或是葡萄籽油烹调，对减肥也有帮助。

1. 简单的蛋清小炒

蛋清富含蛋白质，也是一种杰出的减肥食品。煎蛋需要较多食用油，但炒蛋易熟，用少量的食用油即可。小炒蛋清时放入 1 个蛋黄不但更加美味，而且让料理成为一道更为有效的蛋白质佳肴。如果不是强力减肥，也可以适当地减少食盐。

★ 材料

1 纸杯蛋清、1 根胡萝卜、1 根大葱、根据喜好酌量加入胡椒粒或香草、紫苏油 1 汤匙。

★ 做法

1. 将胡萝卜切丁，大葱切段。
2. 在烧热的炒锅内加入油，放入胡萝卜丁与大葱段，翻炒。
3. 翻炒胡萝卜和大葱时，加入 1 杯蛋清，翻炒至凝固后出锅。

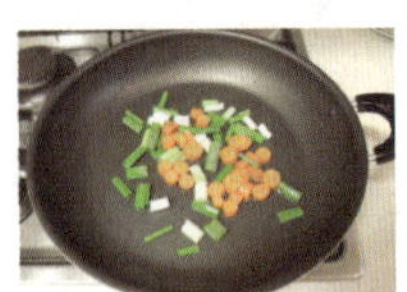

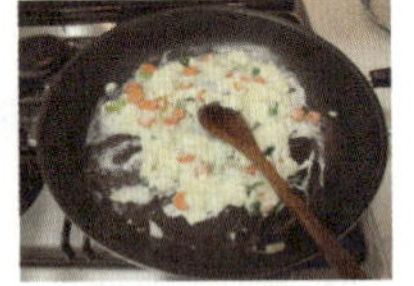

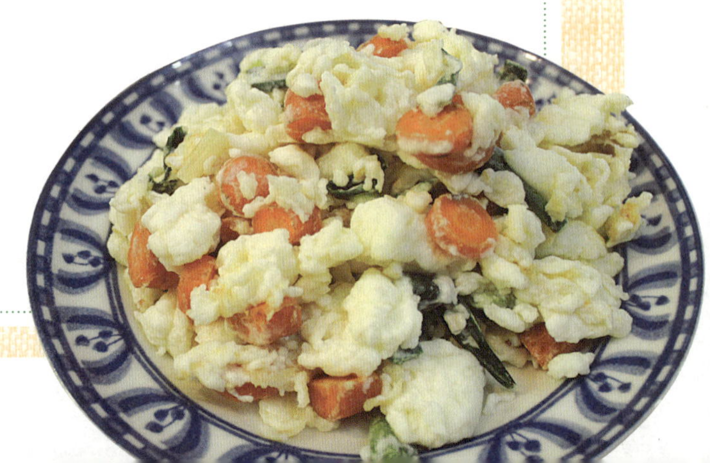

2. 胡椒粒鸡胸蔬菜小炒

鸡胸肉是有利于减肥的食物。调味后经过炒或煎等多样的烹饪后，鸡胸肉确实很美味，但是减肥期间需要以清淡（烹饪）口味为主，因此，吃过几天，鸡胸肉就成了难以下咽的食物。这时，将鸡胸肉和蔬菜同炒，不仅能回避鸡胸肉难以下咽的短处，还能补充减肥期所需的维生素。

★ 材料

胡萝卜、西兰花、红辣椒、香菇、圣女果、洋葱、熟鸡胸肉、胡椒粒、1 汤匙紫苏油。

★ 做法

1. 将胡萝卜、西兰花、红辣椒、香菇、圣女果、洋葱洗净切块。
2. 将熟鸡胸肉切成小块，不放盐。
3. 在热锅中放入紫苏油，将上述材料放入锅中翻炒至金黄色。
4. 根据喜好放入胡椒粒和辣椒，即使不加盐也不会感到味淡。

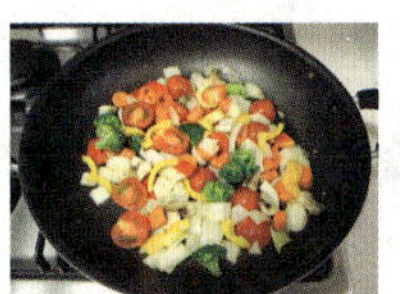

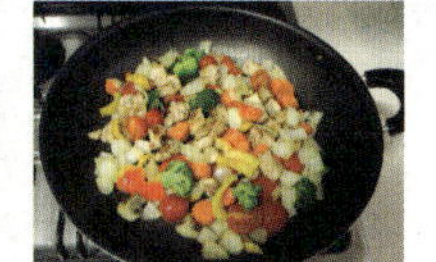

3. 金教练秘制减肥泡菜

接下来介绍不加盐泡菜腌制法！只用食醋和水也可以腌制出可口的泡菜。这种泡菜跟前文中推荐的蛋清小炒和鸡胸小炒搭配食用，让你百吃不腻。食醋不但有益于减肥，而且也可以中和酸性蛋白食物。如果不需要强力减肥，适当地加些蜂蜜味道更胜一筹。

★ 材料

1 根黄瓜、1/2 根萝卜、食醋、水、月桂树叶若干。

★ 做法

1. 将黄瓜和萝卜洗净，切成大块。
2. 将黄瓜和萝卜块放入带盖的坛子中，加入若干月桂树叶。
3. 在坛子中按照 1 : 1 的比例放入水和食醋，直至没过黄瓜和萝卜。加盖腌制 2 ～ 3 日。

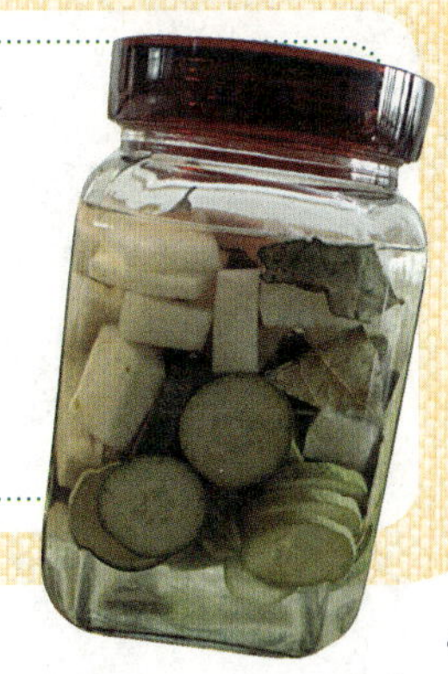

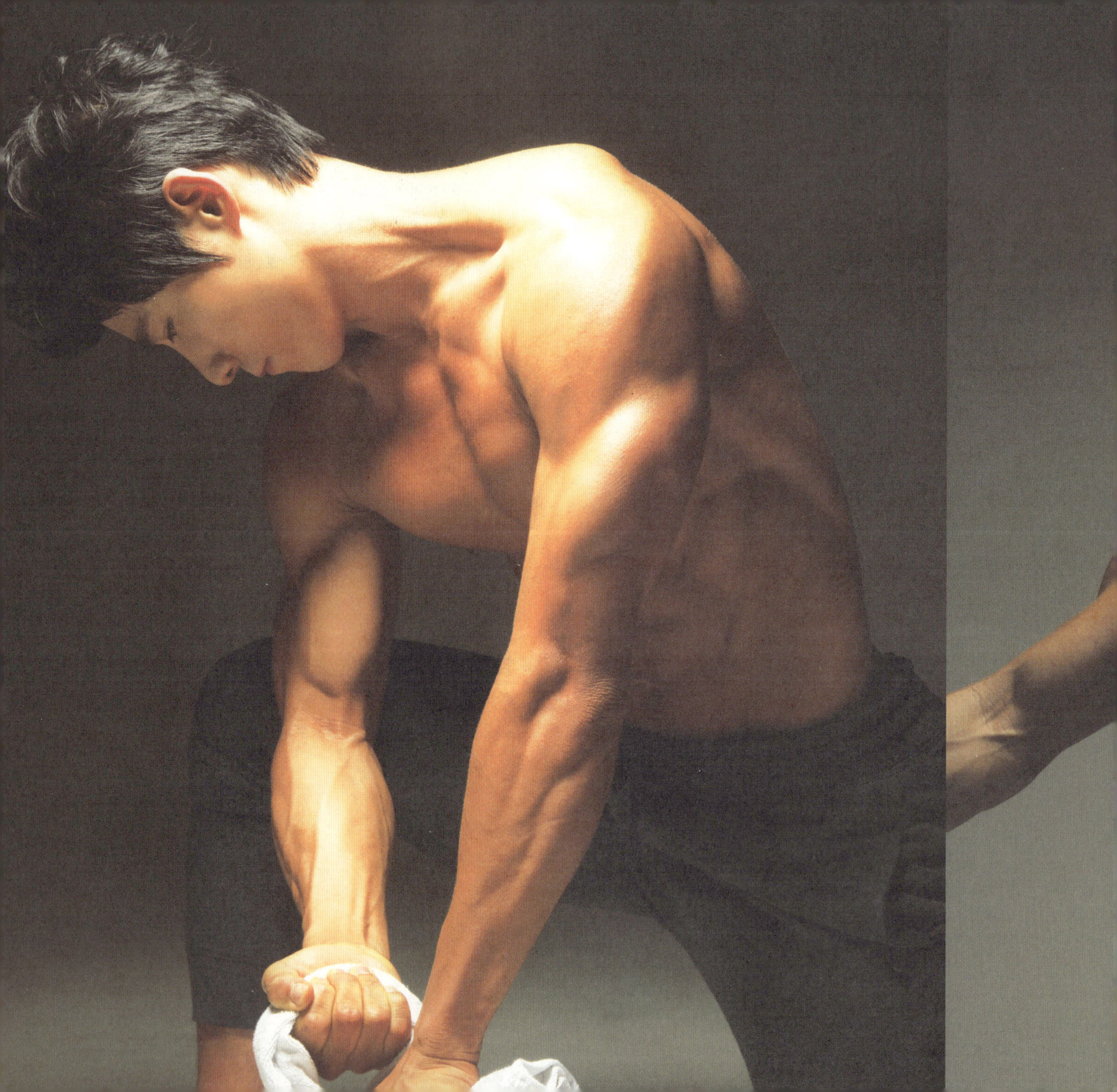

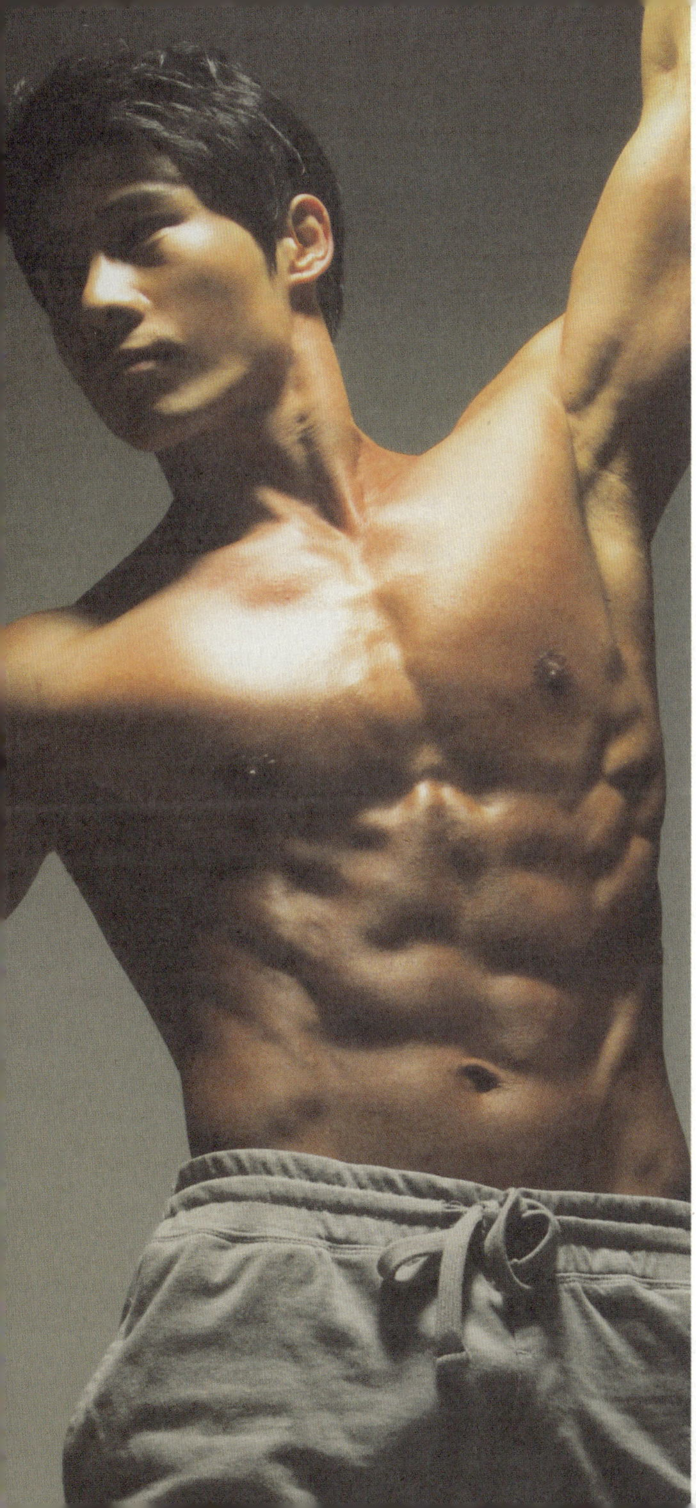

PART 2

生存极限健身 100日计划

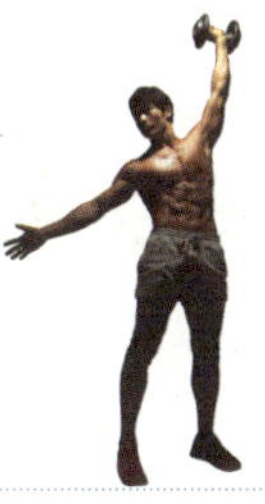

用姿势和呼吸告诉别人，我一定要有好身材　Basic Skills
从热身运动开始就独树一帜　Warming-up
真男人敢于尝试生存极限100 日运动　Main Exercise
紧张运动过后，尝试一下舒爽的肌肉放松运动　Cool Down

用姿势和呼吸告诉别人，我一定要有好身材

Basic Skills

正确的身体姿势

如果想要打造均衡的体魄，首先需要在身体姿势上下功夫。正确的身体姿势并不是一朝一夕就可以练就的，而是需要日常生活中长期努力坚持。为了强化手臂、胸部、腿部肌肉，首先挺直腰板，这样可以强化眼睛无法直接看到的内部肌肉。

为了获得更好的运动效果，正确的身体姿势十分重要。只要保持以正确的身体姿势运动，不管是训练身体的哪一个部位，都会促使胸部、背部、腰部、腹部肌肉紧张，从而感觉到肌肉疼痛。即使没有处于运动过程中，也请始终保持正确的身体姿势。

打造正确的身体姿势

❶ 后脚跟–臀部–肩部–后脑紧贴墙壁站直。

❷ 保证手指可插入腰部与墙壁之间。如果没有空间，或是空间超过拳头大小，就用双手扶住骨盆调节。保持像在拉裤链时的腹部紧缩感，下腹和臀部肌肉紧张，双肩自然下垂。

❸ 手臂向外旋转，双手保持原位。

❹ 双脚用力蹬地，双膝弯曲，双膝有裂开感时，向外转向。

❺ 保持脖子有拉伸感，后颈端正竖起，眼睛直视前方。

遵守以下规范！

★ 肩膀不要前后倾斜。

★ 腿形不要 X 形站立。

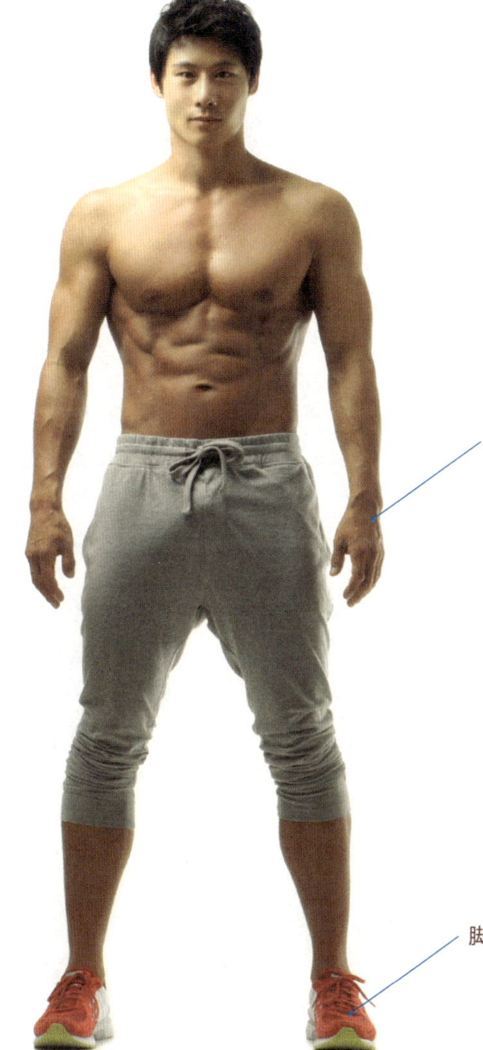

掌心朝向身体。

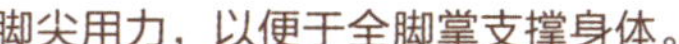

脚尖用力，以便于全脚掌支撑身体。

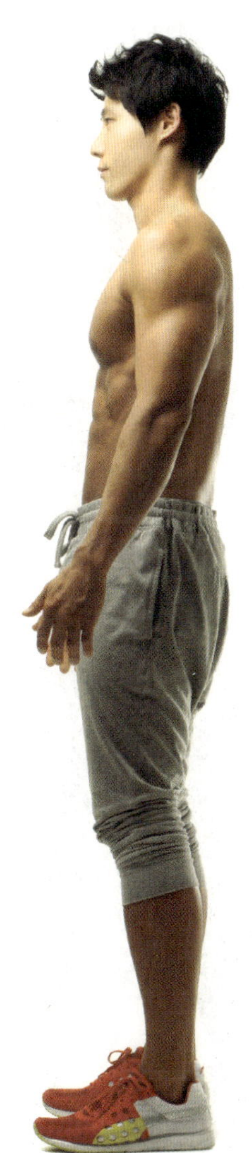

正确的呼吸法

呼吸的方法不当，可能引发头晕、头痛等症状，通过健身训练也可以强健呼吸。不要觉得不可思议，练习一下就会看到成果。我们很难养成正确的呼吸习惯，因此在运动和生活中都要保持正确呼吸的习惯。

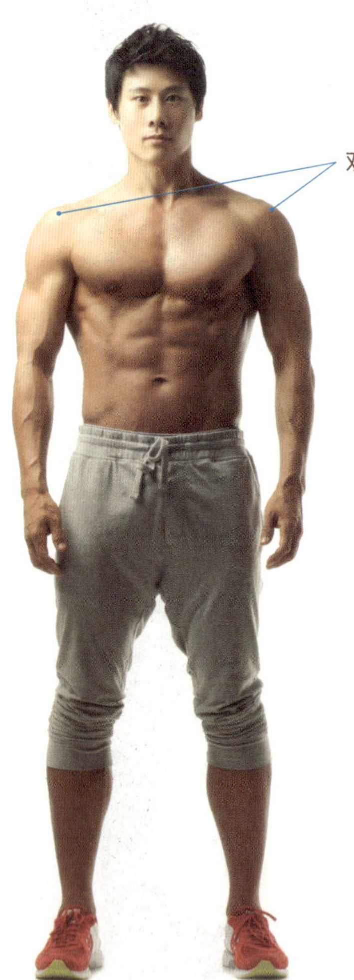

练习正确呼吸法

❶ 面向前方，舒展胸部，脊柱和骨盆绷直站立。

❷ 吸气时胸部鼓胀，将之想象成一个飞起的气球。

❸ 呼气时保持颈部和腰部自然放松，腹部平坦。

吸　气

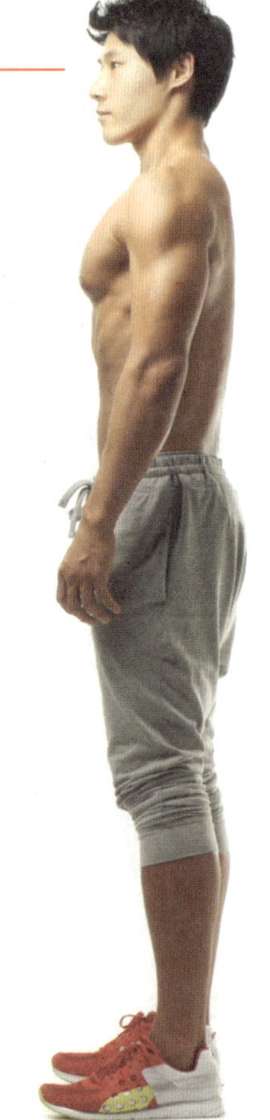

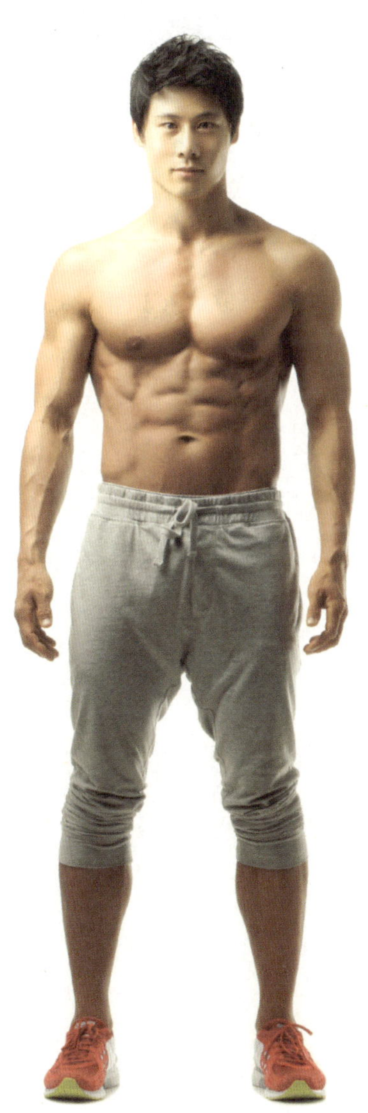

遵守以下规范！

★ 吸气时，保持胸部、背部、腋窝有膨胀感。

★ 足弓不触及地面，用前后脚掌共同支撑身体。

★ 呼吸时肩部不要晃动，腹部不要起伏。

眼睛正视前方。
保持腹部和后背合二为一的感觉。

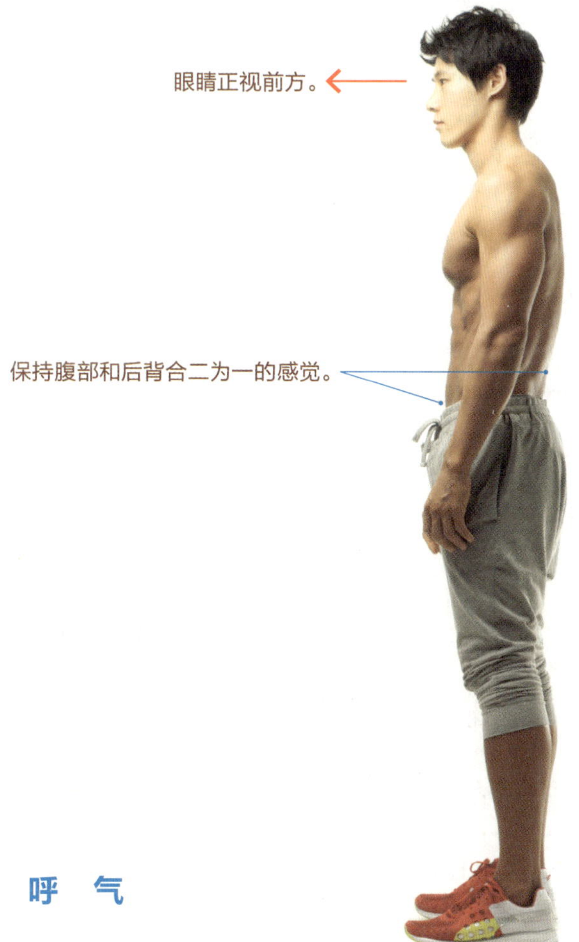

呼 气

从热身运动开始就独树一帜

Warming-up

在真正开始健身运动之前，我们先做一些必要的热身准备，包括筋膜放松、关节放松、动态柔韧性运动三个阶段。

这三种运动可以有效防止身体柔弱部位在健身时发生肌肉损伤。根据自身已测定的体质以及身体的柔韧程度确定运动时长，应该控制在 10 ～ 45 分钟之间。

第一阶段的筋膜放松帮助我们放松包裹肌肉块的筋膜组织。这种运动对于身体僵硬，动作不灵活的健身者尤其有用。根据不同的体质，对较柔弱的筋膜组织部位进行 2 ～ 25 分钟的筋膜放松运动。

第二个阶段是在筋膜充分放松之后进行关节放松，体温在这时会逐渐升高。根据不同体质做 2 ～ 10 分钟的关节放松运动，适当增加僵硬部位的运动量。

第三个阶段是做一些动态柔韧性运动。这是一种在移动中放松肌肉的方式。根据不同的柔韧度，对僵硬和较柔弱的部位进行 6 ～ 10 分钟的准备运动。

真正的热身计划

	阶段	等级 时间	优异	良好	合格	尚可	欠佳	方法
准备运动	筋膜放松	不同体质的运动时间	2 分钟	4 分钟	8 分钟	15 分钟	25 分钟	放松不太健康部位
	关节放松	不同体质的运动时间	2 分钟	4 分钟	6 分钟	8 分钟	10 分钟	针对全部关节放松，适当增加僵硬关节的运动量
	动态柔韧性运动	不同柔韧度的运动时间	6 分钟	7 分钟	8 分钟	9 分钟	10 分钟	放松僵硬的身体部位和柔弱的身体部位

筋膜放松：让全身肌肉摆脱僵硬

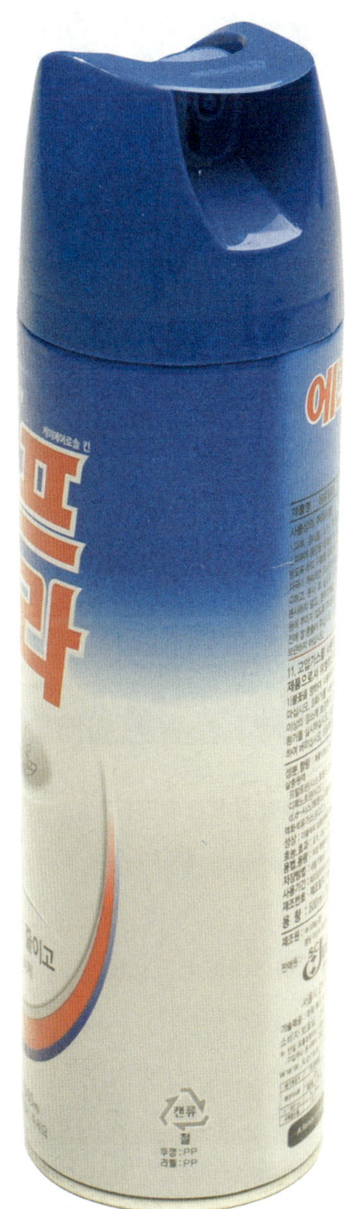

筋膜是覆盖在肌肉表面的一层白色膜状组织，富有致密性和收缩性。如果筋膜出了问题，就容易发生肌肉僵直、体姿扭曲，甚至神经受到压迫，还可能引起更严重的后果。如果筋膜严重凝结，那么仅靠动态柔韧性运动很难疏解。

我们可以利用圆形的网球或是灭蚊喷雾剂的钢罐等常用的家庭用品来压迫肌肉，进行筋膜放松，这种运动尤其对肢体僵硬，或是腿脚弯曲困难者效果更佳。

当压迫筋膜凝结部位产生疼痛感时，应集中在疼痛点上持续施压，这样不仅可以放松肌肉，而且对于矫正身体姿势也有很大帮助。如果感觉到过于疼痛，我们也可以将网球或是钢罐用毛巾包裹起来，调节对肌肉的施压强度。

臀部

❶ 将钢罐平放在地上，双手仰面撑住地面，坐在其上。

❷ 一侧臀部坐在钢罐上，同侧的腿搭到另一条腿的膝盖上。

❸ 身体前后左右缓慢反复运动，刺激臀部侧边内部肌肉。

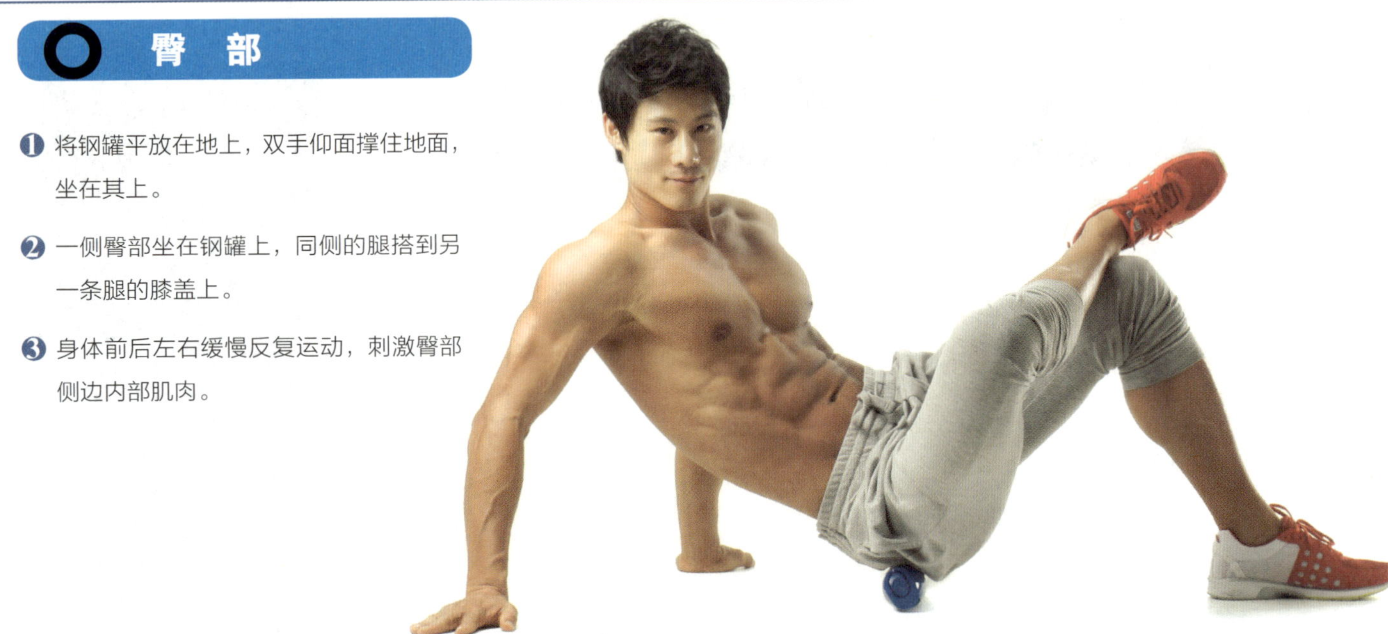

背部

❶ 钢罐放置在肩胛骨部位，平躺其上。

❷ 手臂向头顶方向伸展，双脚岔开，与肩同宽，向下伸展。

❸ 身体缓慢上下反复运动，刺激肩胛骨之间的内部肌肉。

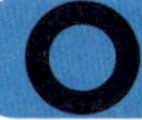

胸部

❶ 将钢罐放置在一侧腋窝附近的肌肉下方。

❷ 将同侧的手固定在脑后，另一只手撑住胸部旁边地面。

❸ 双脚叉开，与肩同宽，向下伸展。撑住地面的手臂肘关节与同侧的膝关节都呈 90 度弯曲。

❹ 身体朝着对角线方向缓缓反复运动，刺激胸部和肩部。

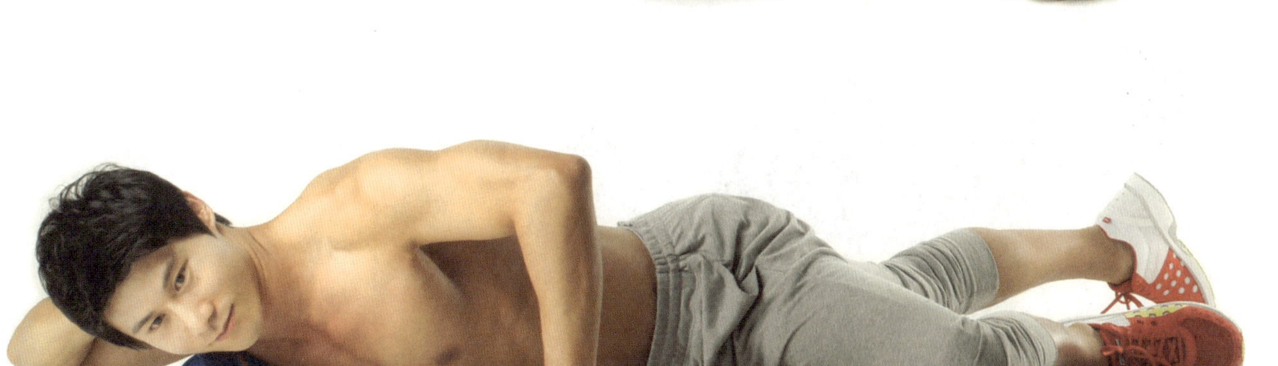

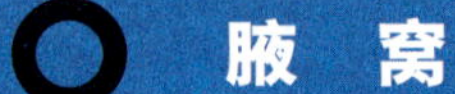

腋窝

❶ 将钢罐放置在一只手臂与腋窝接合处下方，侧躺其上。

❷ 同侧手臂放在脑后，另一只手撑住胸前地面，掌握重心。

❸ 上方的膝盖弯曲，脚掌蹬住地面。

❹ 抬起臀部，身体沿头顶到脚底方向反复运动，刺激腋窝内侧肌肉。

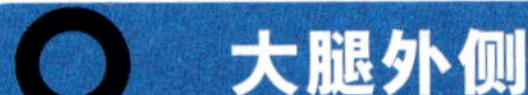

大腿外侧

❶ 将钢罐放置在大腿外侧肌肉下方，双腿并拢，下方腿部向脚底方向伸展。

❷ 身体侧卧，下方手臂的肘部与地面呈 90 度垂直。

❸ 上方手臂撑住胸前地面，支撑身体，掌握重心。

❹ 上方的腿部弯曲，脚掌蹬住地面。

❺ 身体沿头顶到脚底方向反复运动，带动刺激大腿外侧肌肉。

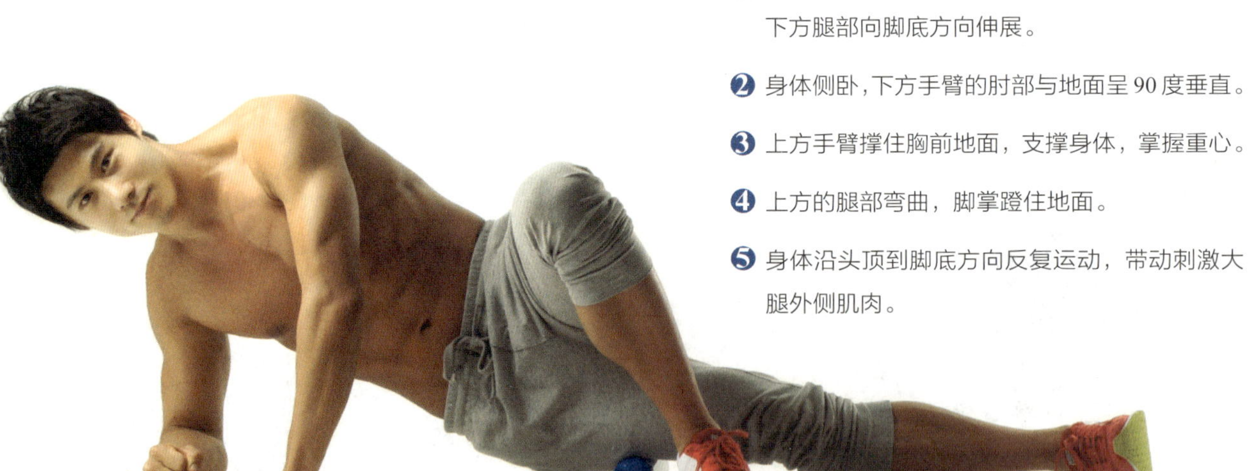

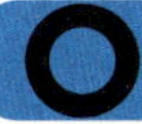

小 腿

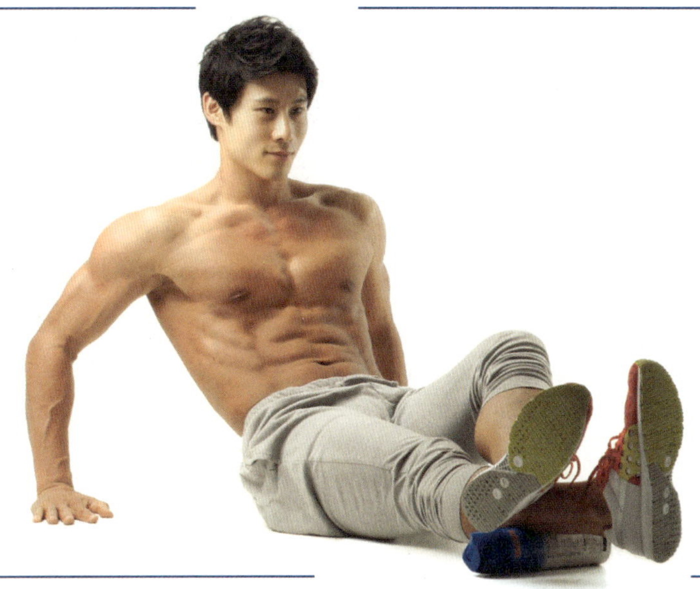

❶ 将钢罐放置在一只小腿下方，坐在地面上，上身微微后仰。

❷ 双臂向后岔开撑住地面，宽度略过肩宽。

❸ 另一条腿缓慢弯曲，搭在下方腿部小腿骨上面。

❹ 膝盖如汽车雨刷般左右反复运动，刺激小腿隆起部位的肌肉。

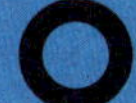

颈 部

❶ 将钢罐放置在颈部下方，双腿岔开，与盆骨同宽。

❷ 膝盖缓慢弯曲，双脚掌蹬地。

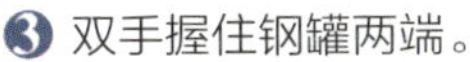

❸ 双手握住钢罐两端。

❹ 头部左右运动，刺激后颈隆起部位的肌肉。

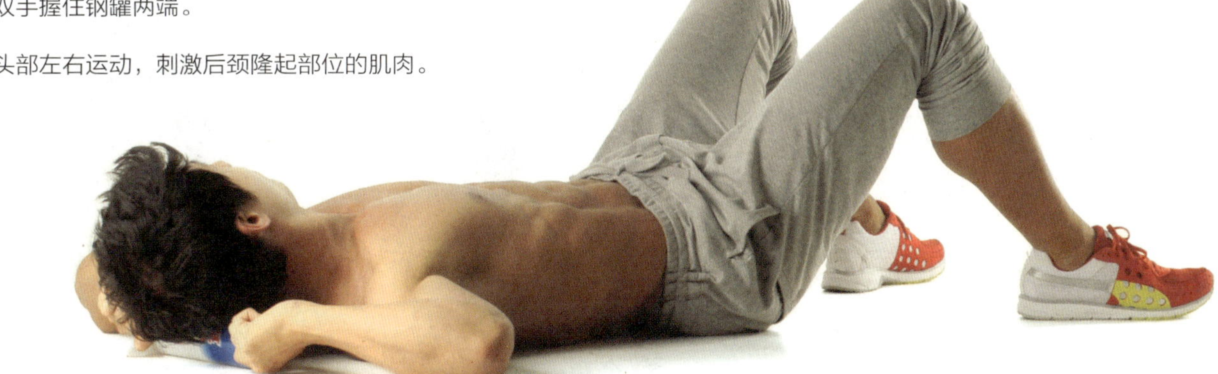

关节放松：触发身体对运动的敏锐感觉

身体随着意志力引导而运动才是正确的运动方式。为此，身体必须对运动有着敏锐的感觉，关节就担任着感知和躲避身体即将面对的危险的任务。由于感觉神经细胞在身体中分布广泛，因此轻微扭伤也可能造成剧烈疼痛。如果保持颈部、手肘、肩部、腰部、盆骨、膝盖、脚踝等关节灵活自如，不但可以有效防止机体损伤，而且运动效率也会提高。接下来，就让我们一同进行关节放松运动吧。

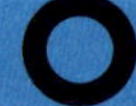

颈关节

摇颈运动

❶ 后颈部大幅度摇动，直至有拉伸感。

❷ 用同样的方法左右反复摇动。

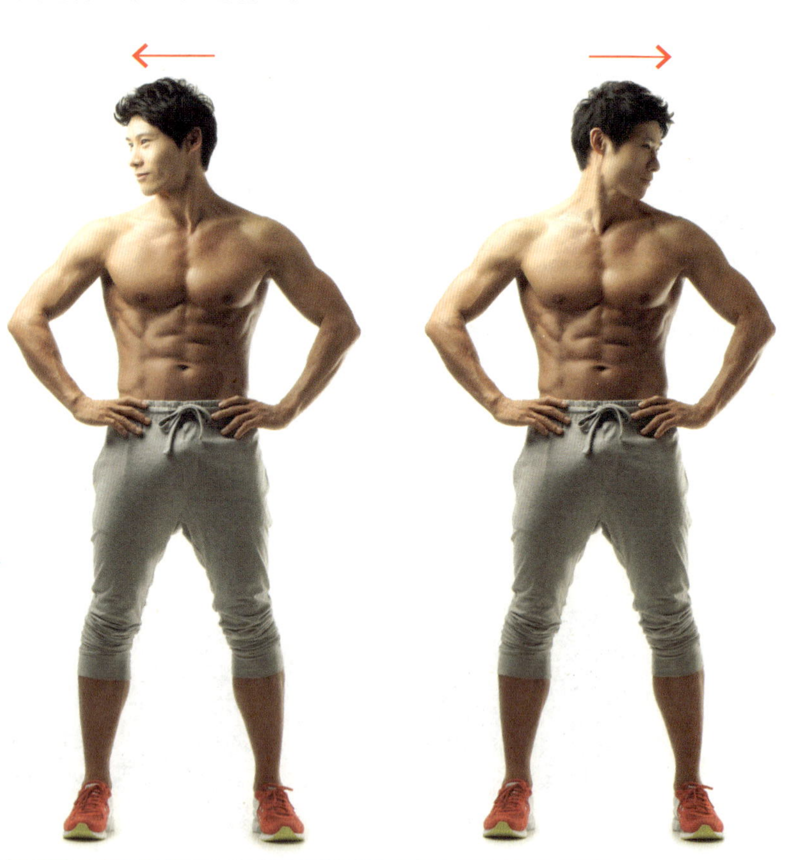

摆颈运动

❶ 颈部左右轻柔摆动，将耳朵贴至肩部。

❷ 用同样的方式左右反复摆动。

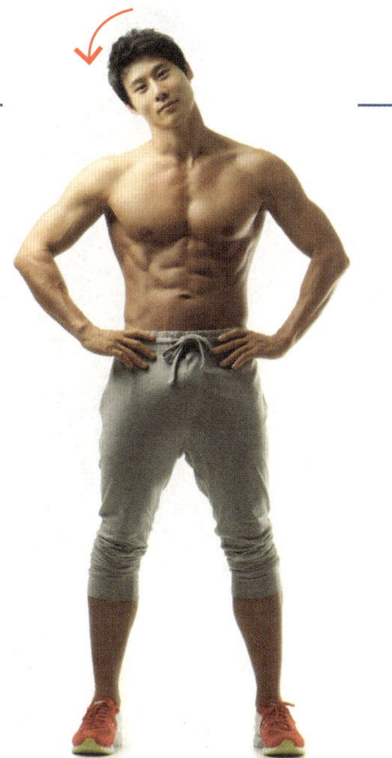

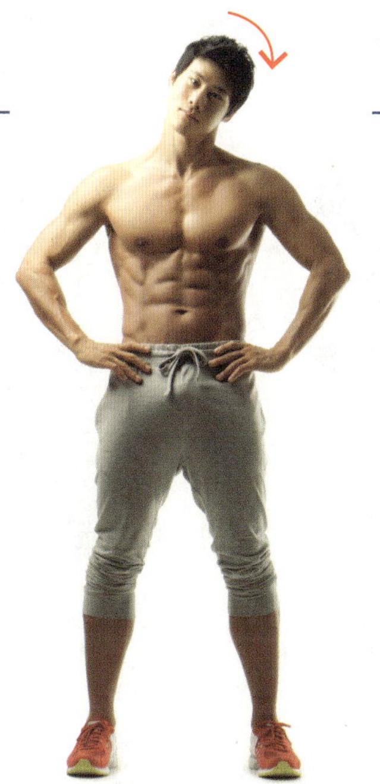

颈部圆周运动

❶ 颈部沿顺时针做圆周摇动。

❷ 颈部沿逆时针做圆周摇动。

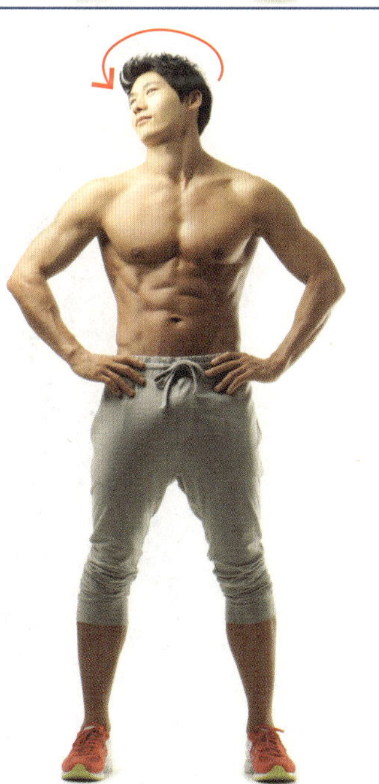

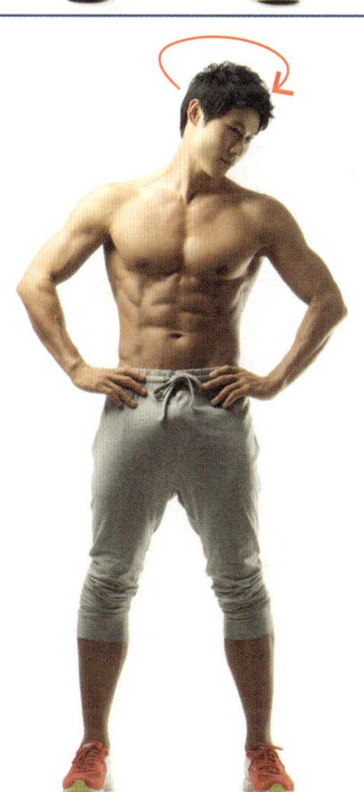

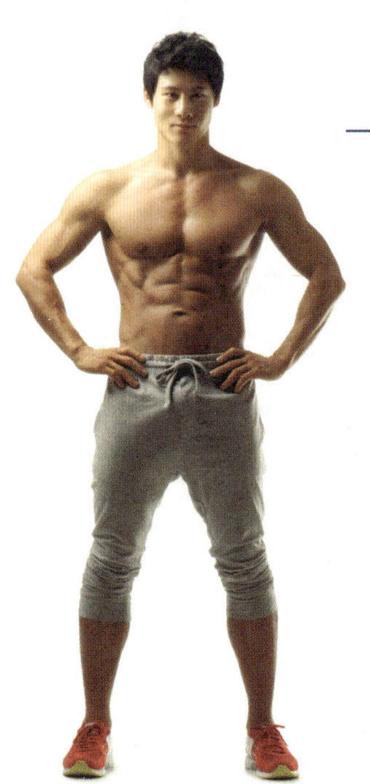

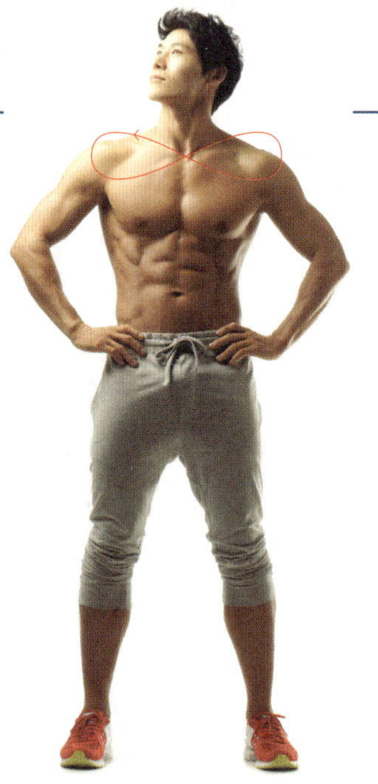

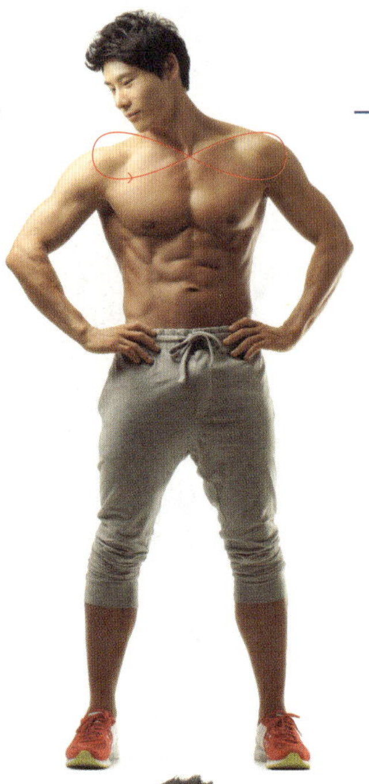

∞ 字颈部运动

❶ 双腿站立，与肩同宽，上身笔直挺立。

❷ 头部和视线保持同一方向，颈部做∞字绕周运动。

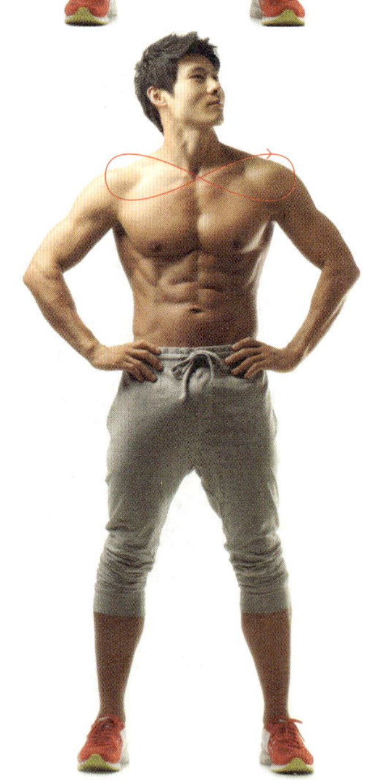

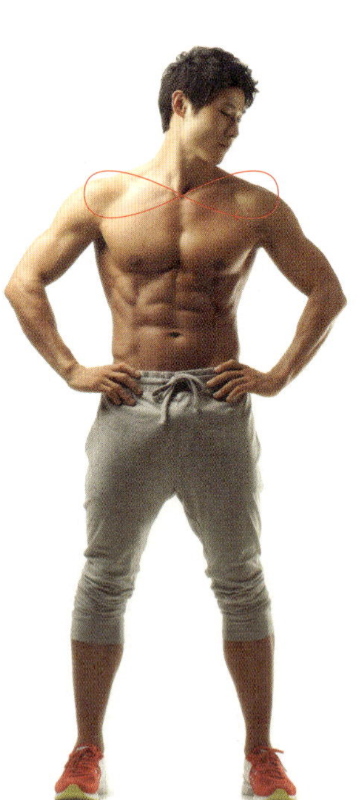

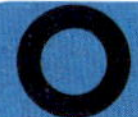 手腕关节

双手紧扣回转运动

❶ 双脚与肩同宽，上身笔直挺立站立。

❷ 双手放松，交叉相握。

❸ 手腕放松，双手呈波涛状上下起伏运动。

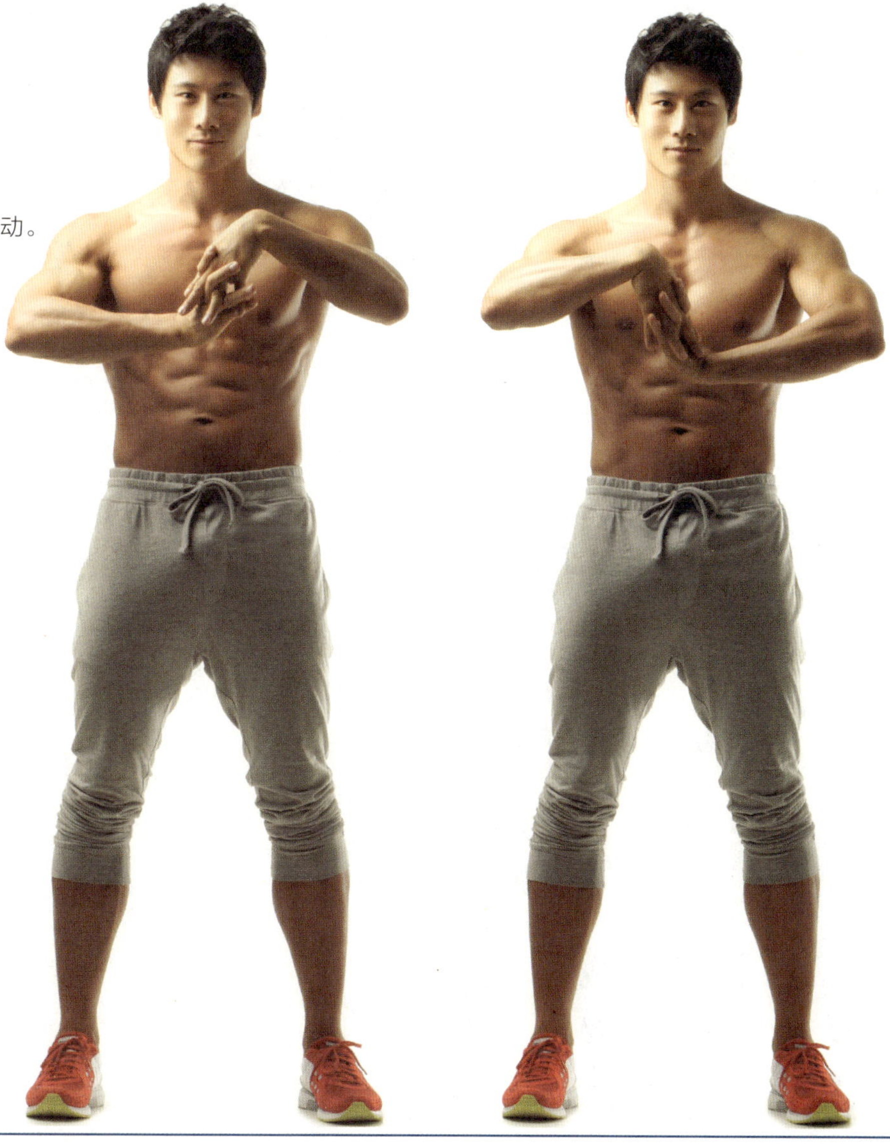

肘关节

手肘放松运动

将肘关节固定，双臂向内做圆周运动，然后向外做圆周运动。

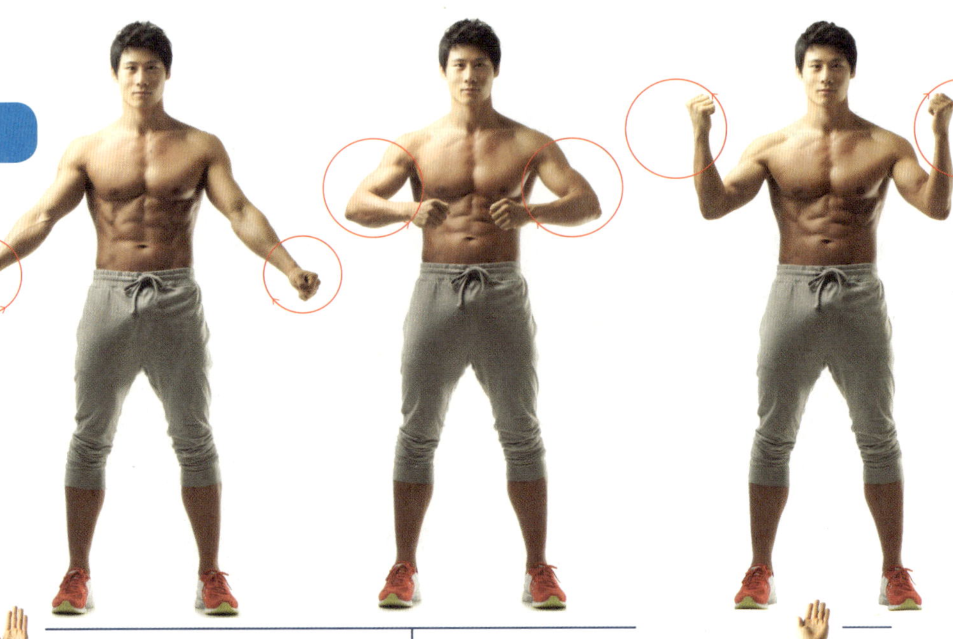

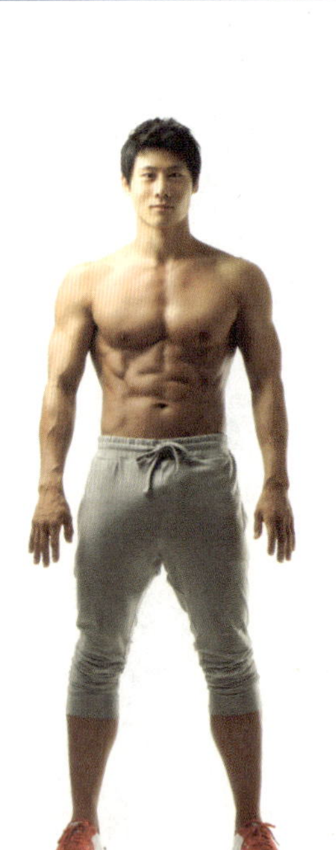

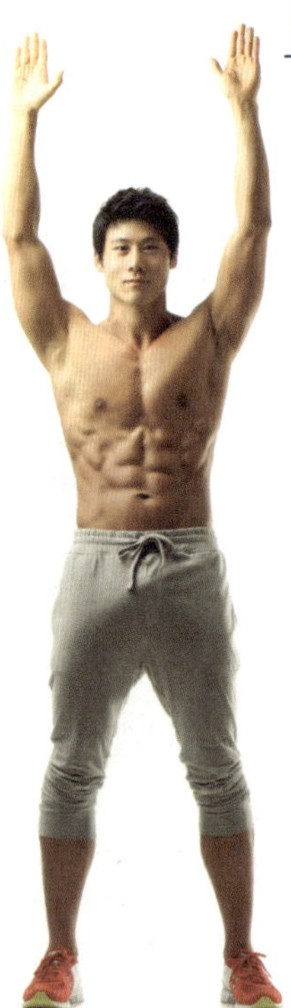

举臂肩部运动

双臂高举头顶后再放下，反复同样的动作。

交换举臂运动

双臂交换高举头顶，反复同样的动作。

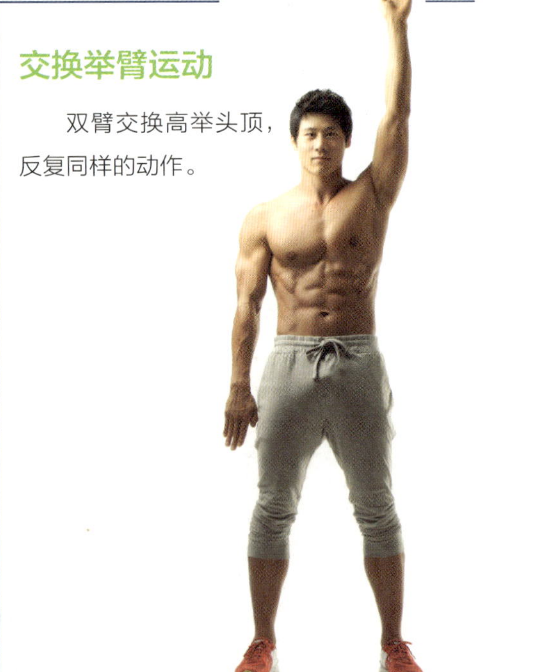

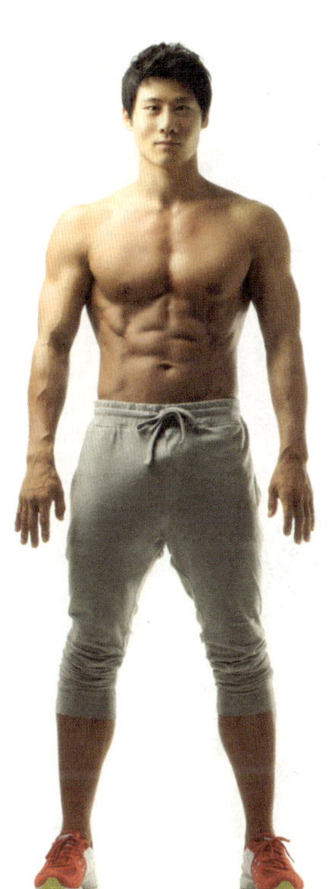

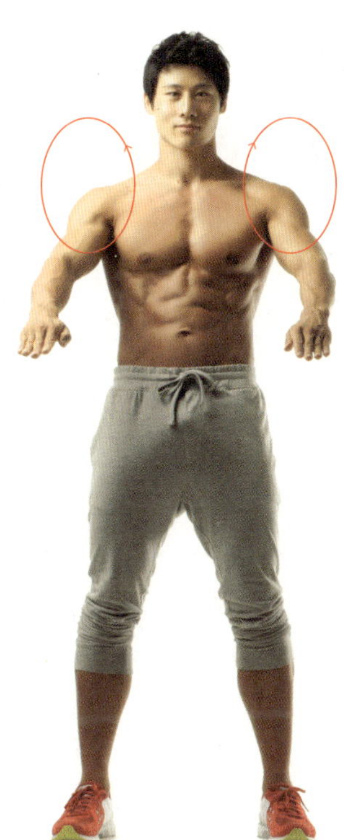

旋臂肩部运动

双臂伸展，做最大限度回转运动，反复同样的动作。

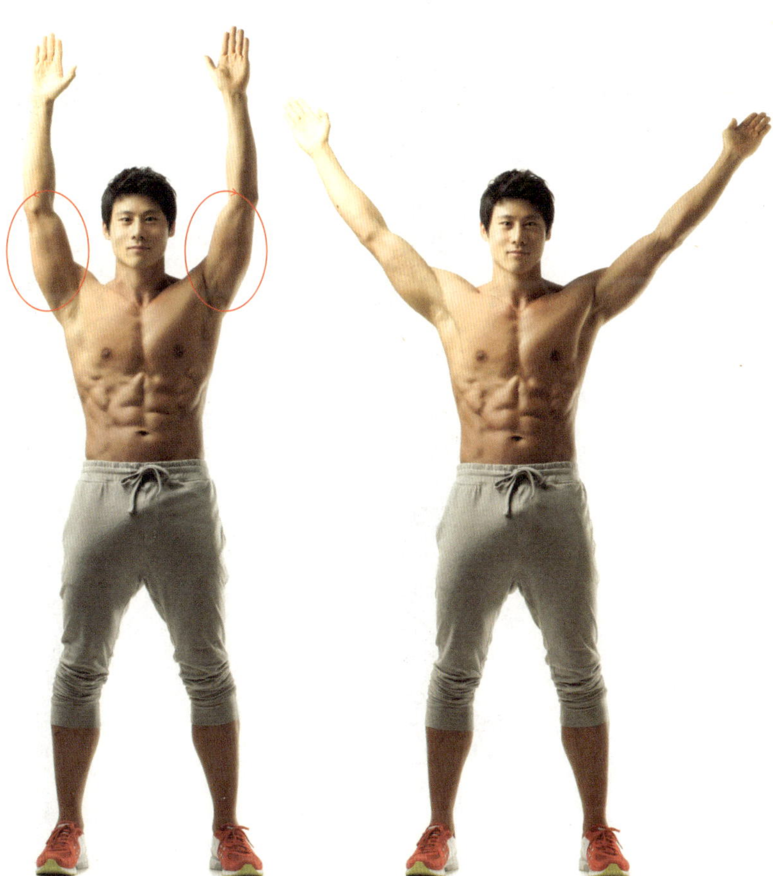

交换旋臂肩部运动

双臂向前笔直伸展，向反方向做最大限度的回转运动，反复动作。

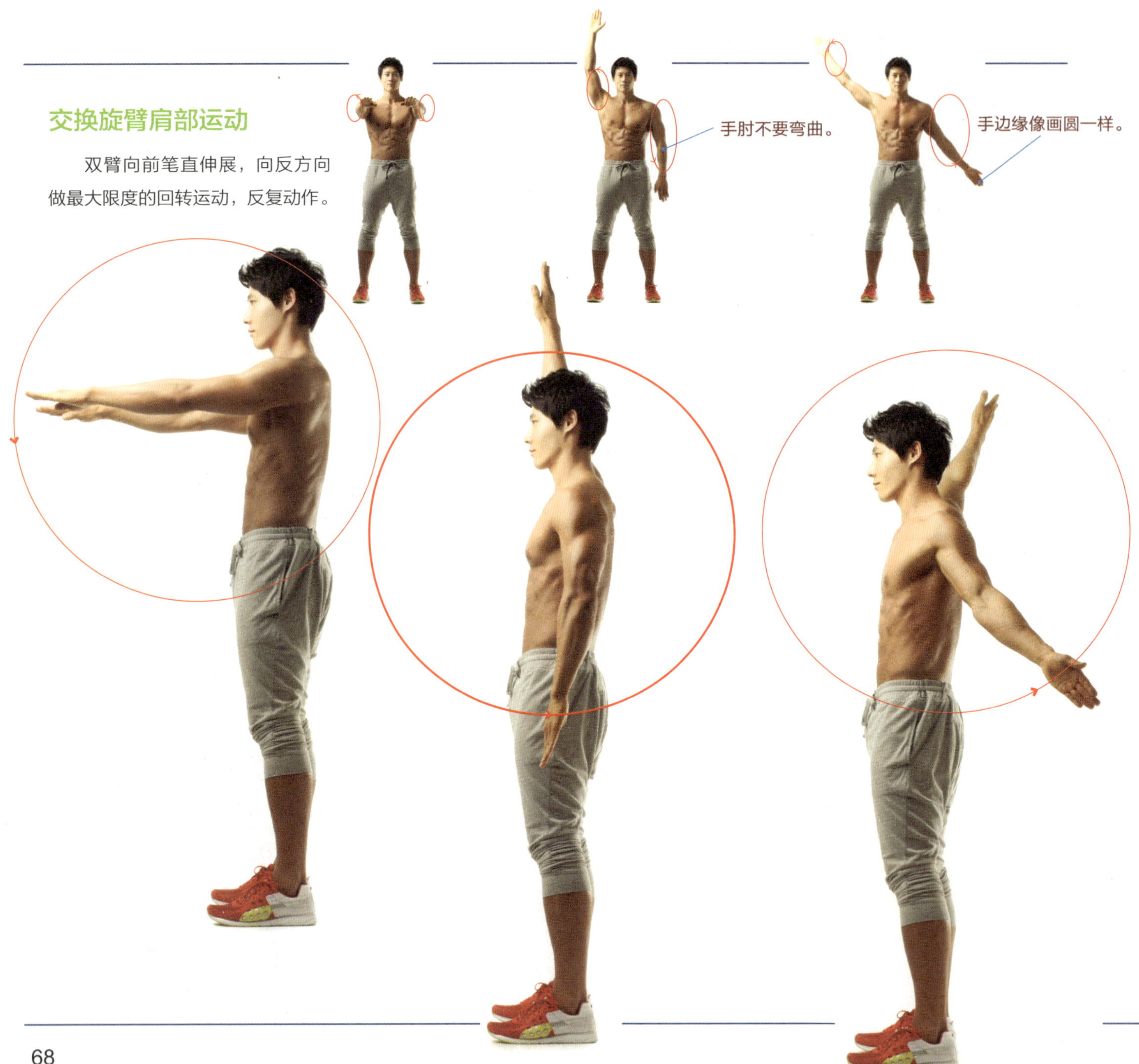

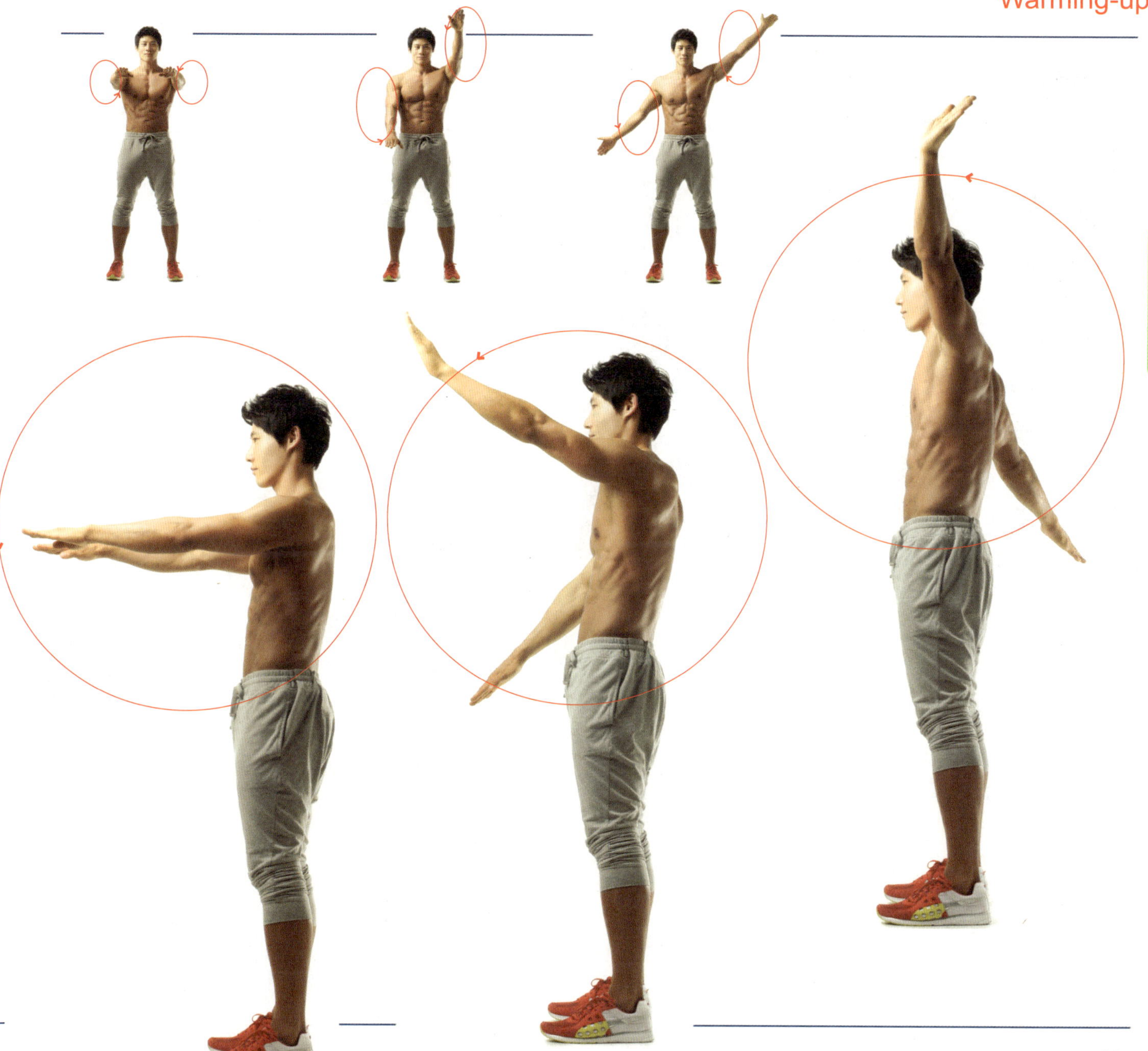

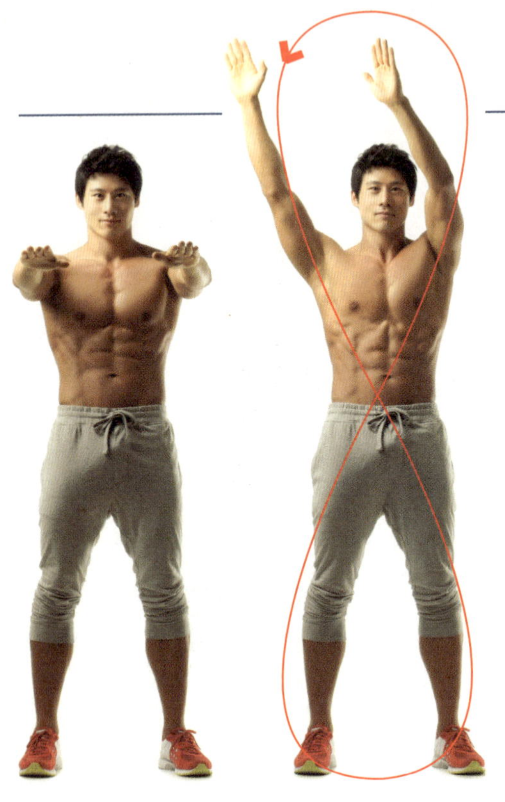

8 字形手臂回转运动

双臂向前伸直，同时朝对角线方向举起，正面画 8 字形持续运动。然后换反方向运动。

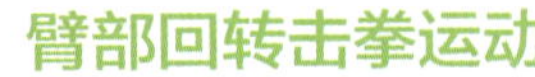

臂部回转击拳运动

一侧手臂回转运动，另一侧手臂做击拳运动。反复进行。

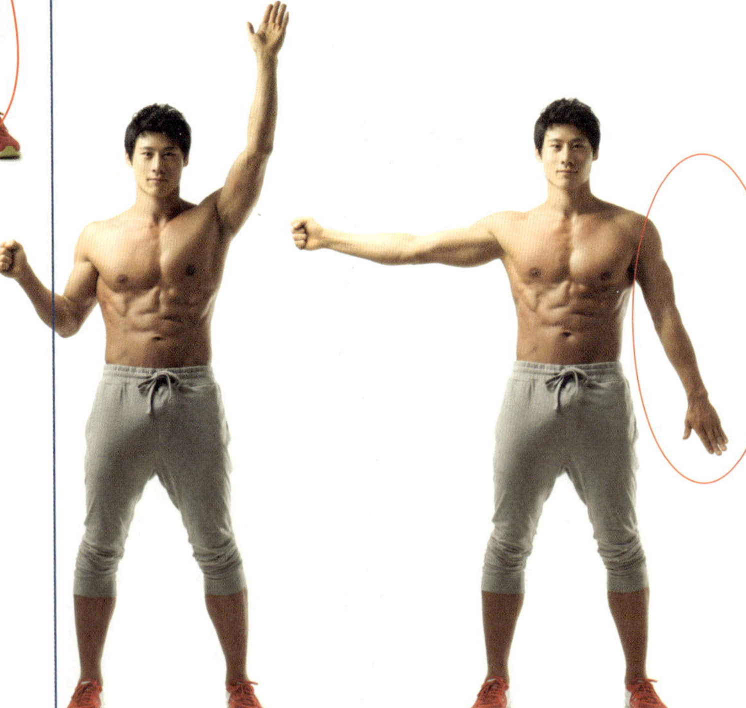

卸力手臂回转运动

双腿呈大尺度叉开，腰部向下弯。一侧手撑住膝盖，另一侧手臂放松下垂，做持续性回转运动。反方向亦同。

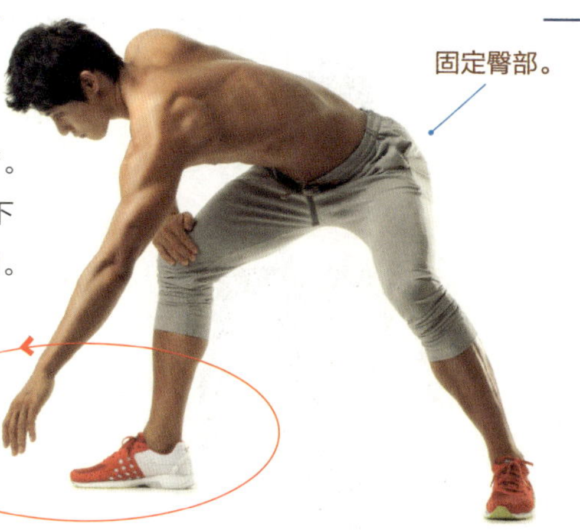

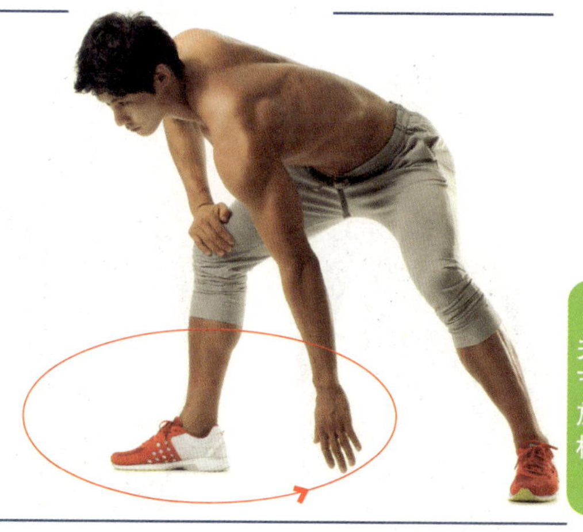

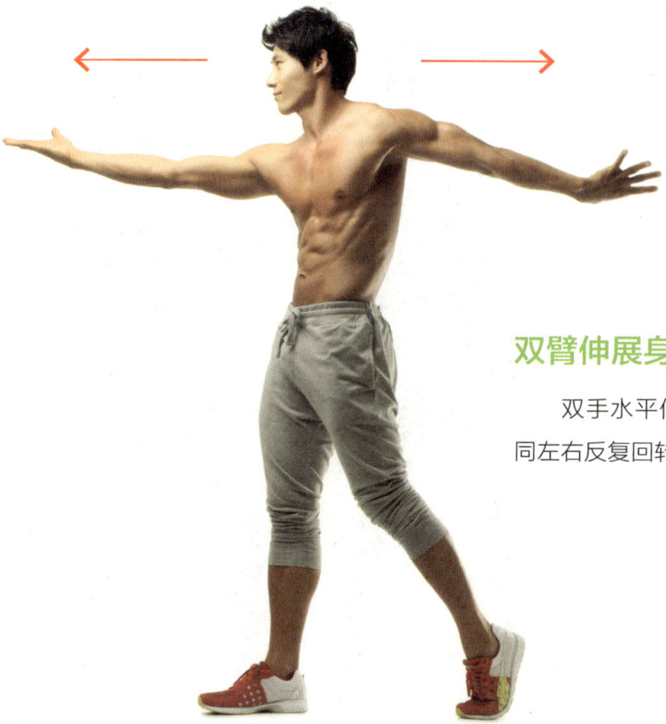

指尖向前伸直，
保持拉伸感。

双臂伸展身体回转运动

双手水平伸直，双脚同身体一同左右反复回转运动。

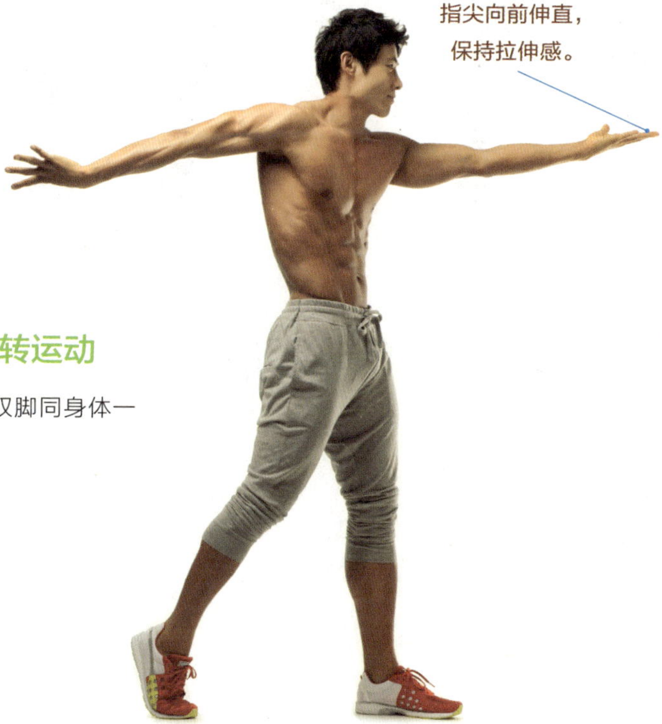

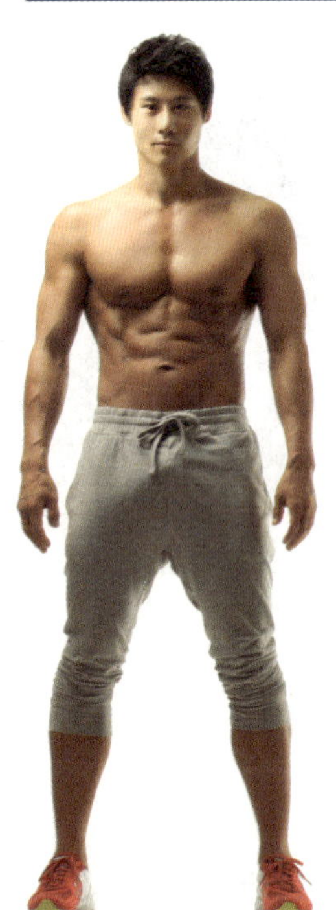

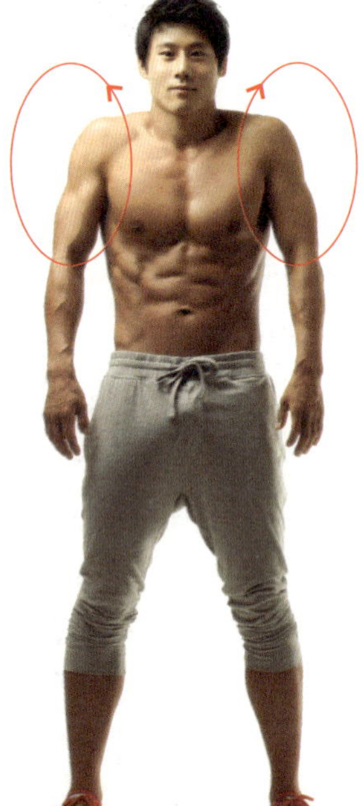

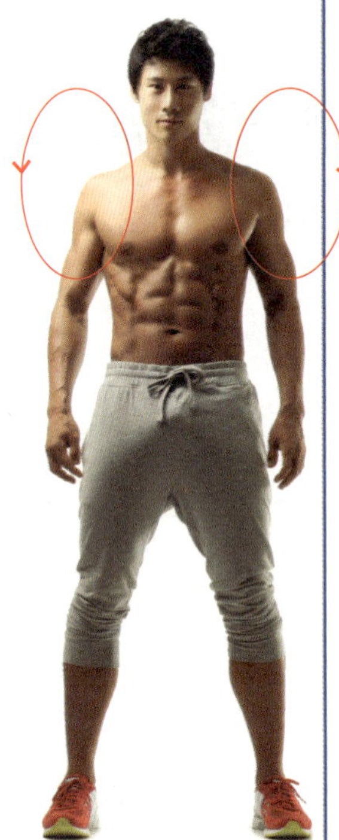

肩部左右对向回转运动

固定颈部和身体，双肩做相互对向回转运动。交换运动方向亦同。

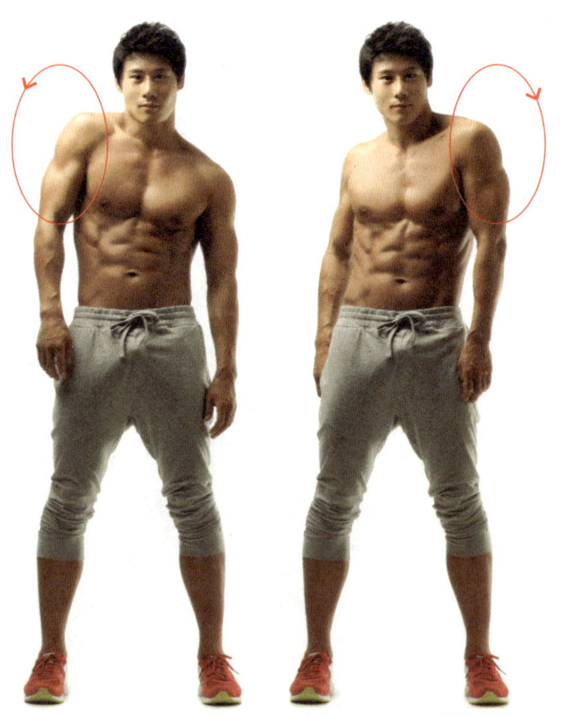

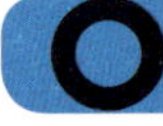

肩关节

耸肩回转运动

固定颈部和身体后，双肩大幅度做前后回转运动，反复运动。反方向亦同。

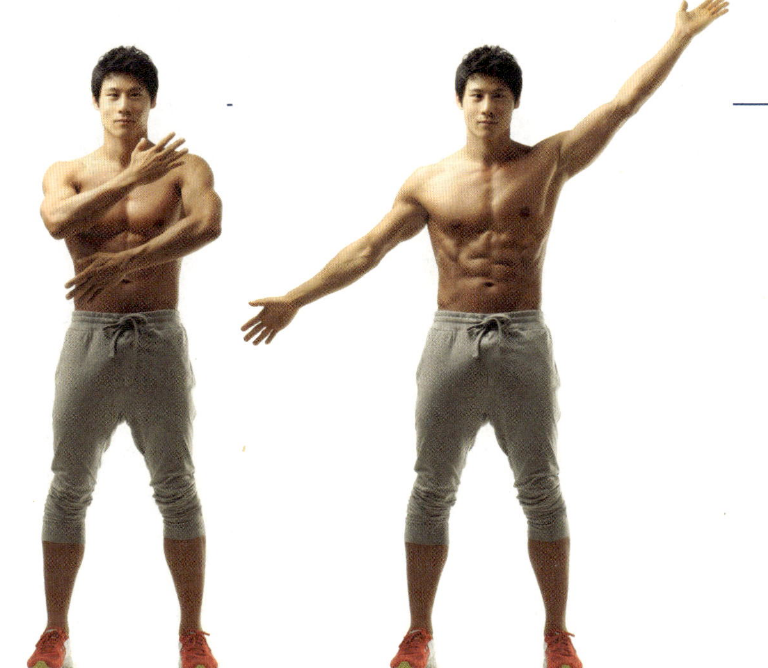

双臂斜线扩张运动

双臂像抱枕头那样，双臂呈对角线伸展，大力做回缩运动。反方向亦同。此动作熟练后，双臂回缩和伸展运动时，下方手掌大拇指朝下会增加此套运动效果。

手背相对双臂扩张运动

双手手背相对紧贴，双臂分开做扩胸运动，胸部大力扩张。

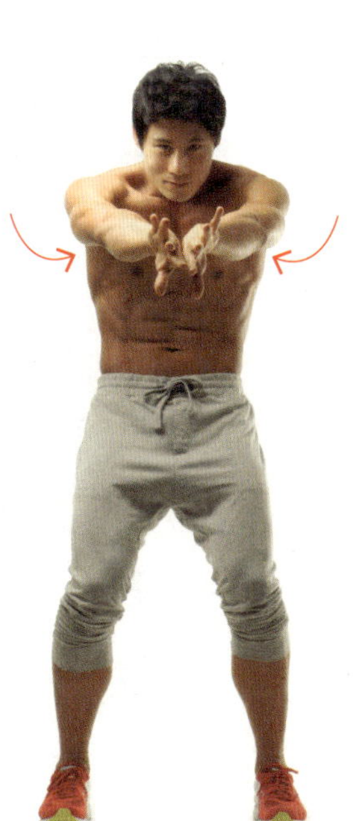

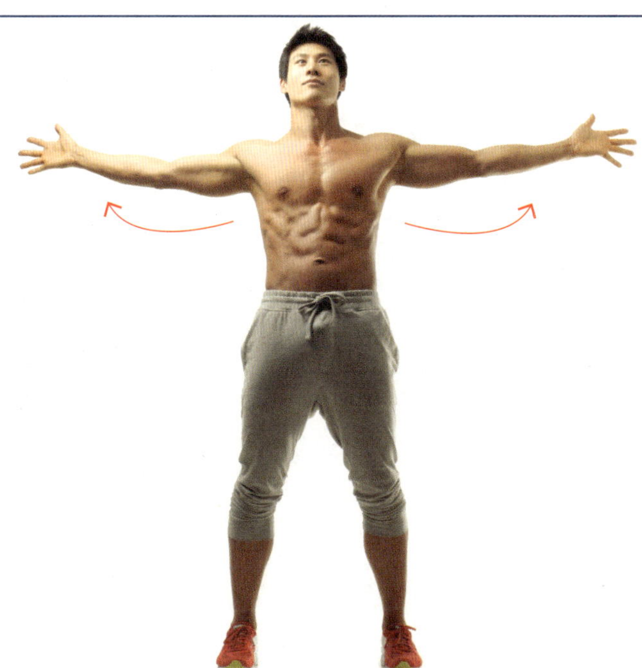

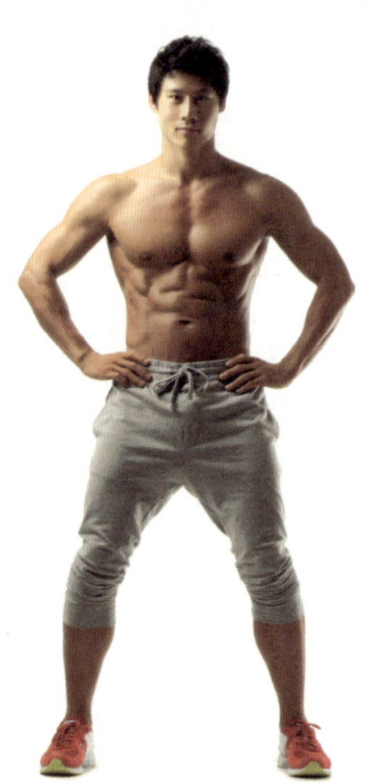

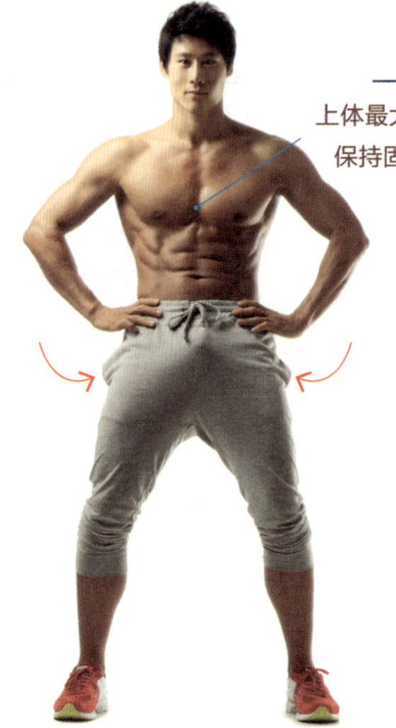

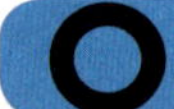

上体最大程度
保持固定。

骨盆关节

四方向骨盆倾斜运动

双手叉腰，拇指朝向背部，撑住骨盆部位，双膝略微弯曲。固定骨盆重心，反复做前后左右倾斜运动。反方向亦同。

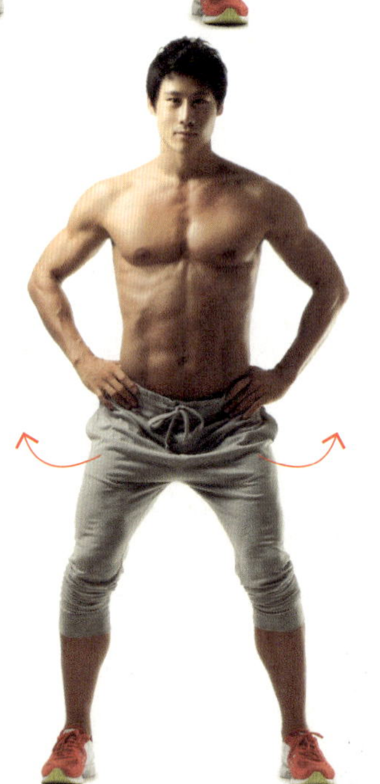

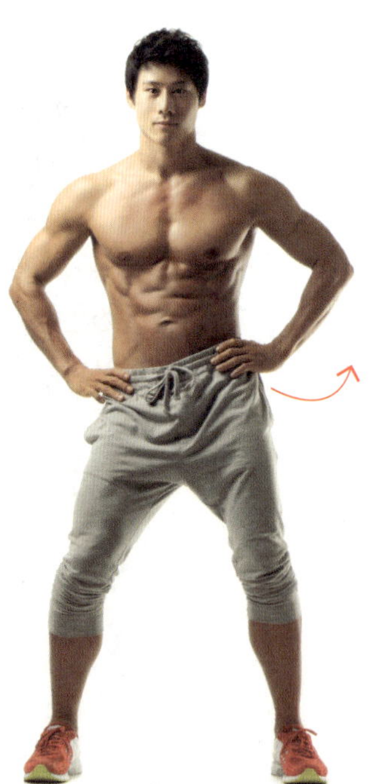

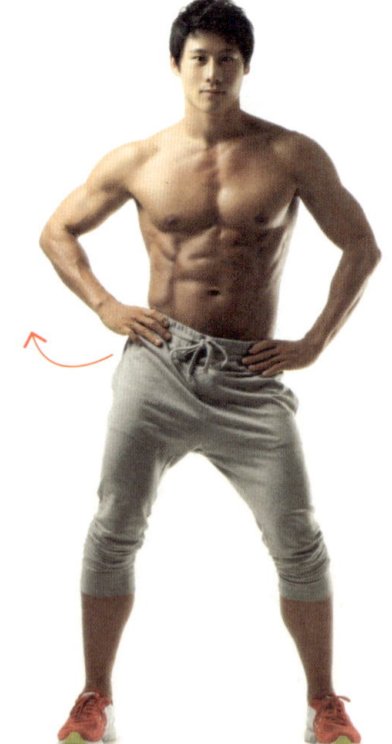

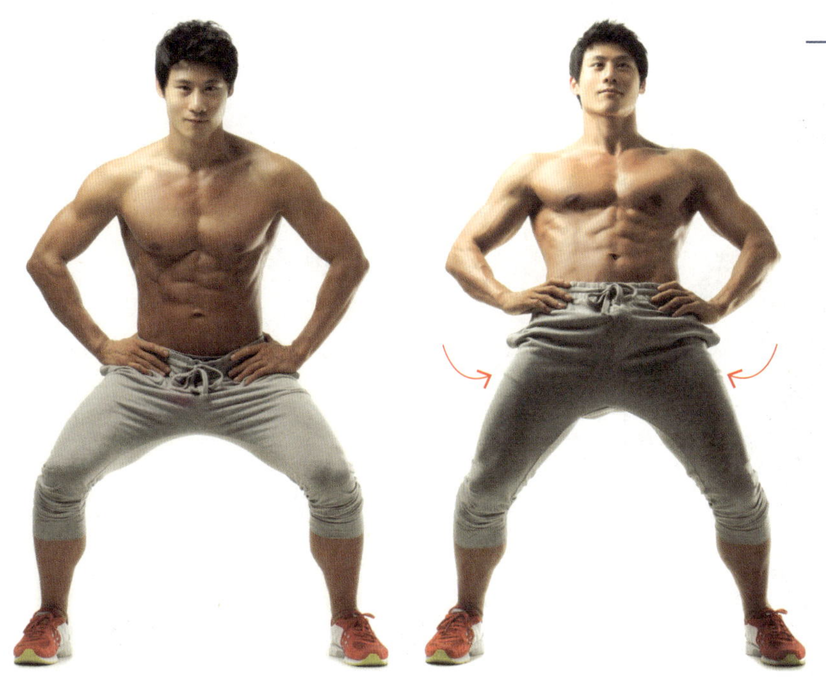

四方向低位姿势骨盆倾斜运动

双手叉腰，拇指朝向背部，撑住骨盆部位，双腿大幅度叉开，保持下蹲状态，前后左右大幅度运动。反方向亦同。

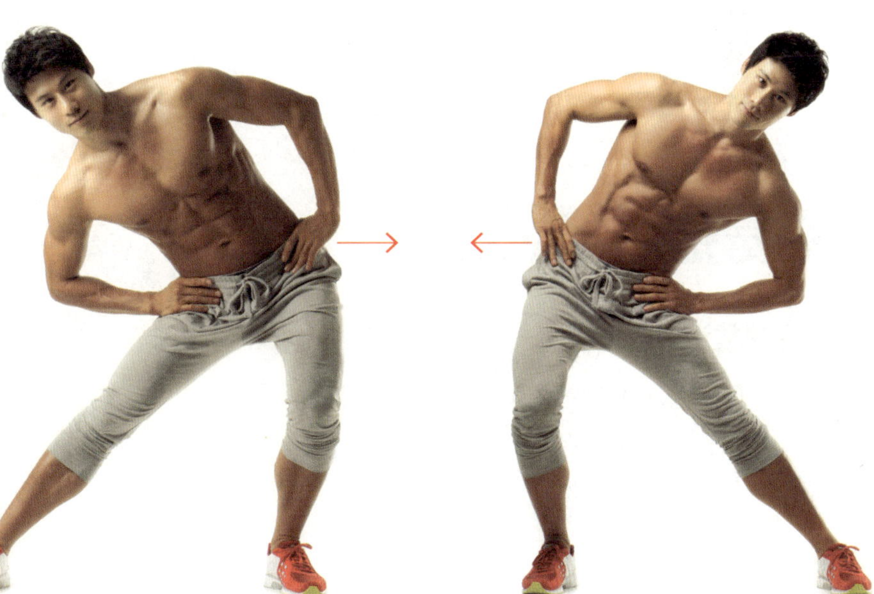

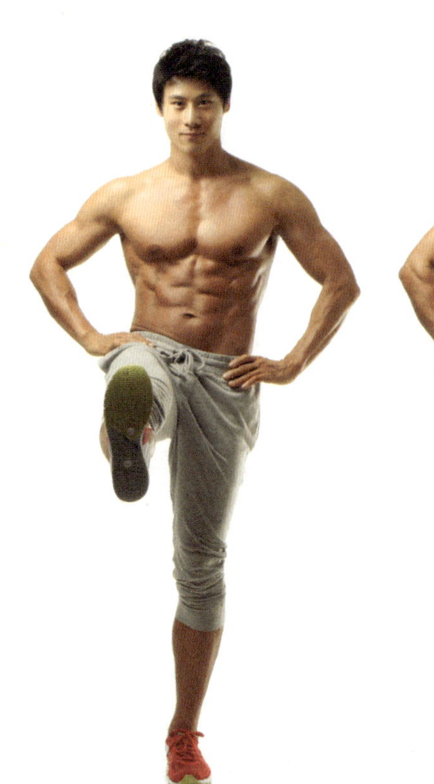

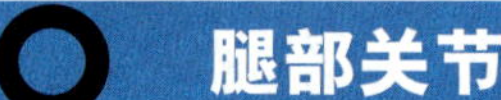

腿部关节

前后摆腿运动

双手撑住骨盆，单腿站立，支撑身体重心，另一条腿以站立腿为基准，大幅度前后反复摆动。换腿做同样动作。

左右摆腿运动

双手撑住骨盆，单腿站立，另一条腿以站立腿为基准，大幅度左右反复摆动。换腿做同样动作。

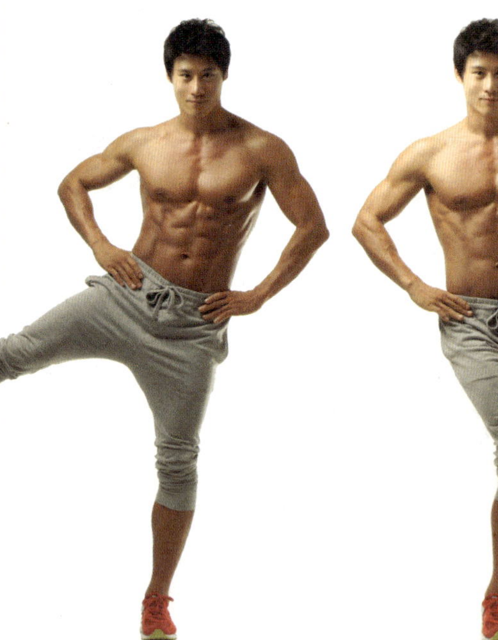

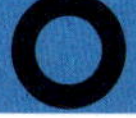

膝关节

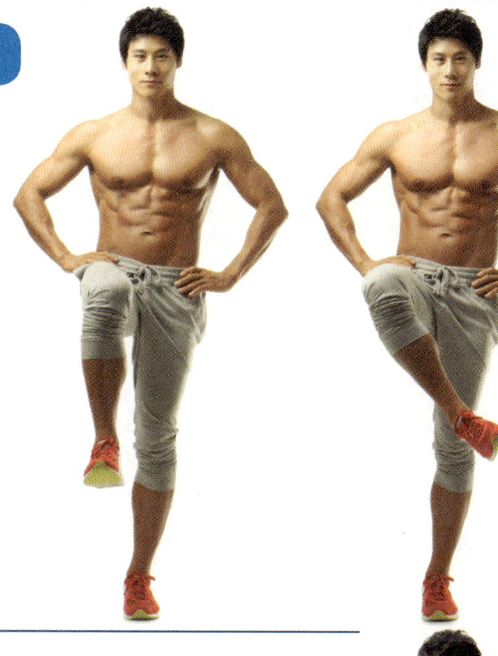

单腿站立膝盖回转运动

双手撑住骨盆，单腿站立。另一条腿抬起，膝盖保持固定，小腿持续摆动。换腿做同样动作。

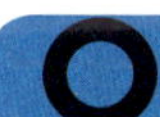

脚踝关节

单腿站立抱膝脚踝关节回转运动

单腿站立，身体保持平衡。另一条腿抬起，双手抱住膝盖，脚踝关节持续大幅度回转运动。换腿做同样动作。

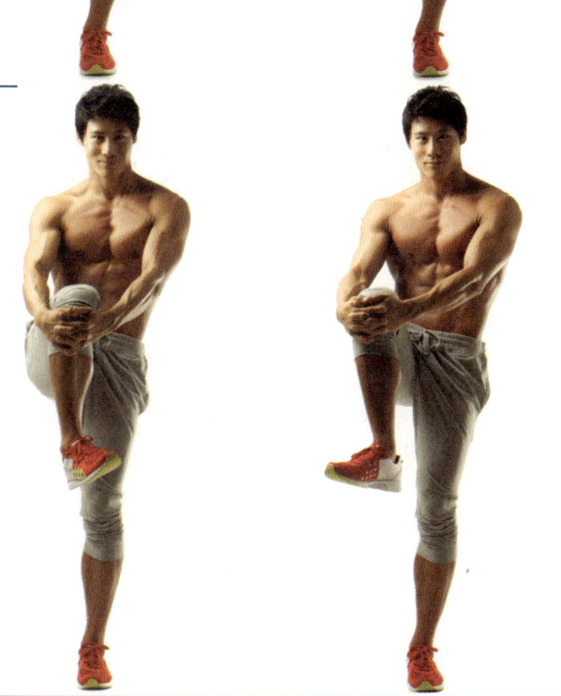

动态柔韧性运动：塑造挺拔迷人的动感身姿

动态柔韧性运动不但可以增强身体柔韧性，还可以提高主体的运动效率。在准备运动的阶段做一些动态柔韧性运动可以唤醒感知神经，同时在整理运动阶段也应该做静态柔韧性运动。我们从动态柔韧性运动开始，做一些更具实用性的准备运动吧。

让身体更具机能性的方法

1. 运动的目的不在于肌肉，而是在于运动本身。
2. 从不同角度运动。
3. 通过平衡性运动提高身体的感知能力。
4. 保持重心稳定再运动。
5. 以稳定地控制自身为运动目标。
6. 做一些训练全身肌肉的运动。

接下来介绍的动态柔韧性运动可以提高人体机能性。身体机能影响着身体健康和体形。动态柔韧性运动不但可以帮助我们自由掌控身体运动，还可以塑造更优秀的体形。

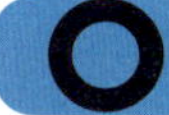

针对脊椎僵直的运动

猫背训练法

5 套，中间无休息，注意胸部抬起时呼气

❶ 双臂绷直撑地，膝盖弯曲趴在地上。

❷ 颈部抬起时，腰部下垂，背部呈朝上的 C 形。

❸ 颈部下垂时，腰部上弓，背部呈朝下的 C 形。

❹ 肩背部微微弓起，腰部下垂呈朝上 C 形，整体呈 S 形。

❺ 肩背部微微下垂，腰部弓起，整体呈反 S 形。

❶

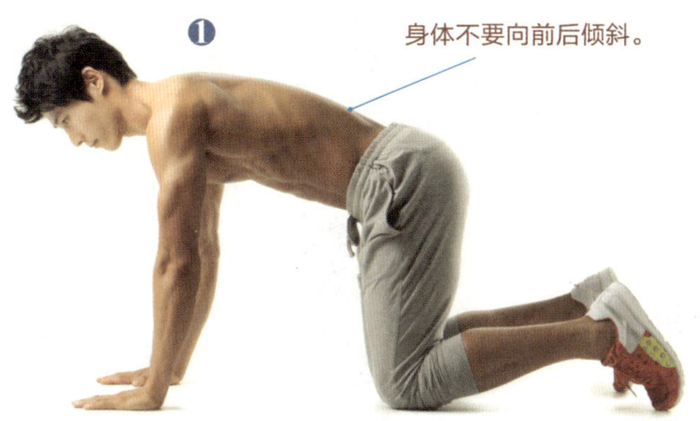

身体不要向前后倾斜。

❷

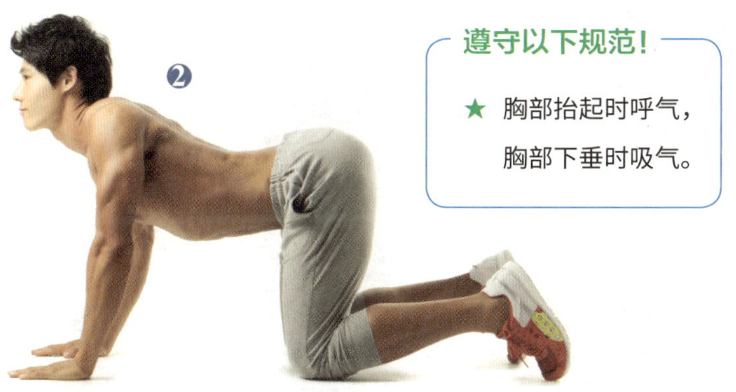

遵守以下规范！

★ 胸部抬起时呼气，胸部下垂时吸气。

❸

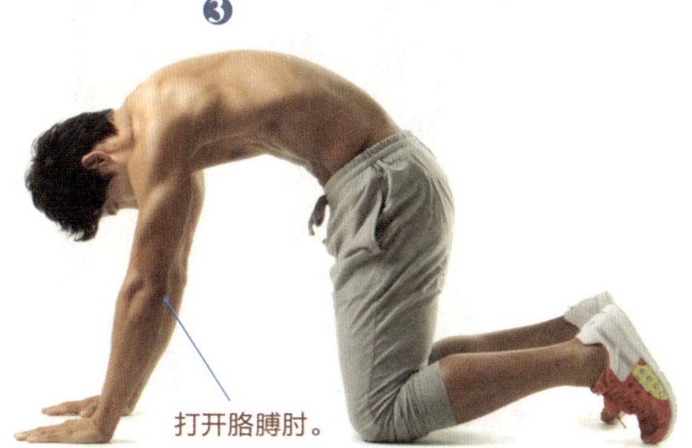

打开胳膊肘。

❹

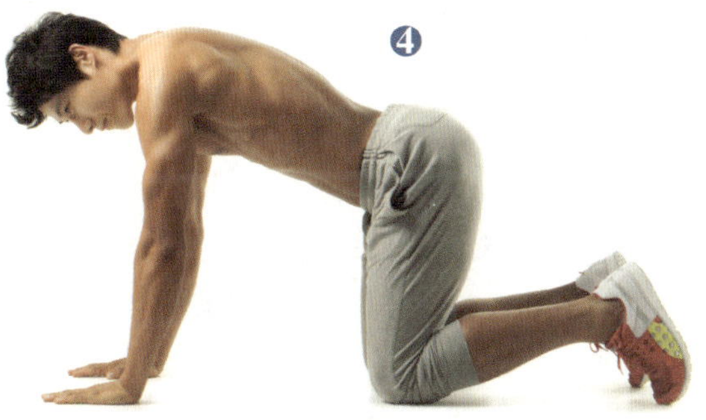

❺

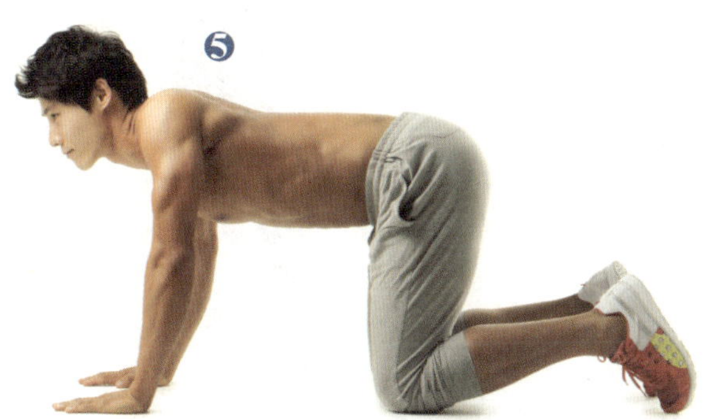

针对肩部僵直的运动

靠墙举臂法

10 次 ×1 套，中间无休息，举臂时呼气

❶ 靠墙站立，双膝微屈，背部与腰部完全贴紧墙壁。注意背部与腰部不要下移，手臂肘部呈 90 度弯曲，脚后跟、手背、手指全部贴近墙壁。

❷ 双臂向上举起，手背、手指、手肘最大程度贴近墙壁。

遵守以下规范！

★ 固定身体，如果腰部下移，效果就会下降。

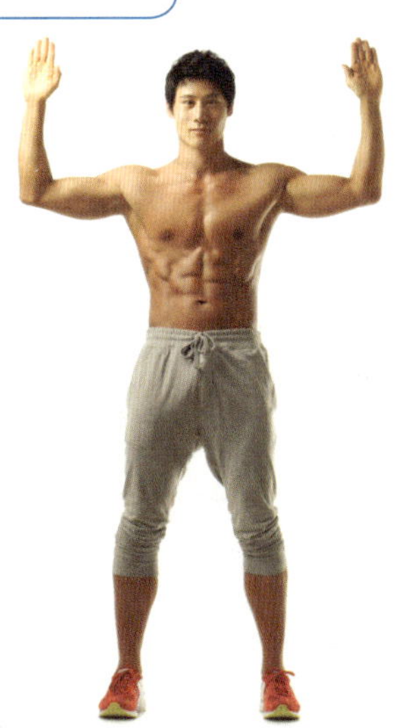

❶

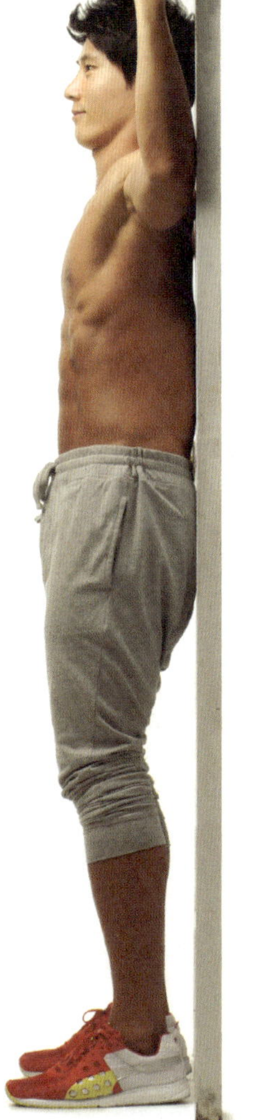

❷

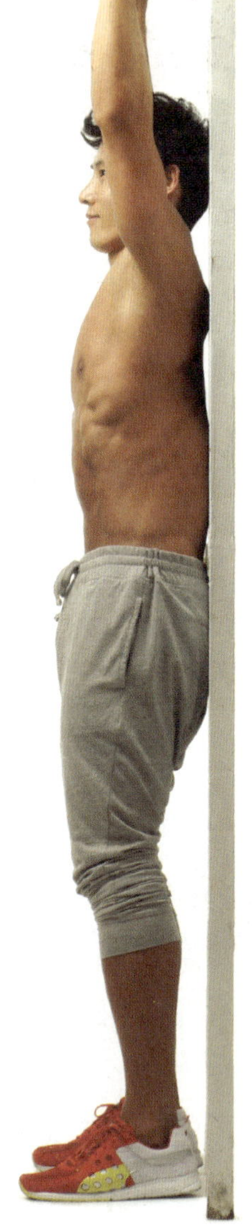

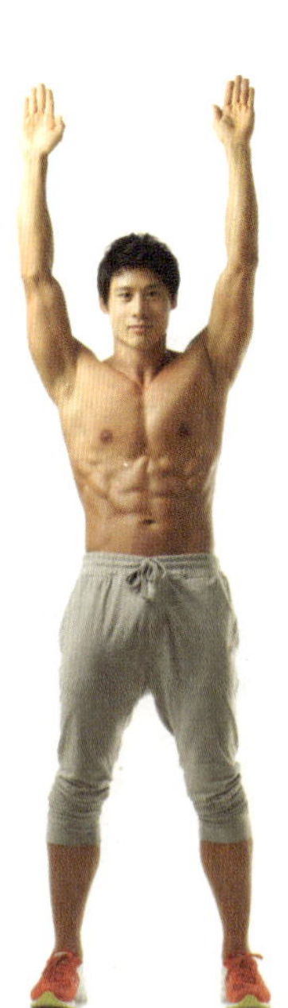

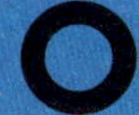

针对鸡胸的运动

前后爬行法

双手双脚各前进 5 次 ×1 套，中间无休息，自然呼吸

❶ 双脚和双手撑地，臀部高翘。

❷~❺ 固定双腿，双臂交替前进，用最大幅度步伐前进 4 步。

❻~❾ 保持双膝绷直，利用脚踝向前移动，朝着双手前行方向最大幅度前进 4 步。反复 5 次。

遵守以下规范！

★ 用双手前进时，腰部挺直。

★ 身体不要前倾，保持重心。

★ 双膝不要弯曲。

❶
❷
❸
❹
用腹部的力量支撑身体。
❺
身体呈一条直线。
❻
❼
只利用脚踝移动。
❽
❾

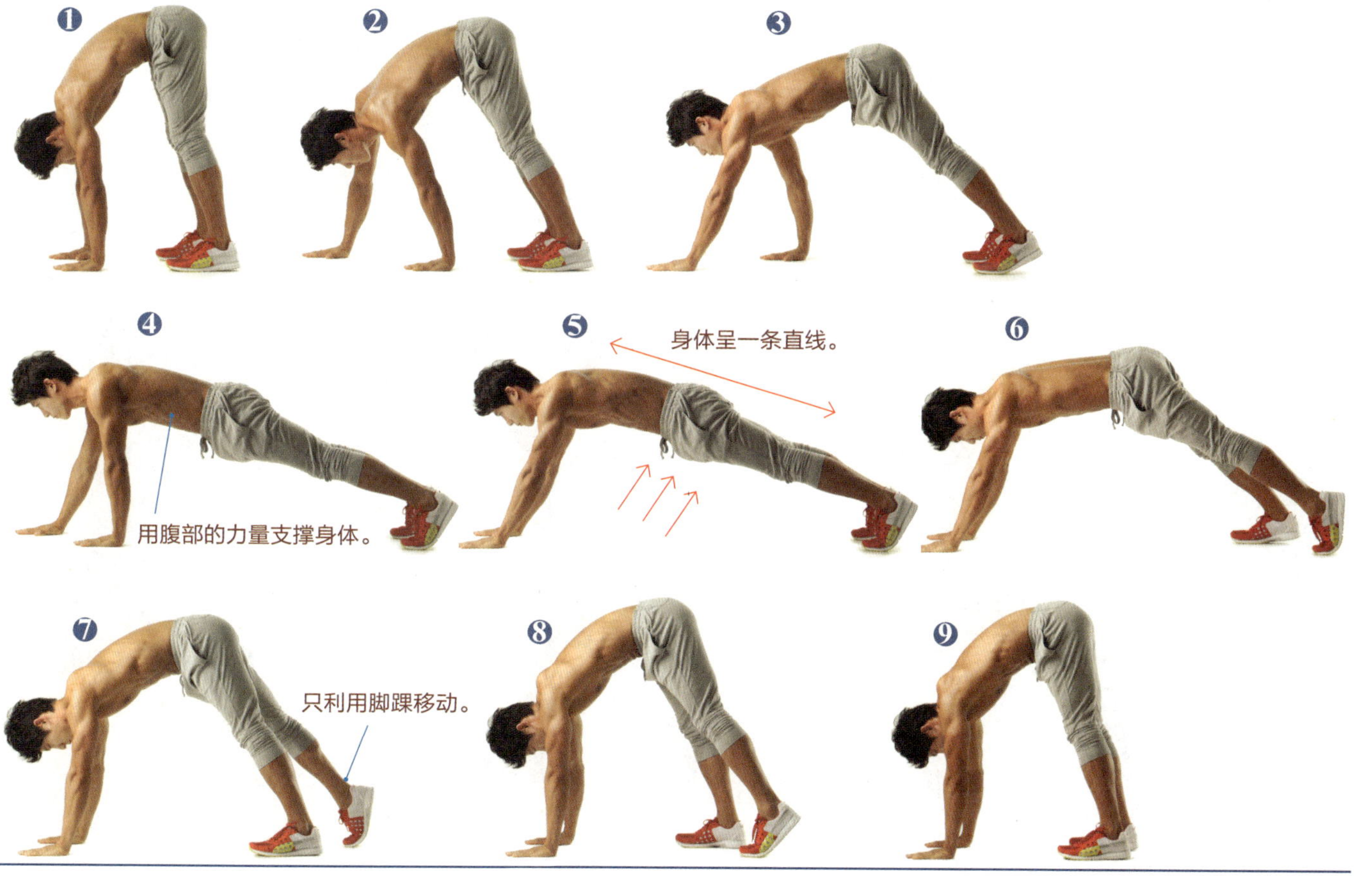

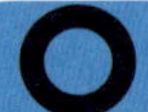

针对背部僵直的运动

遵守以下规范！

★ 想要完善体形，日常生活中的运动比健身运动更重要，至少每个小时伸一次懒腰。

举手屈膝身体摆动法

左右摆动 10 次 ×1 套，中间无休息，自然呼吸

❶ 双腿并拢站立，双臂高举。

❷ 后侧脚尖蹬地，双膝各呈 90 度弯曲。

❸ 视线和身体方向保持一致，身体向前侧腿方向转动。

❹ 恢复到❷姿势后，起身双腿变换位置做❸动作。按照以上方法反复交替运动。此运动熟练后，可轻柔地做连续动作。

❶

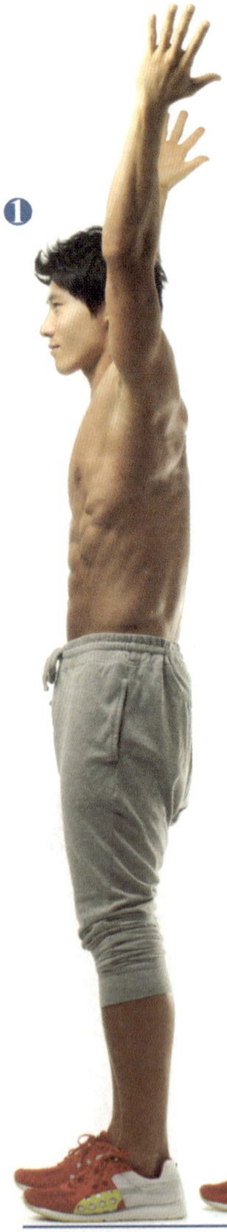

❷

双膝呈 90 度弯曲。

❸

骨盆向前方，上肢转动。

❹

上肢与头部保持一条直线。

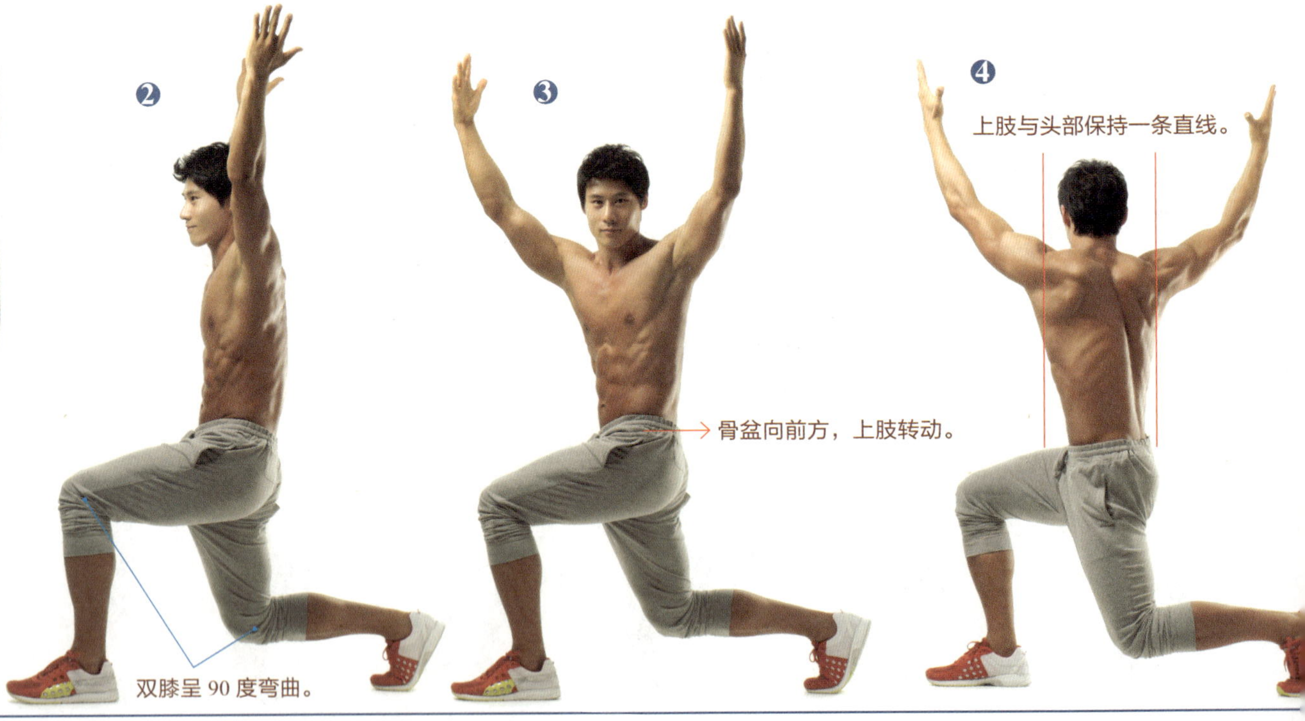

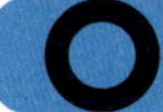

针对骨盆突出的运动

遵守以下规范！

★ 膝盖略微弯曲，可减少身体负担。

★ 保持尾骨和腰部水平，即放置网球等球形物体而不掉落。

单腿超人法

左右各 10 次 ×1 套，中间无休息，身体下压时呼气

❶ 双腿站立，双臂向两侧尽力伸展。

❷ 单腿站立，双臂和身体下压，另一条腿向后抬起，呈水平姿势。然后缓缓恢复到起始姿势。

❶

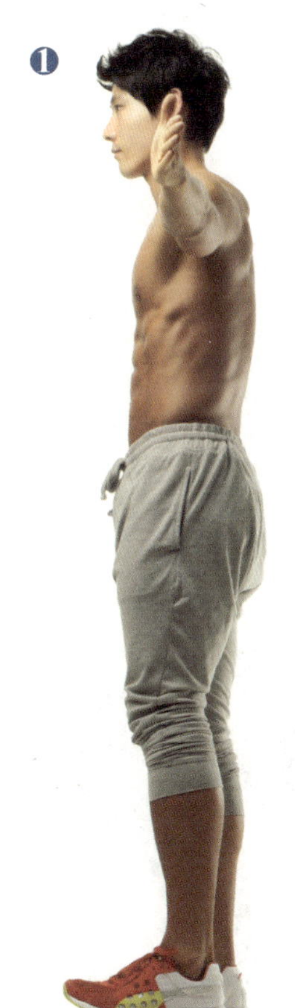

❷

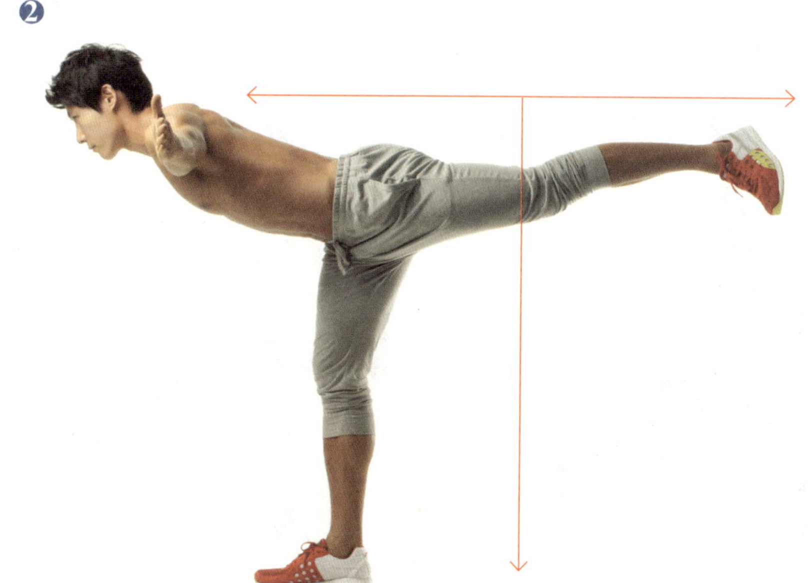

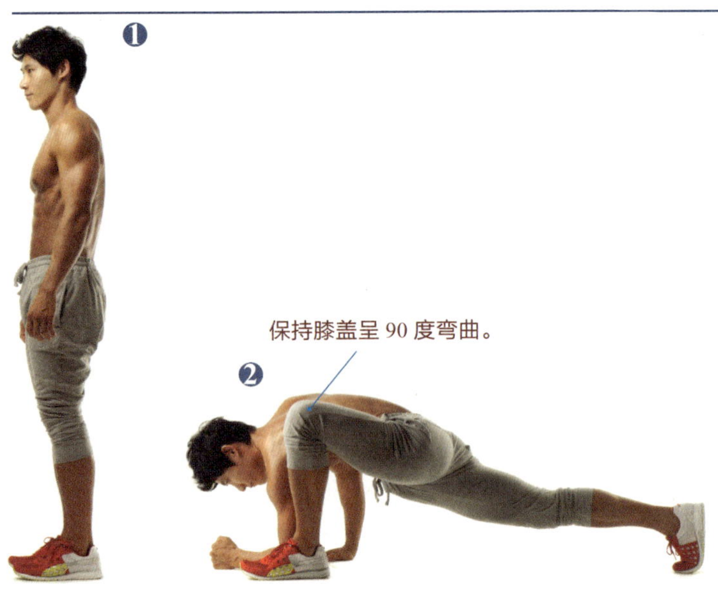

针对左右侧弯症的运动

绷腿举臂展膝法

左右交替 10 次 ×1 套，中间无休息，自然呼吸

❶ 身体站直，眼睛正视前方。

❷ 一条腿向前大幅跨出，膝盖弯曲。另一条腿向后绷直，膝盖部位伸展。背部挺直向前方下压，双臂着地支撑身体。

❸ 与绷直腿同侧的手臂肘部展开，用手掌撑地；另一只手臂肘部展开，向后举起，眼睛注视向后举起的手臂。身体上浮。

❹ 举起的手臂放下，双手抓地。

❺ 前侧弯曲腿伸直，臀部抬起。前侧脚踝呈 90 度弯曲，保持大腿后侧与小腿的拉伸感。

遵守以下规范！

★ 后侧腿向后伸直的幅度越大，此套动作越有效。

保持脚踝呈 90 度弯曲。

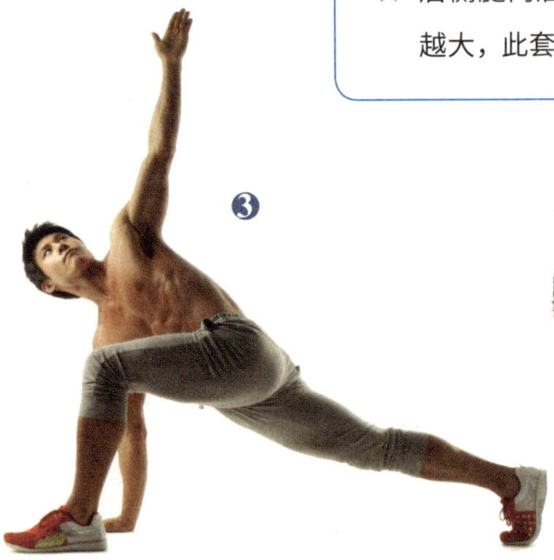

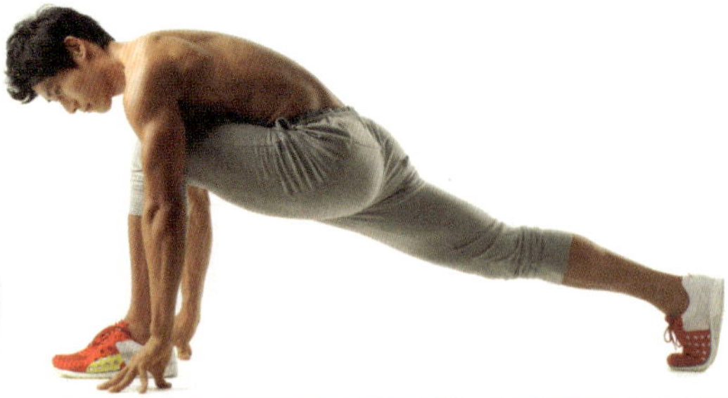

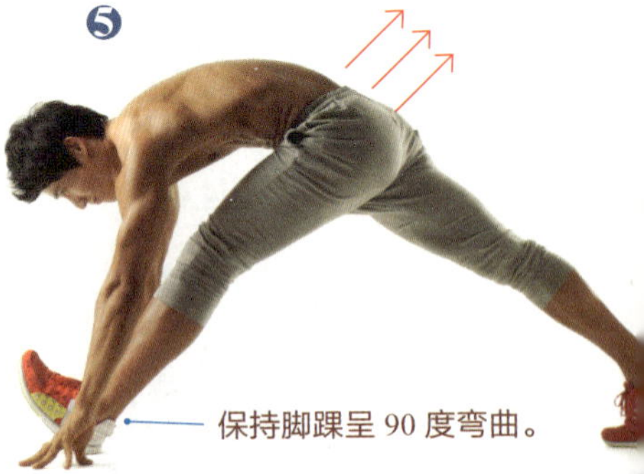

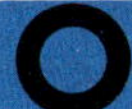 针对 O 形腿的运动

遵守以下规范！

★ 固定身体。

★ 保持身体紧张状态比大幅度运动更重要。

伏地分腿法

15 次 ×1 套，中间无休息，分腿时呼气

❶ 双臂叠在一起，手掌向下，额头贴在手掌上。身体伏地，双膝呈 90 度弯曲。

❷ 双膝并拢，双脚最大幅度分开。缓慢地反复运动。

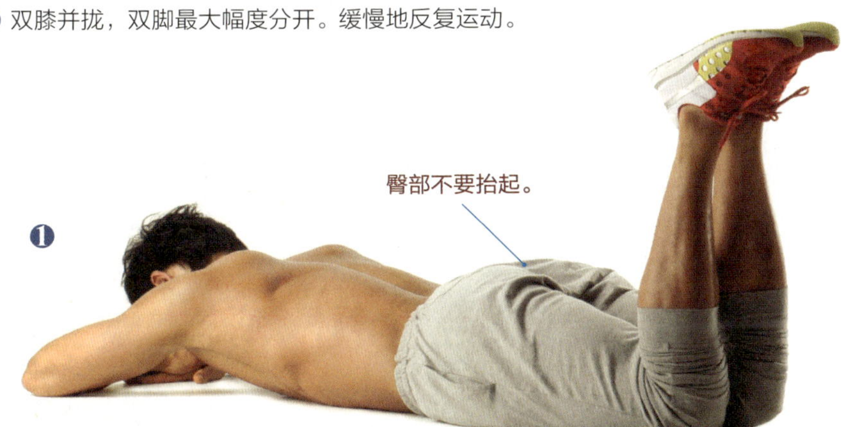

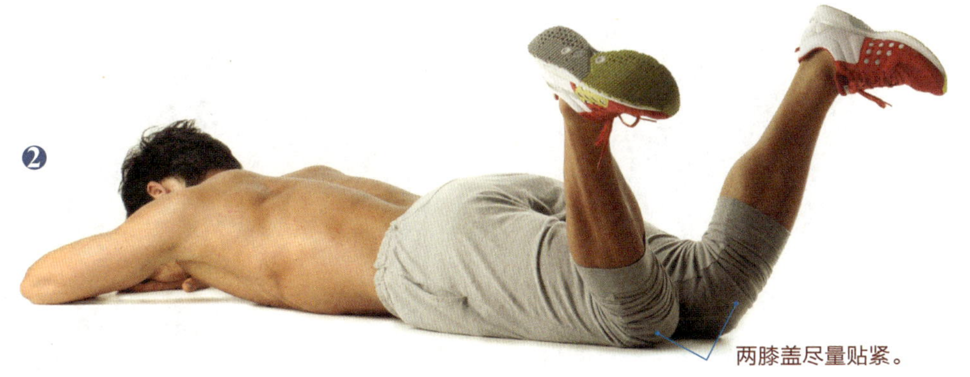

针对 X 形腿的运动

下蹲起身举手法

10 次 ×1 套，中间无休息，举臂时呼气

❶ 双腿叉开站立，宽度大于肩。

❷ 指尖触地。

❸ 双臂交叉举起。

❹ 保持举臂状态，起立。

遵守以下规范！

★ 下蹲时颈部前伸，胸部扩张，腰部挺直，保持双膝间距最大。

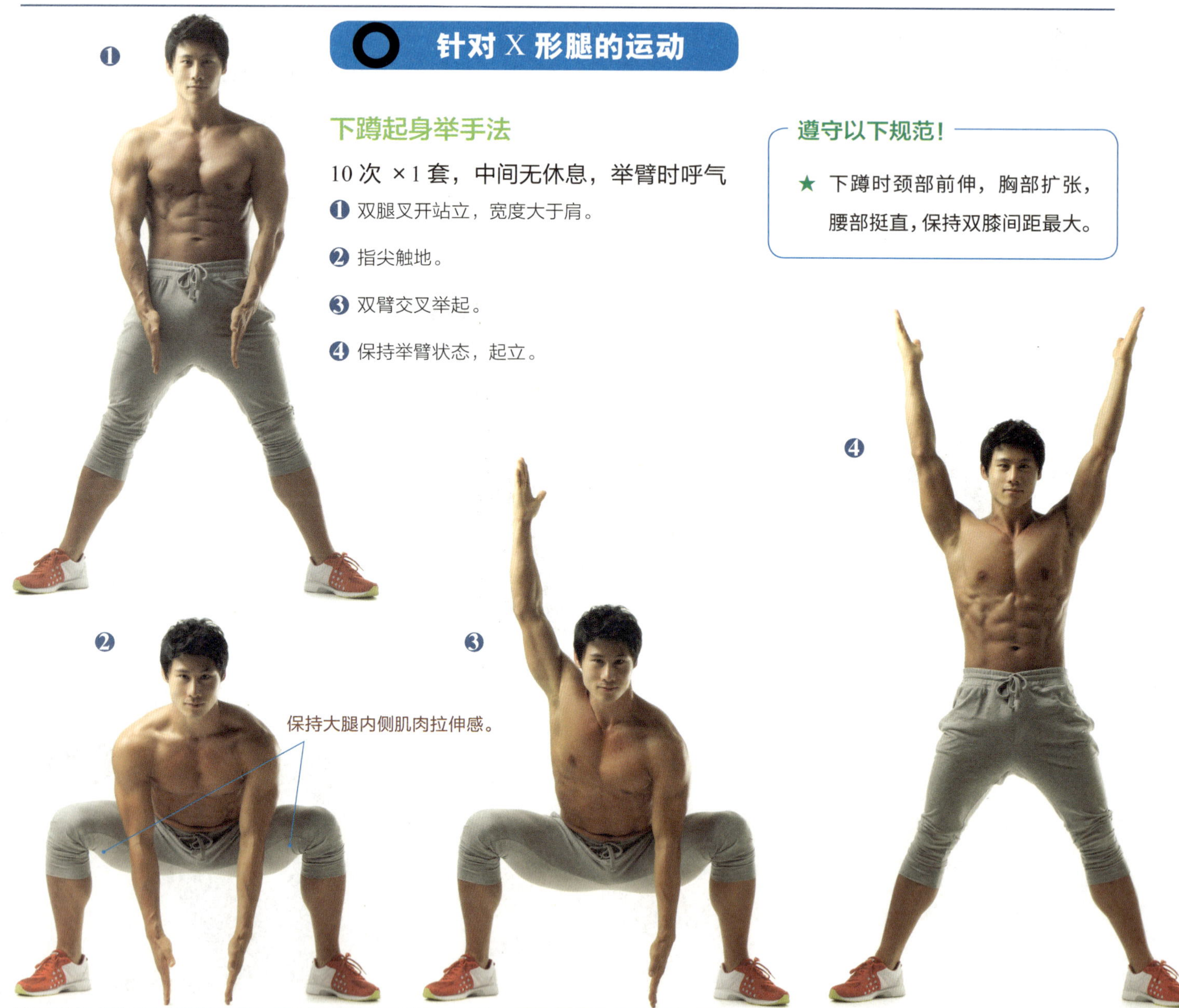

双手合十重心移动法

左右交替 10 次 ×1 套，中间无休息，自然呼吸

❶ 双腿叉开，宽度大于肩，身体呈坐姿，双手合十，双肘撑开双膝。

❷❸ 左右移动，保持双肘与双膝宽度固定。

遵守以下规范！

★ 腰部挺直，保持背部不弯曲，大腿内侧的拉伸效果更好。

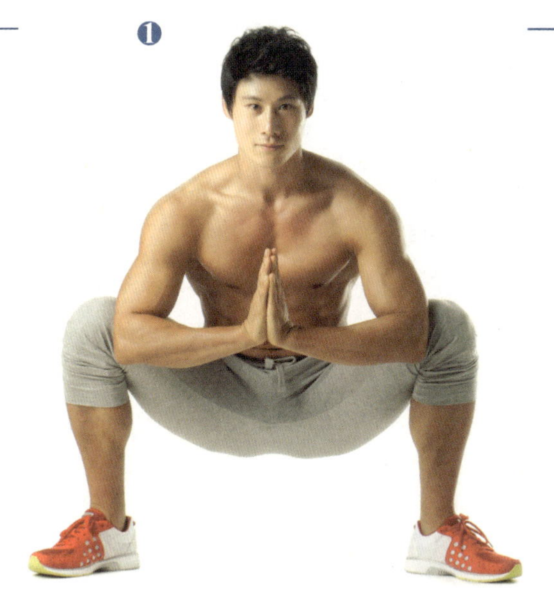

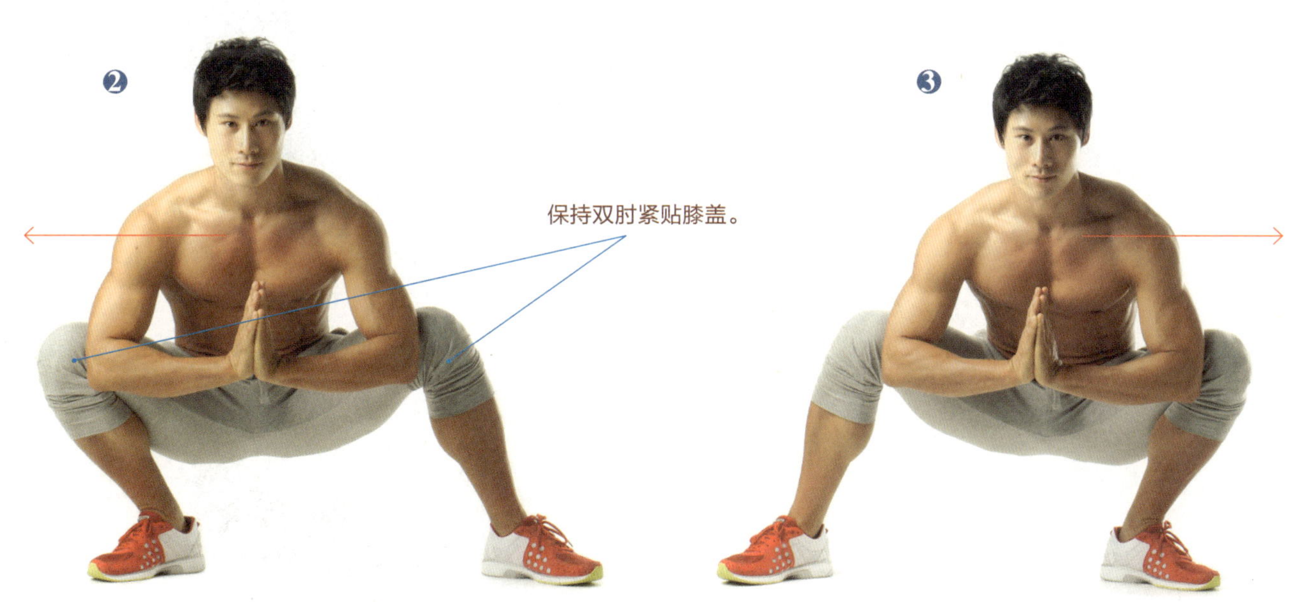

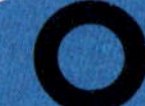

针对膝盖后折的运动

脚踝弯曲法

15 次 ×1 套，中间无休息，下蹲时呼气

❶ 双脚并行直立，将 1/3 前脚掌用书或其他物品垫起。

❷ 腰部与背部保持直线缓缓向下倾斜，双膝与脚踝同时弯曲。

❶

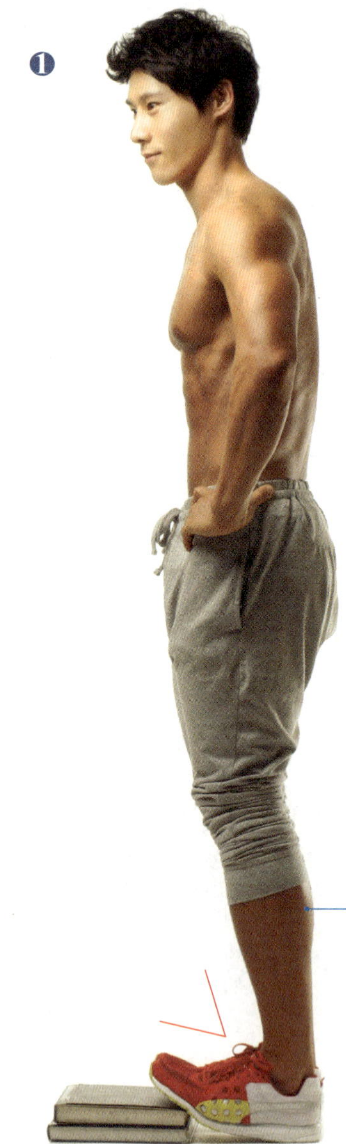

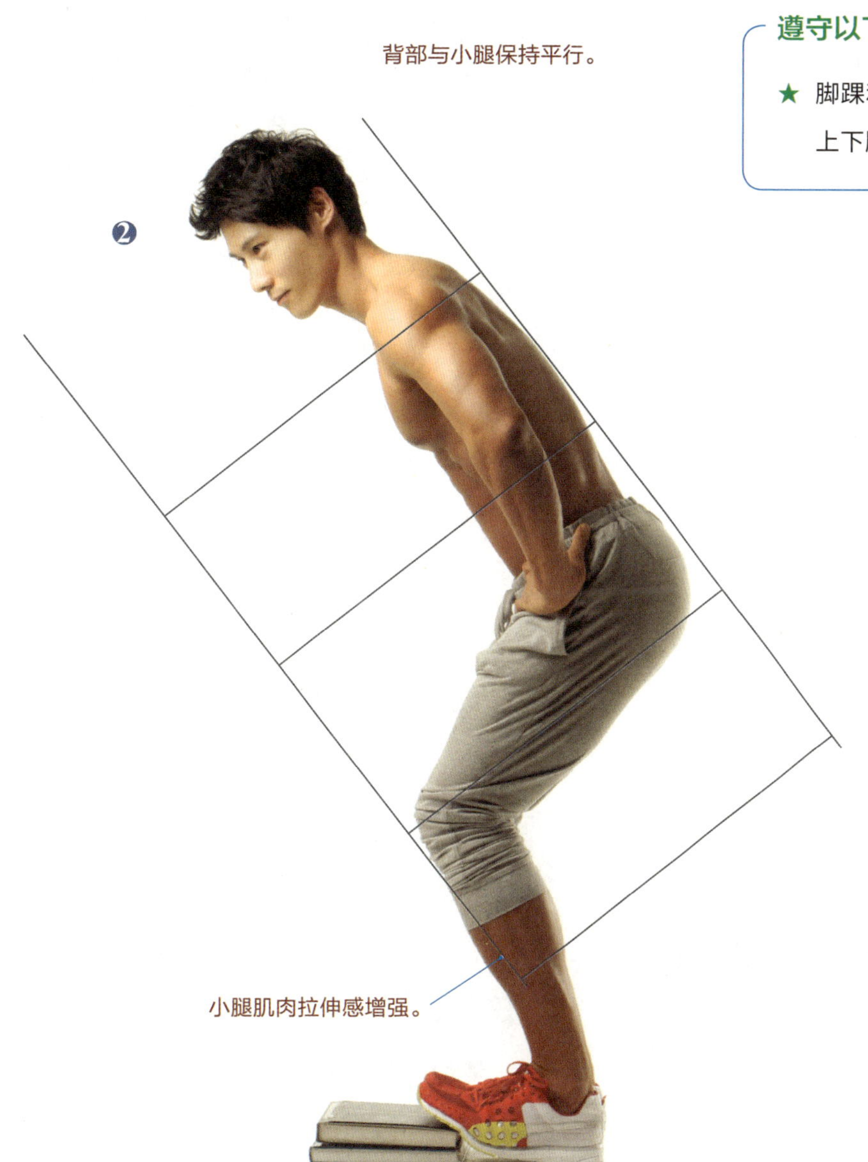

遵守以下规范！

★ 脚踝和膝盖同时弯曲，上下肢同时运动。

真男人敢于尝试生存极限 100 日运动

Main Exercise

真正的健身运动的主体运动由第一阶段的平衡性运动、耐力 / 稳定性运动、爆发力运动、肌肉力量运动和第二阶段的循环有氧运动构成。

主体运动的第一阶段项目，每两周的运动目标和使用工具都有所不同。根据之前测定得出的身体平衡性、耐力、爆发力、肌肉力量水准，从总共耗时 120 分钟的准备运动、主体运动和整理运动中调节自身各项运动的时间。

主体运动第二阶段中的项目可以有效地燃烧身体脂肪。我们可以根据不同的身体成分水准，隔日交替进行 25 ～ 45 分钟的慢跑和循环有氧运动。

主体运动计划

	阶段	等级 时间	优异	良好	合格	尚可	欠佳	方法
主体运动①	平衡性运动	不同级别平衡性的运动时间	2 分	4 分	6 分	8 分	10 分	选择 1 ～ 2 种运动
	耐力 / 稳定性运动	不同耐力水准的运动时间	6 分	7 分	8 分	9 分	10 分	选择 1 ～ 2 种运动
	爆发力运动	不同爆发力水准的运动时间	20 分	15 分	10 分	5 分	0 分	选择 1 ～ 3 种运动
主体运动②	肌肉力量运动	不同肌肉力量水准的运动时间	15 分	20 分	25 分	30 分	35 分	选择 4 ～ 8 种运动
	循环有氧运动	不同身体成分水准的运动时间	25 分	30 分	35 分	40 分	45 分	慢跑和循环有氧运动隔日轮换训练

主体运动第一阶段：平衡性运动、耐力 / 稳定性运动、爆发力运动、肌肉力量运动

主体运动第一阶段每两周一个循环，依次进行基础适应、体力提升、身体技能提升、身姿优化、整体克服、完成等 6 个阶段的运动项目，总共耗时 13 周。

我们将每周分为周一·周三·周五和周二·周四·周六，或分为周一·周四、周二·周五和周三·周六。如此隔日进行不同的运动项目，两周之内反复进行。这样可以保证充分的运动时间，也可以尽快熟悉各种运动方式。

主体运动中的第一项是平衡性运动，平衡性运动让我们的运动更加稳定和精准。良好的平衡性对身体内外平衡发育帮助很大。特别是对于初级健身者，平衡性运动可以渐进提高运动水准。

第二项运动是耐力 / 稳定性运动，这项运动是真正的健身运动中最重要的运动。身体缺乏稳定性就很容易受伤，所以提升身体稳定性至关重要。此项运动可以训练关键肌肉，使之持久发力而不衰竭，使健身过程更有效。

第三项运动是爆发力运动，强化身体瞬间发力，也就是让身体在短时间内发出更大力量。此项运动特别适合难于瞬间发力的人群。

主体运动第一阶段最后一项运动是肌肉力量运动，它可以减轻体重，运动目的为强烈地刺激肌肉。对于较为重要或有过伤病的部位，要适当加强 1 ～ 2 套预备运动。

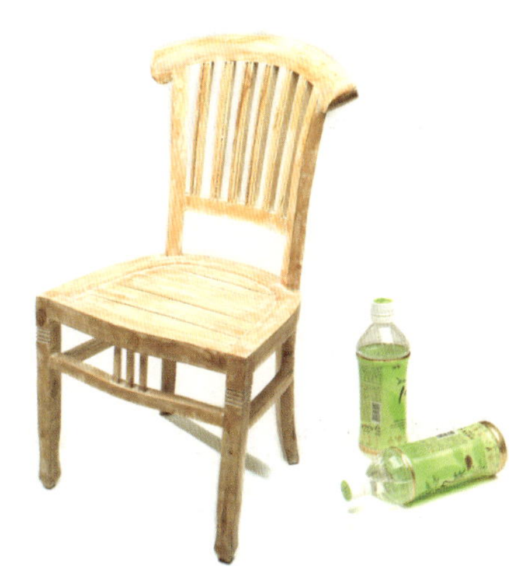

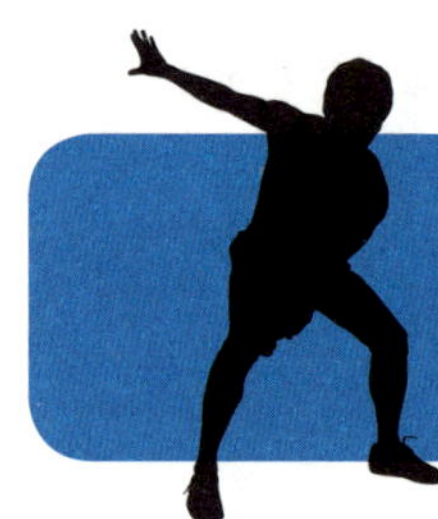

基础适应阶段（1～2周，空手运动）

切实感受肌肉的紧张感与拉伸感

接下来是1～2周的放松肌肉，如果身体肌肉不能自由运动，而只是机械地模仿动作，就无法集中注意力训练，效果也会打折扣。

因此我们必须以正确的姿势做运动，去切实感受肌肉的紧张感，并找到最适合自己身体的调节之法。

▶ 按照身体状态合理分配时间，选择主体运动项目

	周一·周三·周五	周二·周四·周六
平衡性运动	3方向伸腿运动	
		V字形坐姿骑单车身体摇摆运动
耐力/稳定性运动	双肘交替撑地伸展运动	
		侧卧身体支撑运动
爆发力运动	撑地起身运动	
		速滑运动
	双手合十跳跃运动	
肌肉力量运动		屈膝臂力伸展运动
	脚踝堆叠俯卧撑运动	
		侧卧展臂运动
	面墙举臂下蹲运动	
		伏地字母I·Y·T·L·W运动
	仰卧起身运动	
		前后叉腿起蹲运动

金教练 重点课堂

主体运动注意事项

真正的健身运动分为初级、中级、高级三个级别。初试者认清自身能力，务必注意：

1. 初级健身者以每套动作反复 10 次，3 套动作为基准，完成每套动作休息 30 ～ 60 秒。
2. 每套动作的反复次数可以适当增减。切记，精神集中至关重要。
3. 开始时注意学习运动姿势和方法，打好基础。坚实的基础决定了以后的效果。

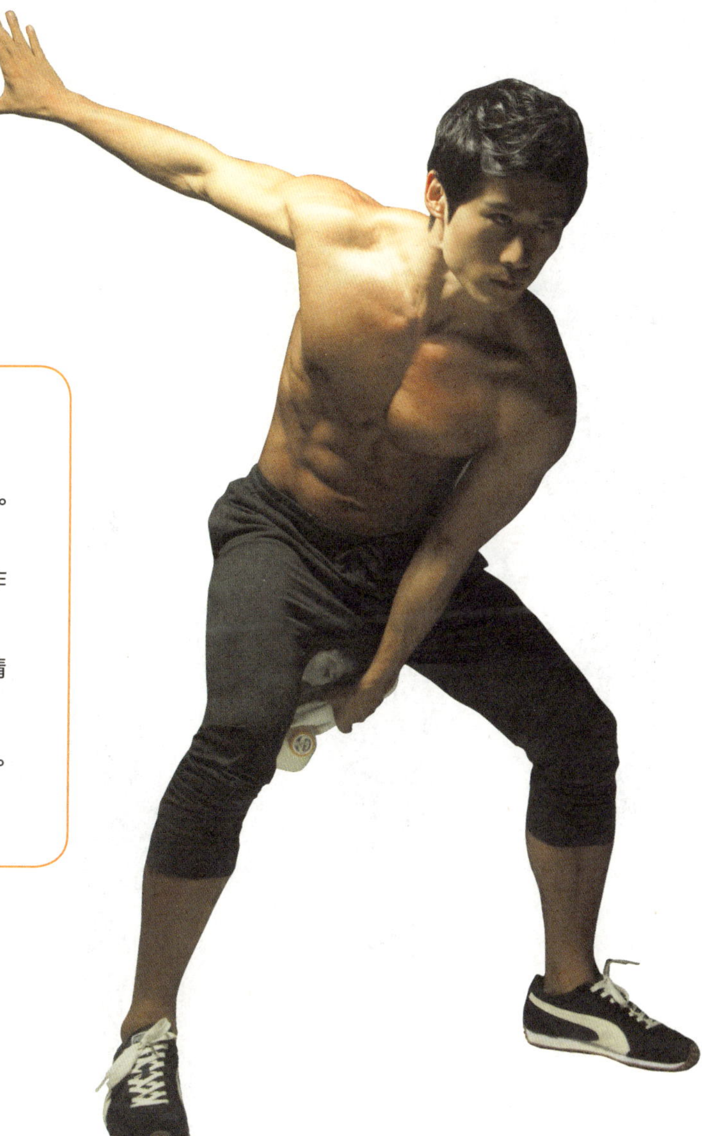

3 方向伸腿运动 难度系数：★★★★★

3 ~ 5 次 ×2 套，每套动作完成后休息 30 ~ 60 秒，自然呼吸

深部前表线 +

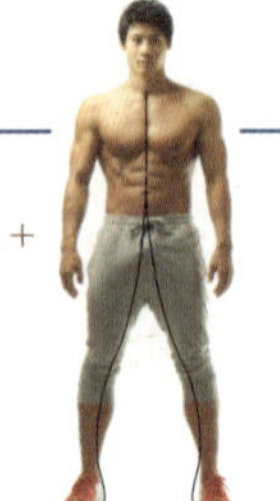

❶ 双腿并拢，腰板挺直站立。

❷ 保持双膝弯曲姿势，颈部缓慢低下。

❸ 固定身体，一条腿最大幅度跨步向前伸。

❹ 前伸腿向外侧最大幅度跨步。

❺ 前伸腿向后方最大幅度跨步。

遵守以下规范！

★ 将身体重心固定在站立腿的后脚跟，不要弯腰。

❶
❷
❸
固定身体，保持腰部挺直效果更佳。
❹
❺

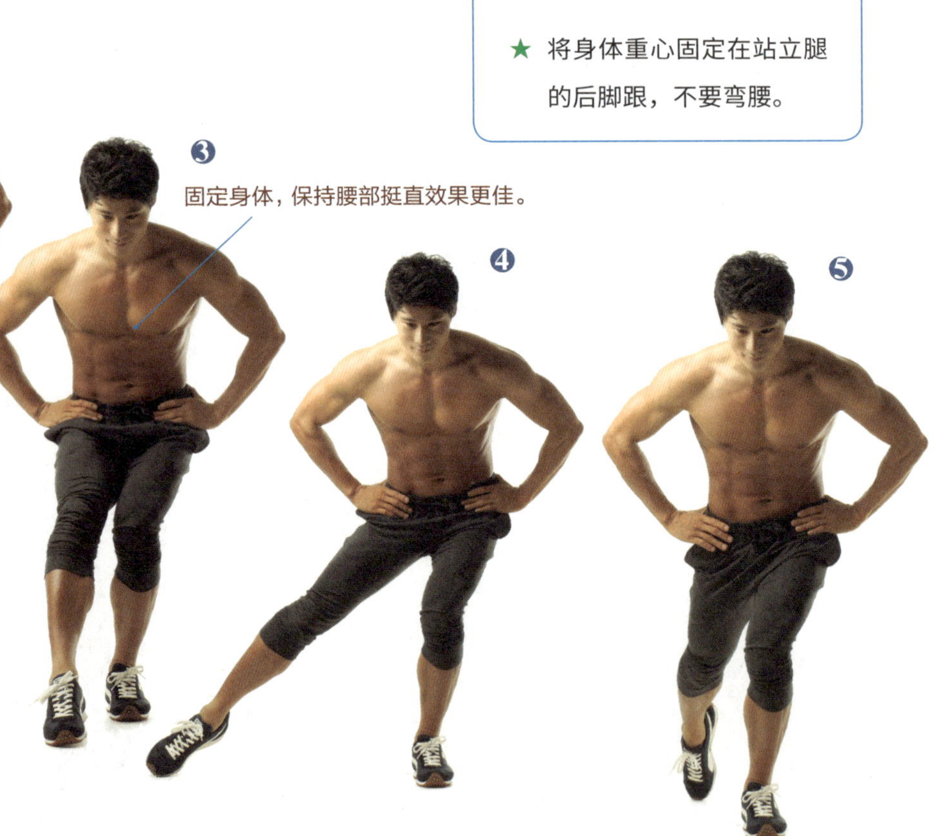

深蹲 3 方向伸腿运动

难度系数：★★★★☆

❶ 双腿并拢站立，腰部挺直，大腿保持水平姿势。

❷ ~ ❹ 固定身体，一条腿向前方、向外侧、向后方最大幅度跨步。

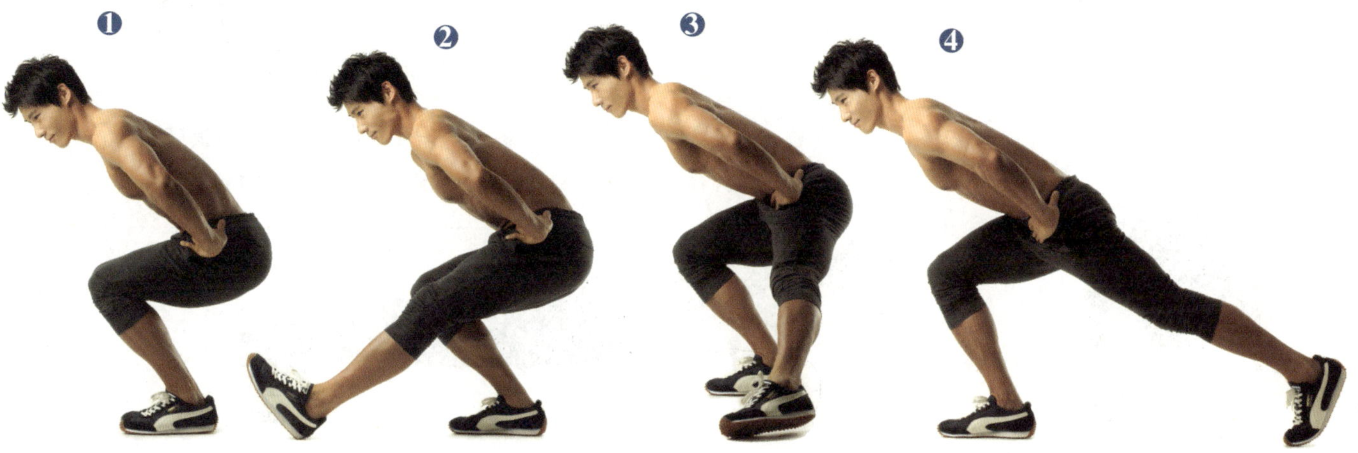

举臂 3 方向伸腿运动

难度系数：★★★★☆

❶ 双腿并拢站立，腰部挺直，双臂举起，双膝弯曲。

❷ ~ ❹ 固定身体，一条腿向前方、向外侧、向后方最大幅度跨步。

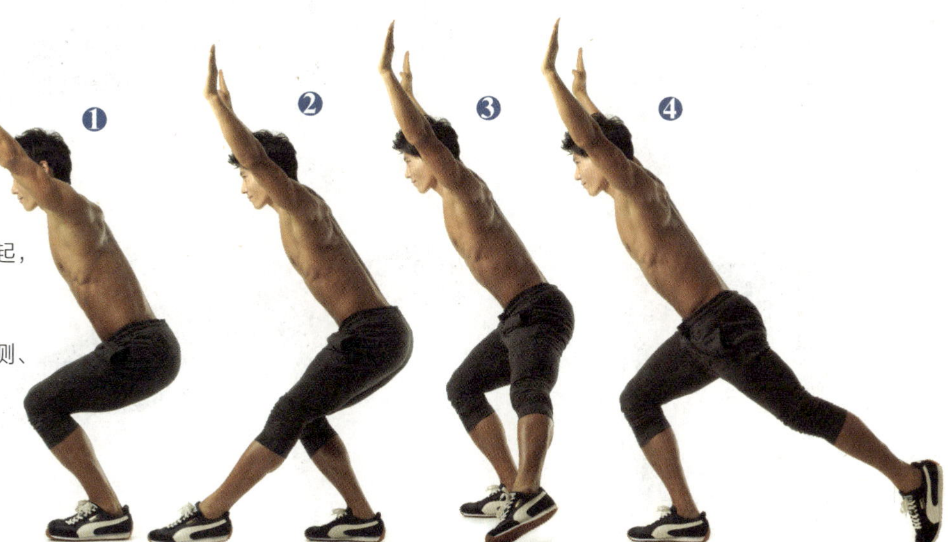

1～2周

周一·周三·周五

双肘交替撑地伸展运动

难度系数：★★★★★

8～12次×3套，每套动作完成后休息30～60秒，自然呼吸

❶ 双手握拳，双肘呈90度弯曲，身体呈直线。

❷❸ 双臂交替伸展，手掌撑地。完成动作后，恢复到❶状态。

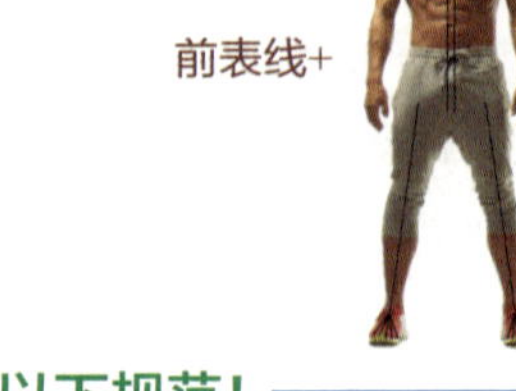

遵守以下规范！

★ 只用手肘撑地姿势容易被破坏，保持拳头到肘部均衡用力。

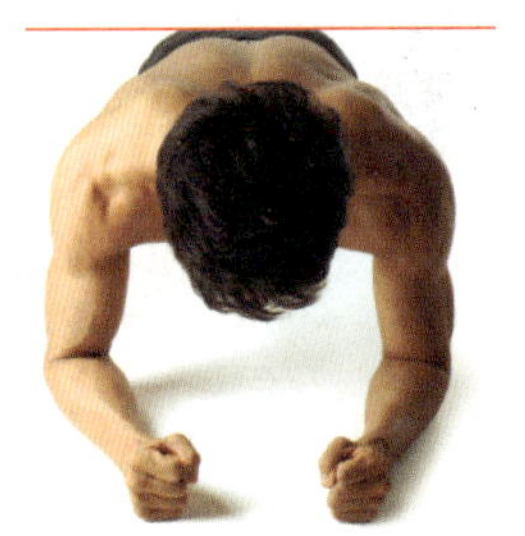

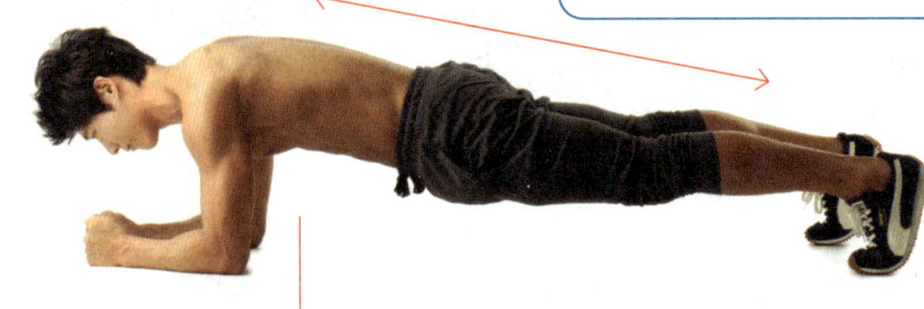

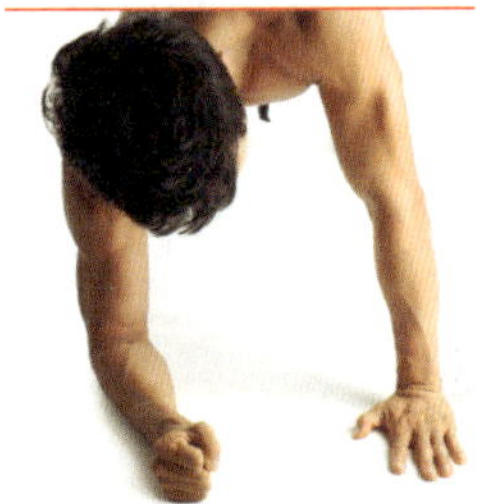

❷

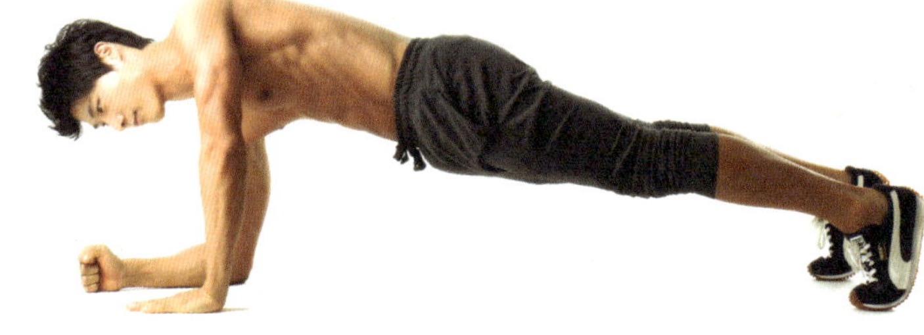

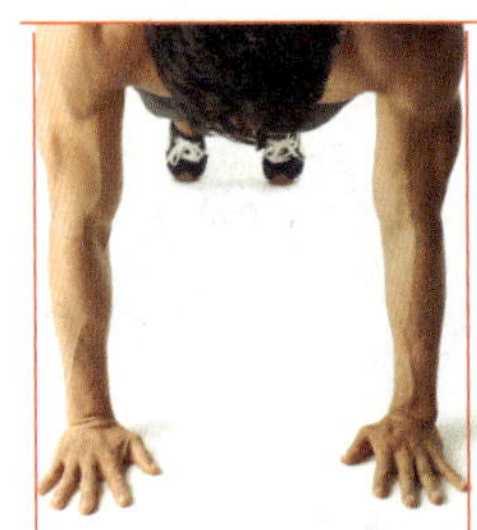

双臂距离与肩同宽

❸

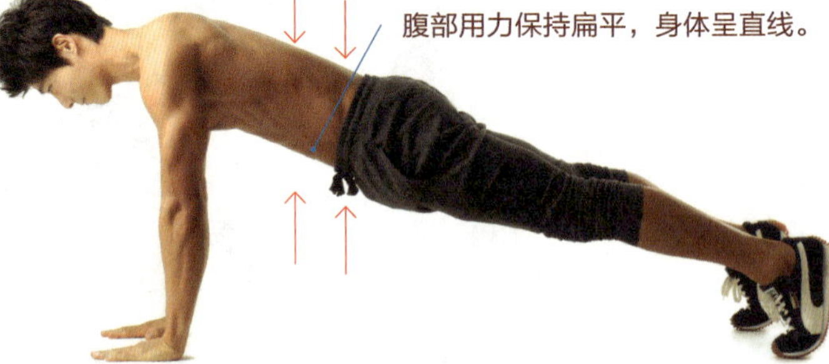

双肘前移交替撑地伸展运动

难度系数：★★★☆☆

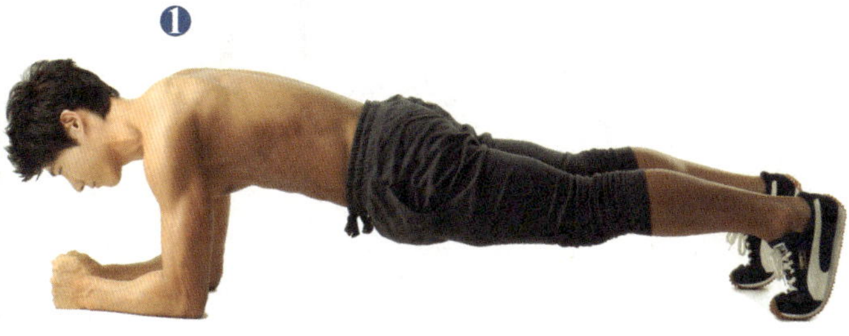

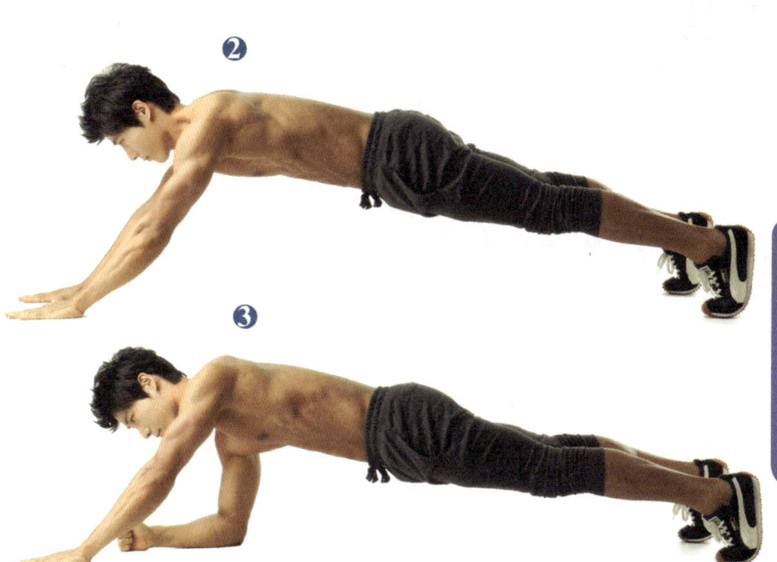

❶ 双手握拳，双肘呈 90 度弯曲，身体呈直线。

❷❸ 双臂交替向前最大幅度伸展，手掌撑地。完成动作后，恢复到❶状态。

单腿抬起双肘交替撑地伸展运动

难度系数：★★★★☆

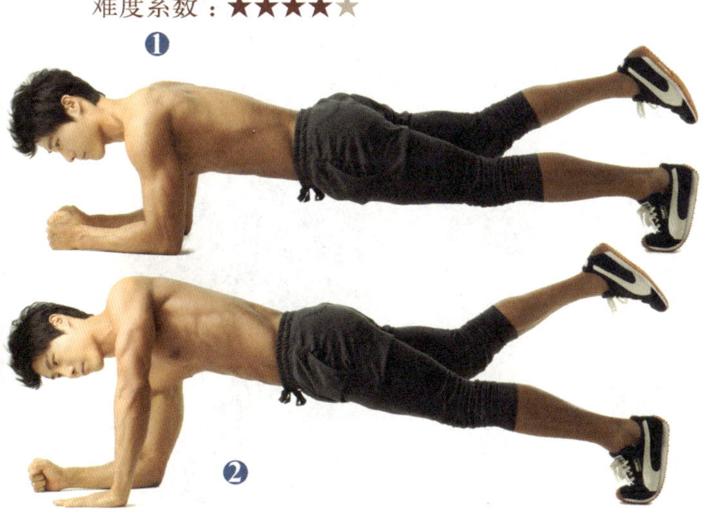

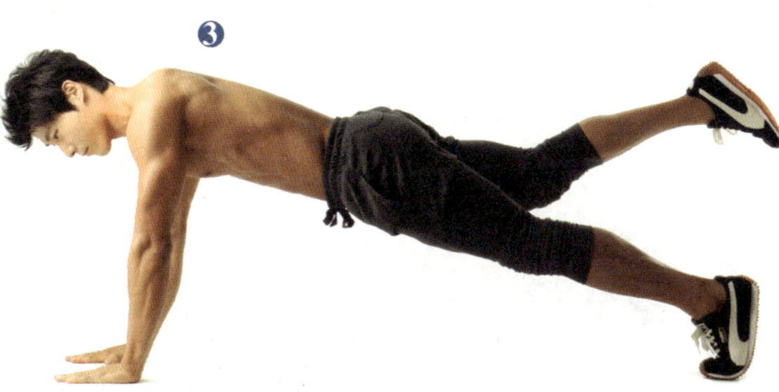

❶ 双手握拳，双肘呈 90 度弯曲，身体呈直线。一条腿抬起。

❷❸ 双臂交替伸展，手掌撑地。完成动作后，恢复到❶状态。完成一套动作后换腿。

1～2周

周一·周三·周五

撑地起身运动

难度系数：★★☆☆☆

10～15次×3套，每套动作完成后休息30～60秒，自然呼吸

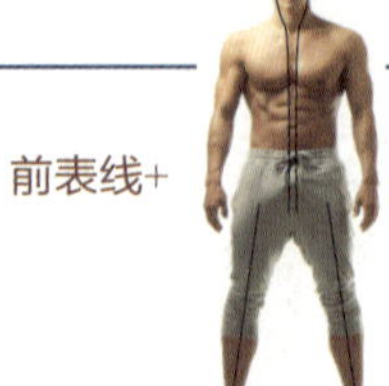

❶ 双脚叉开站立，与肩同宽，上肢挺直。

❷ 腰部紧绷，双手撑住地面，身体呈坐姿。

❸ 双腿同时向后跳跃伸直，身体呈直线，双脚叉开，与肩同宽。

❹ 双腿再次回跳，恢复到❷。

❺ 腰部挺直，恢复到❶。

遵守以下规范！

★ 撑地和起身后，腰部和腿部完全绷直。

❶

❷
臀部与腰部水平。
手脚靠近。
指尖与肩水平。

❸
❹

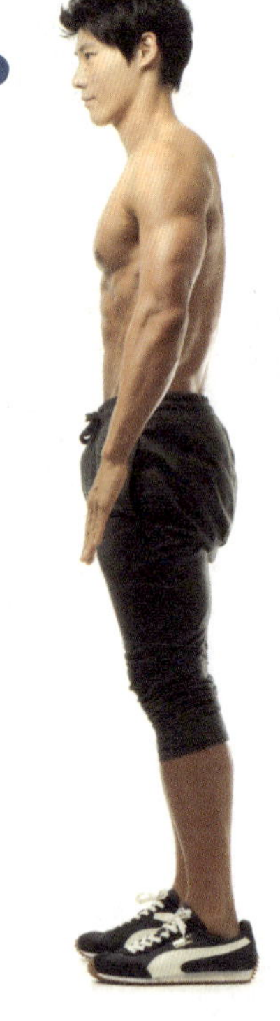

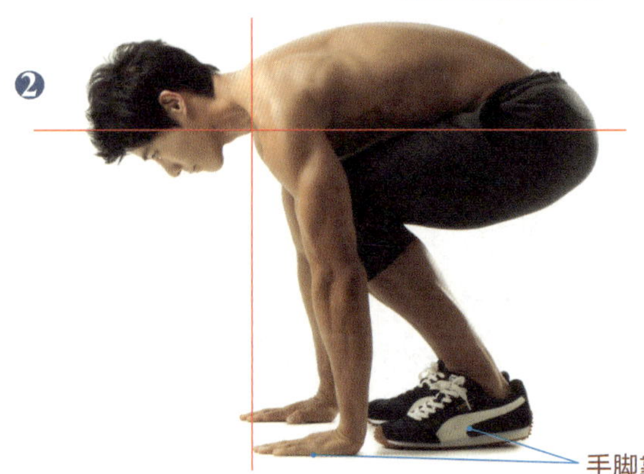

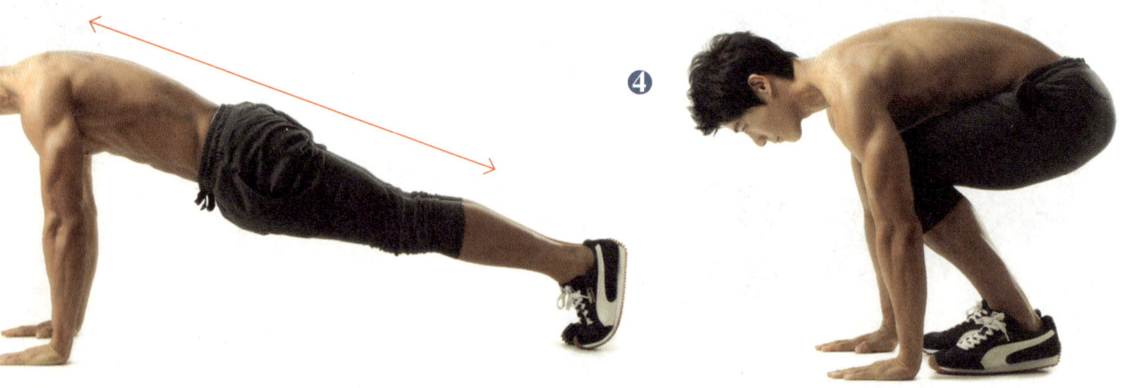

肘部撞膝撑地起身运动

难度系数：★★★☆☆

❶ 俯身双手撑地，身体呈直线。

❷ 一侧手臂抬起，身体同方向翻转。

❸ 举起的手臂落下，肘部撞击对角线方向的膝盖。双臂交替动作。

❹ 双腿前跳，双脚靠近手掌。

❺ 身体直立，双臂垂下。

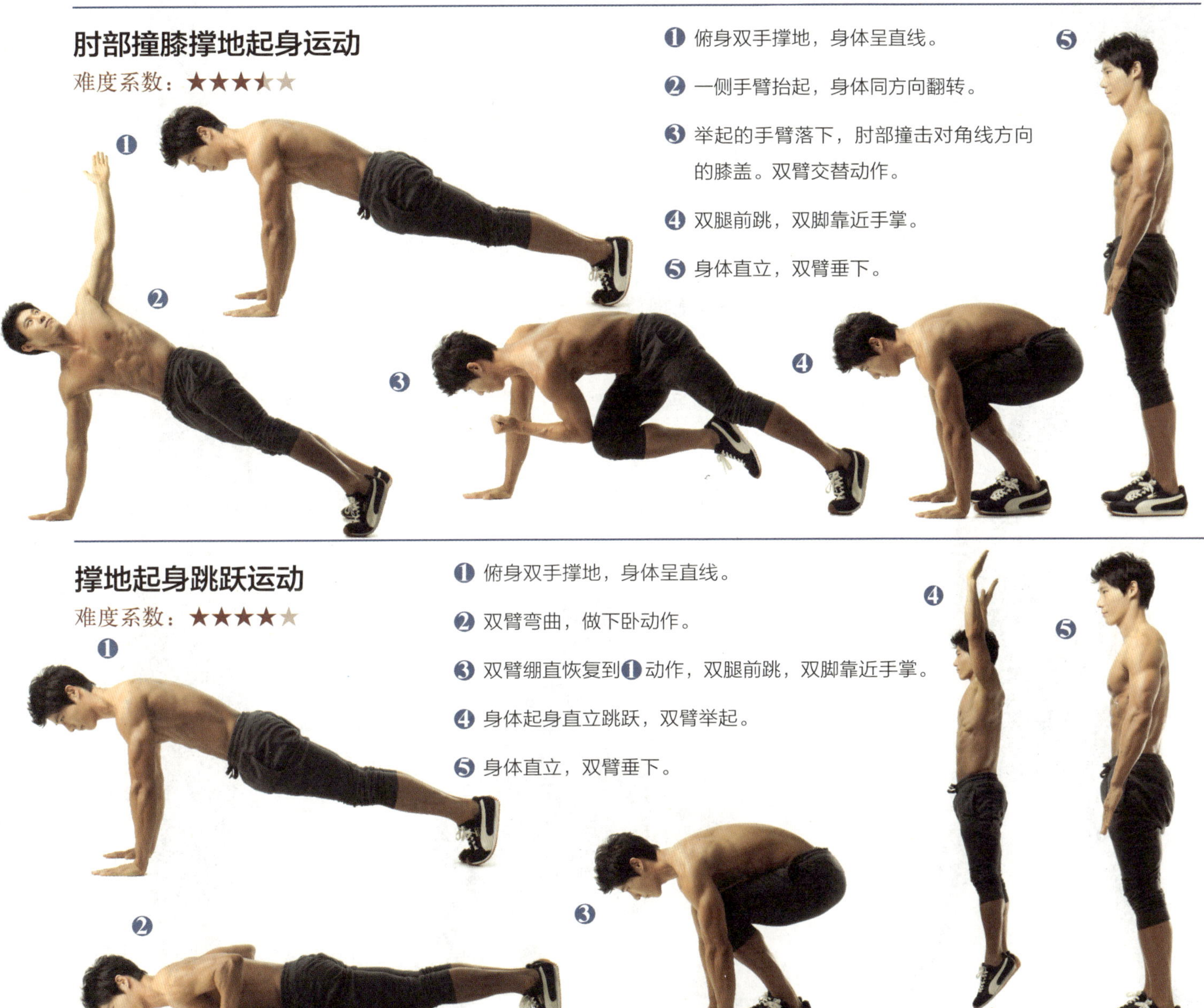

撑地起身跳跃运动

难度系数：★★★★☆

❶ 俯身双手撑地，身体呈直线。

❷ 双臂弯曲，做下卧动作。

❸ 双臂绷直恢复到❶动作，双腿前跳，双脚靠近手掌。

❹ 身体起身直立跳跃，双臂举起。

❺ 身体直立，双臂垂下。

1 ~ 2 周
周一・周三・周五

双手合十跳跃运动

难度系数：★★★★★

10 ~ 15 次 ×3 套，每套动作完成后休息 30 ~ 60 秒，自然呼吸

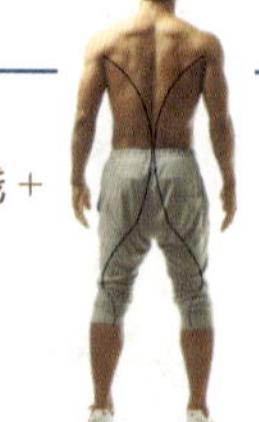

❶ 双腿叉开站立，比肩略宽。双臂前伸，双掌朝内。

❷ 双膝弯曲下蹲，双臂下垂，指尖接触地面。

❸ 双腿并拢，膝盖弯曲，双手高举合十，起身跳跃。此系列动作同时完成。

遵守以下规范！

★ 下蹲和起身时，双膝与双脚的间距保持一致。

❶

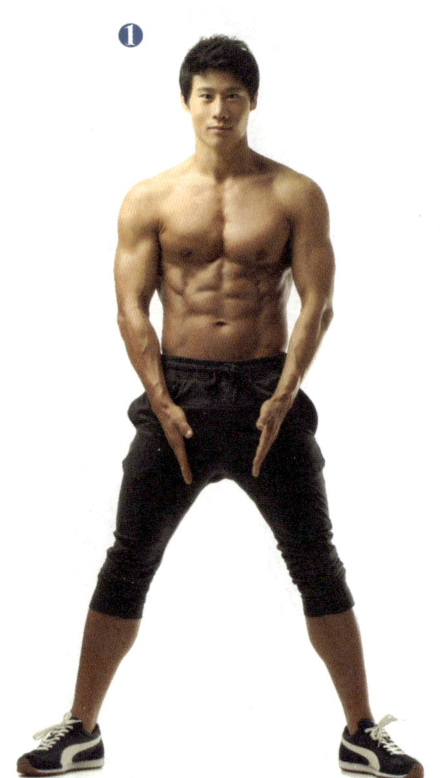

❷

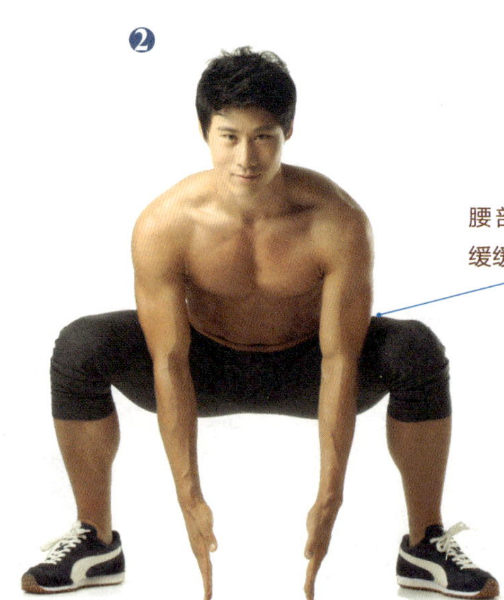

❸

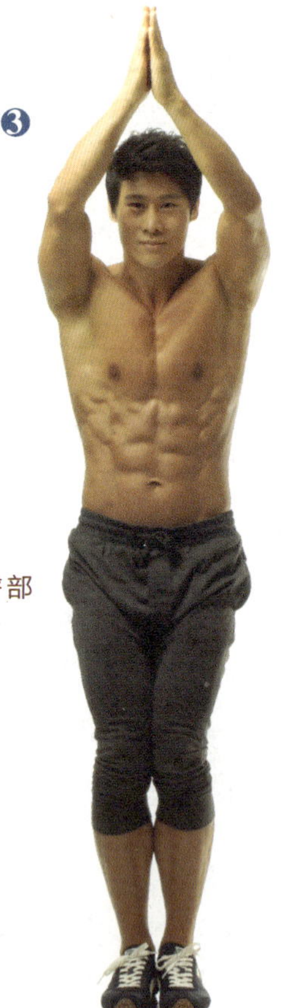

双手触地跳跃微蹲运动

难度系数：★★★★★

❶ 双腿叉开站立，比肩略宽。双臂前伸，双掌朝内。

❷ 双膝弯曲下蹲，大幅分开，双臂下垂，双掌触地。

❸ 双腿并拢，膝盖弯曲，双手高举合十，起身跳跃。此系列动作同时完成。

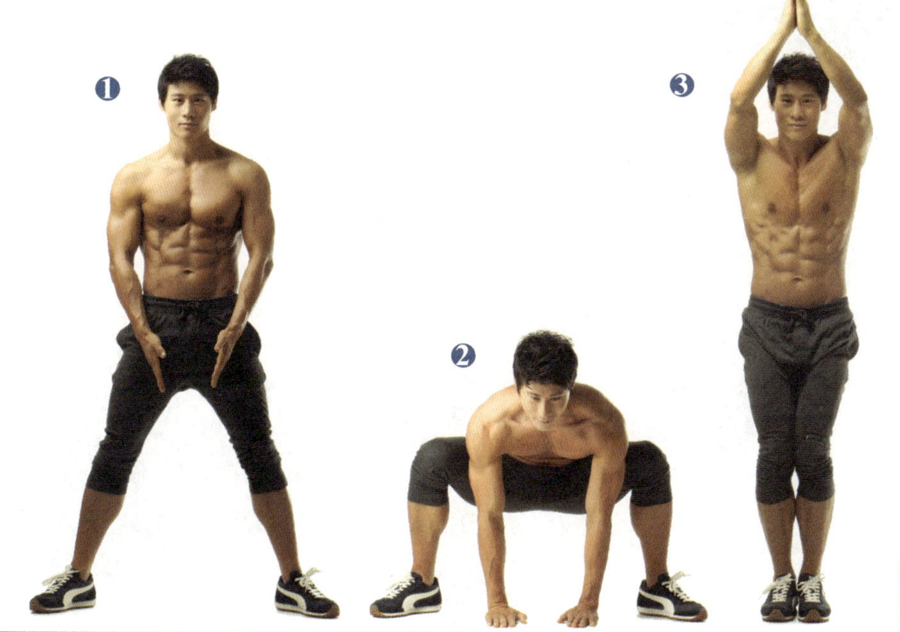

双手触地跳跃深蹲运动

难度系数：★★★★★

❶ 双腿叉开站立，比肩略宽。双臂前伸，双掌朝内。

❷ 双膝弯曲下蹲，大幅分开，双臂下垂，双掌触地。

❸ 双腿并拢，膝盖弯曲呈 90 度，双手高举合十，起身跳跃。此系列动作同时完成。

双手合十时，要发出响亮的击掌声。

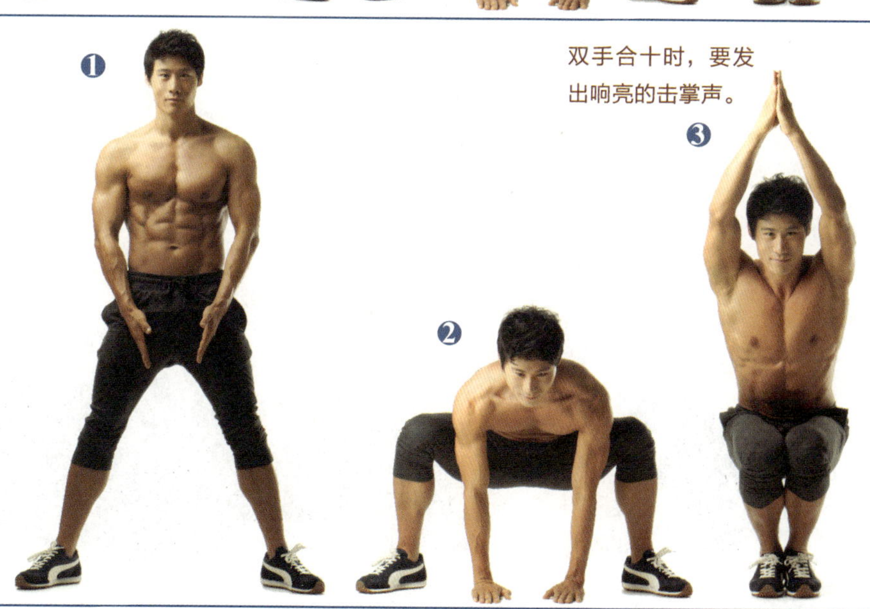

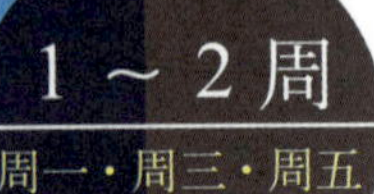

1 ~ 2 周

周一・周三・周五

脚踝堆叠俯卧撑运动

难度系数：★★★★★

前表线+

10 ~ 15 次 ×3 套，每套动作完成后休息 30 ~ 60 秒，挺身时呼气

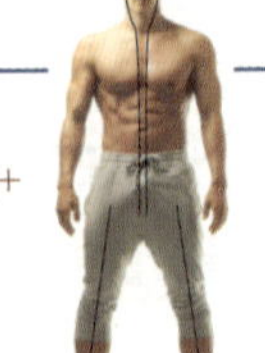

❶ 双手撑地，与肩同宽。一只脚用脚尖堆叠在另一只脚的脚后跟上。

❷ 手臂弯曲，保持与腋窝一个拳头的间距。胸部贴近地面时挺身。

❶

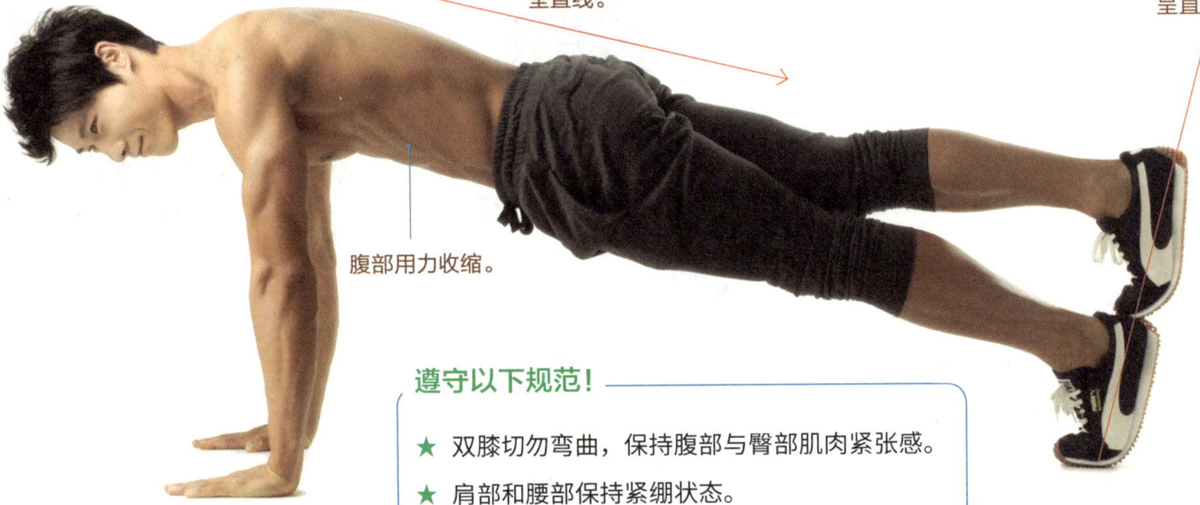

呈直线。
呈直线。
腹部用力收缩。

遵守以下规范！

★ 双膝切勿弯曲，保持腹部与臀部肌肉紧张感。

★ 肩部和腰部保持紧绷状态。

❷

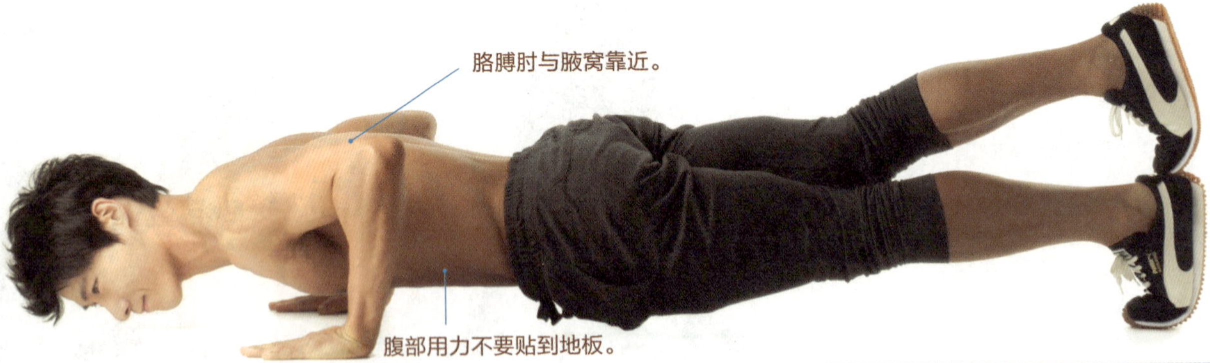

胳膊肘与腋窝靠近。
腹部用力不要贴到地板。

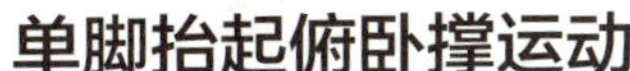

单脚抬起俯卧撑运动

难度系数：★★⯪☆☆

❶ 双手撑地，与肩同宽。单脚抬起。

❷ 保持腿抬起的幅度，手臂弯曲，保持与腋窝一个拳头的间距。胸部贴近地面时挺身。

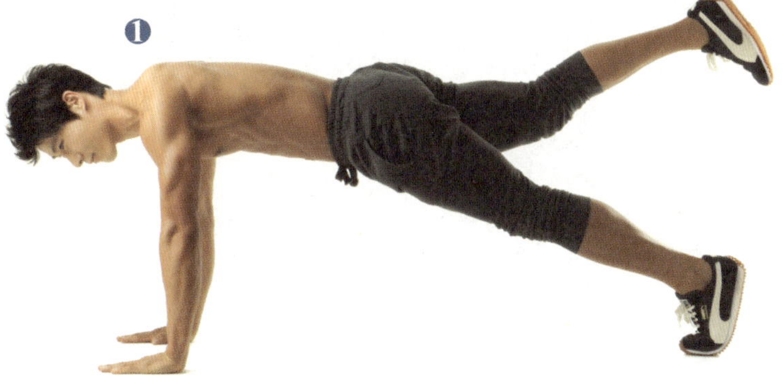

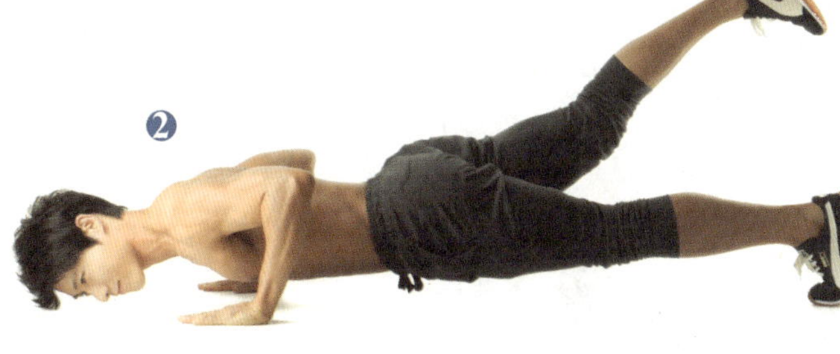

脚踝堆叠单手俯卧撑运动

难度系数：★★★★☆

❶ 双手撑地，与肩同宽。一只脚的脚尖堆叠在另一只脚的脚后跟上。

❷ 手肘弯曲，保持与腋窝一个拳头的间距。胸部贴近地面。

❸ 挺身时，与撑地腿同侧的手臂抬起，扶住另一侧肩部。交换双臂双腿做同样动作。

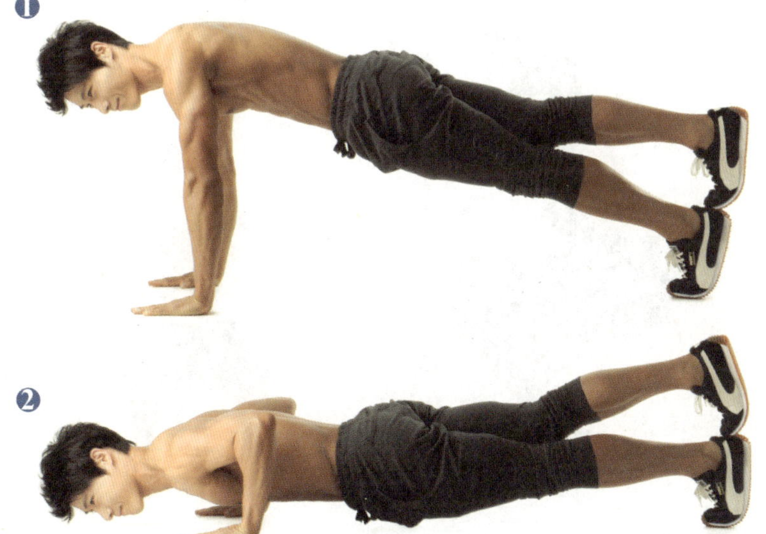

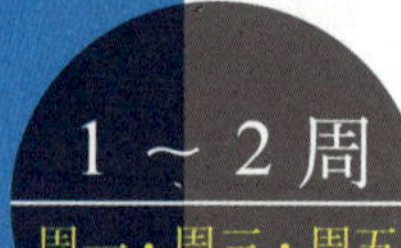

面墙举臂下蹲运动

难度系数：★★★★★

10～15次×3套，每套动作完成后休息30～60秒，起身时呼气

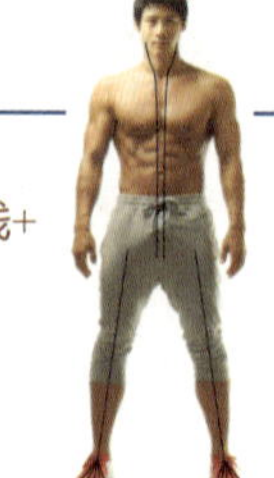

❶ 双腿叉开，与肩同宽，面向墙壁站立，双臂举过头顶，手掌贴近墙面。

❷ 腰部绷直，臀部后移，如同坐在椅子上一样，大腿保持水平。

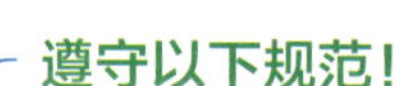

遵守以下规范！

★ 眼睛注视前方。

★ 脚跟站稳，切莫跌倒。

★ 肘部不要弯曲。

❶

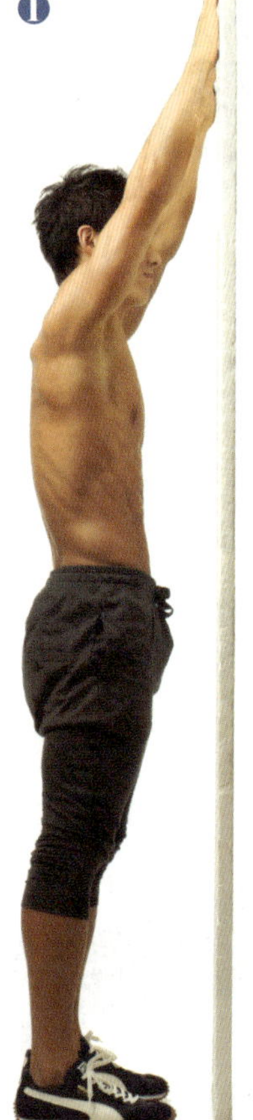

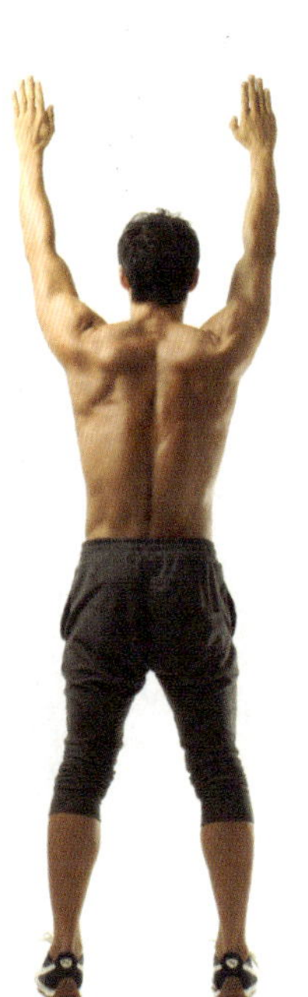

❷

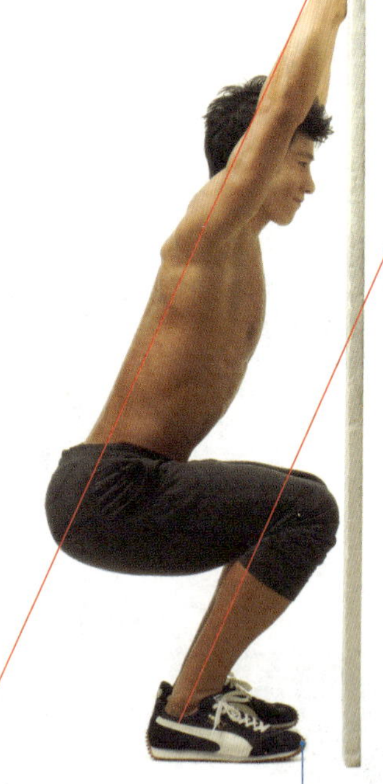

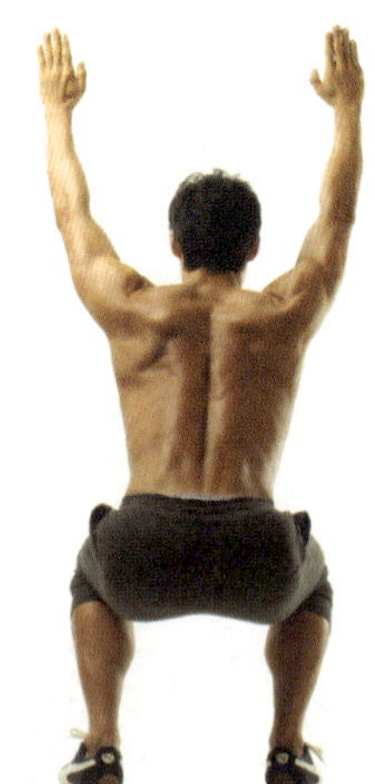

面墙举臂分腿下蹲运动

难度系数：★★☆☆☆

❶ 双腿叉开，比肩略宽，面向墙壁站立，双臂举过头顶。脚趾与膝盖弯曲同向。

❷ 腰部绷直，身体下蹲至大腿保持水平。

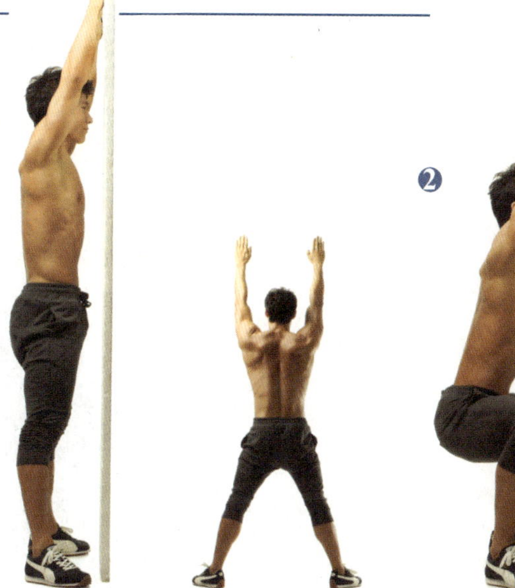

面墙举臂半蹲运动

难度系数：★★★☆☆

❶ 双腿叉开，与肩同宽，面向墙壁站立，双臂举过头顶。

❷ 腰部绷直，臀部后移，如同坐在椅子上一样，大腿保持水平。以此姿势为基础，身体上移，在自身能保持的位置停止。

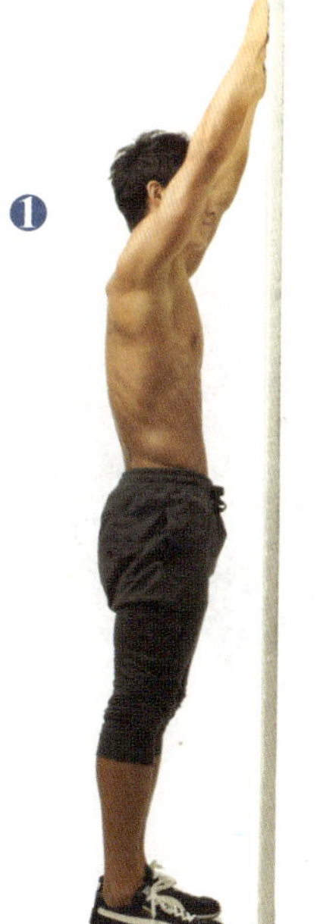

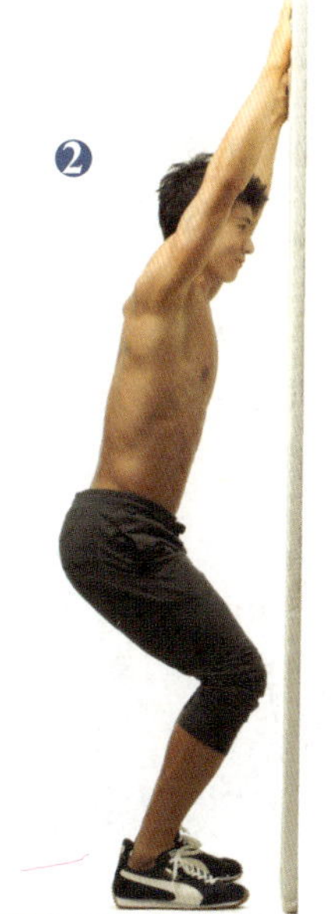

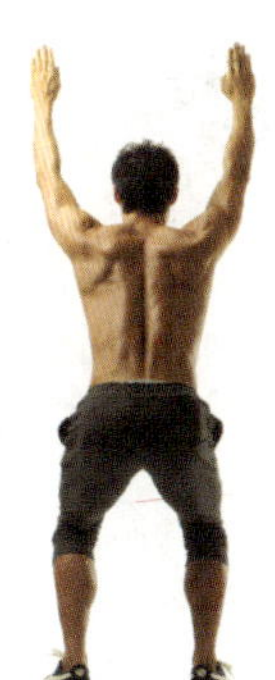

1 ~ 2 周

周一·周三·周五

仰卧起身运动 难度系数：★★★★★

10 ～ 15 次 ×3 套，每套动作完成后休息 30 ～ 60 秒，起身时呼气

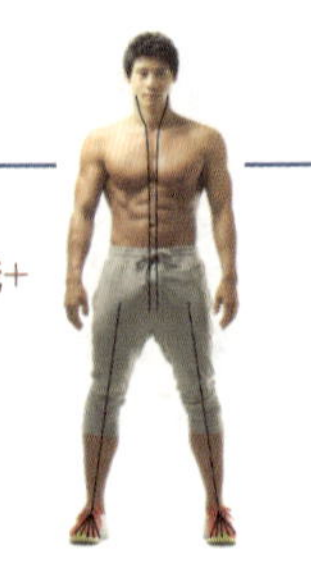

❶ 身体平躺在地上，双手交叉于耳后，双脚掌触地，膝盖拱起呈 90 度弯曲。

❷ 眼睛注视正前方，背部和肩膀向上抬起。

遵守以下规范！

★ 身体抬起时，十指紧紧交叉，颈部不要过分用力。

❶
保持网球可入的间距。
腹部放置手机或
水瓶而不掉落。

❷
眼睛注视天花板。
保持腹部扁平，想象
与背部合为一体。

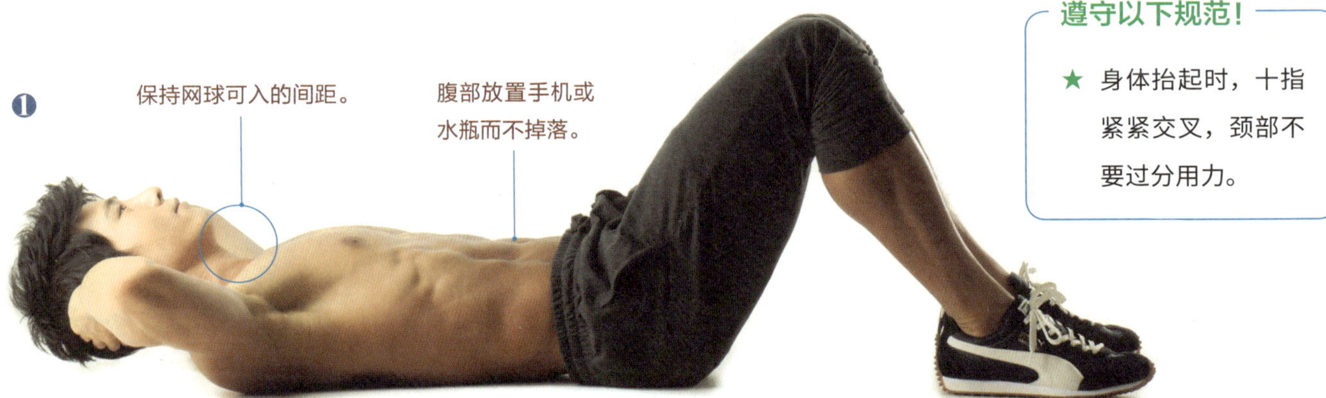

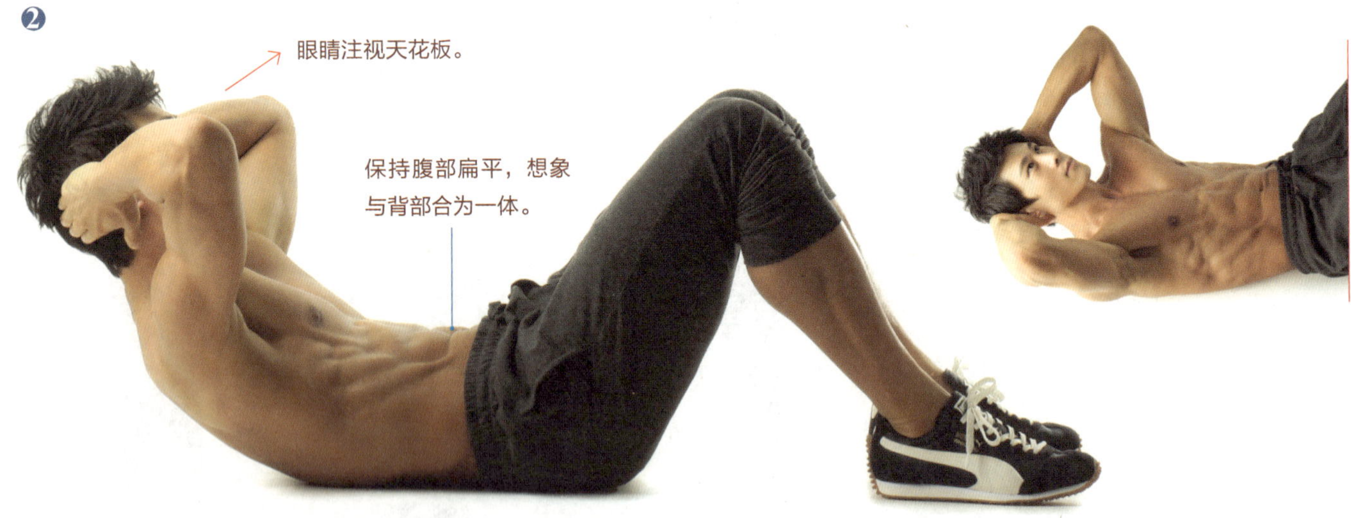

双臂交叉仰卧起身运动

难度系数：★★☆☆☆

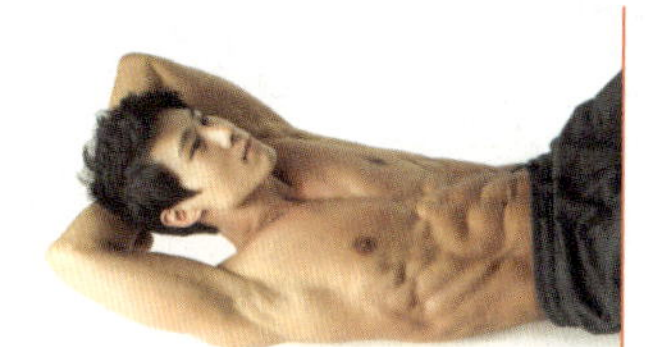

❶ 身体平躺在地上，双臂交叉于脑后，双脚掌触地，膝盖拱起呈 90 度弯曲。

❷ 眼睛注视正前方，背部和肩膀向上抬起。

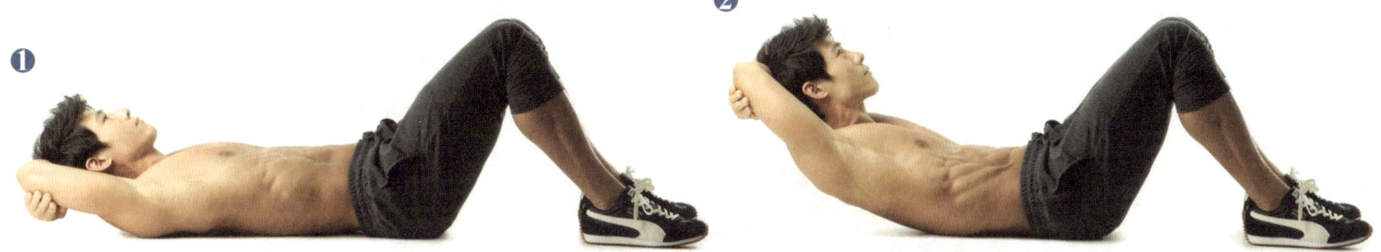

双臂伸展仰卧起身运动

难度系数：★★★☆☆

❶ 身体平躺在地上，双臂向头顶方向伸展，双脚掌触地，膝盖拱起呈 90 度弯曲。

❷ 眼睛注视正前方，双臂绷直，与背部和肩膀同时向上抬起。

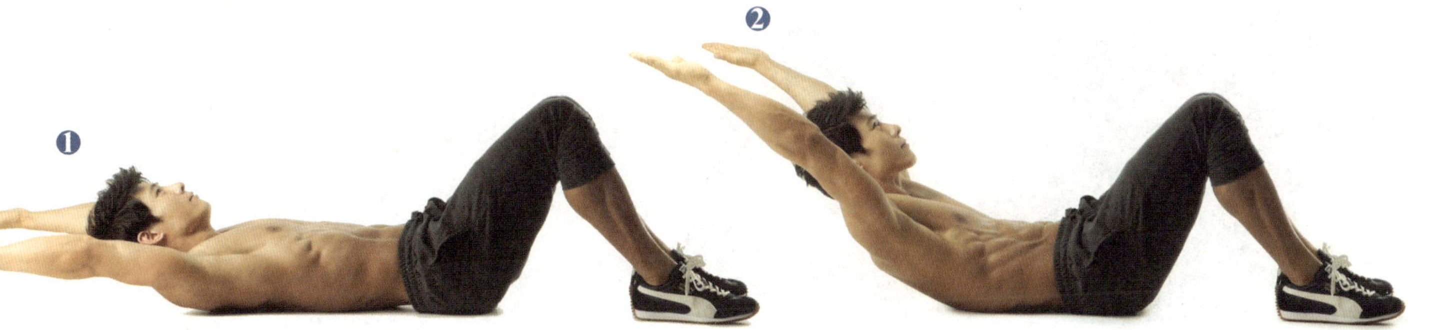

V 字形坐姿骑单车身体摇摆运动

难度系数：★★☆☆☆☆

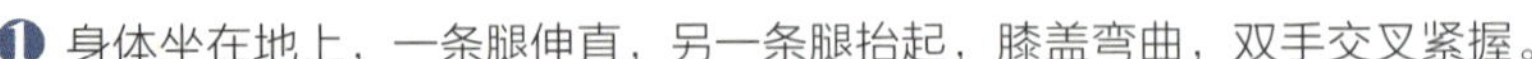

10～15 次 ×3 套，每套动作完成后休息 30～60 秒，自然呼吸

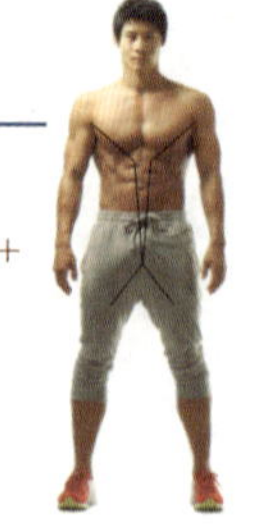

❶ 身体坐在地上，一条腿伸直，另一条腿抬起，膝盖弯曲，双手交叉紧握。

❷ 双臂在前方左右移动时，双腿交换姿势。

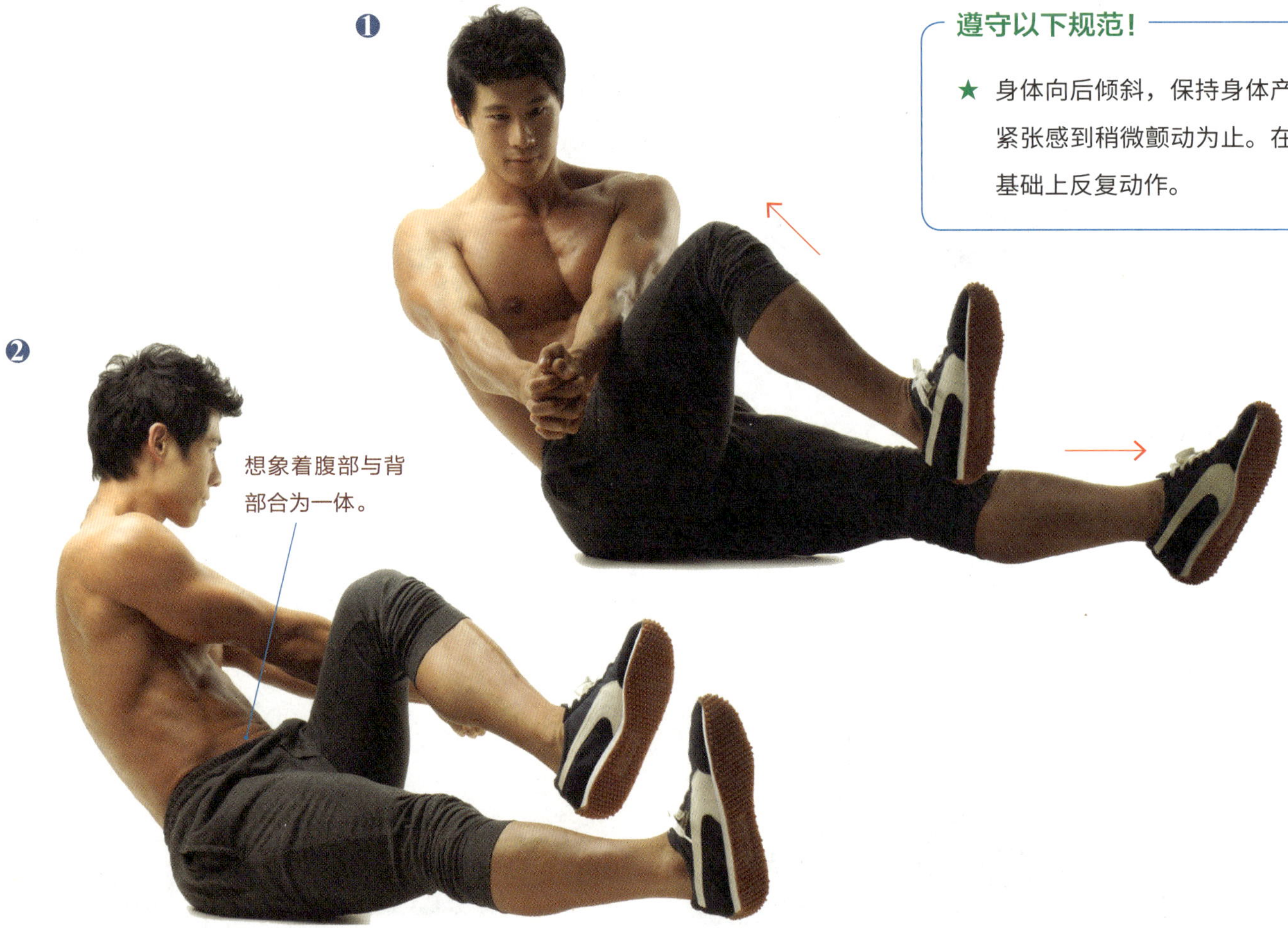

遵守以下规范！

★ 身体向后倾斜，保持身体产生紧张感到稍微颤动为止。在此基础上反复动作。

❶

❷

想象着腹部与背部合为一体。

V 字形坐姿剪刀脚身体摇摆运动

难度系数：★★☆☆☆

❶ 身体坐在地上，一条腿伸直，另一条腿大幅度抬起，双手交叉紧握。

❷ 双腿交替抬起时，双臂反方向移动。

❶

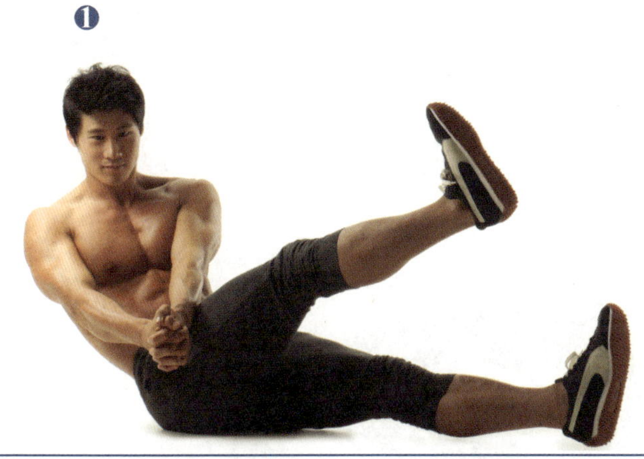

❷

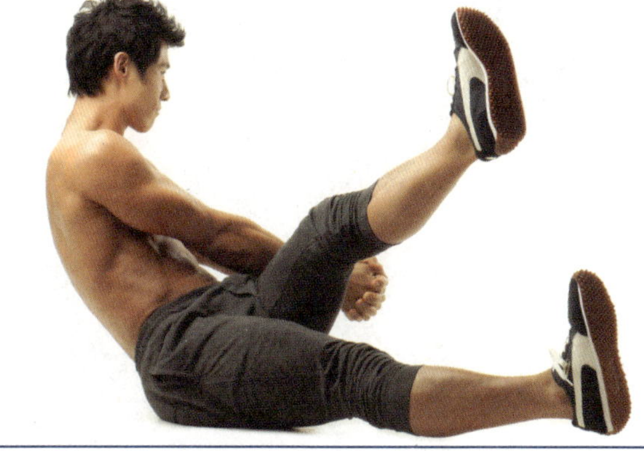

V 字形坐姿双臂交叉骑单车身体摇摆运动

难度系数：★★★☆☆

❶ 身体坐在地上，两条腿抬起，一条腿的膝盖弯曲，双手背于脑后交叉紧握。

❷ 双腿膝盖交替弯曲时，双臂与视线反方向移动。

❶

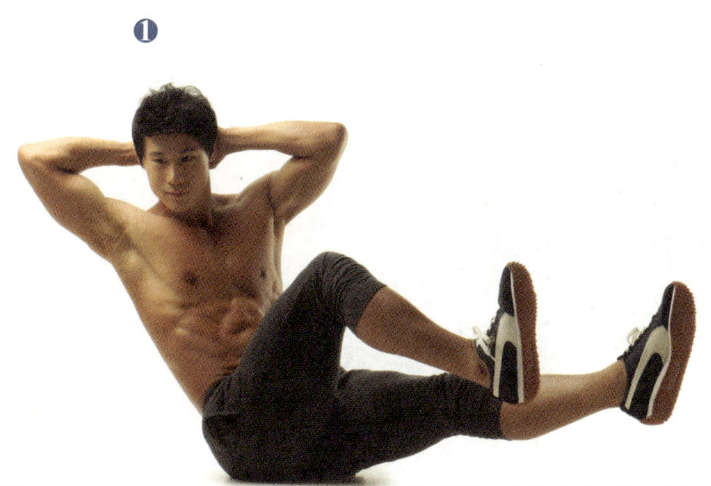

❷

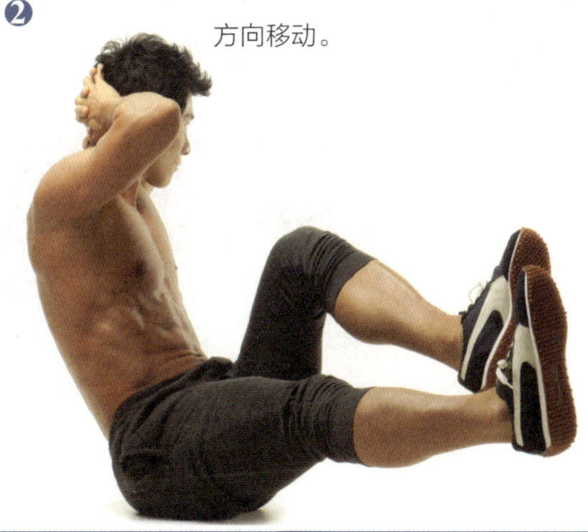

1 ~ 2 周

周二·周四·周六

侧卧身体支撑运动

难度系数：★★★★★

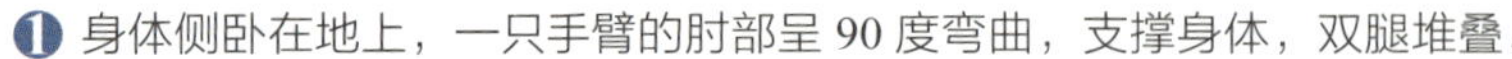

左右各 60 秒 ×3 套，每套动作完成后休息 30 ~ 60 秒，自然呼吸

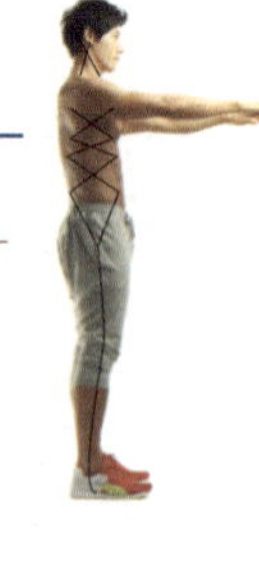

❶ 身体侧卧在地上，一只手臂的肘部呈 90 度弯曲，支撑身体，双腿堆叠。

❷ 身体向上屈伸，保持直线。

遵守以下规范！

★ 从肘到拳头之间对地面施力时，保持肩胛骨的大力舒展。

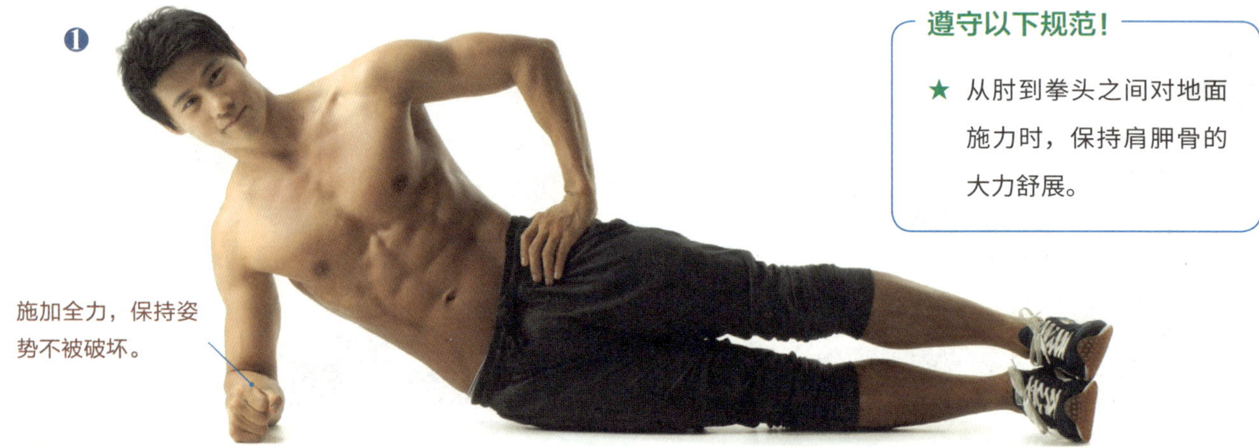

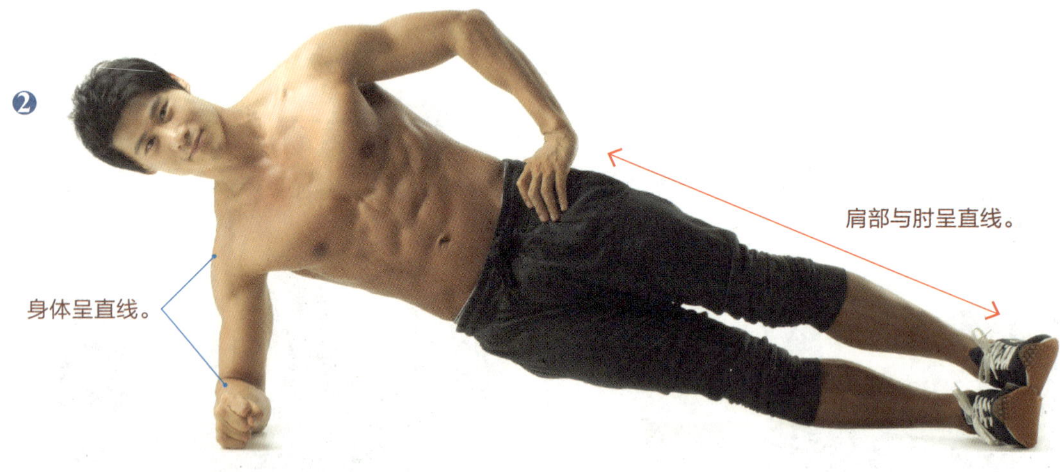

V 单手撑地身体支撑运动

难度系数：★★★☆☆

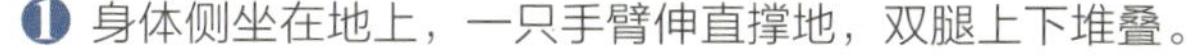

❶ 身体侧坐在地上，一只手臂伸直撑地，双腿上下堆叠。

❷ 身体向上屈伸，保持直线。

❶

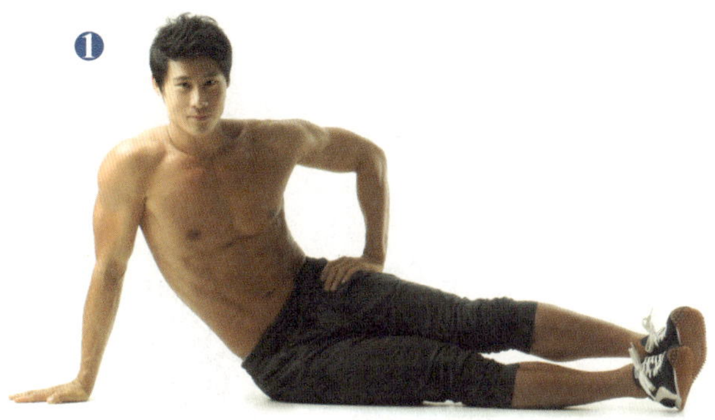

❷

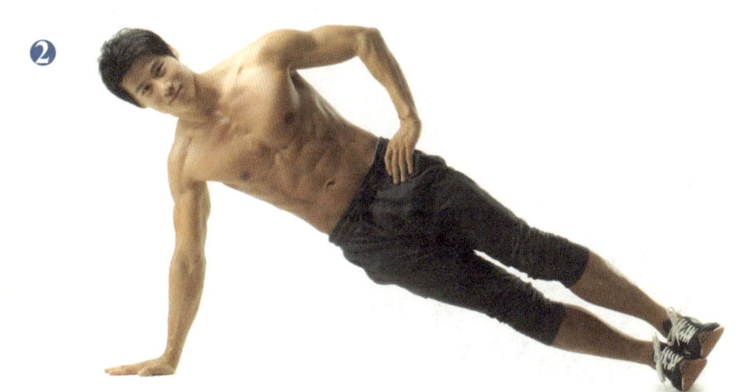

单手撑地提腿身体支撑运动

难度系数：★★★★☆

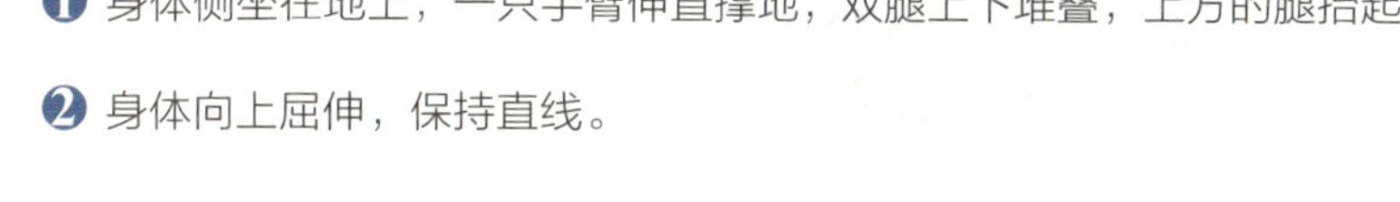

❶ 身体侧坐在地上，一只手臂伸直撑地，双腿上下堆叠，上方的腿抬起。

❷ 身体向上屈伸，保持直线。

❶

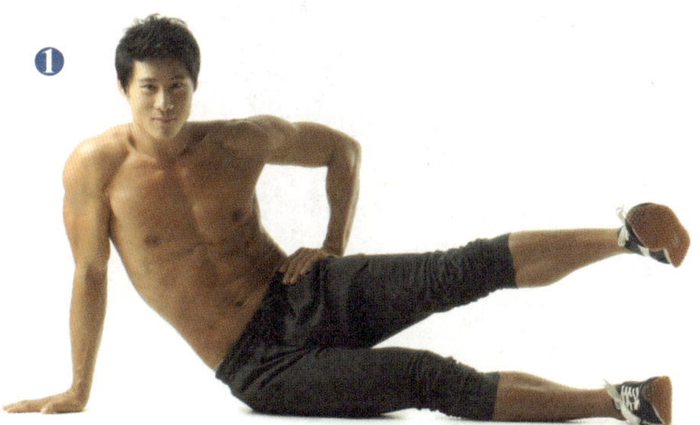

❷

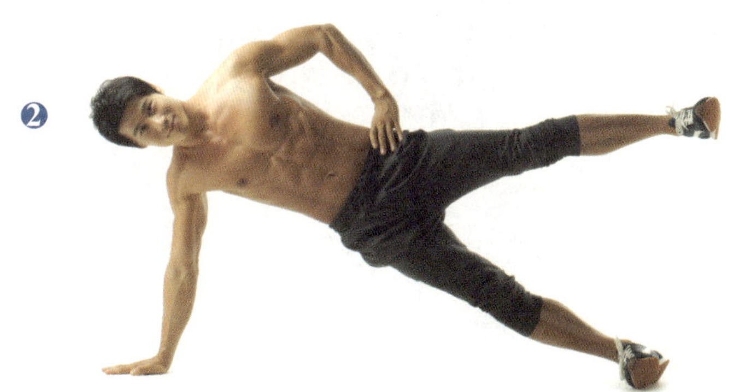

1 ~ 2 周
周二 · 周四 · 周六

速滑运动

难度系数：★★★★★

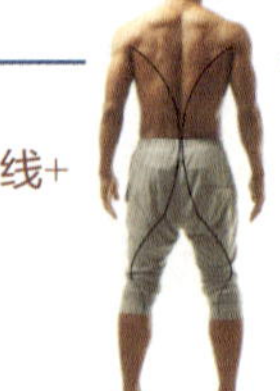

10 ~ 20 次 ×3 套，每套动作完成后休息 30 ~ 60 秒，
跳跃同时短暂呼气

❶ 单脚站立，同侧膝盖弯曲紧绷，另一条腿向后伸展抬起，膝盖弯曲，保持速滑姿势。脚踝略微弯曲。

❷ 单腿跳跃，交替进行。

❶

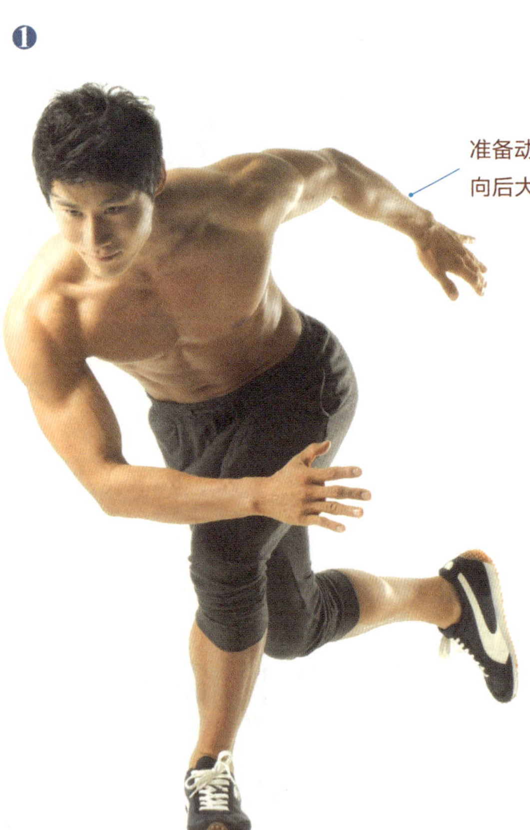

准备动作时，双臂交替向后大力摆动。

❷

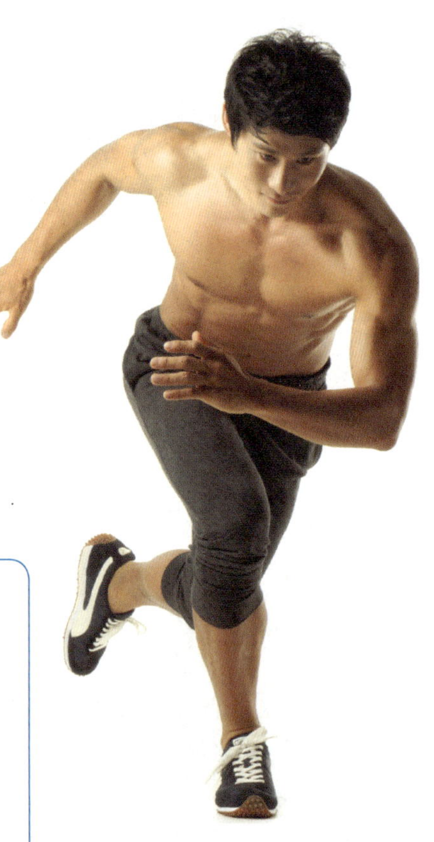

遵守以下规范！

★ 背部和腰部不要弯曲，膝盖保持弯曲。

★ 跳跃时，腰部不要挺直，保持下探姿势。

★ 不要颤动。

指尖触底速滑运动

难度系数：★★★★★

❶ 单腿站立，双臂肘部略弯。另一条腿向后伸展抬起，膝盖弯曲。对角线方向手掌指尖接触脚前地面。

❷ 单腿跳跃，双臂摆动，双腿猛烈摩擦，交换位置。

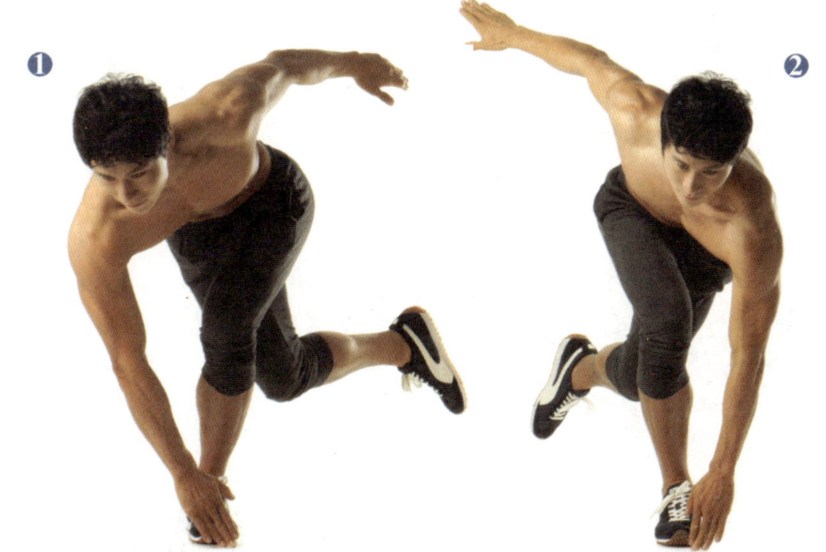

障碍速滑运动

难度系数：★★★★★

❶❷ 地上放置障碍物，在不碰到障碍物的前提下，进行练习。

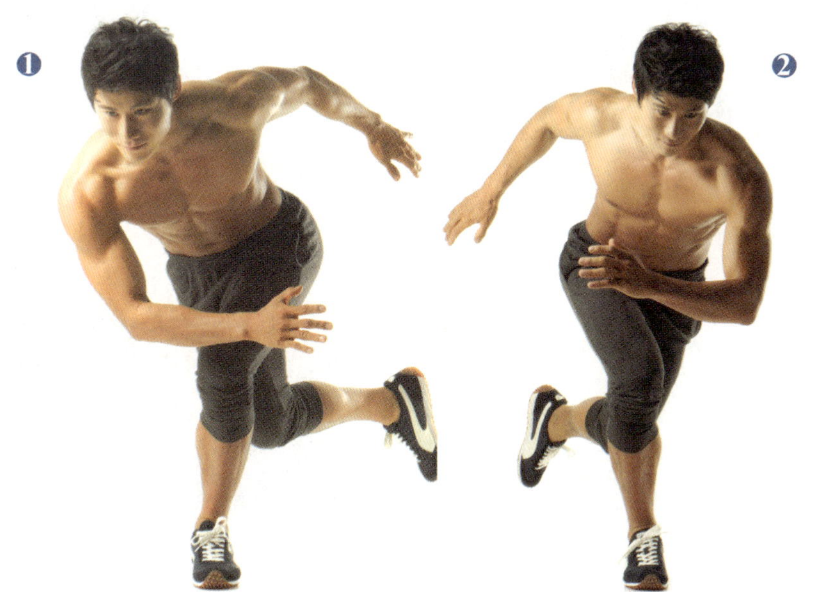

1～2周

周二·周四·周六

屈膝臂力伸展运动

难度系数：★★★★★

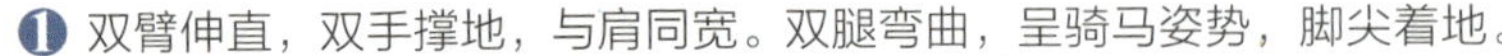

10～15次×3套，每套动作完成后休息30～60秒，展臂时呼气

前表上肢线+

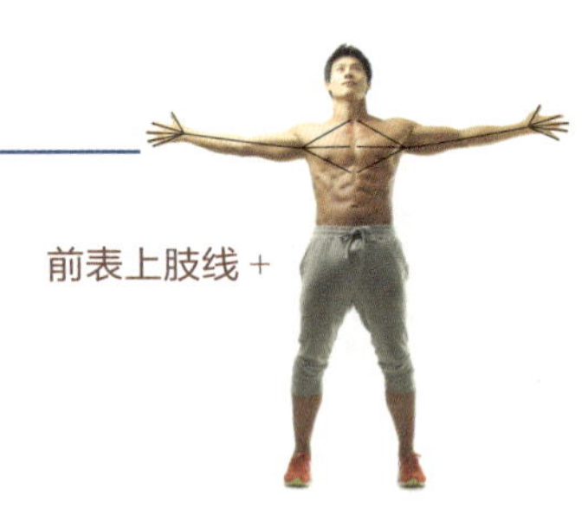

❶ 双臂伸直，双手撑地，与肩同宽。双腿弯曲，呈骑马姿势，脚尖着地。

❷ 肘部弯曲，前额下探接近地面，再次恢复到❶姿势。

❶
腰部挺直，与臀部呈90度垂直。

遵守以下规范！

★ 双脚踝用力，保持90度弯曲。

❷

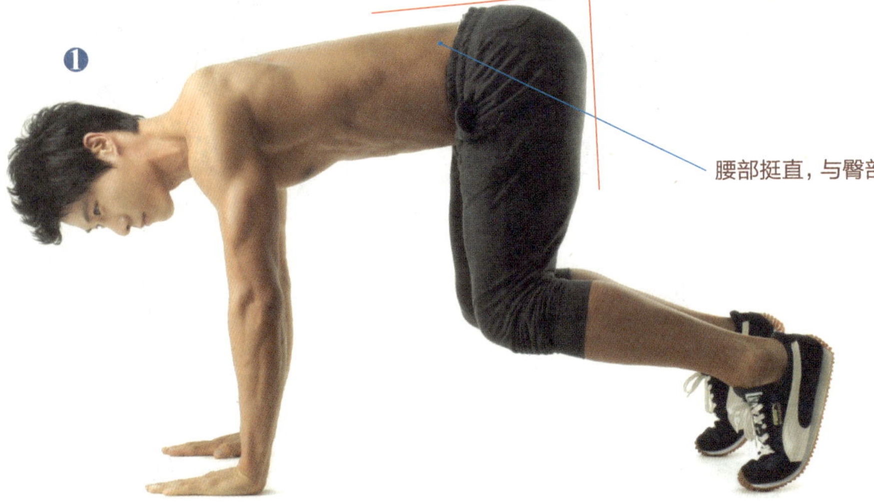

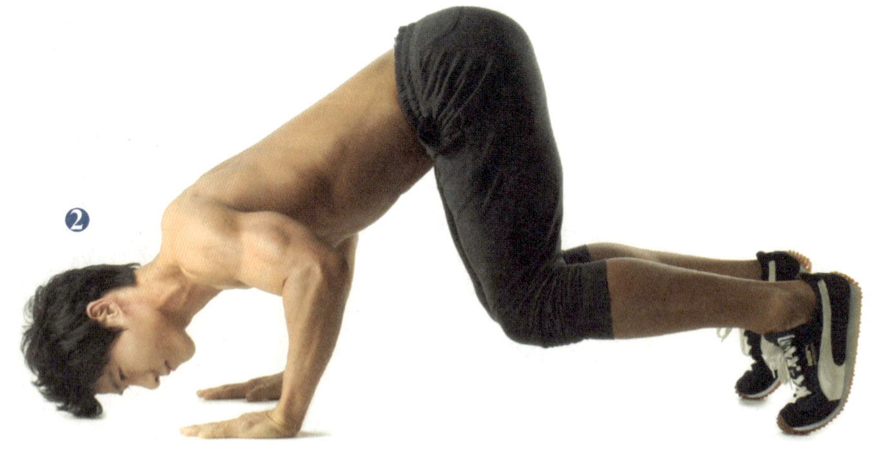

屈膝叉臂伸展运动

难度系数：★★☆☆☆

❶ 双臂叉开撑地，间距大于肩宽。臀部与双膝下垂。

❷ 肘部弯曲，前额下探接近地面，再次恢复到❶姿势。

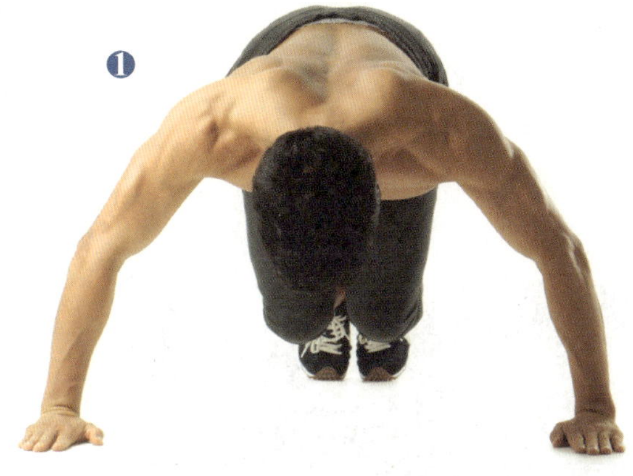

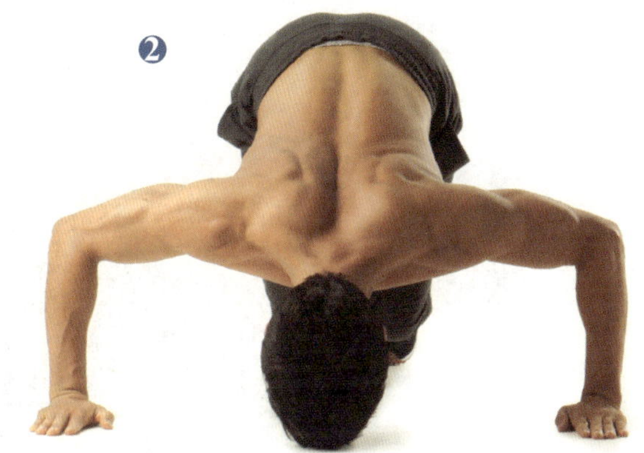

抬腿屈膝臂力伸展运动

难度系数：★★☆☆☆

❶ 双臂叉开撑地，间距大于肩宽。双膝呈 90 度弯曲，单腿抬起。

❷ 肘部弯曲，前额下探接近地面，再次恢复到❶姿势。

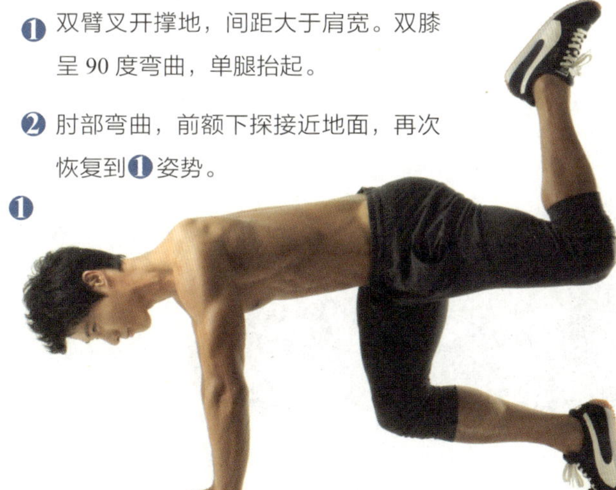

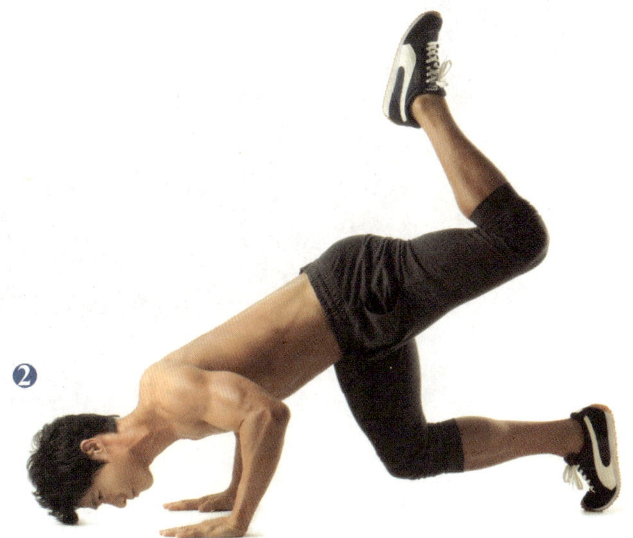

1～2周
周二·周四·周六

侧卧展臂运动

难度系数：★★★★★

左右各10～15次 ×2套，每套动作完成后休息30～60秒，展臂时呼气

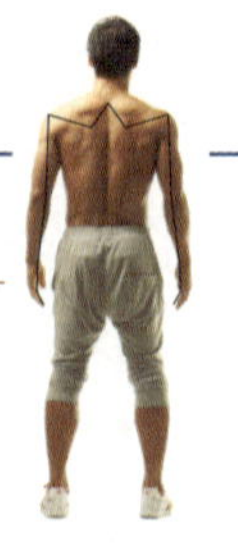
深部后表上肢线+

❶ 身体侧卧，双膝弯曲，下侧手臂自然平放在地上，上侧手臂撑住下侧肩膀前方地面。

❷ 肋部渐渐抬起，上侧手臂伸展，支撑身体重量。

❶

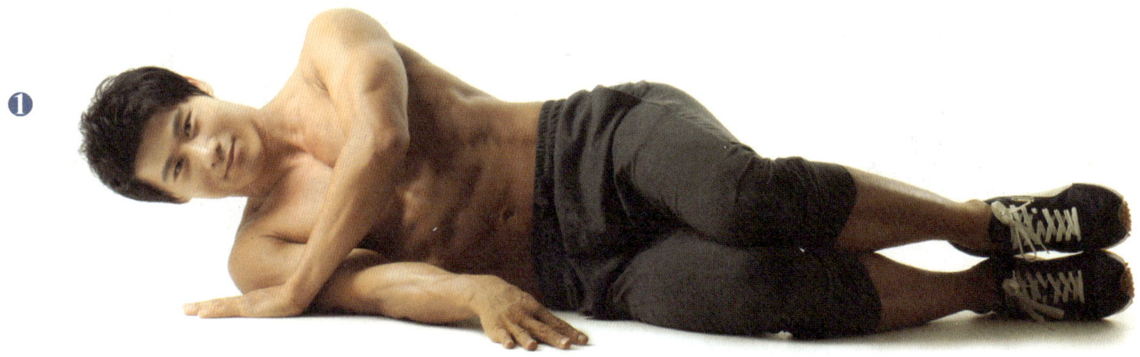

❷

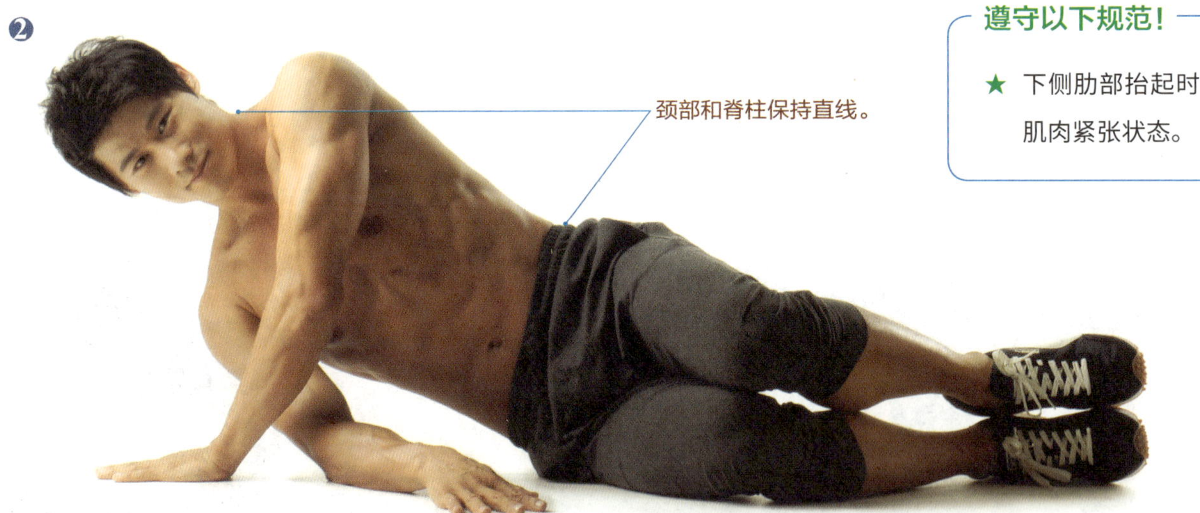

遵守以下规范！

★ 下侧肋部抬起时，保持肌肉紧张状态。

单臂撑地侧卧展臂运动

难度系数：★★★★★

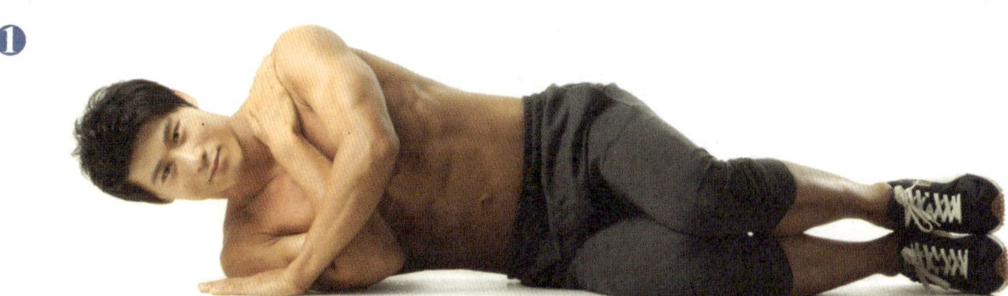

❶ 身体侧卧，双膝弯曲，双臂交叉胸前，下侧手臂扶住上侧肩膀，上侧手臂撑住下侧肩膀前方地面。

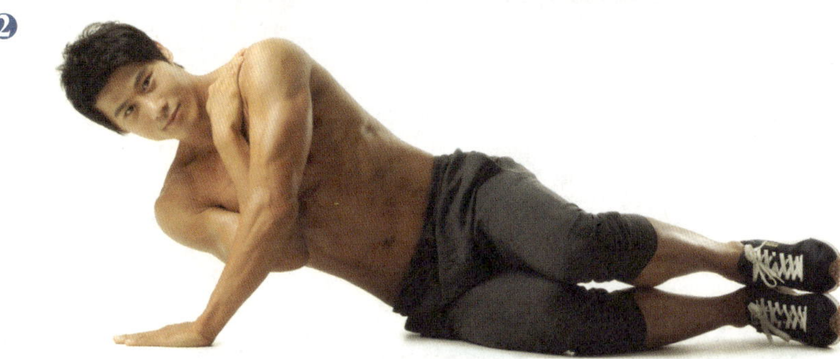

❷ 肋部渐渐抬起，上侧手臂伸展，支撑身体重量，撑起上肢。

伸腿侧卧展臂运动

难度系数：★★★★★

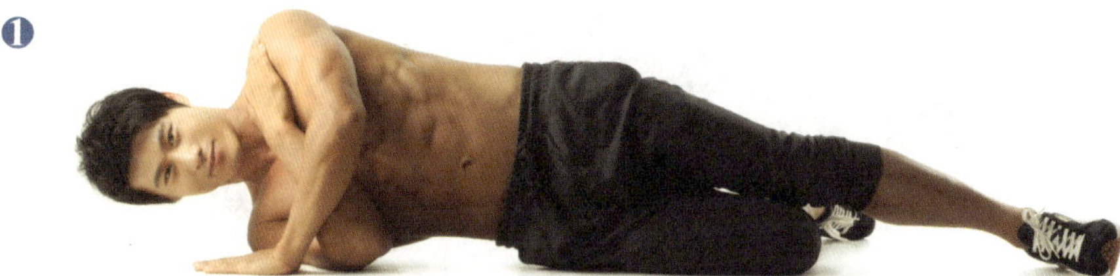

❶ 身体侧卧，上方腿伸展，下方腿弯曲，双臂交叉胸前，下侧手臂扶住上侧肩膀，上侧手臂撑住下侧肩膀前方地面。

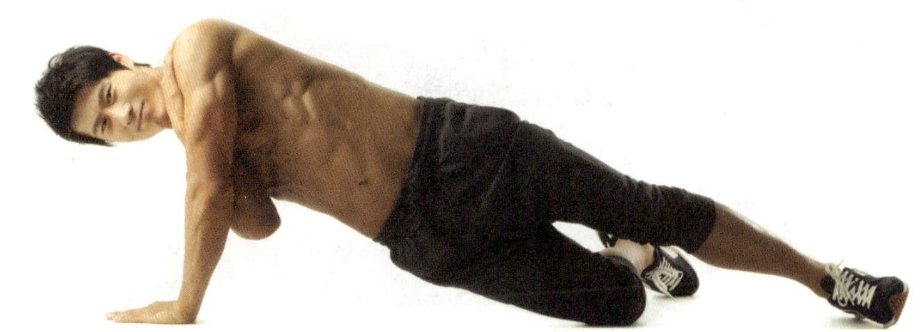

❷ 肋部渐渐抬起，上侧手臂伸展，支撑身体重量，撑起上肢和臀部。

1 ~ 2 周
周二·周四·周六

伏地字母 I·Y·T·L·W 运动

难度系数：★★★★★

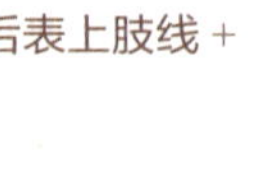

3 ~ 5 次反复 ×3 套，每套动作完成后休息 30 ~ 60 秒，起臂时呼气

后表上肢线 +

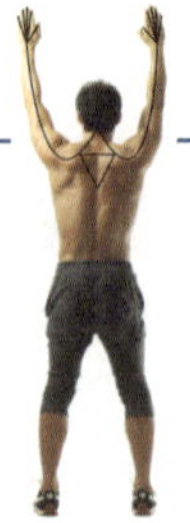

❶ 身体俯卧，双臂展开，双手握拳，拇指朝上。

❷ 双臂直线前伸，举过头顶为 I 运动；双臂前伸叉开，举过头顶为 Y 运动；双臂向两侧水平抬起，拇指朝上为 T 运动；肘部呈 90 度弯曲固定后，向后背方向翻转为 L 运动；与 L 起始姿势相同，拳头与肘部向上举起为 W 运动。按照各个运动的顺序，反复运动。

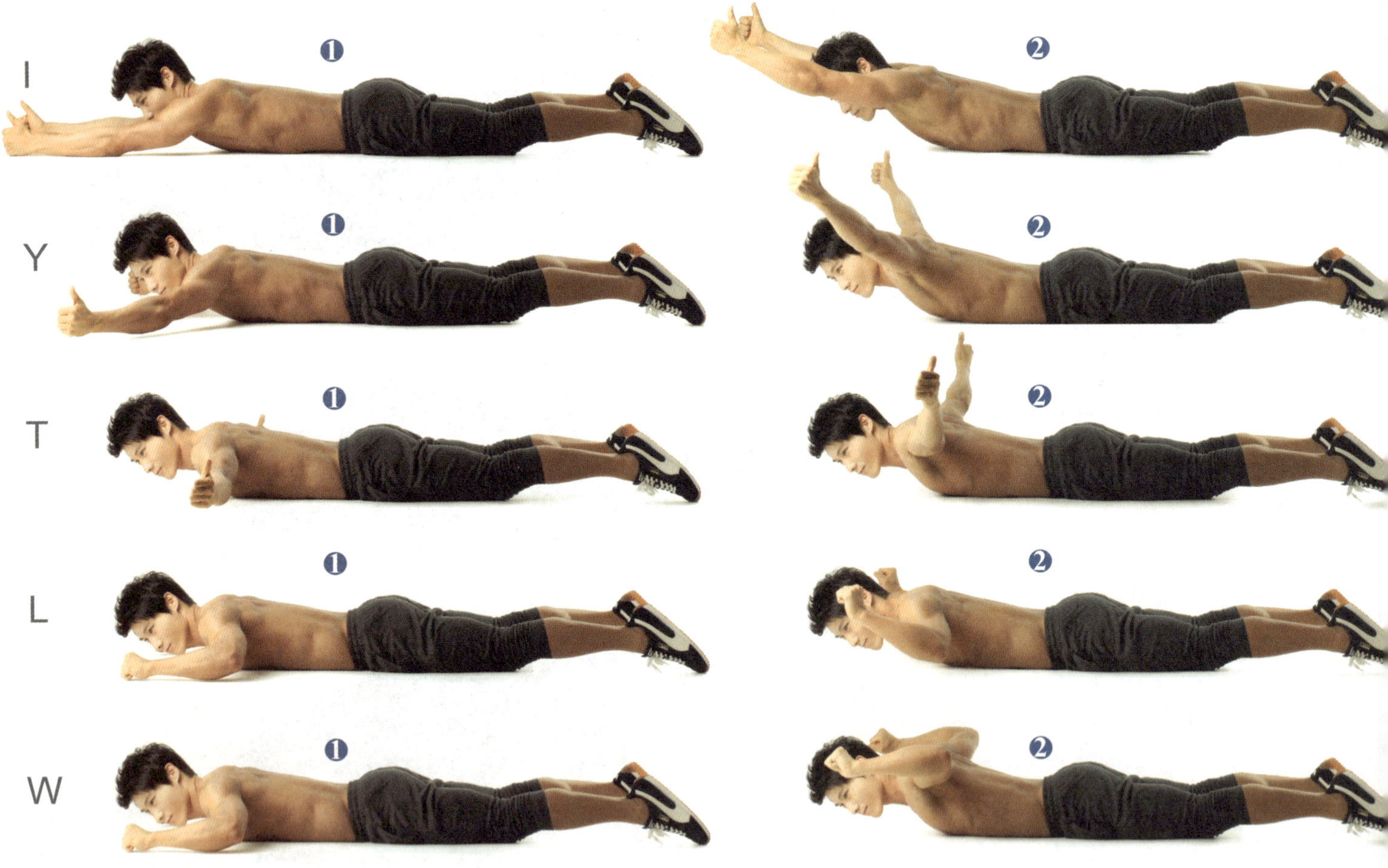

I ❶ ❷

Y ❶ ❷

T ❶ ❷

L ❶ ❷

W ❶ ❷

屈膝站立字母 I・Y・T・L・W 运动

难度系数：★☆☆☆☆

❶ 双腿并拢站立，双膝微微弯曲，腰部挺直，上肢向下倾斜接近水平。双手握拳，竖起拇指，双臂向下伸展。

❷ 双臂向头部方向抬起，拇指朝上为 I 运动；双臂叉开向头部方向抬起，拇指朝上为 Y 运动；双臂向两侧水平抬起，拇指朝上为 T 运动；双臂抬起肘部呈 90 度弯曲，肘部位置固定后，双拳向下翻转为 L 运动；双臂抬起肘部呈 90 度弯曲，向面部下方并拢，再次展开为 W 运动。

❶
❷
I

保障肩部运动，颈部不需用力。
按字母形状运动，后背保持紧绷。
❶
❷
Y

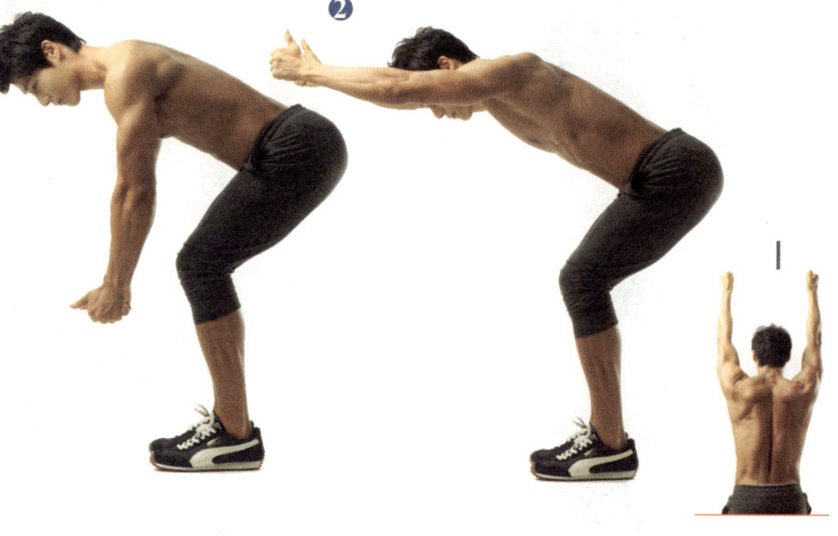

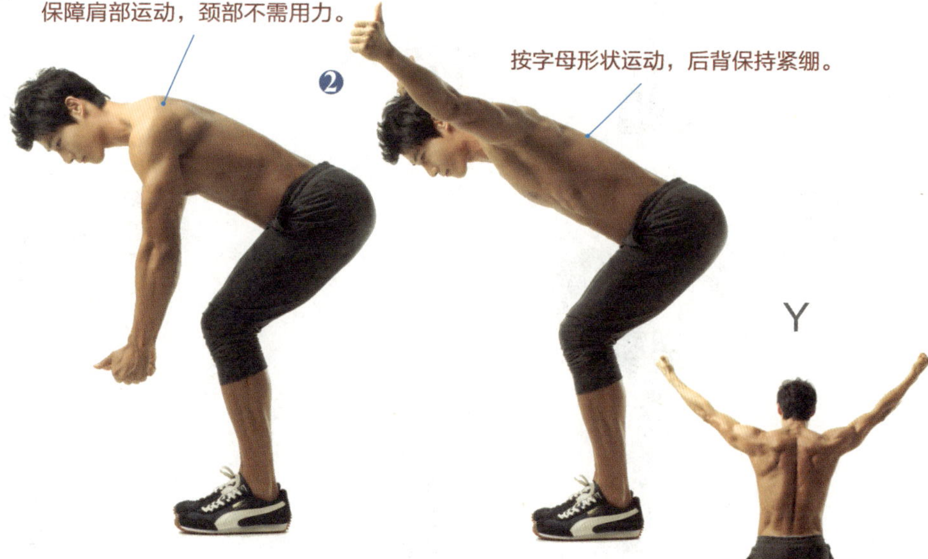

遵守以下规范！

★ 双臂抬起时加大力气，保持长时间抬起后，再次反复动作。

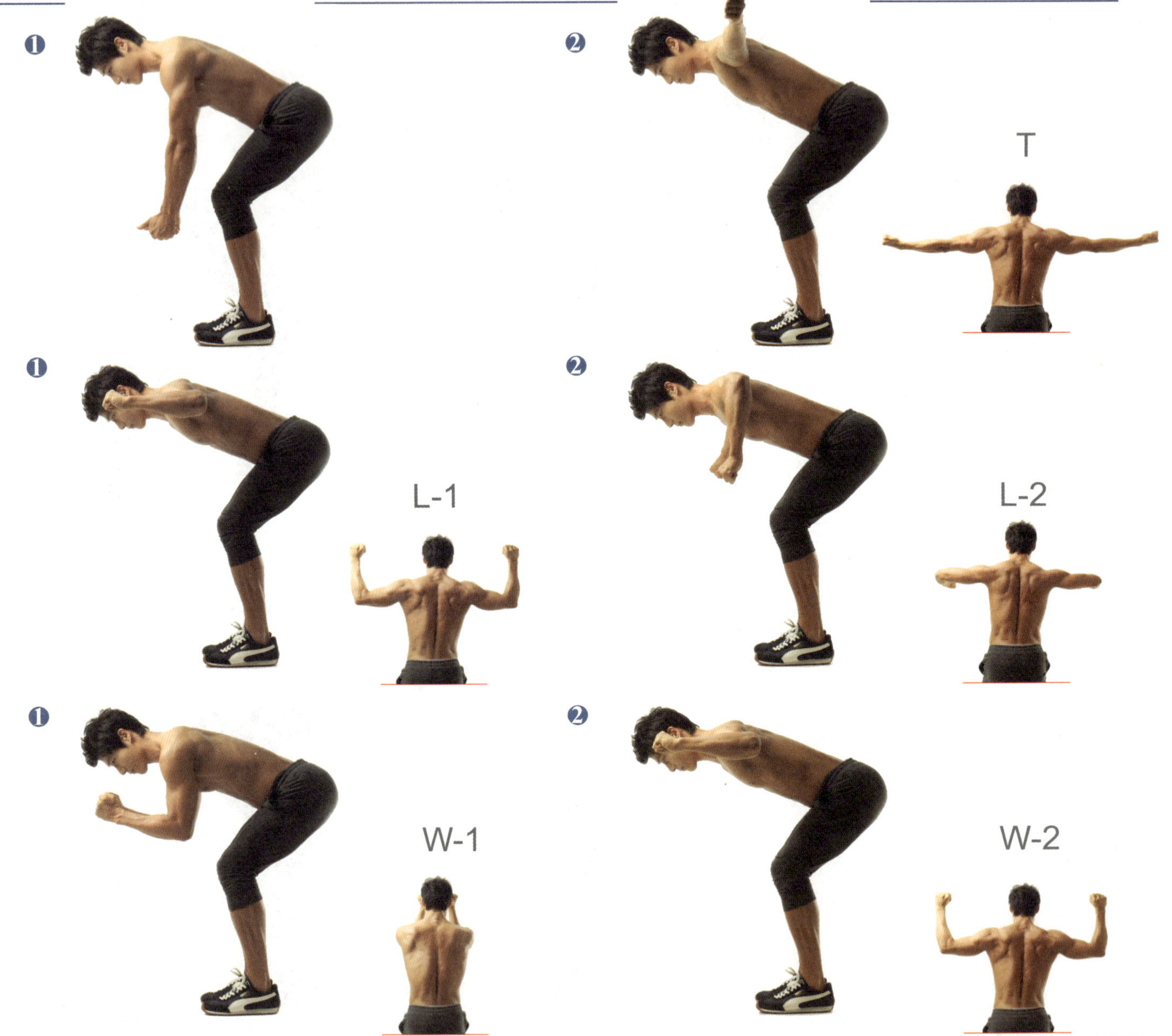

❶
❷
T
❶
❷
L-1
L-2
❶
❷
W-1
W-2

单腿站立字母 I·Y·T·L·W 运动

难度系数：★★★★★

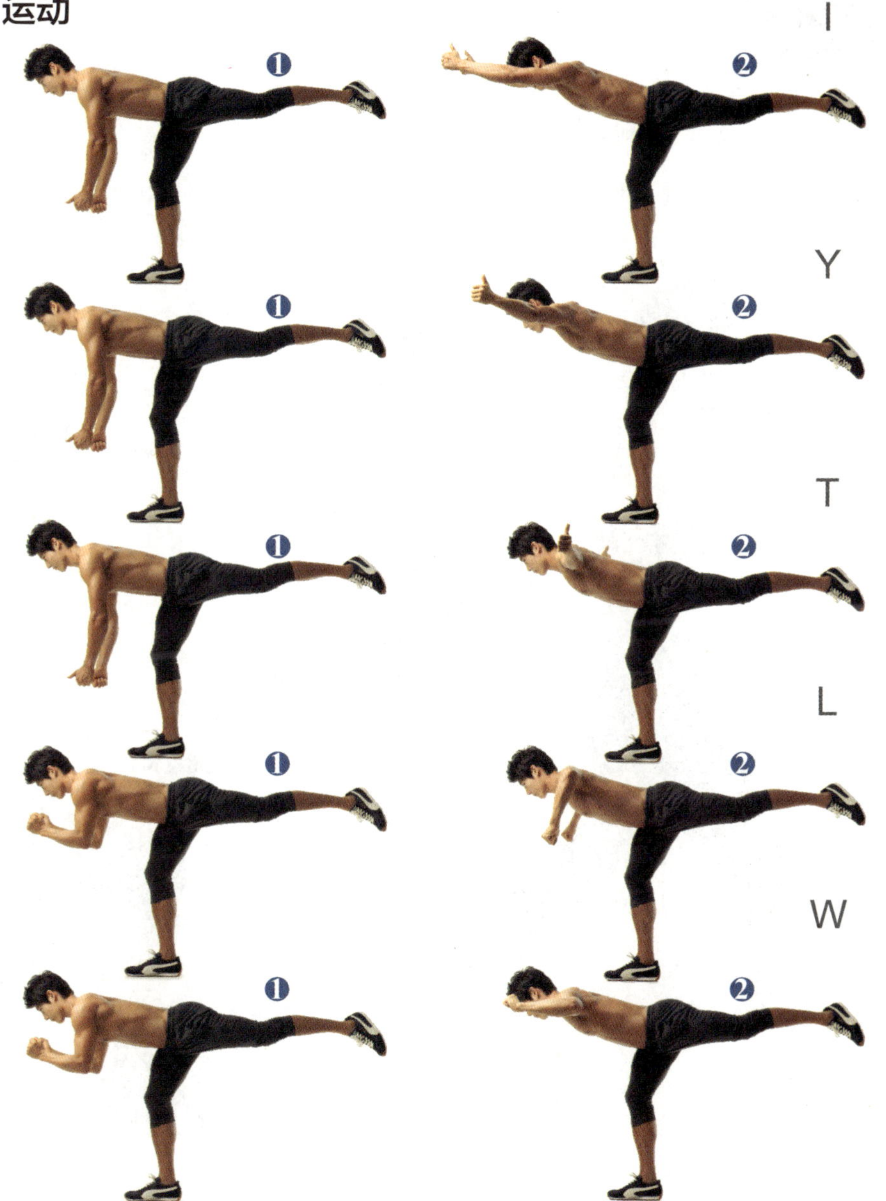

❶ 单腿站立，另一条腿水平伸直。双手握拳，竖起拇指，双臂向下伸展。

❷ 双臂直线前伸，举过头顶为 I 运动；
双臂叉开向头部方向抬起，保持拇指朝上为 Y 运动；
双臂向两侧水平抬起，保持拇指朝上为 T 运动；
双臂抬起肘部呈 90 度弯曲，肘部位置固定后，双拳向下翻转为 L 运动；
与 L 起始姿势相同，拳头与手肘向上举起为 W 运动；
按照各个运动的顺序，反复运动。

1 ~ 2 周
周二·周四·周六

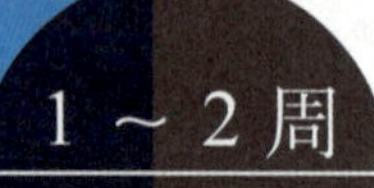

前后叉腿起蹲运动

难度系数：★★★★★

左右各 10 ~ 15 次 ×2 套，每套动作完成后休息 30 ~ 60 秒，起身时呼气

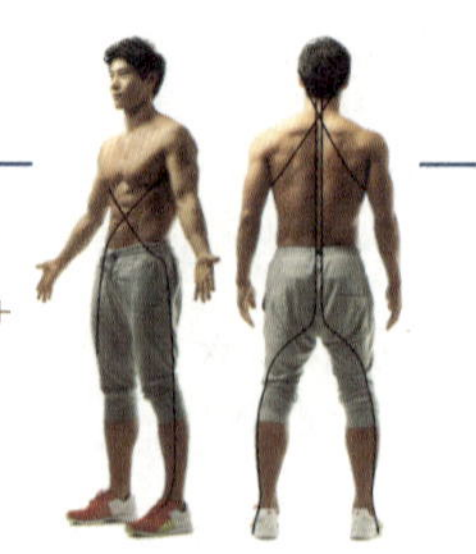

❶ 两手撑住腰部，双腿前后大幅叉开。

❷ 后侧腿竖起脚踝，稳定重心，膝盖呈 90 度弯曲，下蹲至膝盖几乎触地。

遵守以下规范！

★ 上体保持直线。

❶
膝盖与脚
踝并排。

❷
膝盖位置不
能超过脚。
双膝呈 90 度
弯曲。
脚踝竖起。

双膝不能分开或并拢

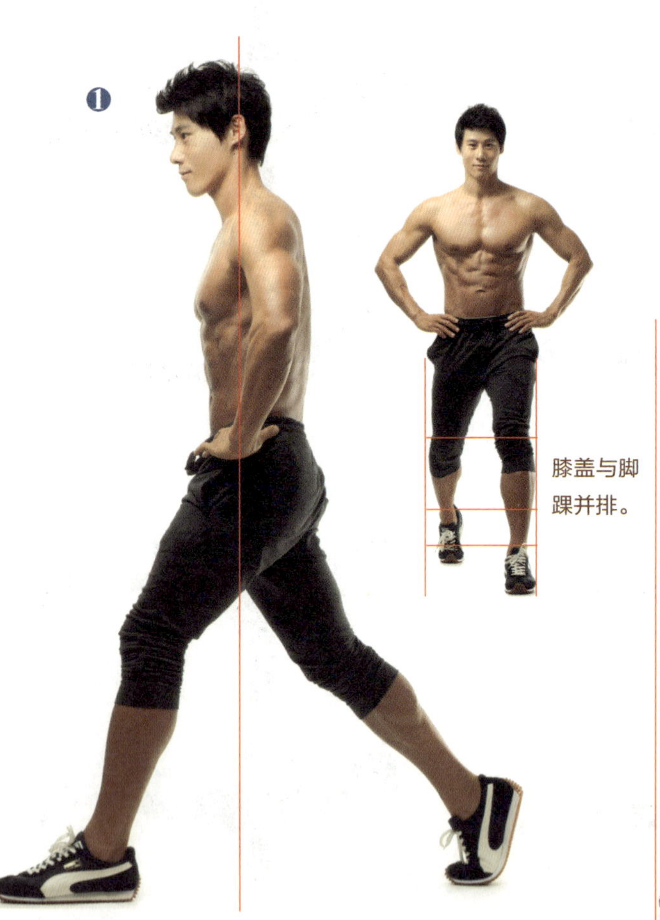

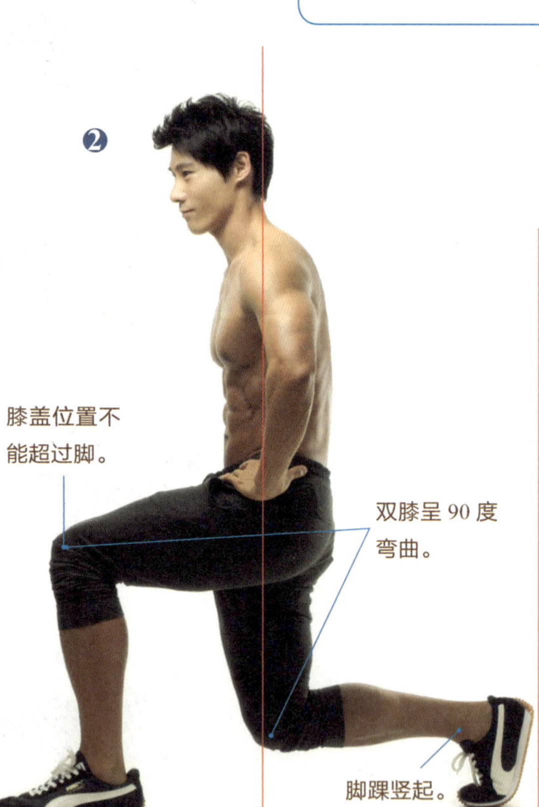

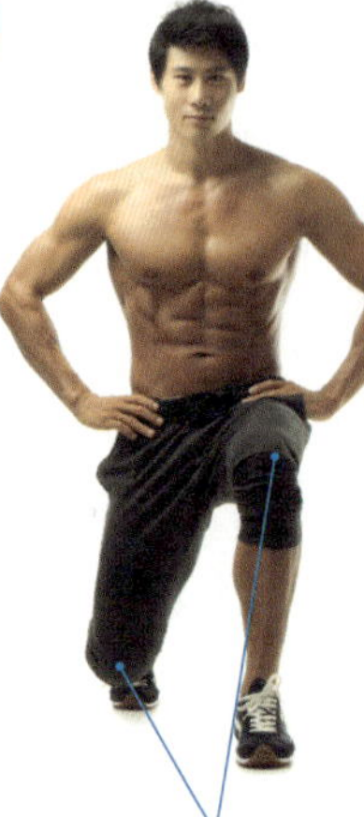

大幅叉腿起蹲运动

难度系数：★★★☆☆

❶ 两手撑住腰部，双腿前后大幅叉开，一条腿大幅后退，双膝略微弯曲。

❷ 双膝弯曲下蹲，直至靠近地面时起身。

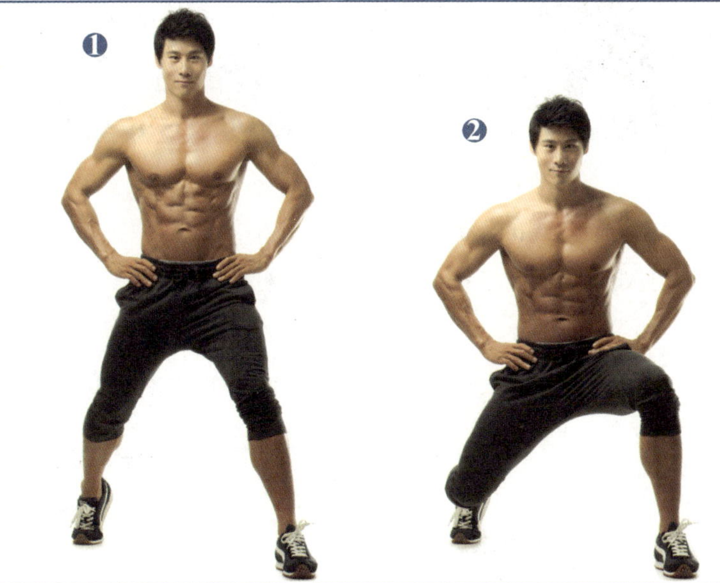

举臂前后叉腿起蹲运动

难度系数：★★★★☆

❶ 两手撑住腰部，双腿前后大幅叉开，双膝略微弯曲，双臂举起。

❷ 身体下蹲至后侧腿膝盖接触地面，缓缓起身，反复动作。

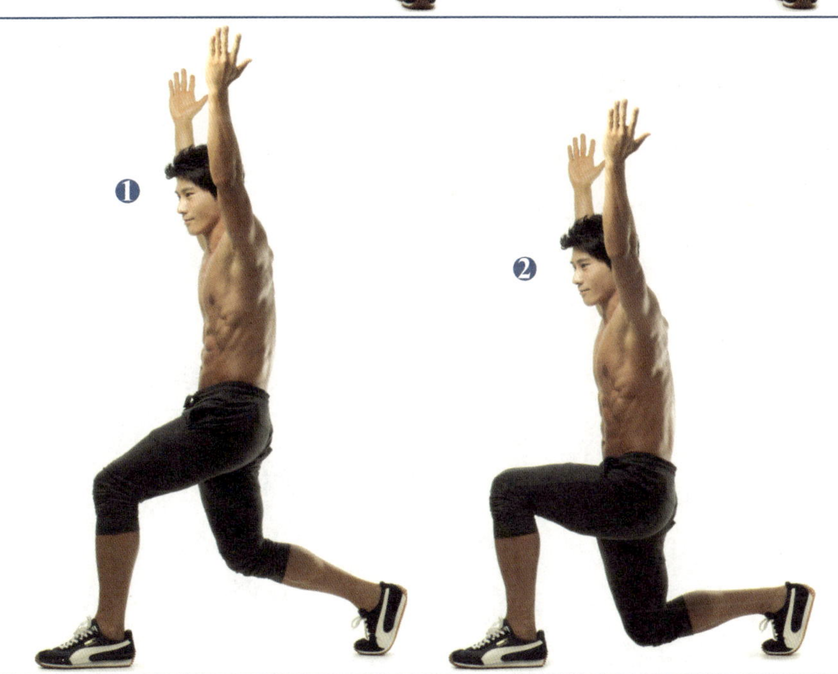

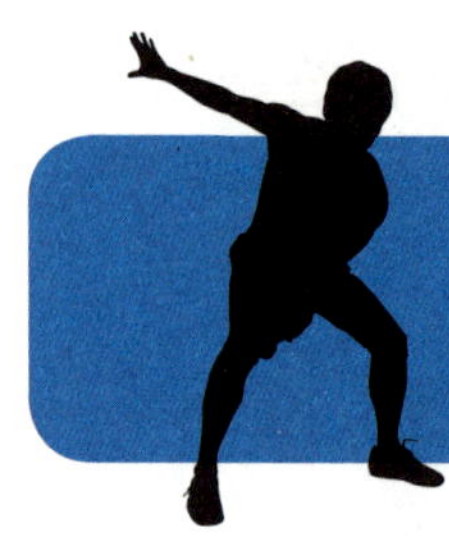

体力提升阶段（3～4周，利用椅子和桌子）

强壮的手臂和有力的大腿是真男人的象征

这两周的运动主要依靠家庭和工作场所中随处可见的椅子和木桌等家具代替健身器材。

这是一种只要调节高度就能调节运动强度的健身方式。

▶ 按照身体状态合理分配时间，选择主体运动项目

	周一·周三·周五	周二·周四·周六
平衡性运动	木椅上单腿站立起蹲运动	
		相对抬腿举臂运动
耐力 / 稳定性运动	双椅仰卧支撑运动	
		撑地抬腿展膝运动
爆发力运动	扶椅抬腿展臂运动	
		换膝前屈运动
	跳跃换腿运动	
肌肉力量运动		木椅起蹲运动
	屈膝抬臀运动	
		边侧屈膝俯卧撑运动
	撑地抬臀展臂运动	
		屈膝引体向上运动
	木桌引体向上运动	
		双腿交叉展臂运动

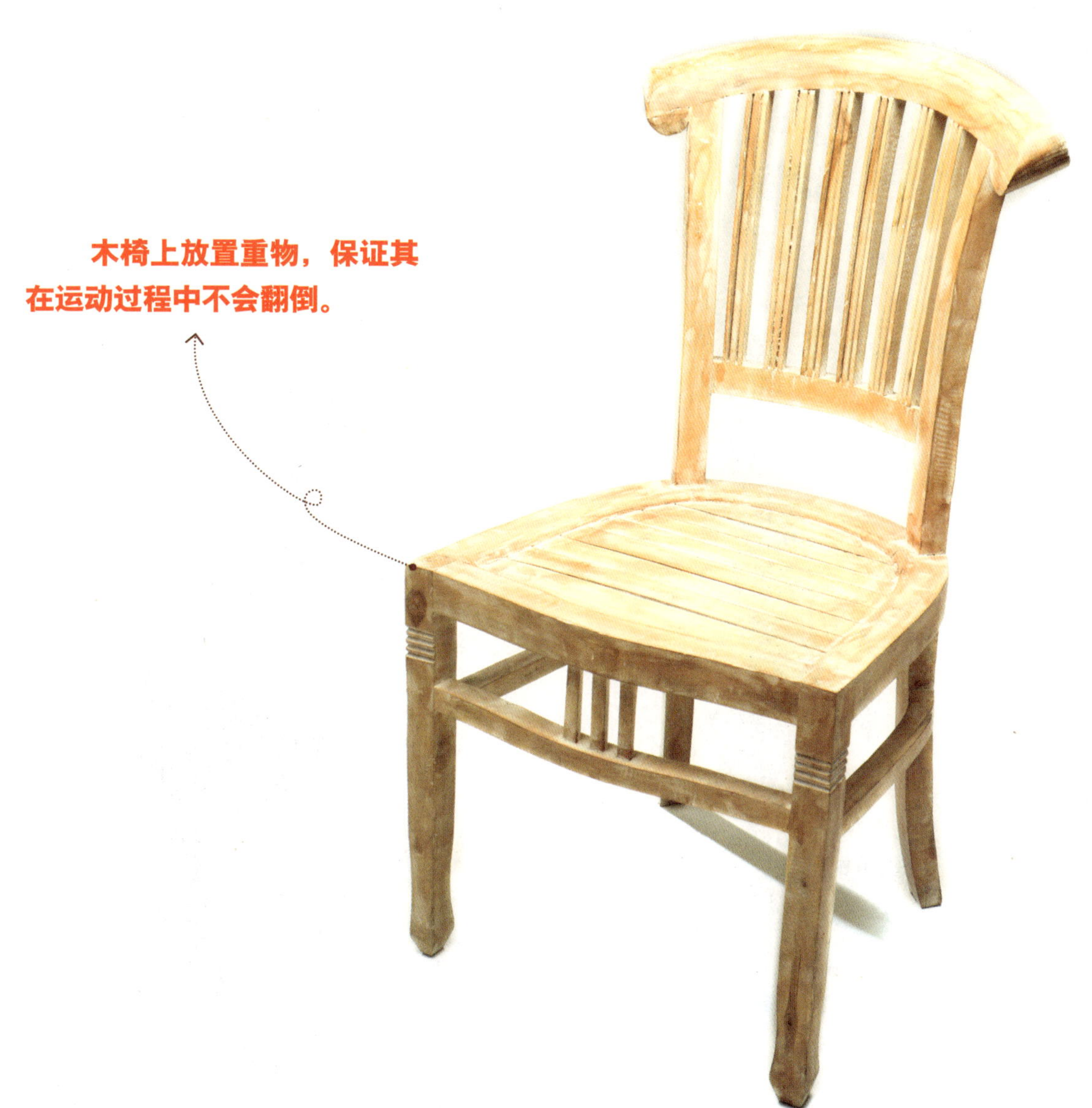

木椅上放置重物，保证其在运动过程中不会翻倒。

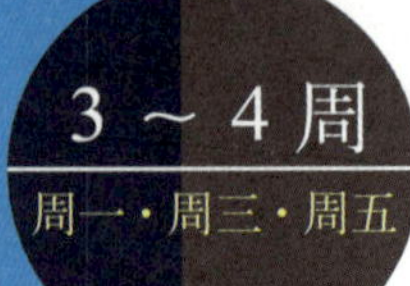

木椅上单腿站立起蹲运动

难度系数：★★★★★

左右各 10 ~ 15 次 ×2 套，每套动作完成后休息 30 ~ 60 秒，起身时呼气

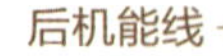

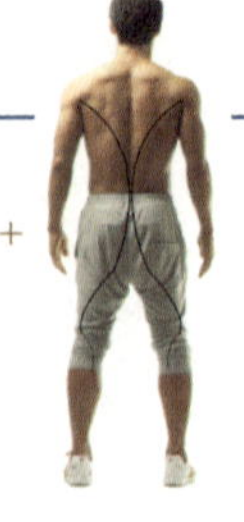

❶ 一条腿站在木椅上，另一条腿悬空，双臂向前伸展，手掌朝内。

❷ 身体下蹲至悬空腿的脚后跟接触地面前起身。

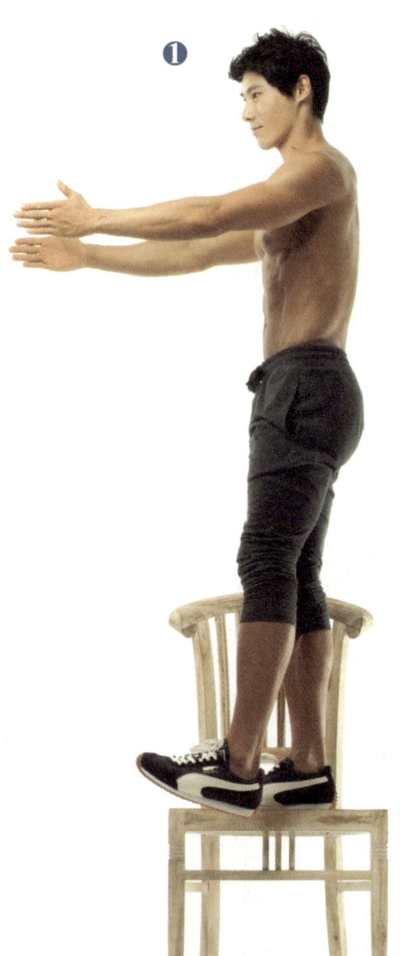

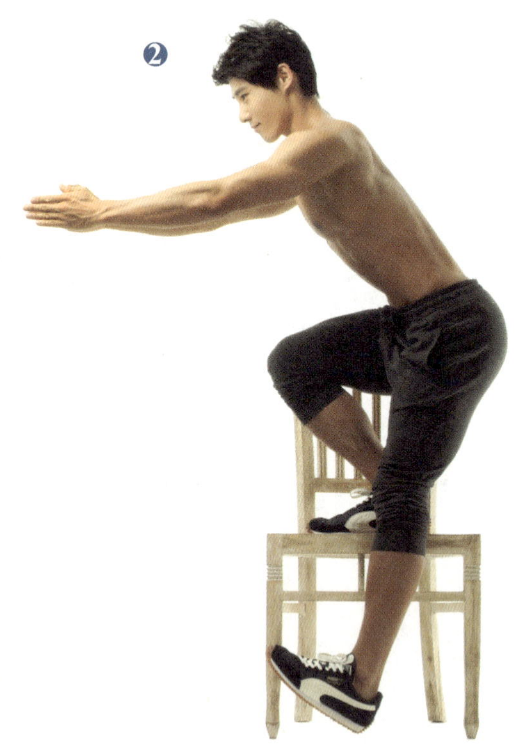

扶椅单腿站立起蹲运动

难度系数：★★★½☆

❶ 单手扶住木椅，同侧腿抬起。

❷ 身体下蹲至悬空腿脚后跟接触地面前起身。

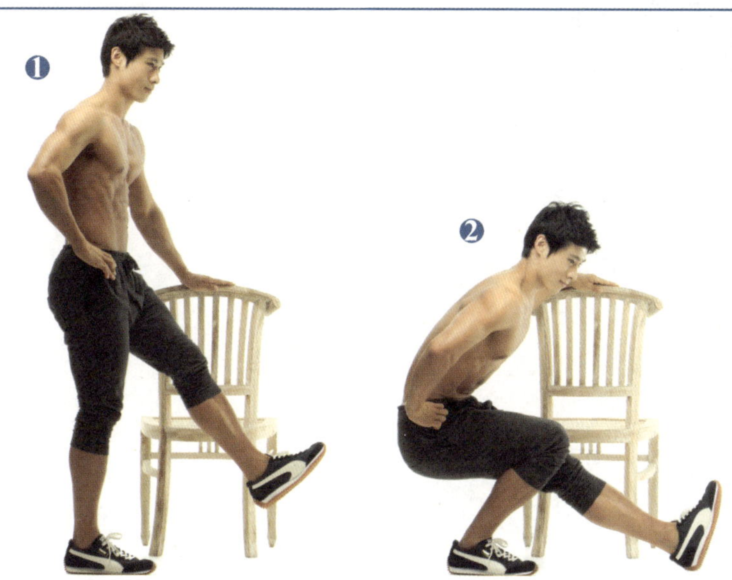

双手交叉抱头起蹲运动

难度系数：★★★★☆

❶ 一条腿站在木椅上，另一条腿悬空，双手交叉抱头。

❷ 身体下蹲至悬空腿脚后跟接触地面前起身。

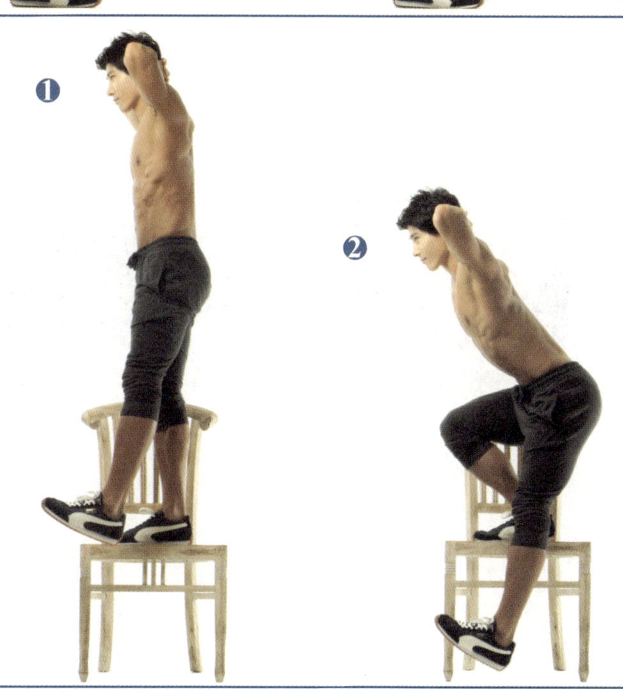

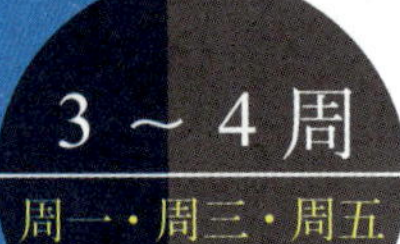

双椅仰卧支撑运动

难度系数：★★★★★

左右各 30 ～ 60 秒 ×2 套，每套动作完成后休息 30 ～ 60 秒，自然呼吸

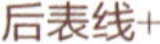

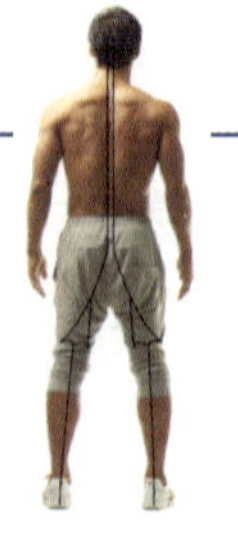

❶ 木椅上垫上毛巾，头部和双肩平躺其上，双臂交叉抱住肩膀。

❷ 双脚后跟置于另一端的木椅上，身体呈直线。

遵守以下规范！

★ 腰部保持伸展，注意提臀。

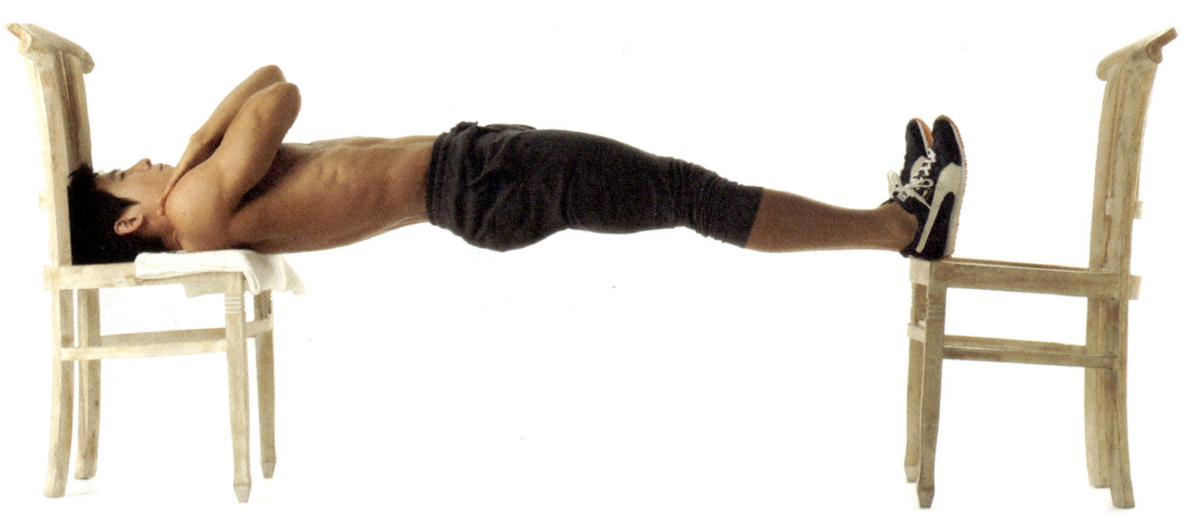

木椅上的仰卧抬腿运动

难度系数：★★☆☆☆

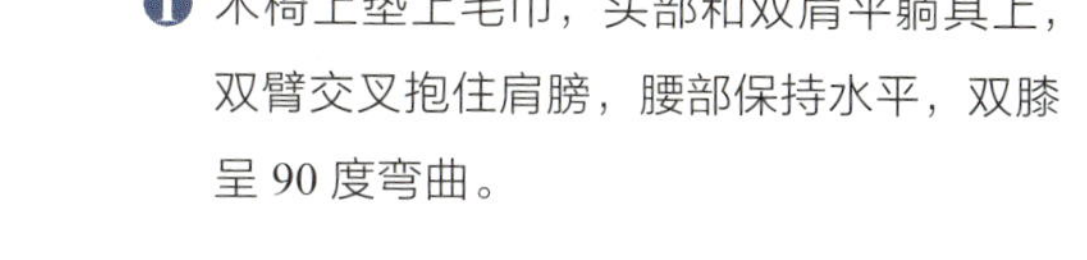

❶ 木椅上垫上毛巾，头部和双肩平躺其上，双臂交叉抱住肩膀，腰部保持水平，双膝呈 90 度弯曲。

❷ 一条腿抬起，与身体呈直线。

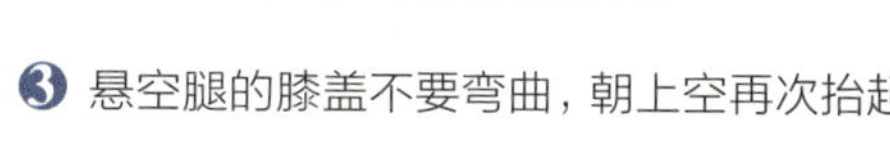

❸ 悬空腿的膝盖不要弯曲，朝上空再次抬起。

❶
保持骨盆左右平衡。
❷
❸
臀部不要下垂，
保持直线。

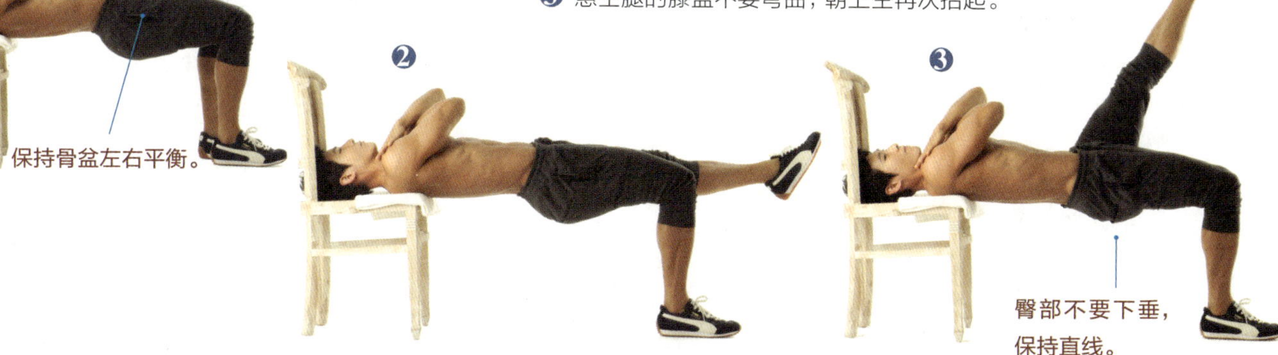

双手交叉抱头起蹲运动

难度系数：★★★½☆

❶ 木椅上垫上毛巾，头部和双肩躺在其上，双臂互挽，双脚置于另一端的木椅上。

❷ 一侧腿做起落动作，换腿交替动作。

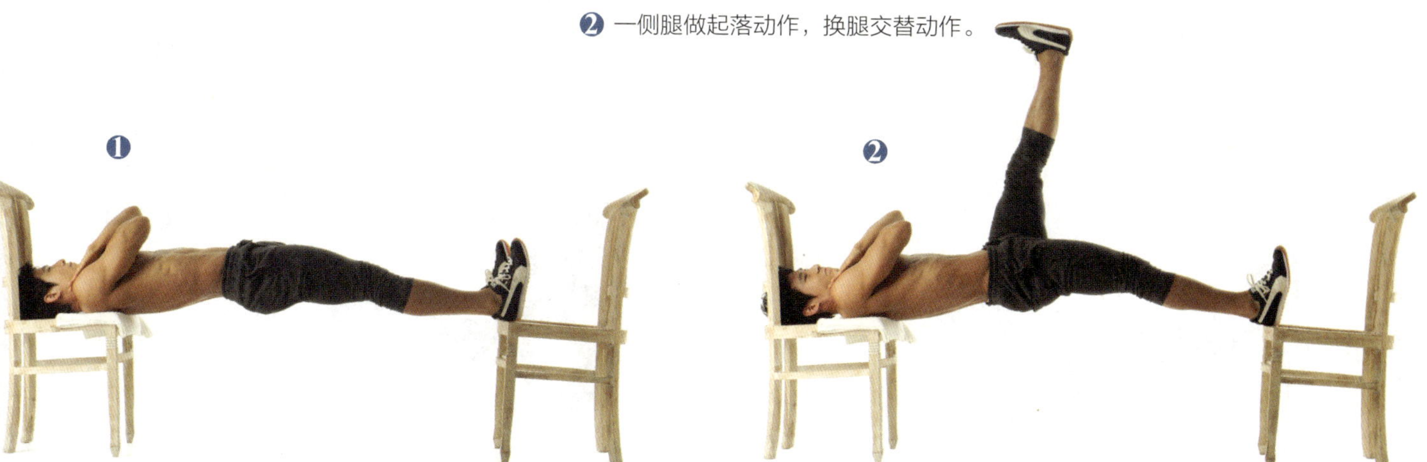

3～4周
周一·周三·周五

扶椅抬腿展臂运动

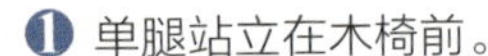

难度系数：★★★★★

左右各 10 ～ 15 次 ×2 套，每套动作完成后休息 30 ～ 60 秒，自然呼吸

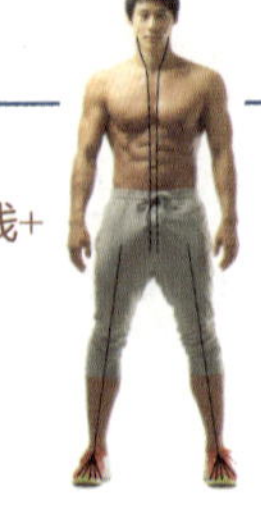

❶ 单腿站立在木椅前。

❷ 双手扶住木椅，站立腿向后伸直，脚尖着地，身体呈直线。

❸ 双臂弯曲，胸部靠近椅面。

❹ 双臂伸展，站立腿向前跳跃起身。

❺ 恢复到准备姿势，反复进行，后换腿重复动作。

遵守以下规范！

★ 站立腿向后伸直，注意脚尖与椅子的距离。

★ 运动中保持悬空腿不触及地面。

❶
运动中腰部始终保持挺直。
❷
脚踝呈 90 度弯曲。
❺
❸
❹

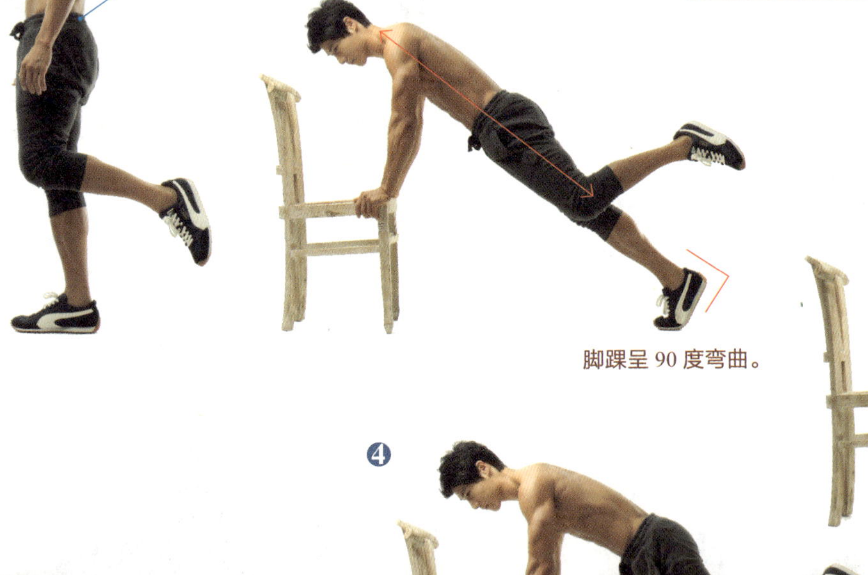

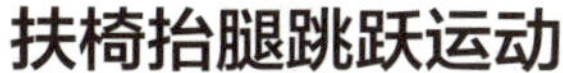

扶椅抬腿跳跃运动

难度系数：★★★★★

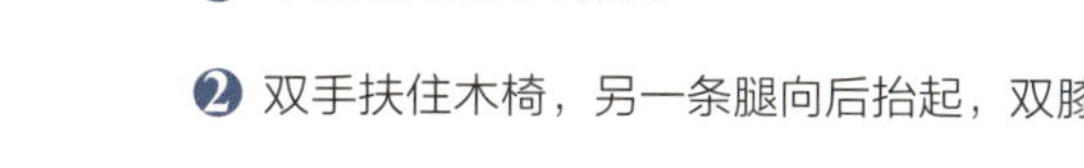

❶ 单腿站立在木椅前。

❷ 双手扶住木椅，另一条腿向后抬起，双膝弯曲。

❸ 站立腿向后跳跃，伸直后保持身体呈直线。

❹ 触地腿向前跳跃，落地时保持身体有被拉伸感。

❺ 利用站立腿直立，双臂举起，向上跃起。

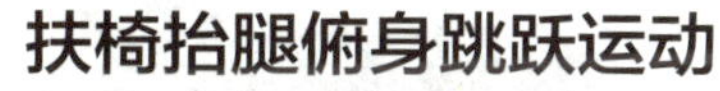

扶椅抬腿俯身跳跃运动

难度系数：★★★★★

❶ 将木椅放置身后，一条腿置于其上。

❷ 双手撑地，俯身至身体呈直线。

❸ 另一条腿向上抬起。

❹ 抬起的腿重新回到触地位置。

❺ 高举双臂，单腿跳跃。

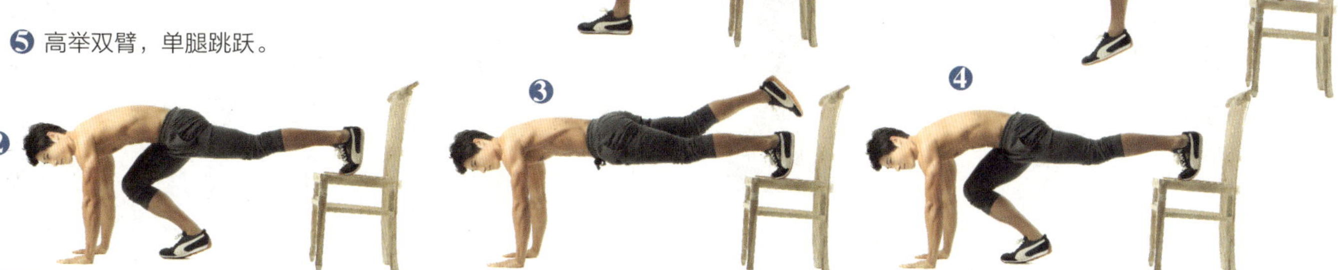

3～4周
周一·周三·周五

跳跃换腿运动

难度系数：★★★★★

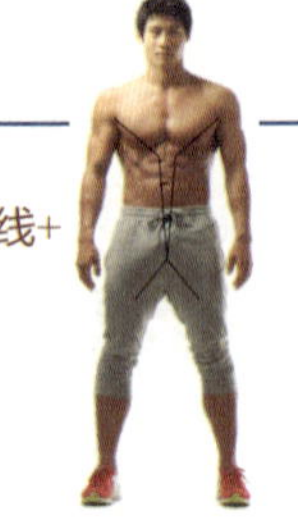

10～15次×3套，每套动作完成后休息30～60秒，自然呼吸

❶ 单腿蹬在木椅上，双臂一前一后与双腿前后位置相反，肘部呈90度弯曲。

❷ 蹬上木椅的同时，另一侧肘部齐胸抬起。

遵守以下规范！

★ 合着节拍，腿落地时立刻跳跃。

❶

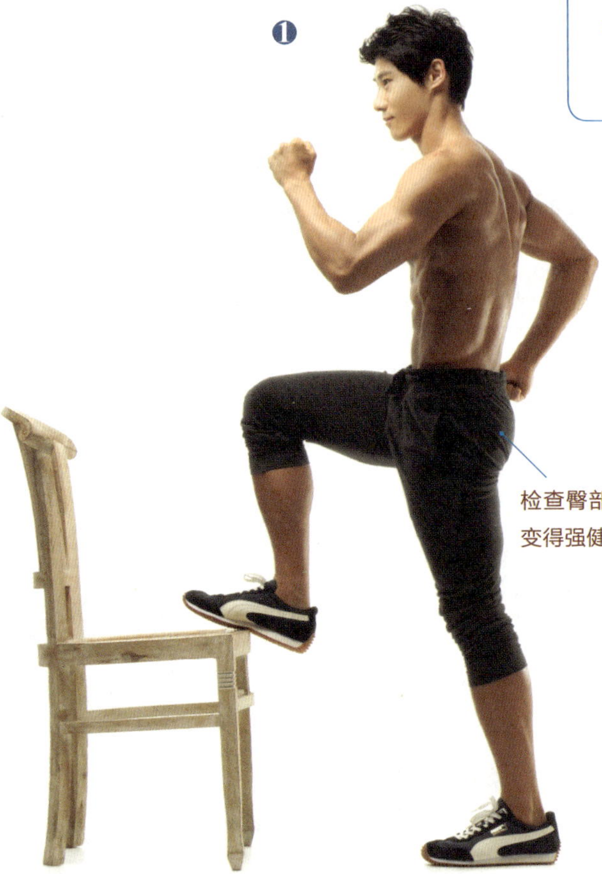

检查臀部是否变得强健。

❷

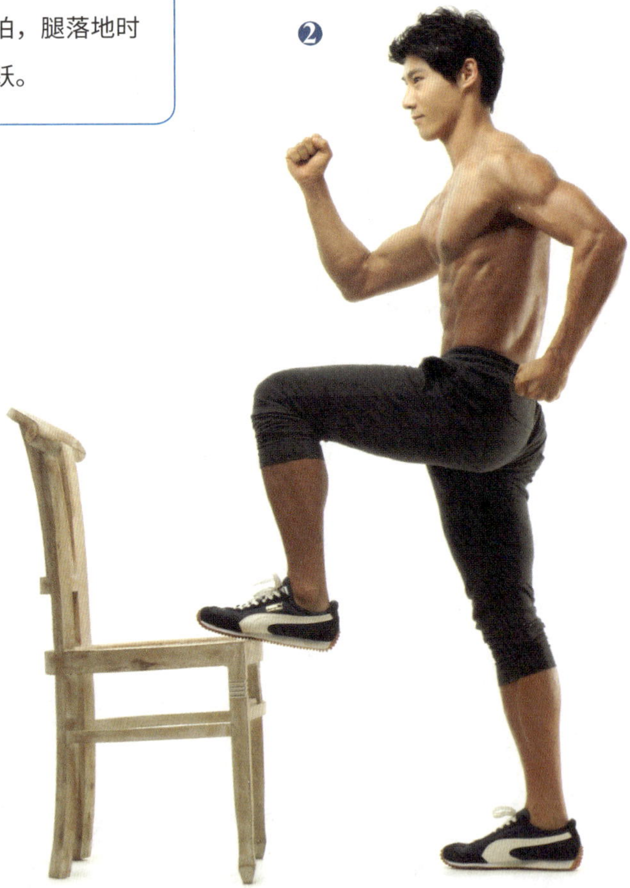

举臂跳跃换腿运动

难度系数：★★★☆☆

❶ 双臂向上伸展，单腿蹬在木椅上。

❷ 原地跳跃，双腿交换姿势，另只脚蹬上木椅。

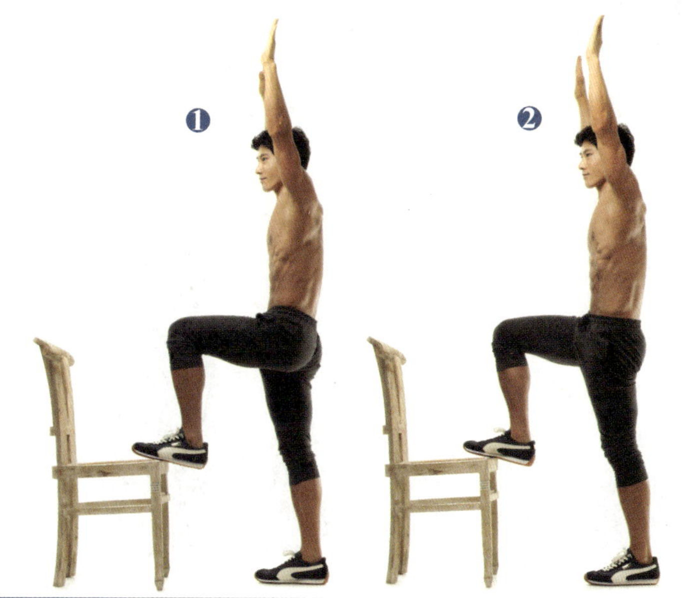

侧跳换腿运动

难度系数：★★★☆☆

❶ 立于木椅一侧，单腿搁置其上，双臂一前一后与双腿前后位置相反，肘部呈 90 度弯曲。

❷ 另一条腿从侧面跳跃，双腿交换姿势，换脚站立。

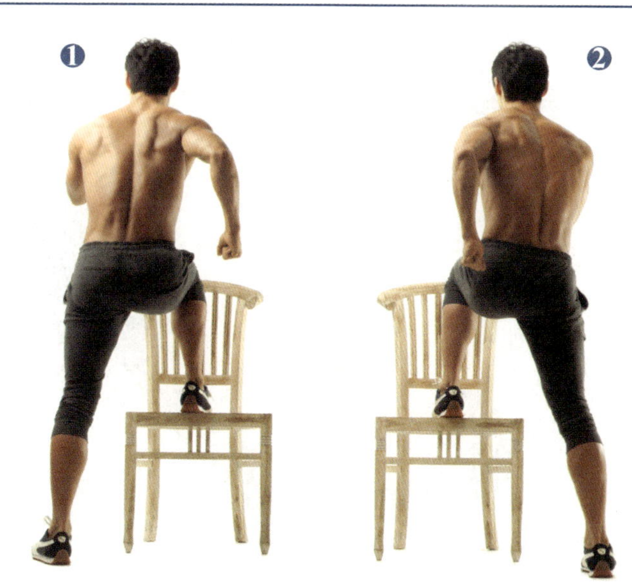

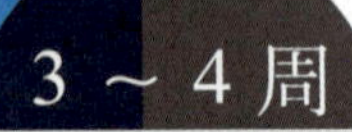

周一·周三·周五

屈膝抬臀运动

难度系数：★★★★★

10 ~ 15 次 ×3 套，每套动作完成后休息 30 ~ 60 秒，起身时呼气

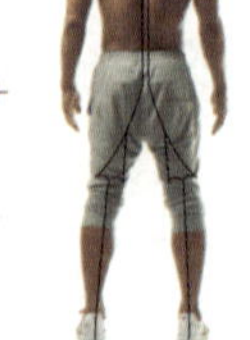

❶ 身体仰卧，双腿抬起，脚后跟置于木椅上。

❷ 保持腰部挺直，臀部抬起。

竖起脚尖！

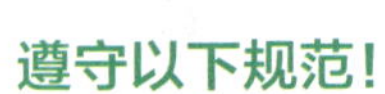

★ 双膝不要伸展，保持略微弯曲。

肩膀以下的后背与腰部全部抬起。

展膝抬臀运动

难度系数：★★☆☆☆

❶ 身体仰卧，双腿置于木椅上，双臂向两侧伸展。

❷ 臀部抬起，保持上肢呈直线。

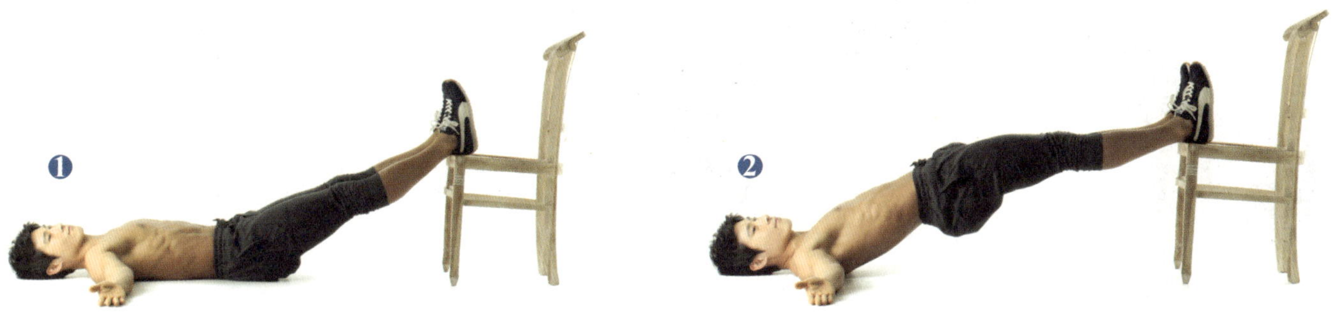

单腿抬臀运动

难度系数：★★★☆☆

❶ 身体仰卧，一条腿置于木椅上，膝盖呈 90 度弯曲。另一条腿膝盖展开，向上抬起，双臂向两侧伸展。

❷ 臀部抬起，保持上肢呈直线。

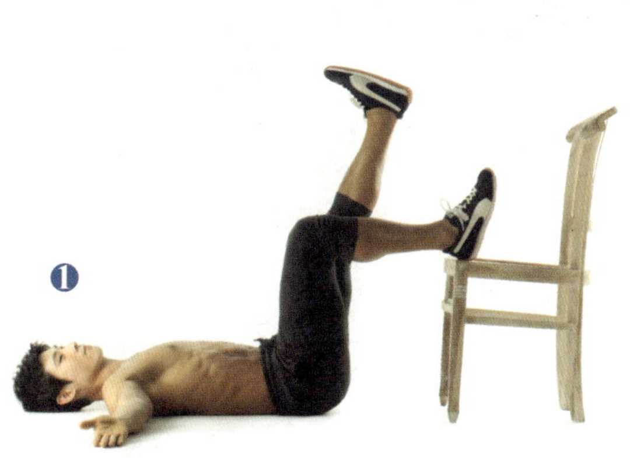

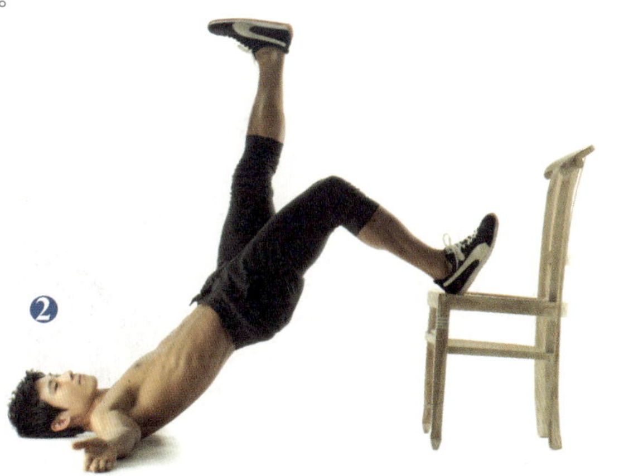

3 ~ 4 周
周一 · 周三 · 周五

撑地抬臀展臂运动

难度系数：★★★★★

10 ~ 15 次 ×3 套，每套动作完成后休息 30 ~ 60 秒，展臂时呼气

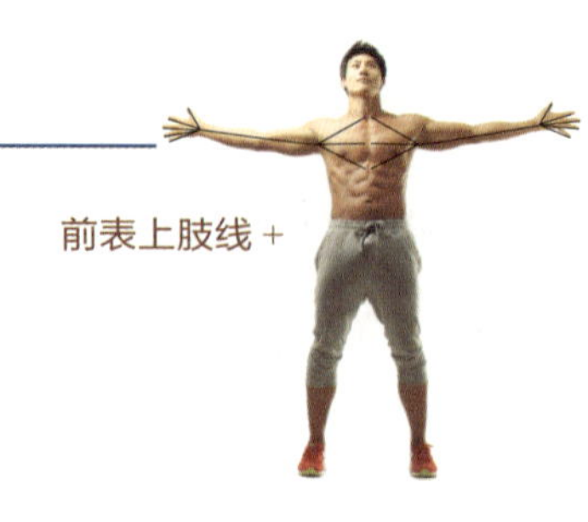

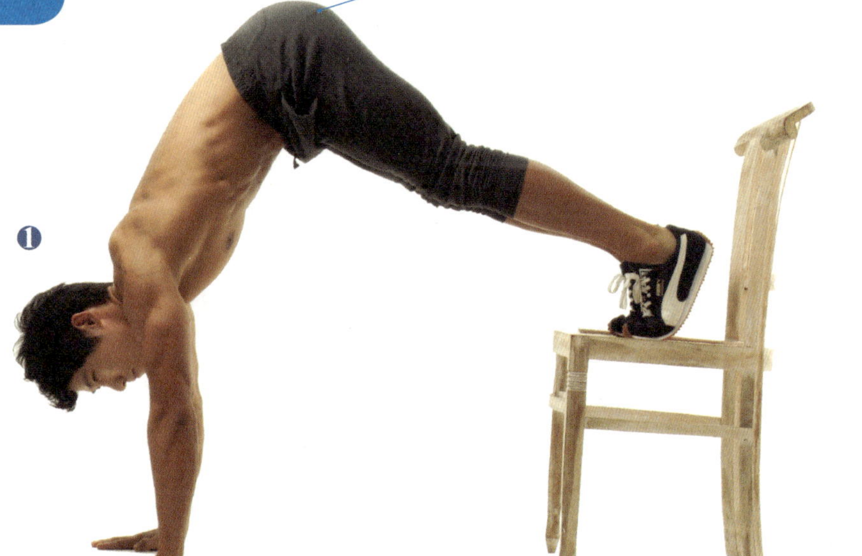

遵守以下规范！

★ 头不要碰到地面。

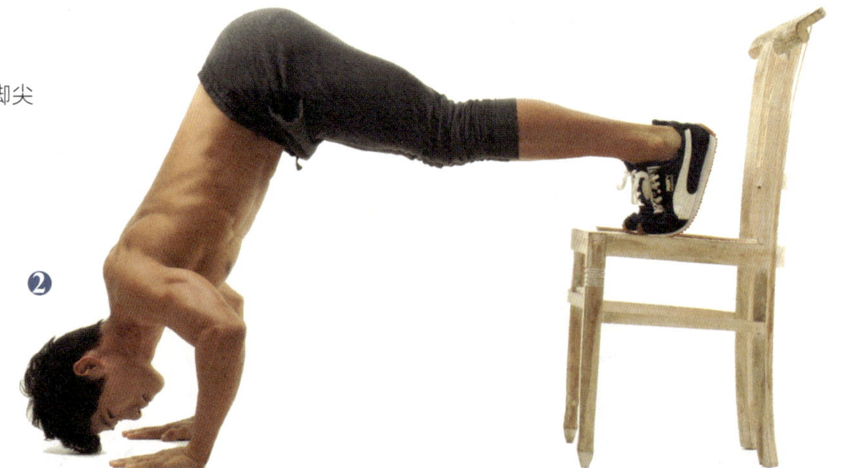

❶ 双臂叉开撑地，与肩同宽。双脚脚尖蹬在木椅上。

❷ 双臂弯曲，额头接近地面时展臂。

踏桌展臂运动

难度系数：★★★★☆

❶ 双臂叉开撑地，与肩同宽。双脚蹬在木桌上。

❷ 双臂弯曲，额头接近地面时展臂。

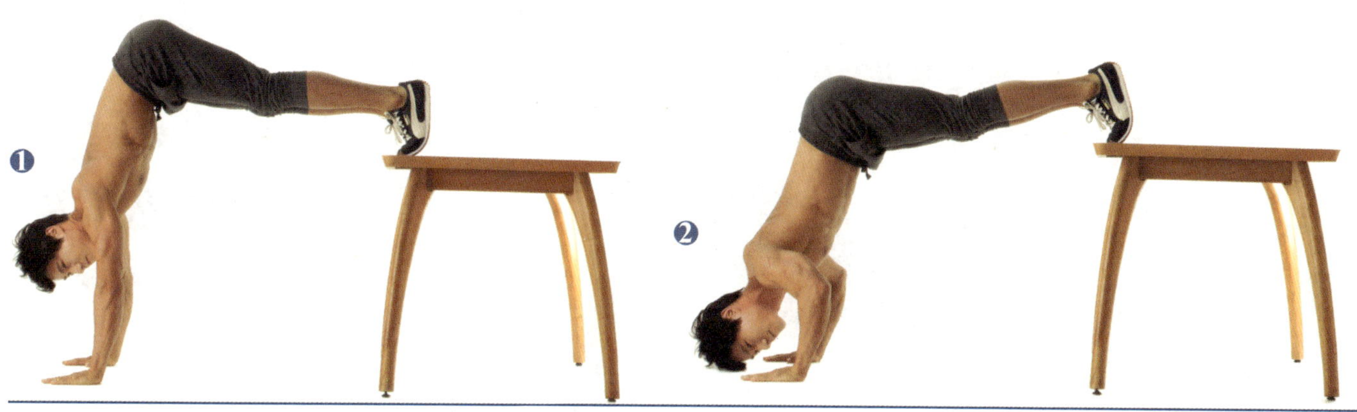

抬腿展臂运动

难度系数：★★★★☆

❶ 双臂叉开撑地，与肩同宽。一只脚蹬在木椅上，另一条腿抬起。

❷ 双臂弯曲，额头接近地面时展臂。

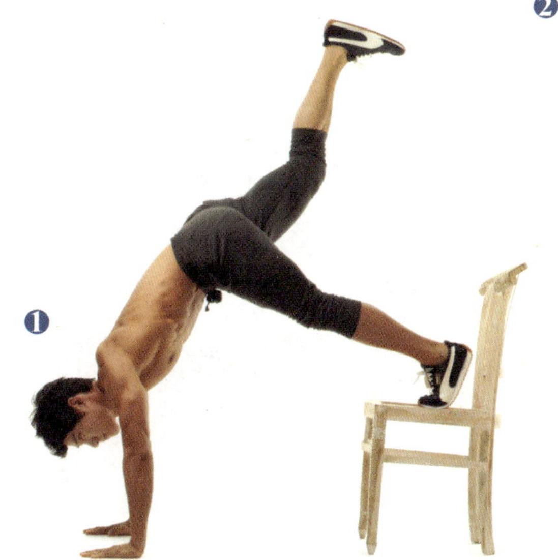

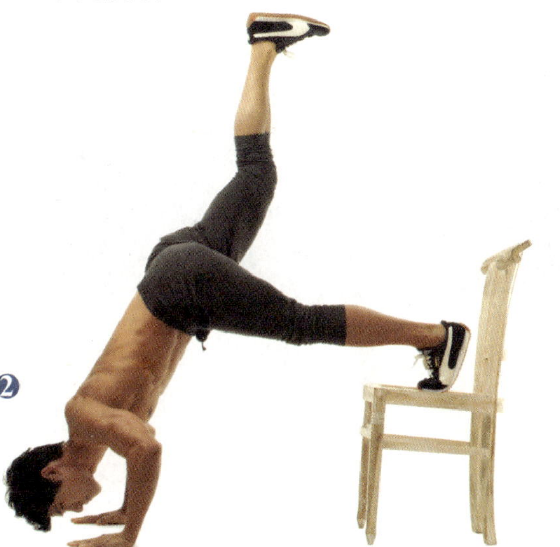

3 ~ 4 周

周一・周三・周五

木桌引体向上运动

难度系数：★★★★★

10 ~ 15 次 ×3 套，每套动作完成后休息 30 ~ 60 秒，引体向上时呼气

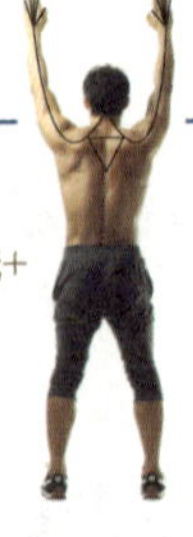

后表上肢线+

木桌上放置重物，防止其在运动过程中翻倒。

❶

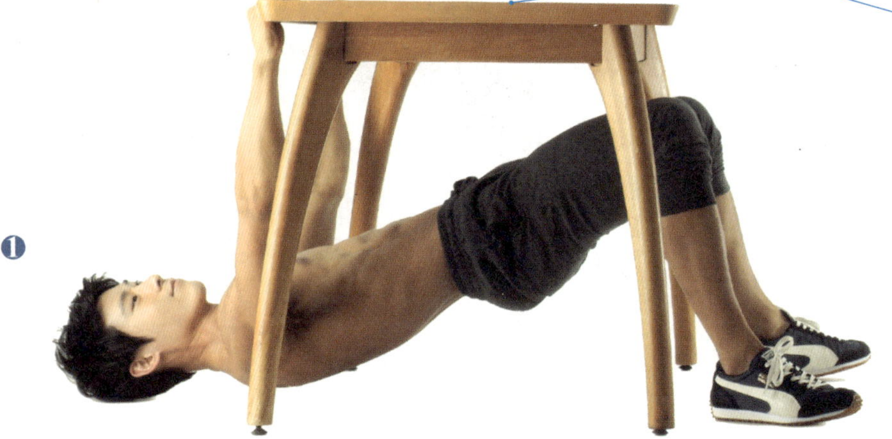

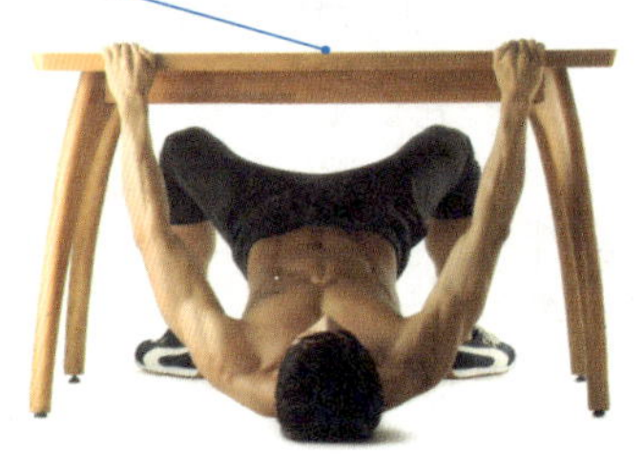

遵守以下规范！

★ 保持肩膀紧绷。

★ 为了防止木桌翻倒，不要用简易木桌。

❷

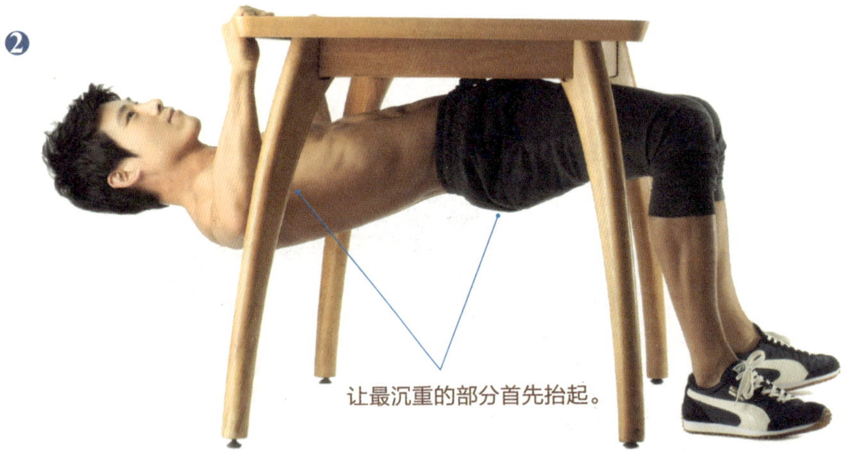

让最沉重的部分首先抬起。

❶ 仰卧于木桌下，双臂大于肩宽叉开，双手抓住木桌边缘。臀部抬起，双膝呈 90 度弯曲，脚掌触地。

❷ 紧抓木桌，做引体向上运动。

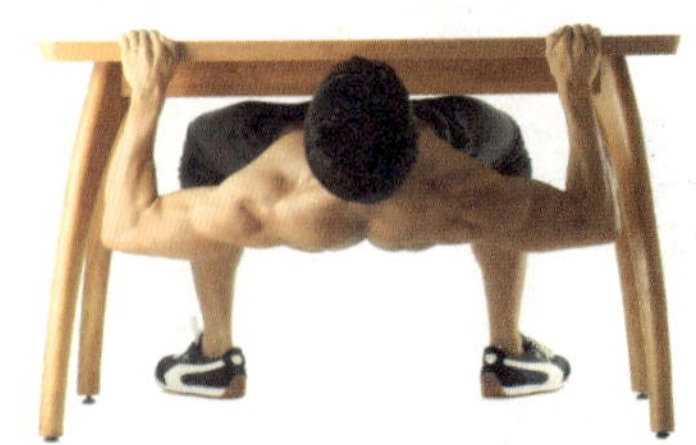

展膝引体向上运动

难度系数：★★★★☆

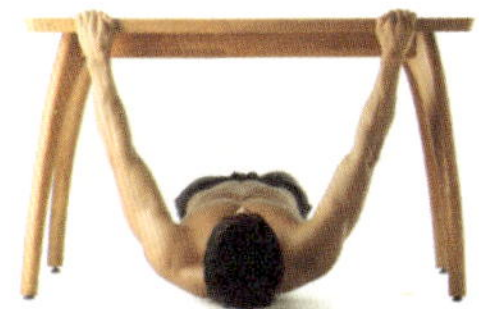

❶ 仰卧于木桌下，双臂大于肩宽叉开，双手抓住木桌边缘。双膝伸展并拢，身体呈直线。

❷ 紧抓木桌，做引体向上运动。

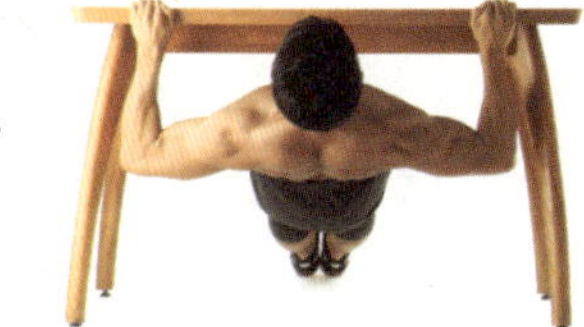

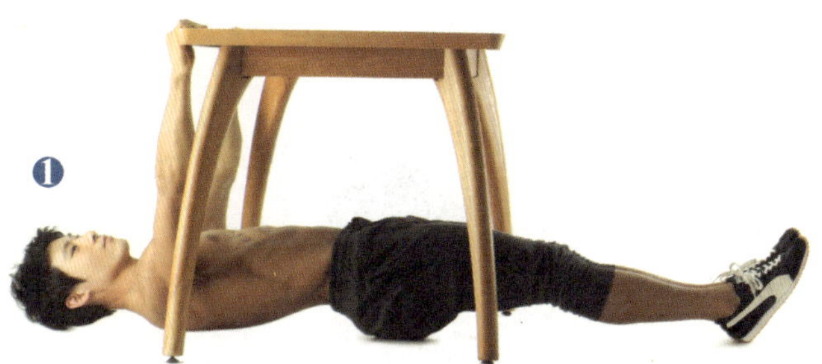

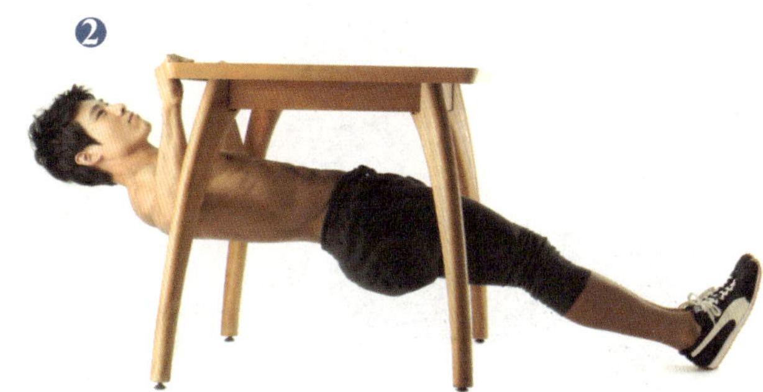

抬腿展臂运动

难度系数：★★★★☆

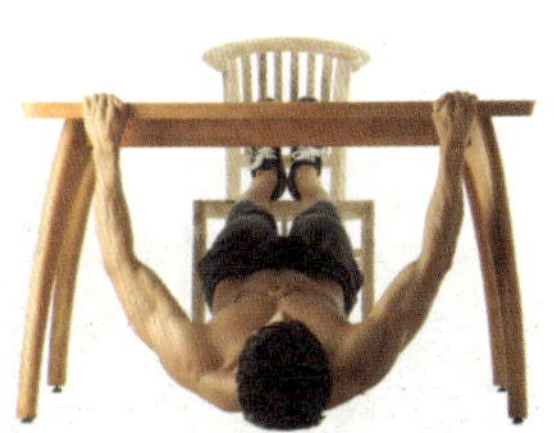

❶ 仰卧于木桌下，双臂大于肩宽叉开，双手抓住木桌边缘。双膝伸展并拢，双脚跟置于木椅上，身体呈直线。

❷ 紧抓木桌，做引体向上运动。

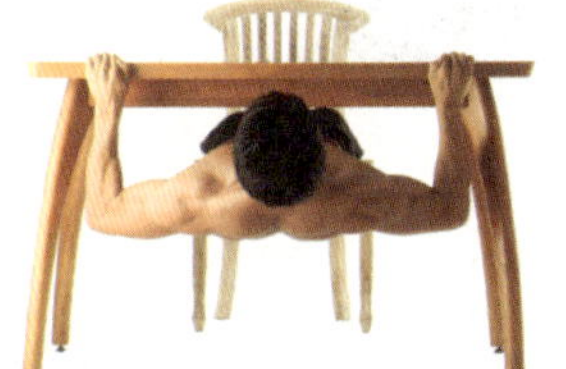

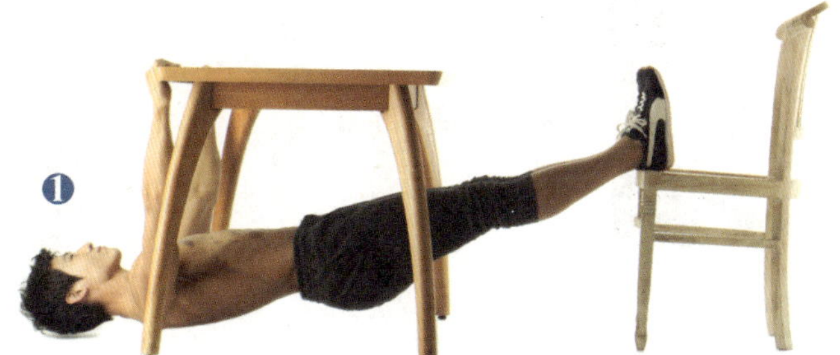

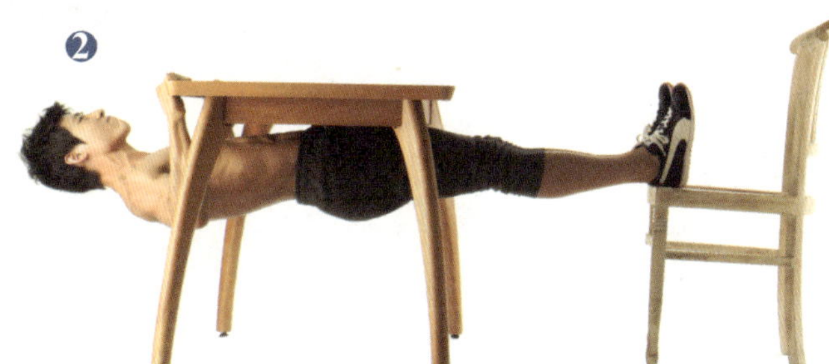

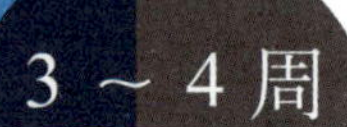

3 ～ 4 周

周二 · 周四 · 周六

相对抬腿举臂运动

难度系数：★★★★★

左右共 10 ～ 15 次 ×3 套，每套动作完成后休息 30 ～ 60 秒，自然呼吸

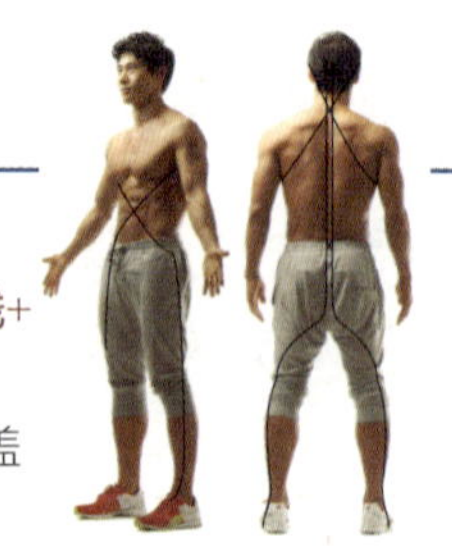

❶ 双手在背后抓住木椅，双膝呈 90 度弯曲，臀部和膝盖保持水平。

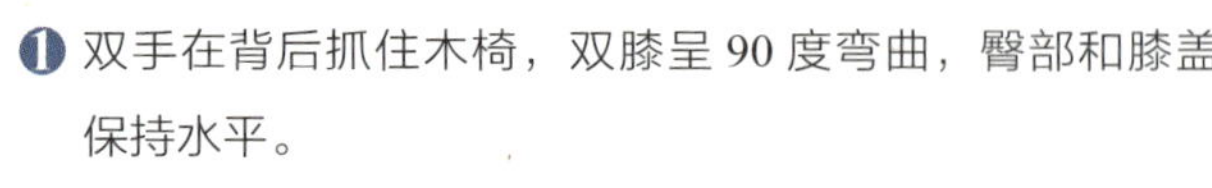

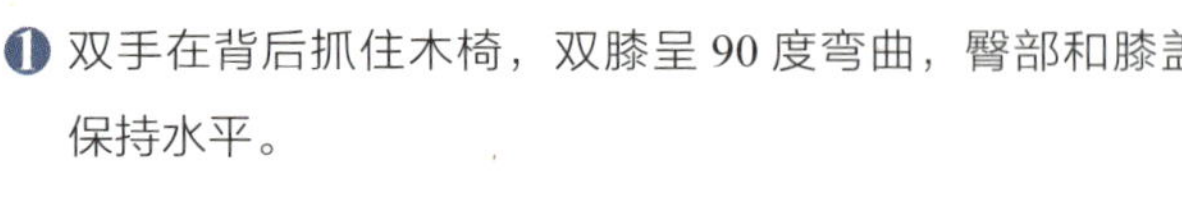

❷ 对角线方向的手臂和腿同时抬起，反方向做同样动作。

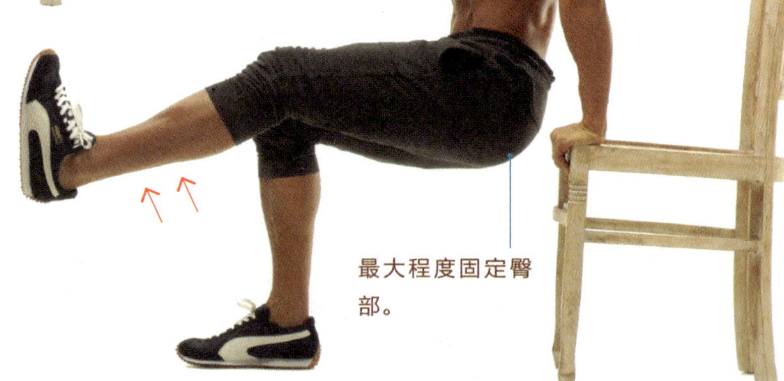

遵守以下规范！

★ 肩膀不要抖动。

★ 身体保持左右平衡，使之不会在运动中偏转。

相对抬腿举臂耸肩运动

难度系数：★★★★★

❶ 双手在背后抓住木椅，一条腿膝盖呈 90 度弯曲，另一条腿与对角线方向手臂同时抬起。

❷ 身体上下运动。

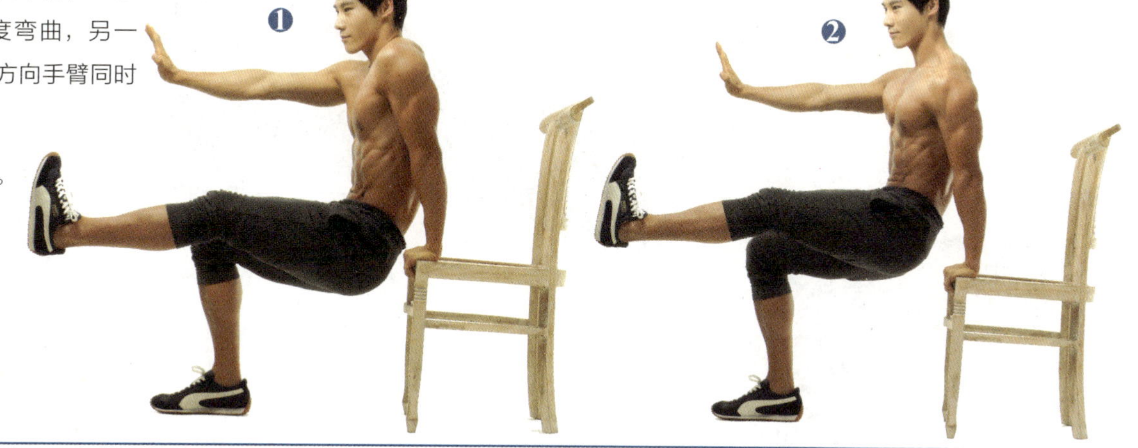

相对抬腿举臂写字运动

难度系数：★★★★★

❶ 双手在背后抓住木椅，一条腿膝盖呈 90 度弯曲，另一条腿与对角线方向手臂同时抬起。手脚并用，同时悬空书写自己的名字。

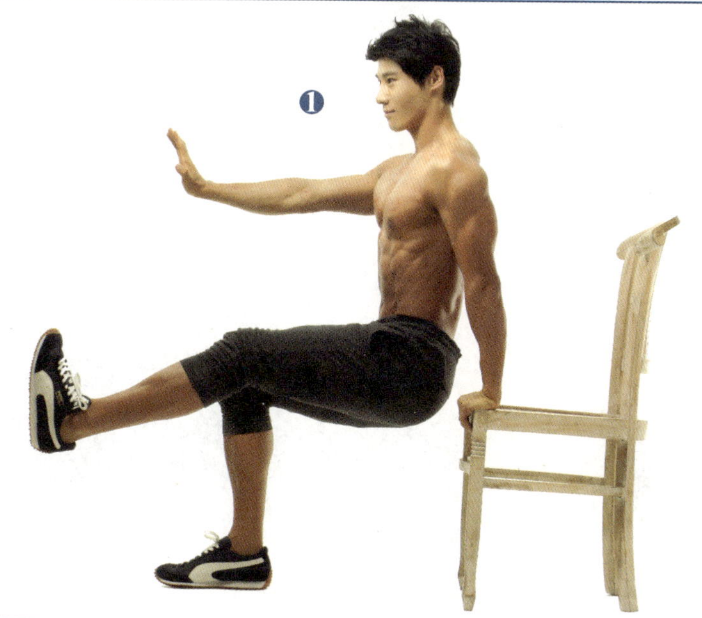

撑地抬腿展膝运动

难度系数：★★★★★

左右共 10～15 次 ×3 套，每套动作完成后休息 30～60 秒，展膝时呼气

前表线+

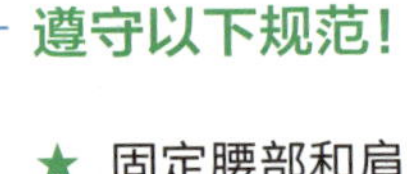

遵守以下规范！

★ 固定腰部和肩部。

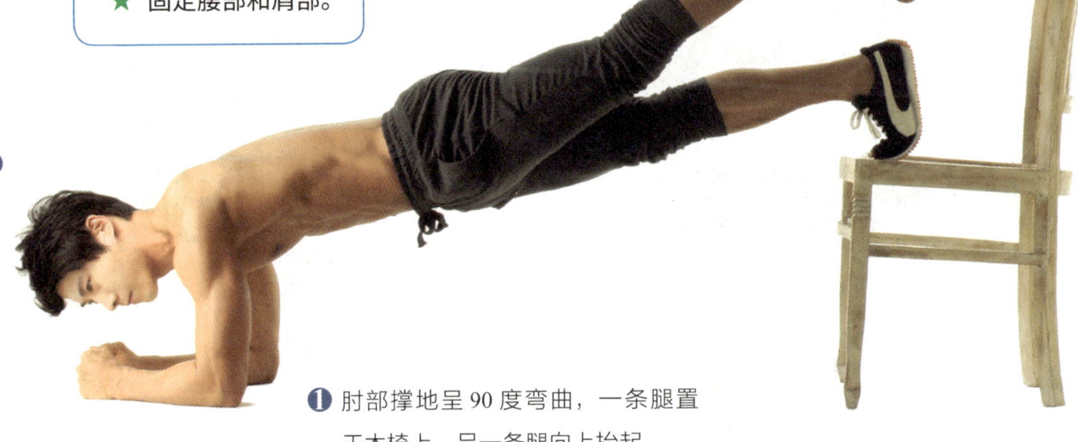

❶ 肘部撑地呈 90 度弯曲，一条腿置于木椅上，另一条腿向上抬起。

❷ 保持上肢呈直线，置于木椅上的腿做屈膝展膝动作。一套动作完成后，换腿做同样动作。

抬起腿不要屈膝。

展臂撑地屈膝运动

难度系数：★★★★☆

❶ 双臂叉开伸直，手掌撑地，与肩同宽，一条腿置于木椅上。

❷ 置于木椅上的腿做屈膝展膝动作。

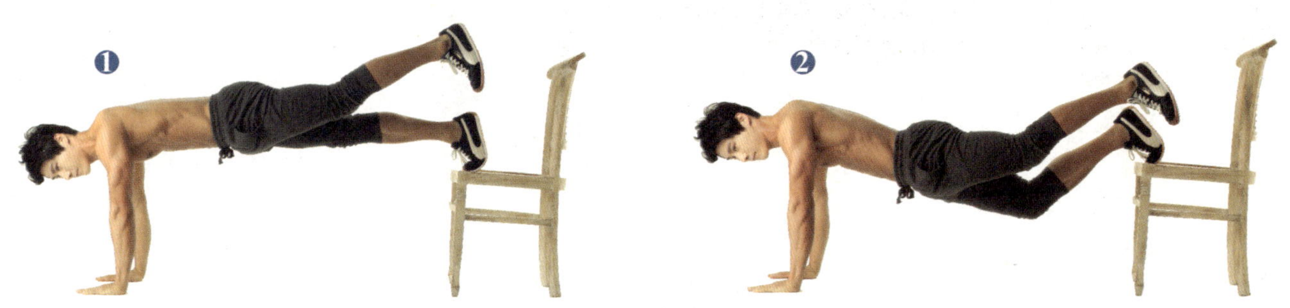

抬腿撑地屈膝运动

难度系数：★★★☆☆

❶ 一只手臂撑地，肘部呈 90 度弯曲。另一只手臂向前伸直，一条腿置于木椅上。

❷ 置于木椅上的腿做屈膝展膝动作。

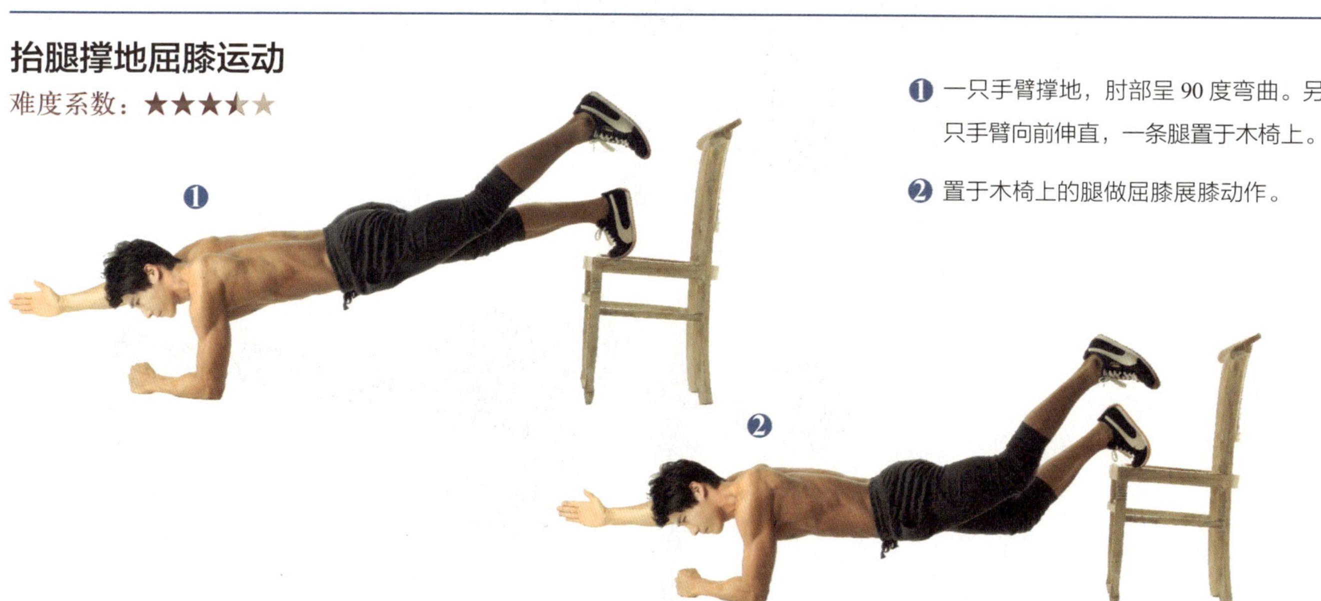

3 ~ 4 周

周二·周四·周六

换膝前屈运动

难度系数：★★★★★

10 ~ 15 次 ×3 套，每套动作完成后休息 30 ~ 60 秒，膝盖前屈时呼气

前表线+

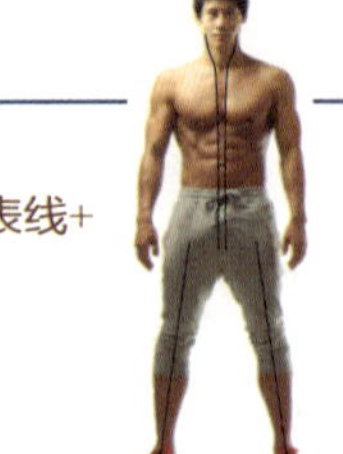

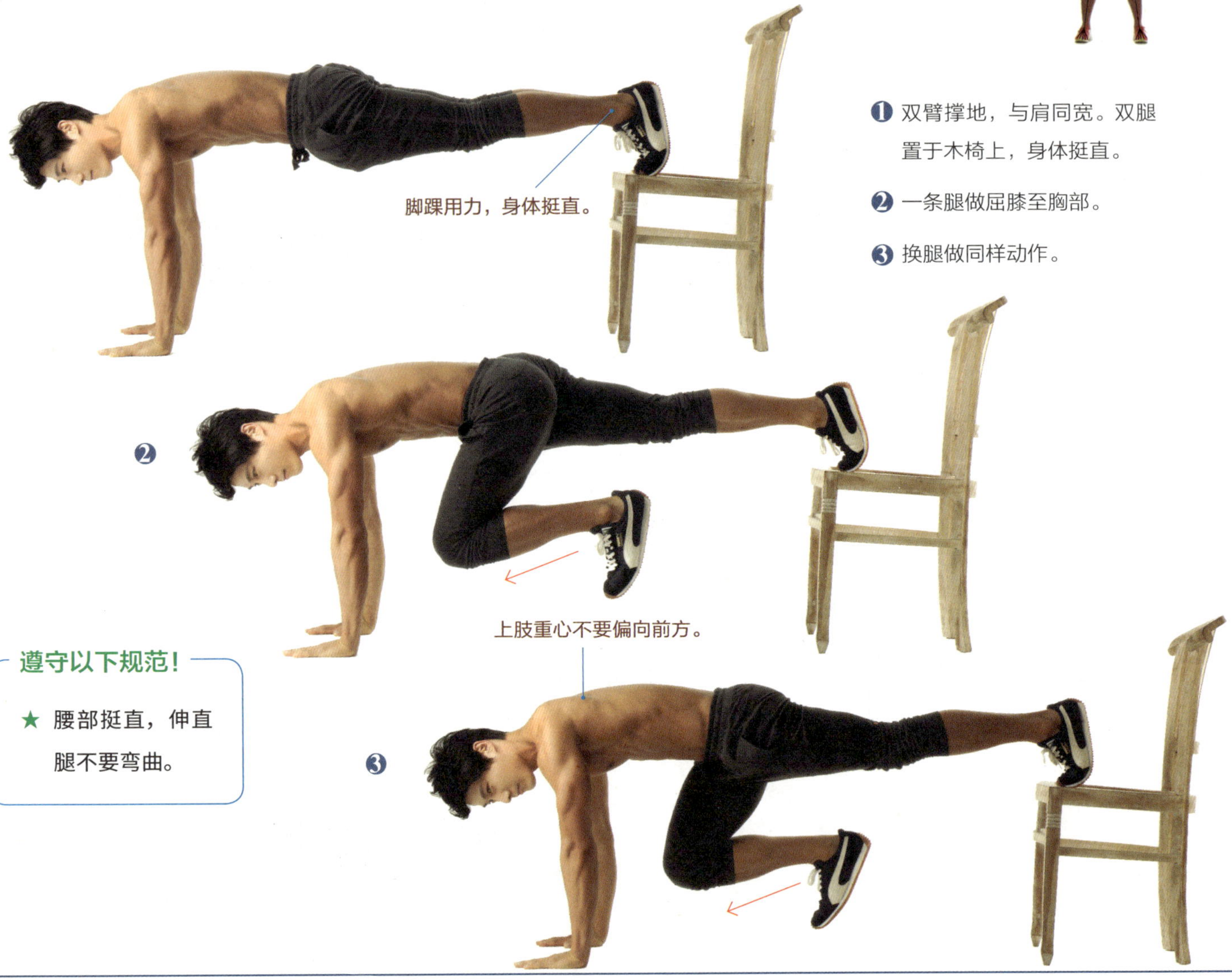

❶ 双臂撑地，与肩同宽。双腿置于木椅上，身体挺直。

❷ 一条腿做屈膝至胸部。

❸ 换腿做同样动作。

脚踝用力，身体挺直。

上肢重心不要偏向前方。

遵守以下规范！

★ 腰部挺直，伸直腿不要弯曲。

展臂撑地屈膝运动

难度系数：★★☆☆☆

❶ 双臂撑地，与肩同宽。双腿置于木椅上，身体挺直。

❷ 一条腿抬起至身体外侧，做屈膝动作。

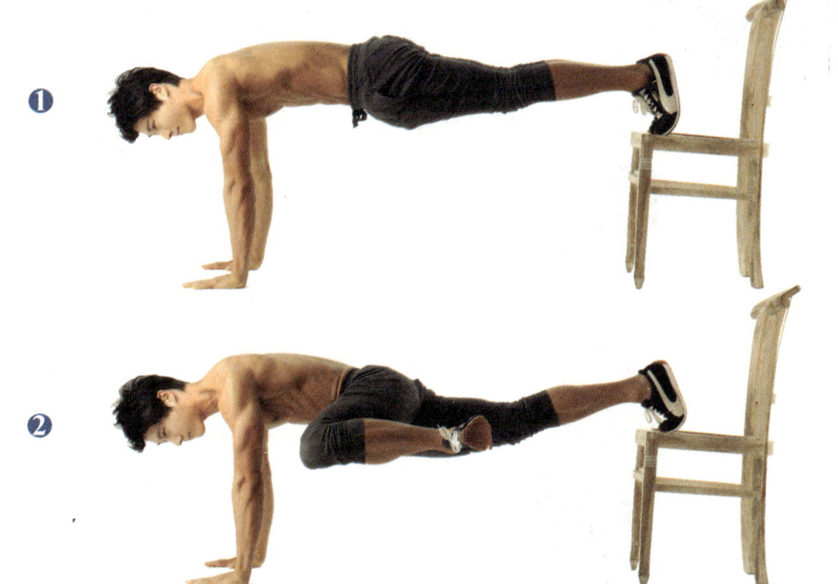

换膝内侧屈膝运动

难度系数：★★☆☆☆

❶ 双臂撑地，与肩同宽。双腿置于木椅上，身体挺直。

❷ 一条腿抬至身体内侧，做屈膝动作。

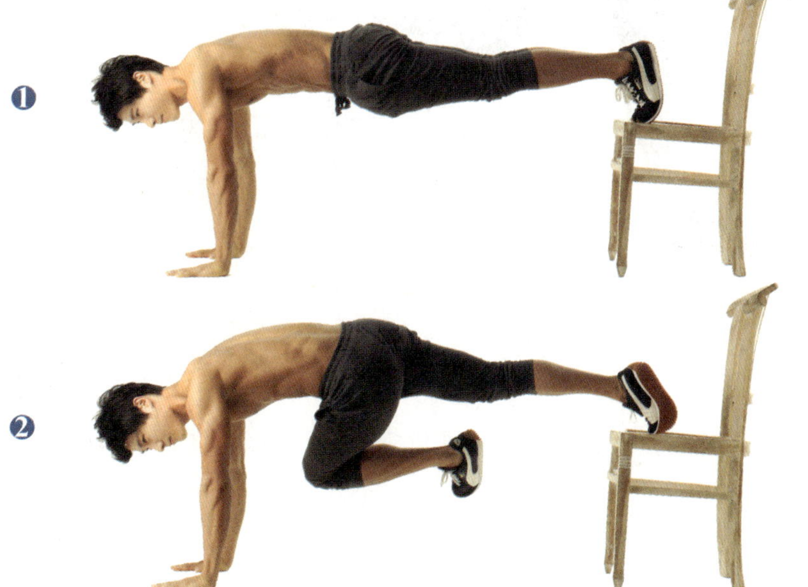

3～4周
周一·周三·周五

木椅起蹲运动

难度系数：★★★★★

左右各 10 ～ 15 次 ×2 套，每套动作完成后休息 30 ～ 60 秒，起身时呼气

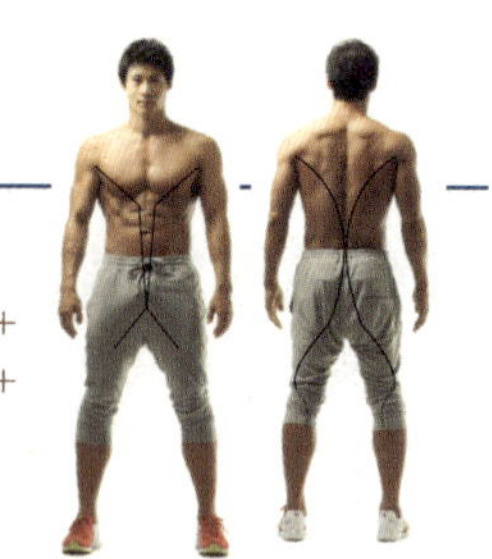

前机能线+
后机能线+

❶ 双手叉腰，一条腿置于身后木椅上。

❷ 身体下蹲，置于木椅上的腿膝部在接触地面前起身。一套动作完成后，换腿做同样动作。

❶

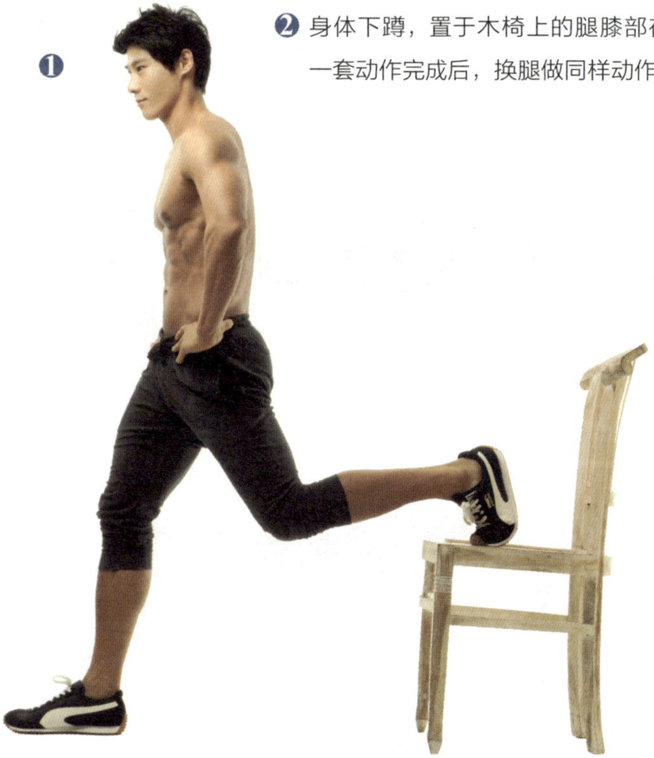

遵守以下规范！

★ 身体下蹲时，重心在两条腿上。

❷

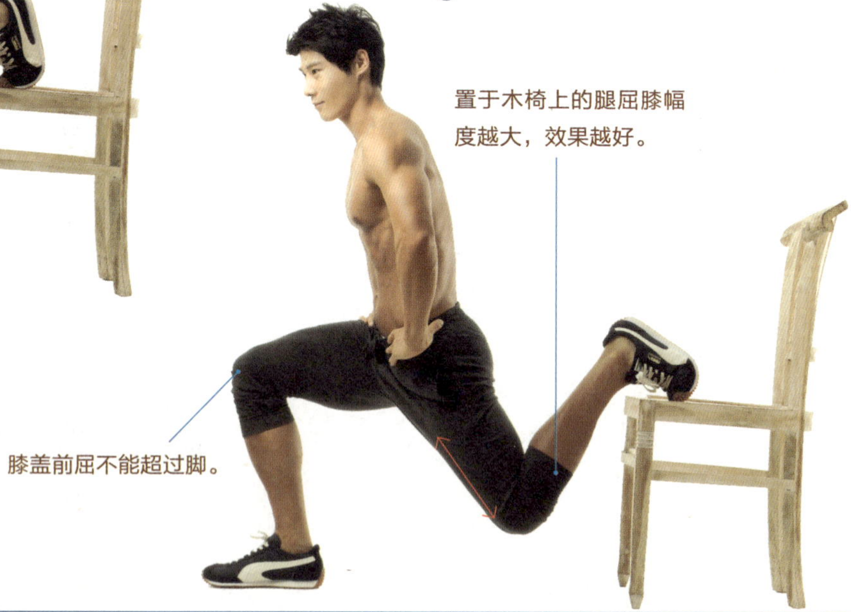

置于木椅上的腿屈膝幅度越大，效果越好。

膝盖前屈不能超过脚。

举臂起蹲运动

难度系数：★★★☆☆

❶ 双臂高举，一条腿置于身后木椅上。

❷ 身体下蹲，置于木椅上的腿膝部在接触地面前起身。一套动作完成后，换腿做同样动作。

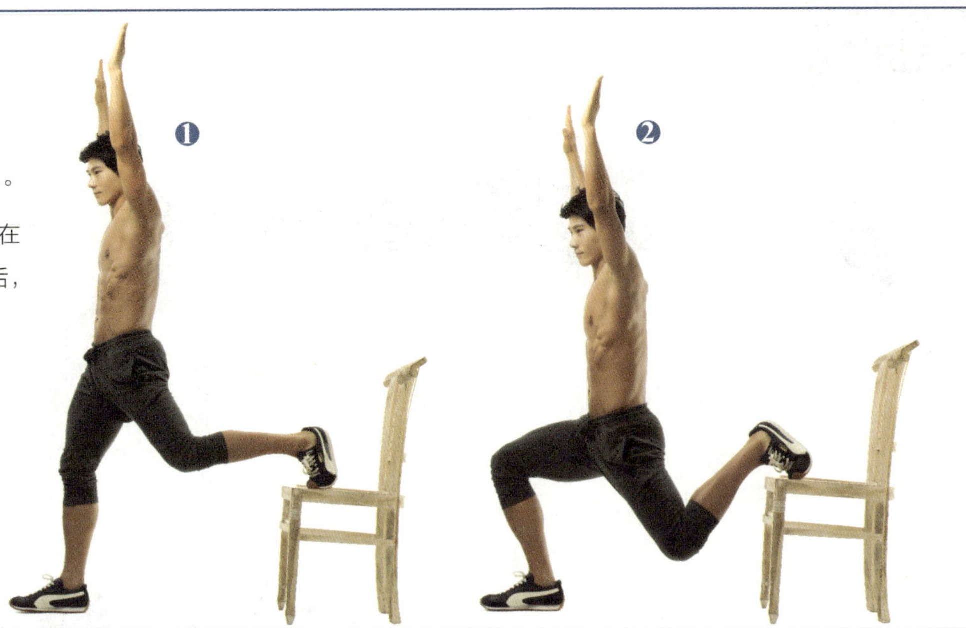

侧腿起蹲运动

难度系数：★★★★☆

❶ 双手叉腰，立于木椅一侧，一条腿的脚后跟置于木椅上。

❷ 站立腿做屈膝展膝动作。

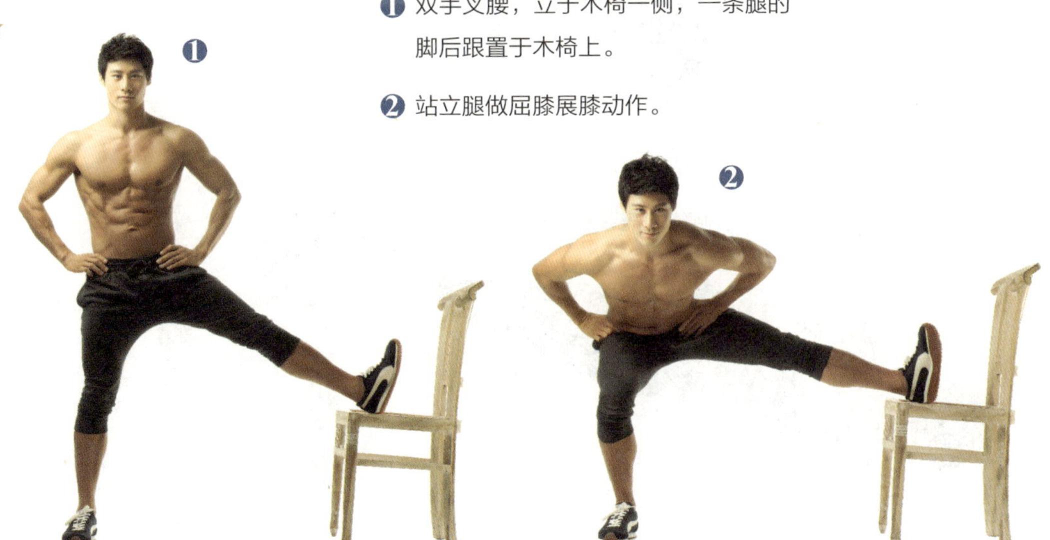

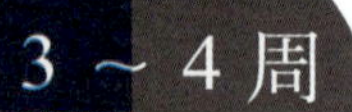

周二・周四・周六

边侧屈膝俯卧撑运动

难度系数：★★★★★

10 ～ 15 次 ×3 套，每套动作完成后休息 30 ～ 60 秒，挺身时呼气

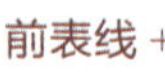

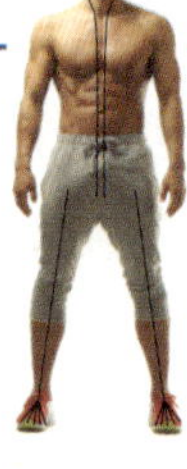

❶

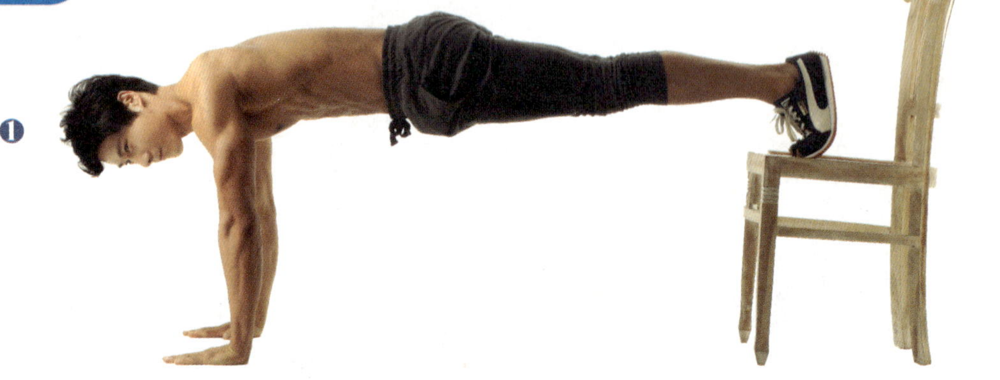

❷

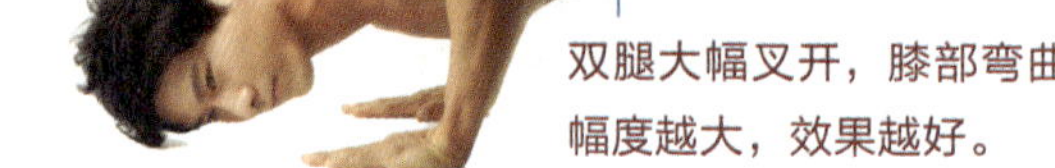

双腿大幅叉开，膝部弯曲幅度越大，效果越好。

❶ 双臂撑地，与肩同宽。双脚置于木椅上，身体挺直。

❷❸ 双臂弯曲，胸部靠近地面，一条腿的膝盖弯曲撞击肘部。

❸

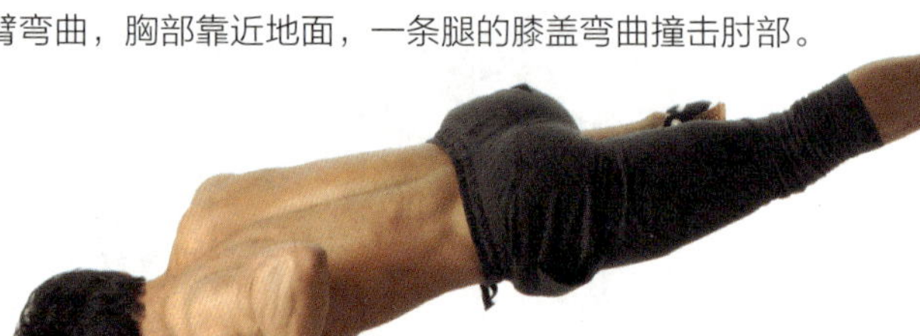

遵守以下规范！

★ 腰部挺直，置于木椅上的腿不要屈膝。

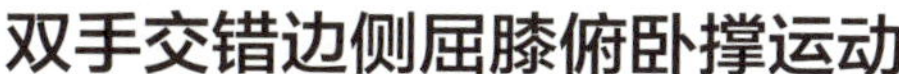

双手交错边侧屈膝俯卧撑运动

难度系数：★★★½☆

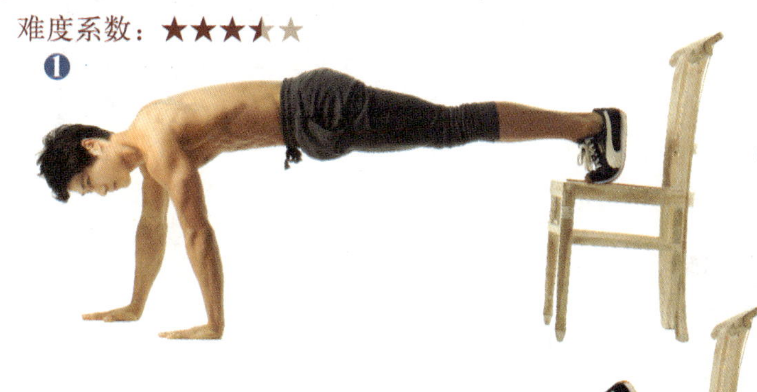

❶ 双臂撑地，与肩同宽，前后保持一定距离。双脚置于木椅上，身体挺直。

❷❸ 双臂弯曲，胸部靠近地面，一条腿的膝盖弯曲撞击肘部。

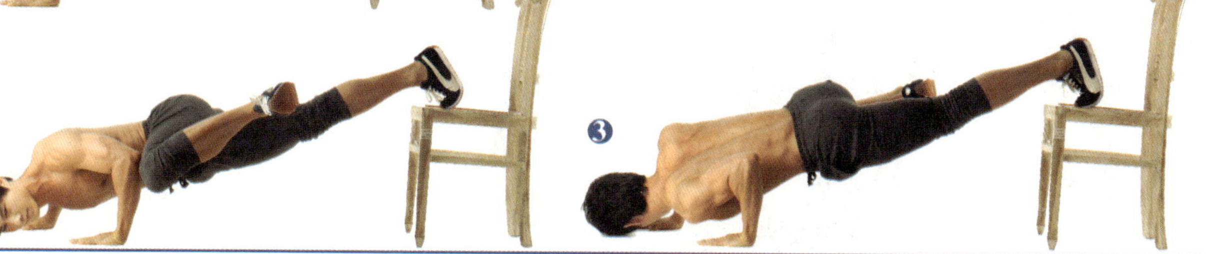

内侧屈膝俯卧撑运动

难度系数：★★★★☆

❶ 双臂撑地，与肩同宽。双脚置于木椅上，身体挺直。

❷❸ 双臂弯曲，胸部靠近地面，一条腿的膝盖向身体内侧弯曲。

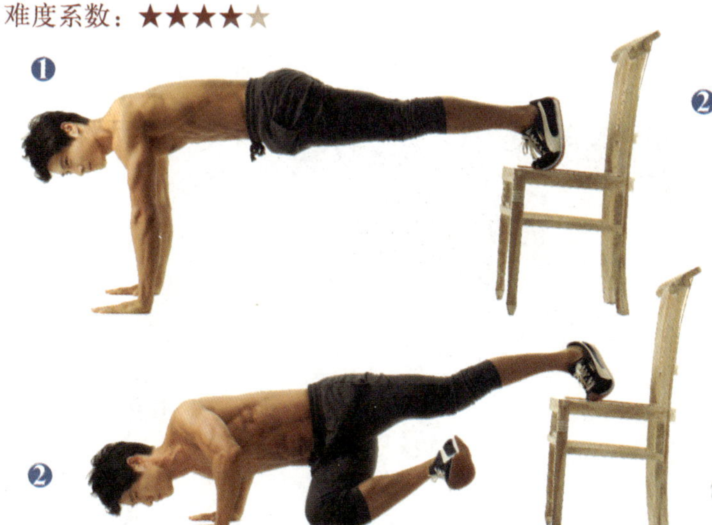

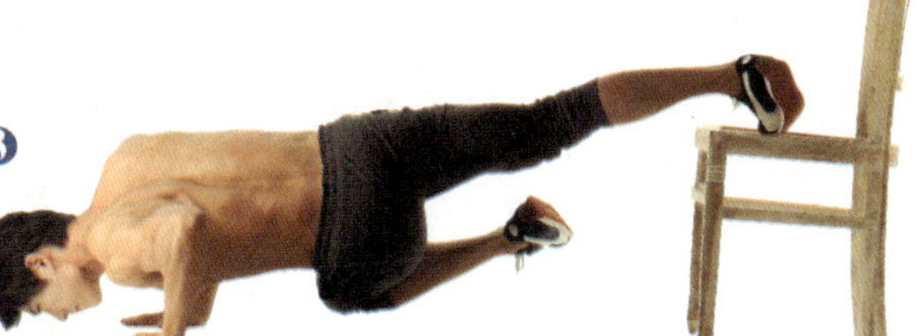

3 ～ 4 周

周二 · 周四 · 周六

屈膝引体向上运动

难度系数：★★★★★

左右各 10 ～ 15 次 ×3 套，每套动作完成后休息 30 ～ 60 秒，引体向上时呼气

后表上肢线+

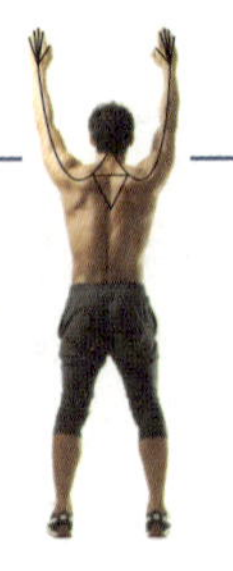

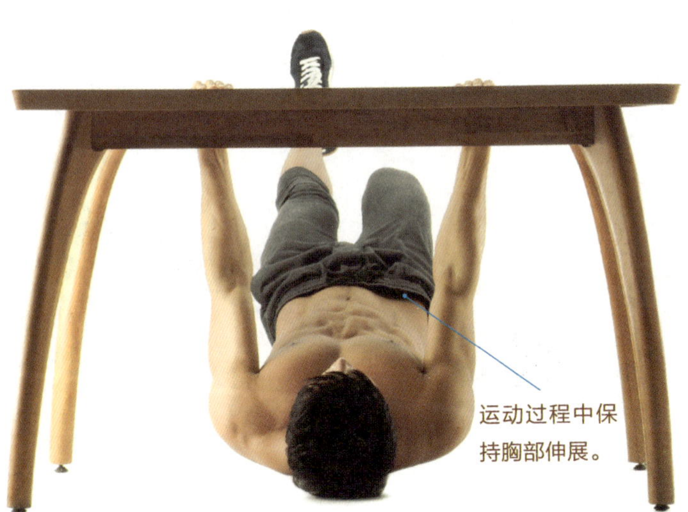

运动过程中保持胸部伸展。

❶

❶ 仰卧于木桌下，双手抓住木桌边缘，一条腿屈膝呈 90 度，另一条腿伸展向上抬起。

❷ 双肘弯曲，做引体向上动作。一套动作完成后，换腿做同样动作。

遵守以下规范！

★ 不要只是臀部和肩膀上拉，而是整个身体同时上拉。

★ 固定好木桌。

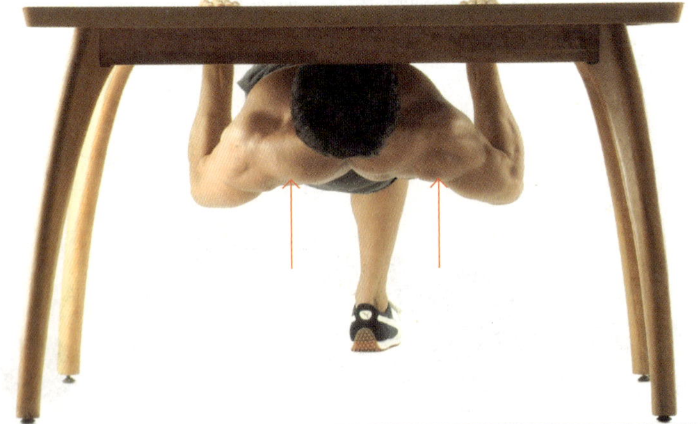

❷

展腿引体向上运动

难度系数：★★★☆☆

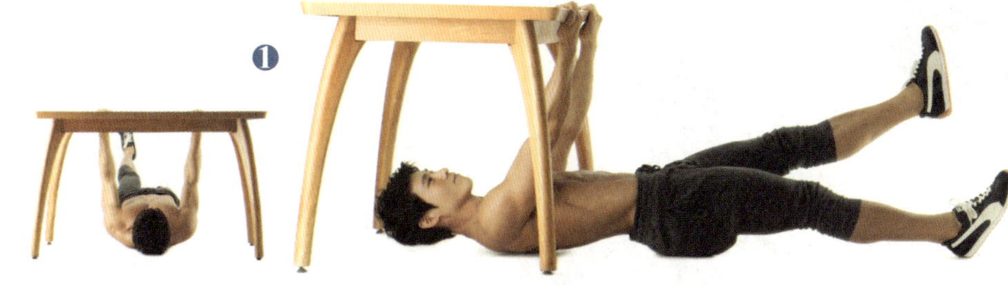

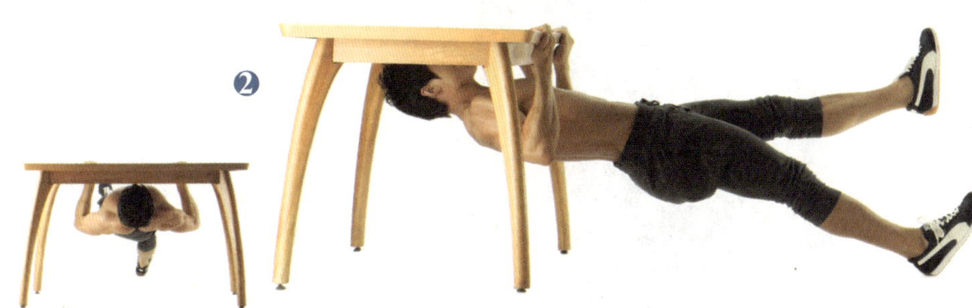

❶ 仰卧于木桌下，双手抓住木桌边缘，一条腿伸展向上抬起。

❷ 双肘弯曲，做引体向上动作。

木椅抬腿引体向上运动

难度系数：★★★★☆

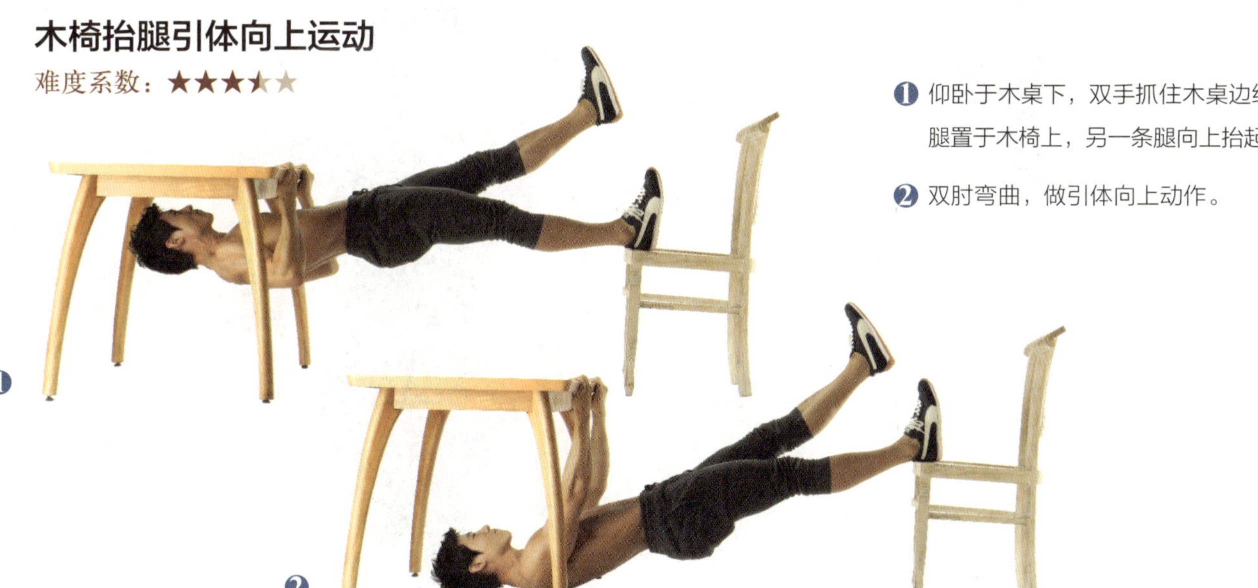

❶ 仰卧于木桌下，双手抓住木桌边缘，一条腿置于木椅上，另一条腿向上抬起。

❷ 双肘弯曲，做引体向上动作。

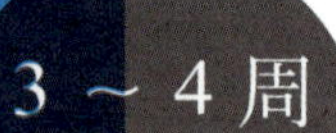

双腿交叉展臂运动

难度系数：★★★★★

10～15次×3套，每套动作完成后休息30～60秒，展臂时呼气

前表上肢线+

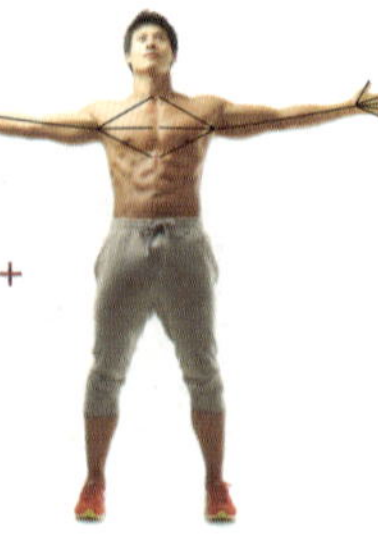

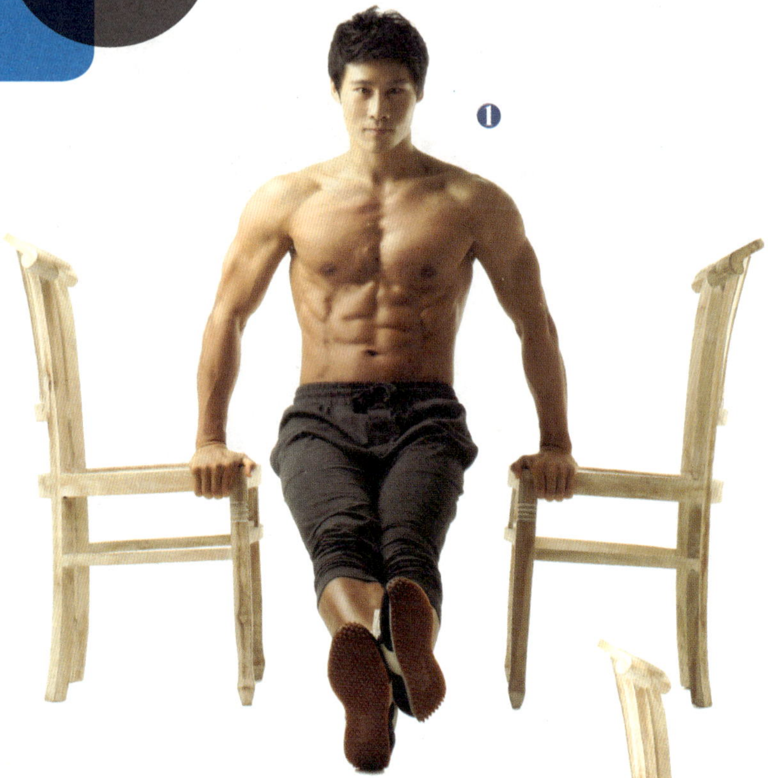

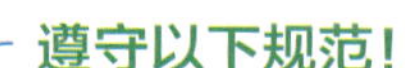

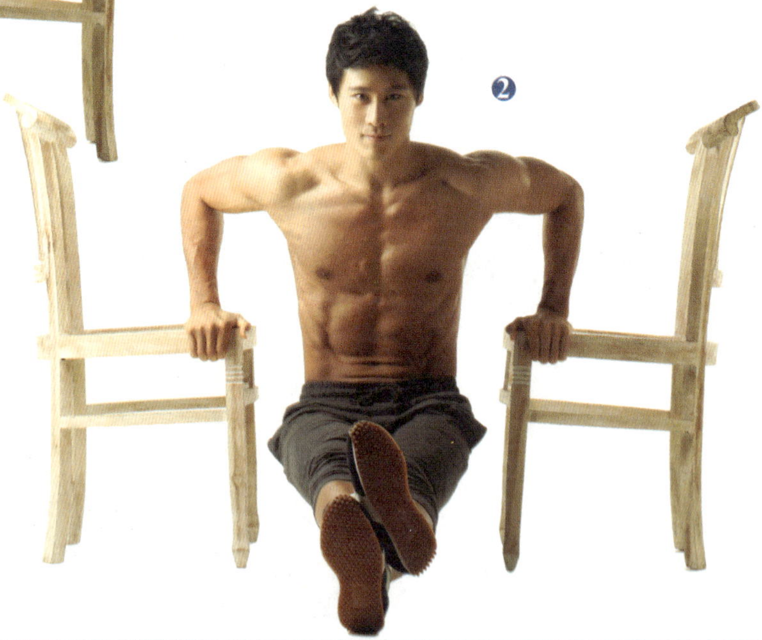

遵守以下规范！

★ 选用结实的木椅作为道具。

★ 考虑身体极限，不要勉强做此运动。

★ 为了保证不受伤，可以在地上铺上棉被。

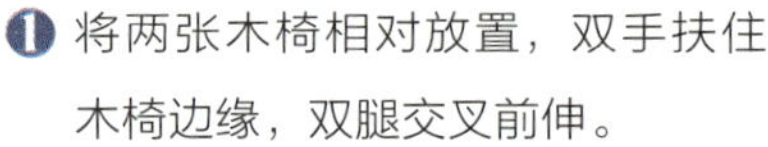

❶ 将两张木椅相对放置，双手扶住木椅边缘，双腿交叉前伸。

❷ 双肘弯曲，下肢接触地面前展臂。

撑椅展臂运动

难度系数：★★★☆☆

❶ 将两张木椅相对放置，双手扶住身后木椅边缘，双腿置于身前木椅上。

❷ 双肘弯曲，下肢接触地面前展臂。

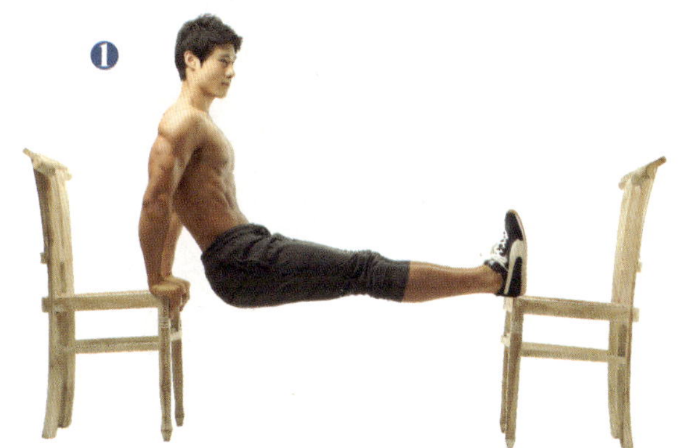

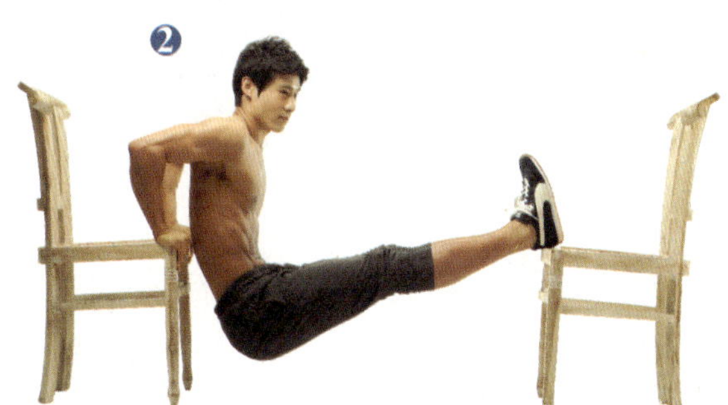

木椅双杠展臂运动

难度系数：★★★★☆

❶ 将两张木椅相反放置，双手抓住椅背边缘，双腿交叉悬空。

❷ 双肘弯曲，做身体升降运动。

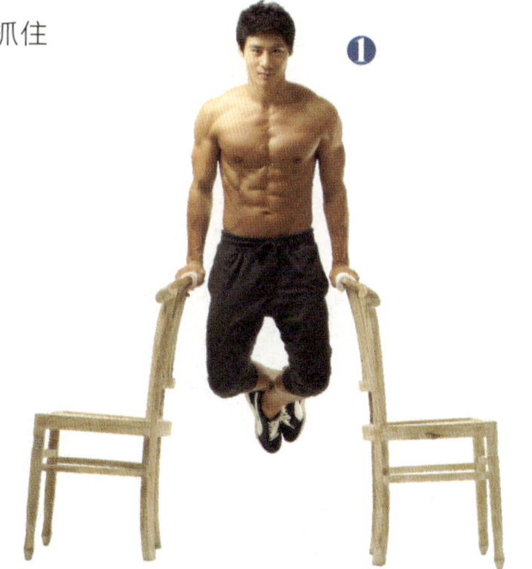

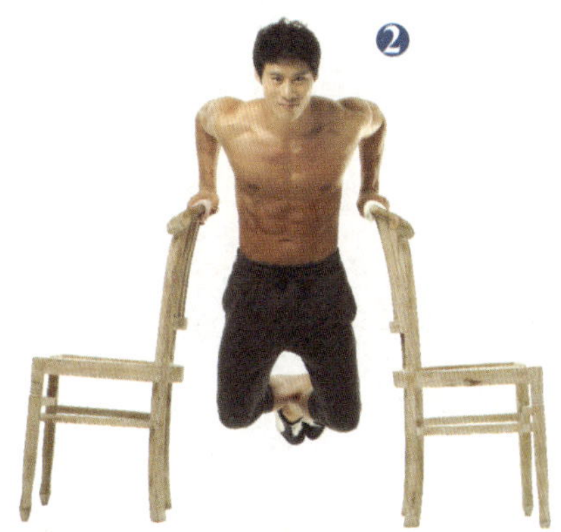

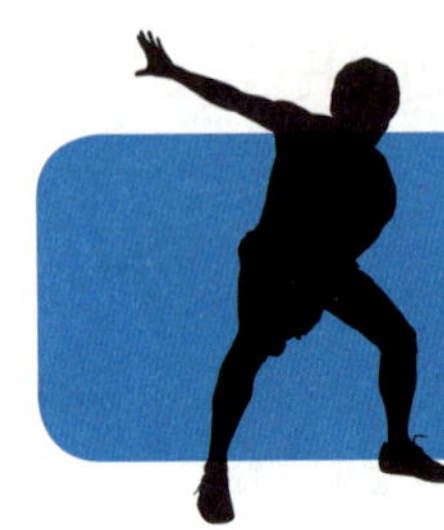

身体机能提升阶段（5 ~ 6 周，利用毛巾和瓶子）

“人鱼线”和“倒三角”令你自信爆棚

这两周的运动依靠家庭和工作场所中随处可见的毛巾和水瓶等生活用品代替健身器材，可以帮我们均衡使用身体。这些运动强度易于调节，效果也非常理想。

▶ 按照身体状态合理分配时间，选择主体运动项目

	周一·周三·周五	周二·周四·周六
平衡性运动	踮脚晃瓶运动	
		双臂撑地前进运动
耐力 / 稳定性运动	俯身双肘交替进退运动	
		侧卧撑地举瓶运动
爆发力运动	上下晃瓶跳跃运动	
		对角线手脚共举挥瓶运动
	X 形跳跃运动	
肌肉力量运动		四阶段挥瓶运动
	靠墙深蹲运动	
		双脚蹬地抬臀运动
	毛巾抻拽运动	
		抬腿 T 形挥瓶运动
	毛巾提膝运动	
		毛巾提膝运动

准备两个 500ml 容量的饮料瓶。

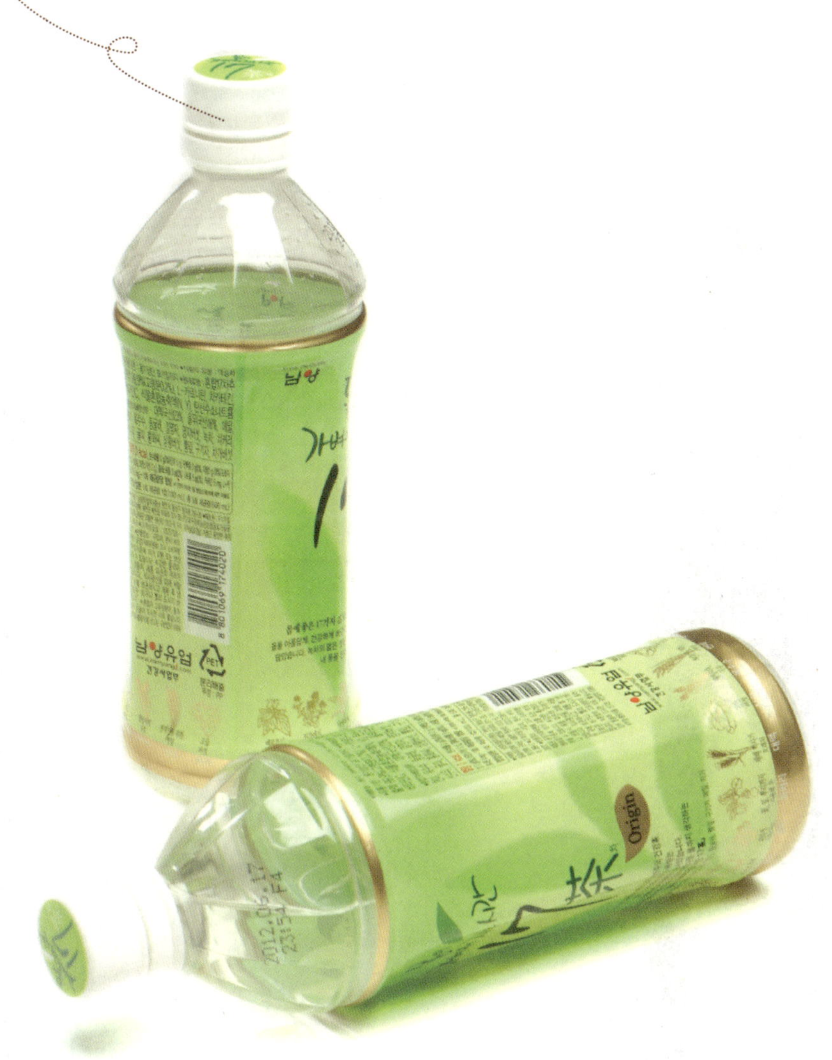

踮脚晃瓶运动

难度系数：★★★★★

30 ~ 60 秒 ×3 套，每套动作完成后休息 30 ~ 60 秒，自然呼吸

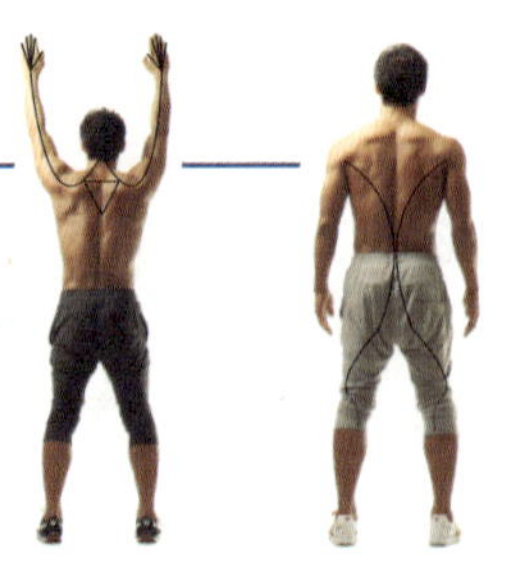

后表上肢线 +
后机能线 +

❶ 双腿叉开站立，与肩同宽，双脚跟抬起。

❷ 双手各握一个饮料瓶，向前举至与肩水平位置，向下猛烈摆动。双手交替上下运动。

遵守以下规范！

★ 头部和身体固定，只摆动水瓶。

❶ ❷

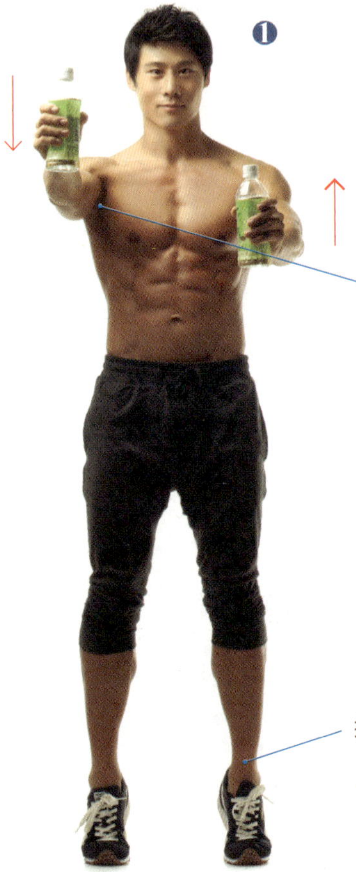

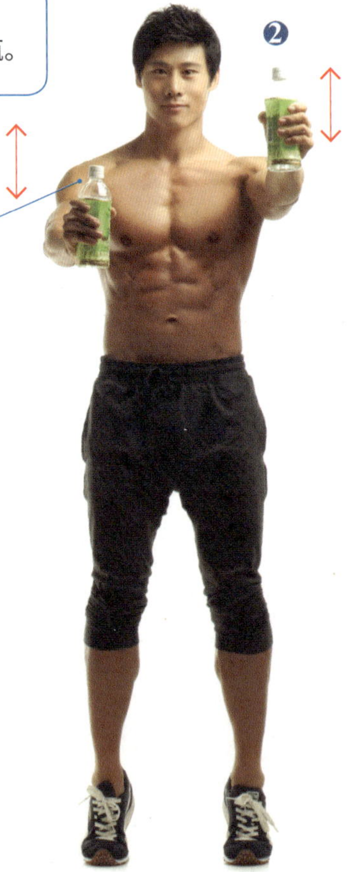

不要抬肩，腋窝下侧肌肉保持紧张。

抬起脚跟，保持平衡。

踮脚上举臂晃瓶运动

难度系数：★★☆☆☆

❶ 双腿叉开站立，与肩同宽，双脚跟抬起。

❷ 双手紧握水瓶，交替上下摆动，动作要短促有力。双臂缓慢向上举起。

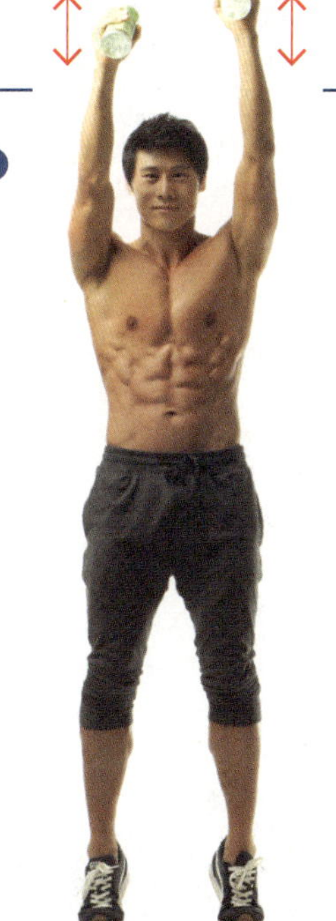

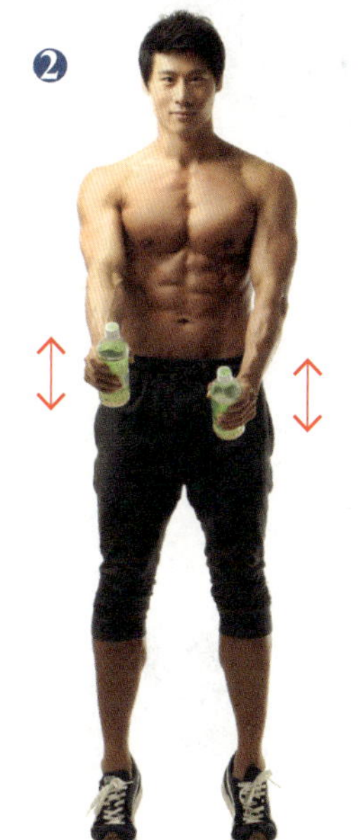

踮脚侧举臂晃瓶运动

难度系数：★★☆☆☆

❶ 双腿叉开站立，与肩同宽，双臂举过头顶，双手紧握水瓶，保持有力上下摆动。

❷ 双臂向两侧缓慢上下摆动，反复此动作。

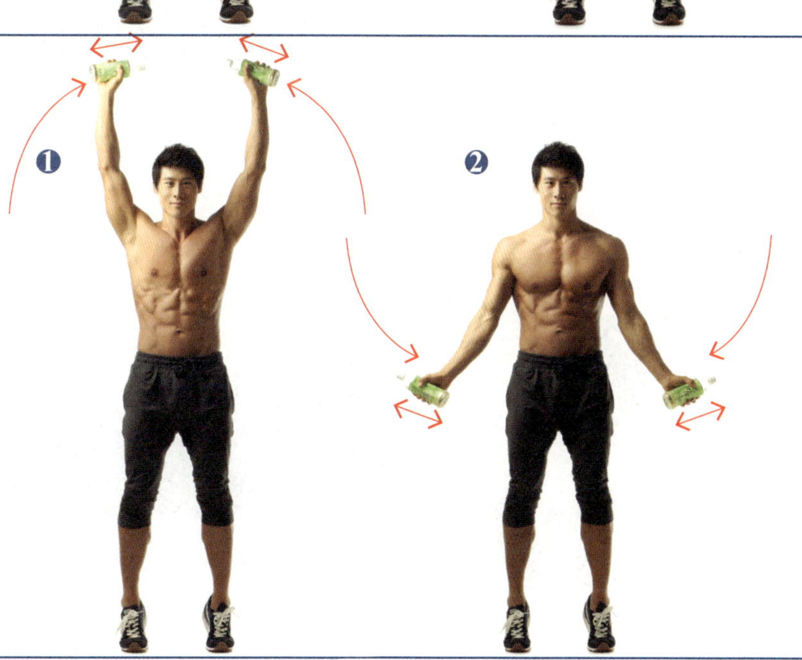

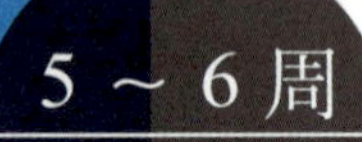

俯身双肘交替进退运动

难度系数：★★★★★

30 ~ 60 秒 ×3 套，每套动作完成后休息 30 ~ 60 秒，自然呼吸

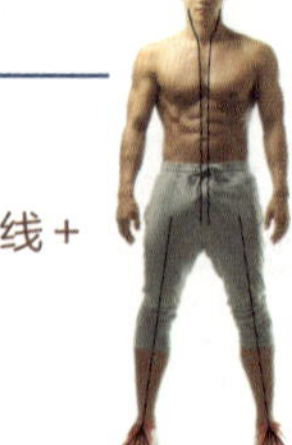

❶ 双手握拳，肘部呈 90 度弯曲，小臂处垫毛巾，身体俯卧。

❷ 臀部抬起，身体呈直线，双臂交替做进退运动。

遵守以下规范！

★ 保持拳头不会抬起，用小臂部位做进退动作。

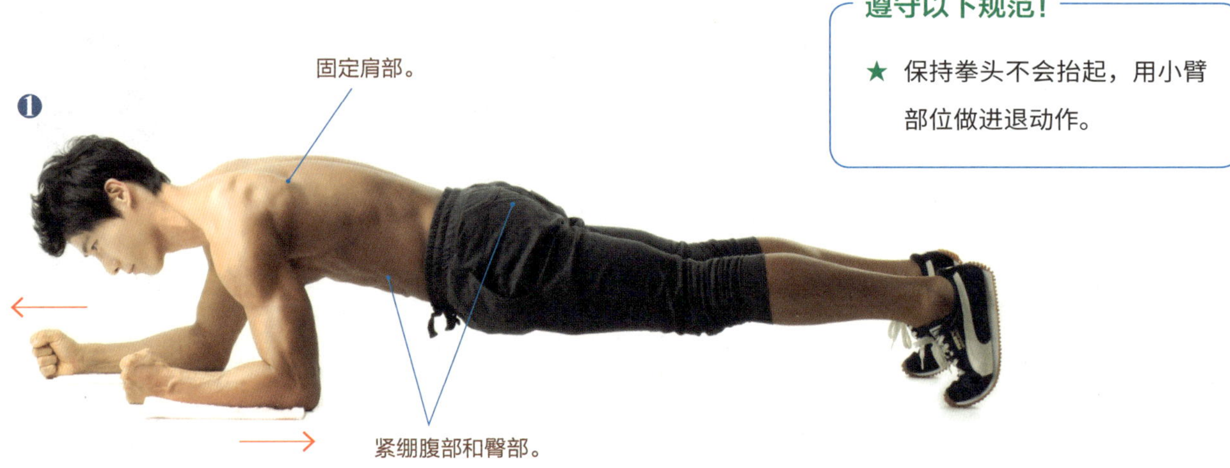

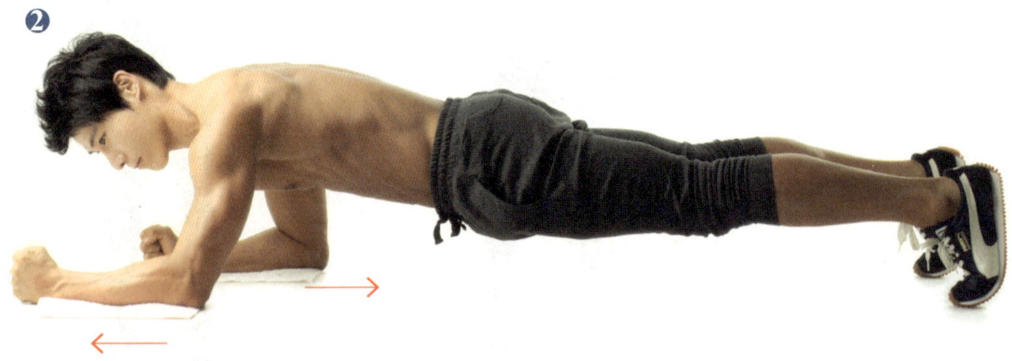

俯身双肘同时进退运动

难度系数：★★★★★

❶ 双手握拳，肘部呈 90 度弯曲，小臂处垫毛巾，双臂略微前伸，身体俯卧。

❷ 臀部抬起，身体呈直线，双臂同时做进退运动。

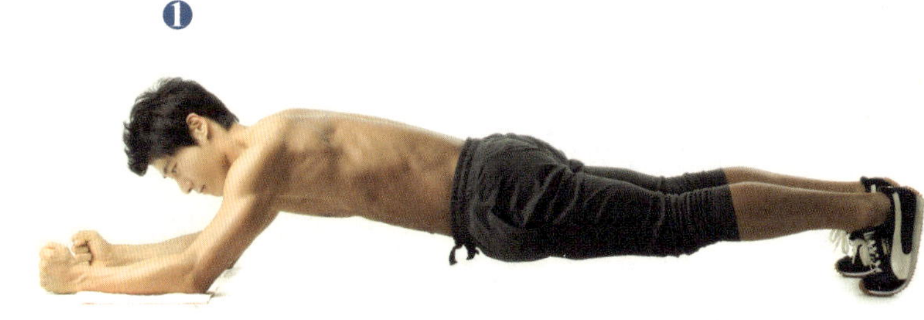

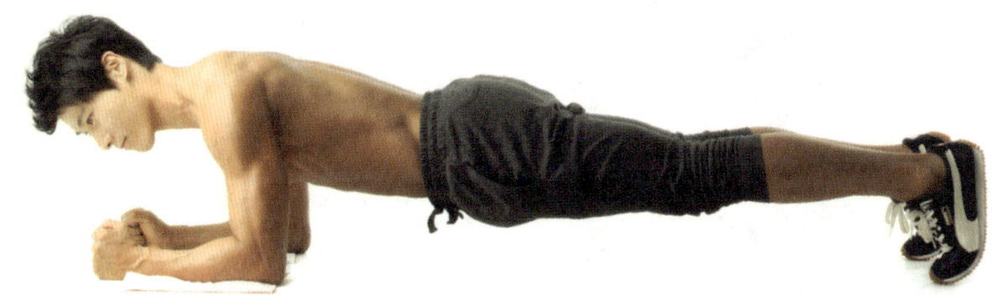

俯身展臂交替进退运动

难度系数：★★★★★

❶ 双手掌下垫毛巾，双臂前后撑地，身体呈直线俯卧。

❷ 臀部抬起，身体呈直线，双臂交替做进退运动。

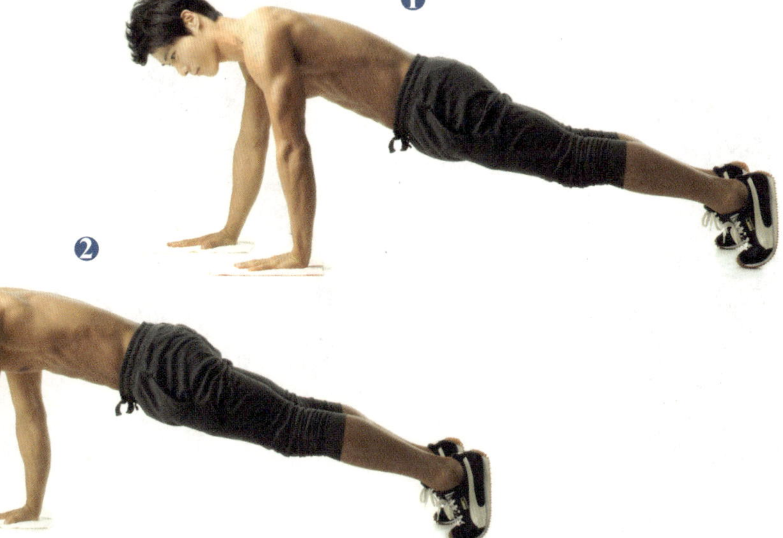

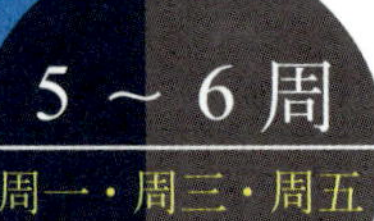

上下晃瓶跳跃运动

难度系数：★★★★★

30 ~ 60 秒 ×3 套，每套动作完成后休息 30 ~ 60 秒，跳跃时呼气

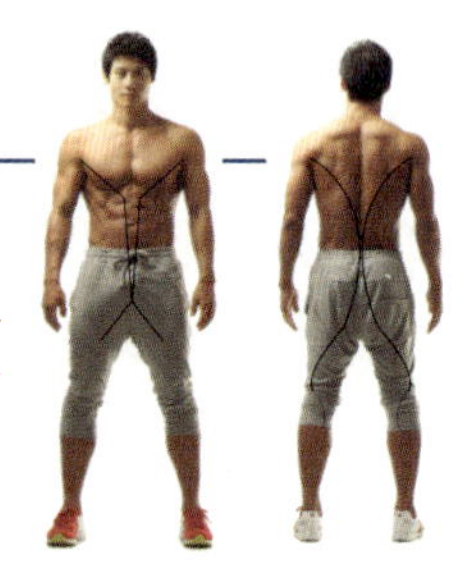

前机能线 +
后机能线 +

❶ 双腿前后大幅叉开，双膝呈 90 度弯曲。

❷❸ 双手握瓶上下晃动，动作短促有力。双脚跳起，落地时交换位置。

遵守以下规范！

★ 上肢挺直，双脚同时跳跃。

★ 双肘不要弯曲。

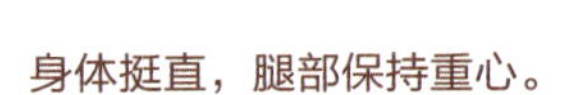

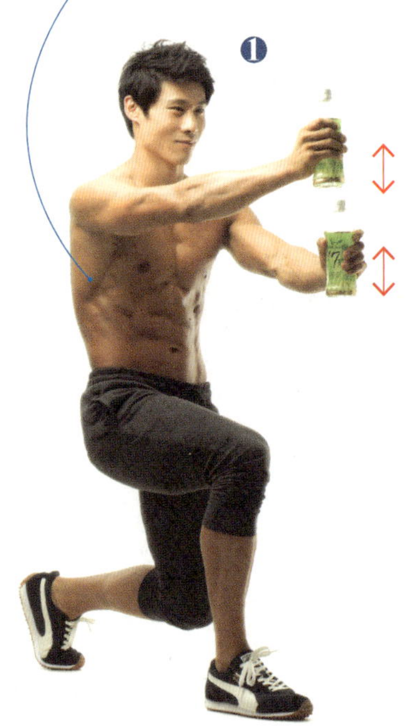

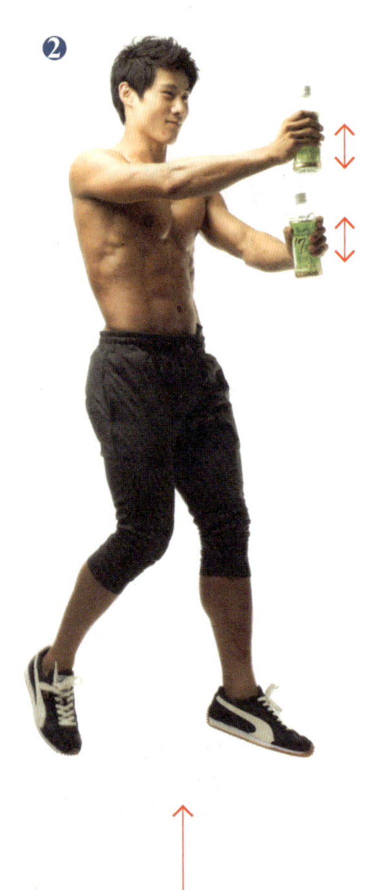

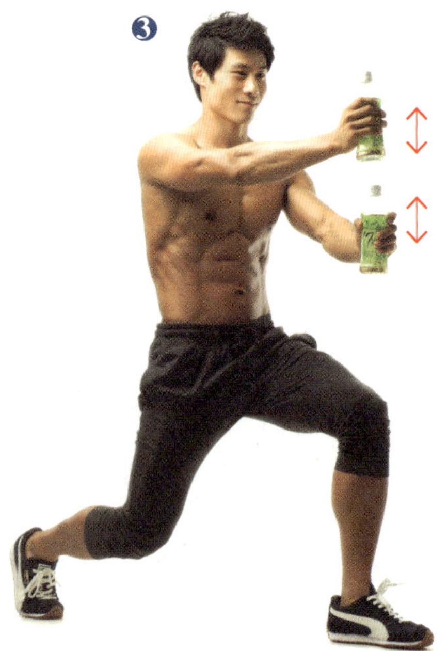

展臂上下晃瓶跳跃运动

难度系数：★★★★★

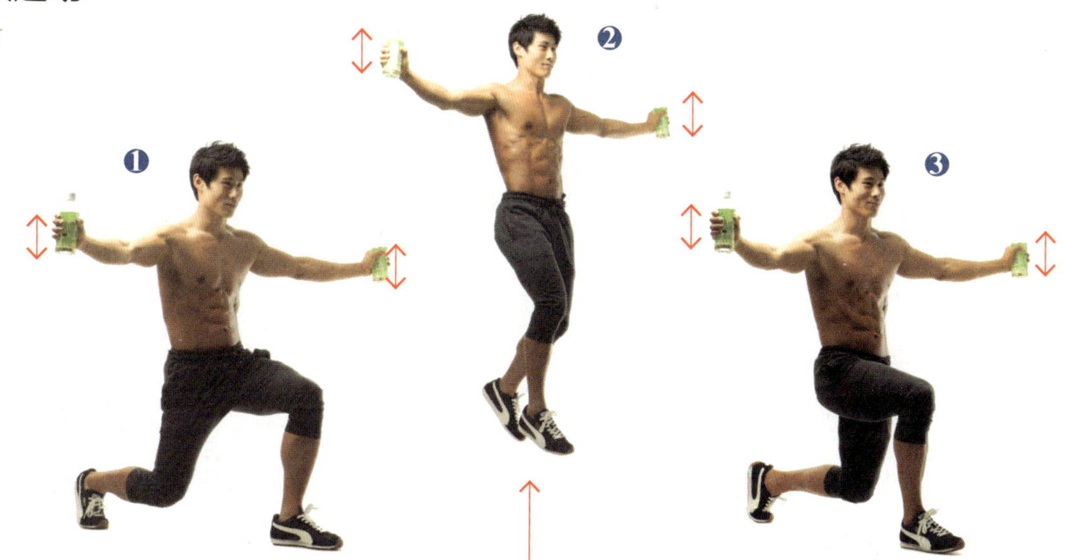

❶ 双腿前后大幅叉开，双膝呈 90 度弯曲。双臂向两侧伸直。

❷❸ 双手握瓶上下晃动，动作短促有力。双脚跳起，落地时交换位置。

举臂前后晃瓶跳跃运动

难度系数：★★★★★

❶ 双腿前后大幅叉开，双膝呈 90 度弯曲。双臂向上伸直。

❷❸ 双手握瓶交替前后晃动，动作短促有力。双脚跳起，落地时交换位置。

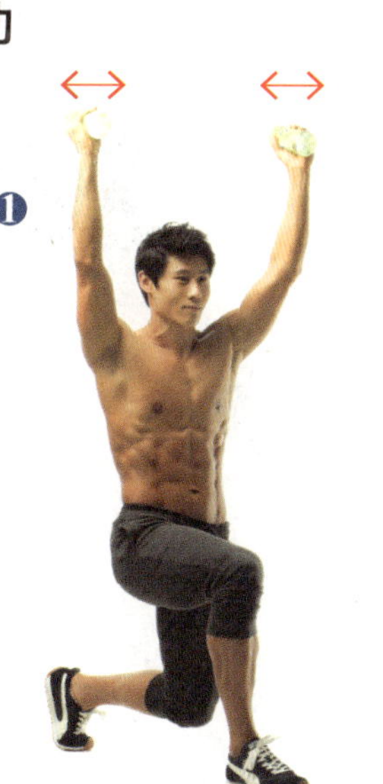

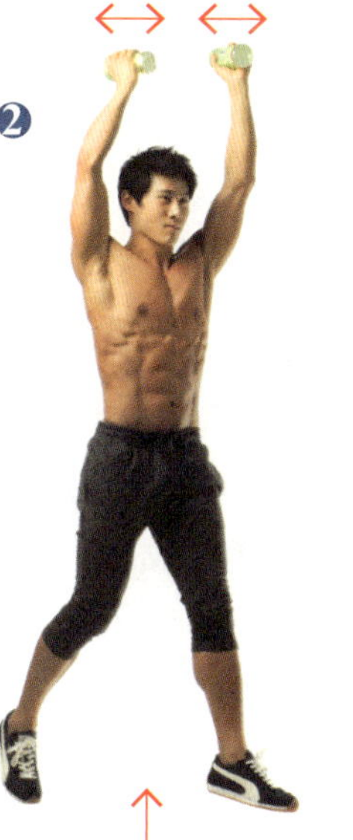

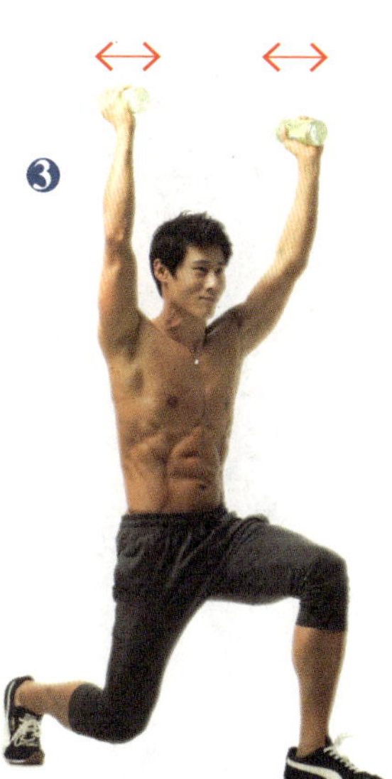

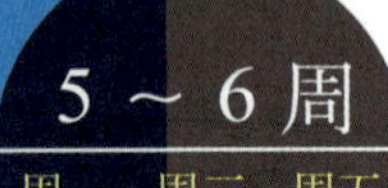

X 形跳跃运动

难度系数：★★★★★

10 ~ 15 次 ×3 套，每套动作完成后休息 30 ~ 60 秒，跳跃时呼气

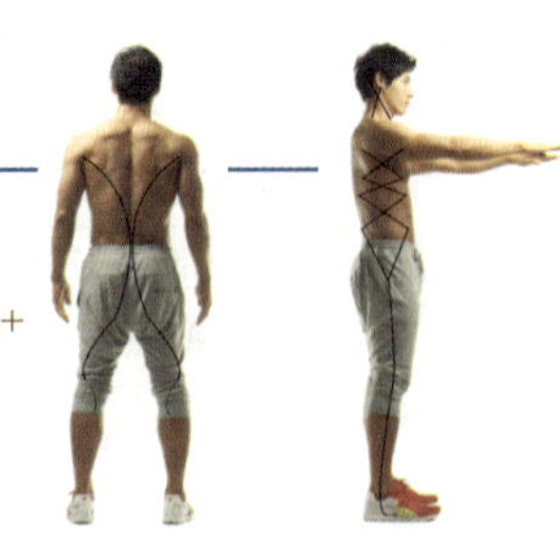

❶ 臀部后屈，双膝弯曲，双手紧握水瓶，手掌面向前方，双臂置于大腿上。

❷ 双腿跳跃，双臂向两侧大幅伸展，身体在空中呈 X 形姿势，以起始姿势落地。

遵守以下规范！

★ 有节拍地落地，腿部适度弯曲，可以保证膝盖不会受伤。

❶

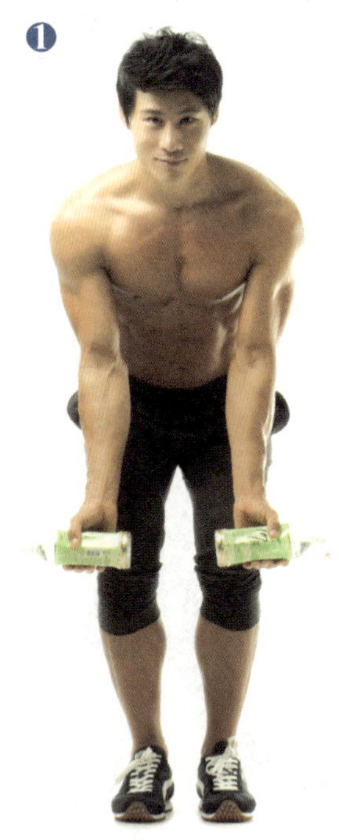

❷

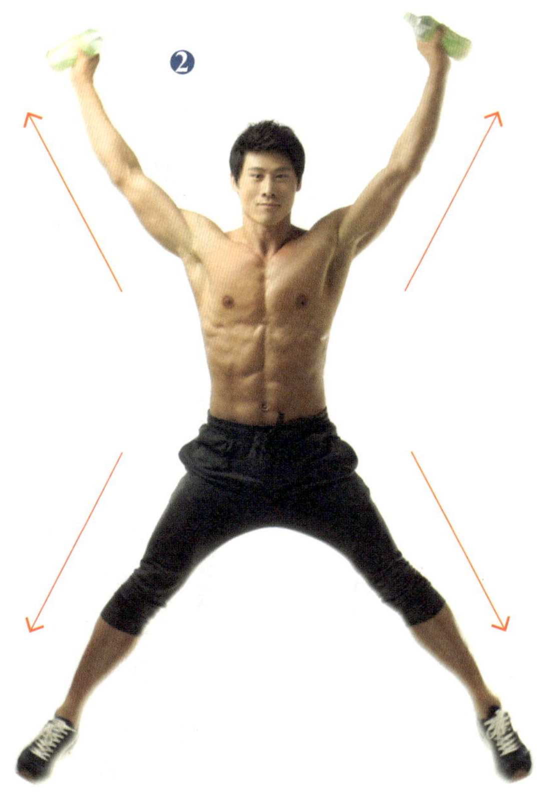

大幅动作。落地时立即跳跃，保持动作连续性。

下蹲 X 形跳跃运动

难度系数：★★★★☆

❶ 双手各握一个水瓶，手掌面向前方，双臂置于大腿上。

❷ 臀部后屈，双膝弯曲，双脚跳跃，双臂向两侧大幅伸展，身体在空中呈 X 形姿势，以起始姿势落地。

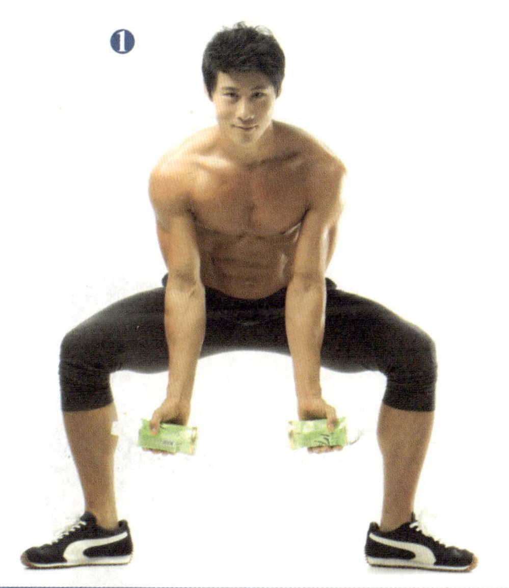

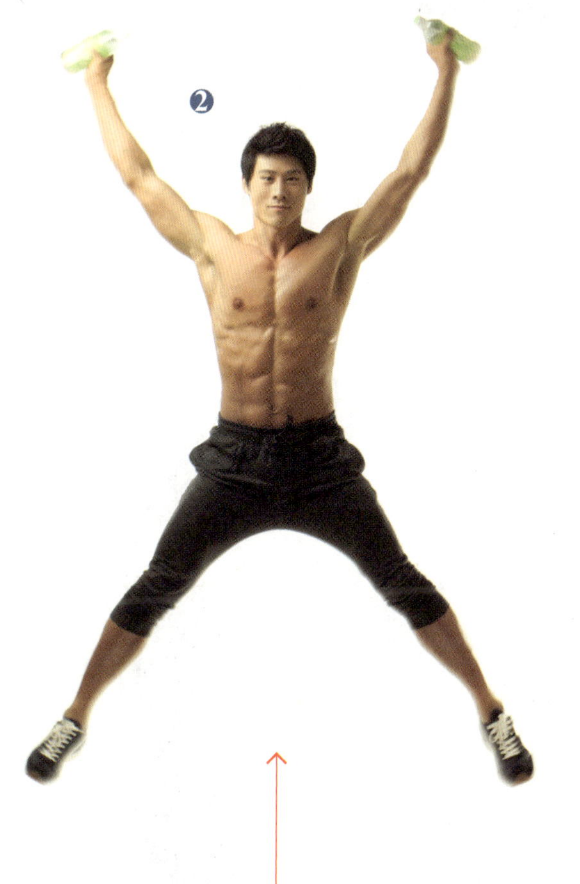

身体回转 X 形跳跃运动

难度系数：★★★★☆

❶ 双手各握一个水瓶，手掌面向前方，双臂置于大腿上。

❷ 臀部后屈，双膝弯曲，双脚跳跃，双臂向两侧大幅伸展，身体在空中呈 X 形姿势，身体向后回转。

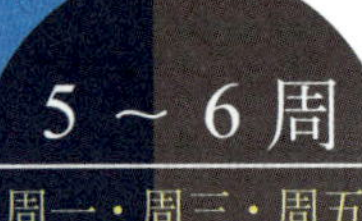

靠墙深蹲运动

难度系数：★★★★★

10 ～ 15 次 ×3 套，每套动作完成后休息 30 ～ 60 秒，起身时呼气

前表线+
后表线+

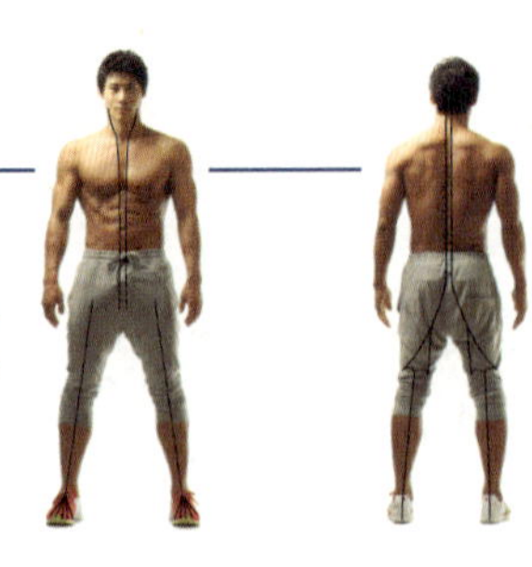

❶ 双腿叉开站立，与肩同宽。上肢伸展，双臂向前伸直，背后垫毛巾靠在墙上。

❷ 身体下蹲，保持大腿水平。

遵守以下规范！

★ 整个脚掌支撑身体重量，减轻双膝负担。

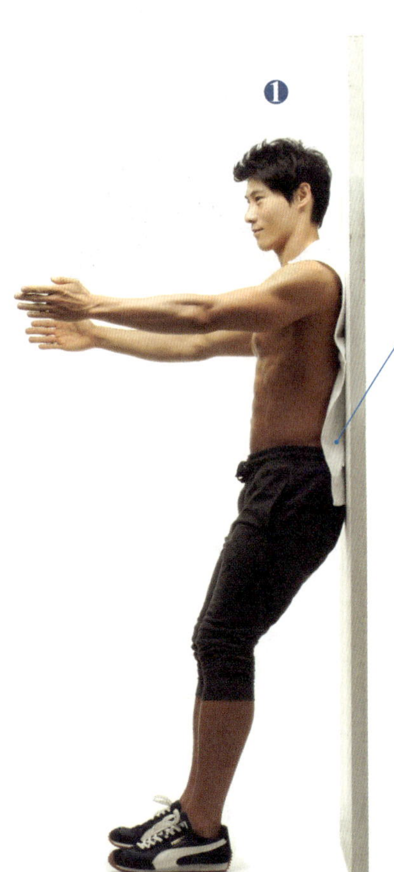

运动过程中背部靠墙，腰部挺直。

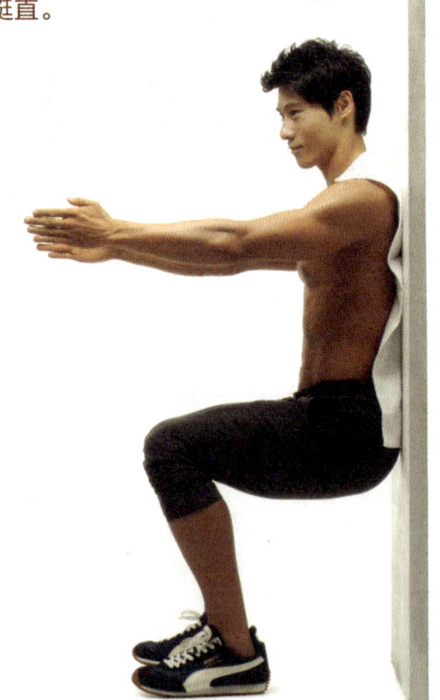

踮起脚尖深蹲运动

难度系数：★★★★★

❶ 双腿叉开站立，与肩同宽。脚尖踮起，脚趾朝上。上肢伸展，双臂向前伸直，背后垫毛巾靠在墙上。

❷ 身体下蹲，保持大腿水平。

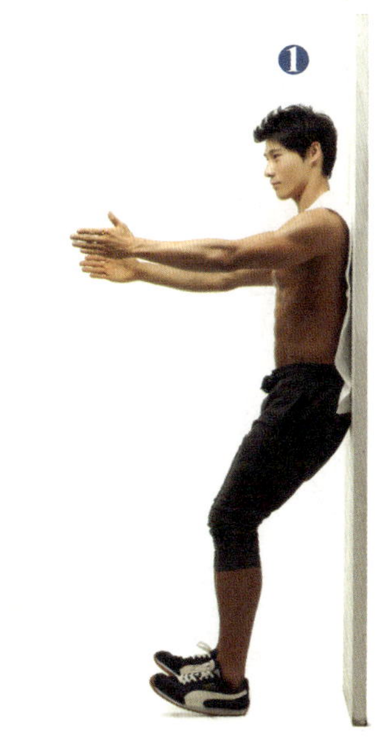

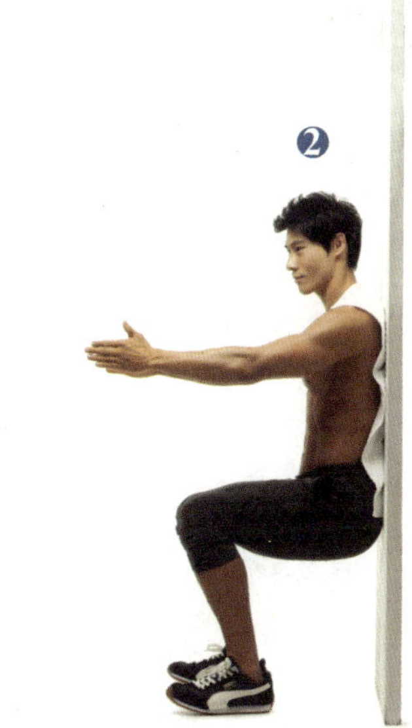

抬腿深蹲运动

难度系数：★★★★★

❶ 双腿叉开站立，与肩同宽。单腿抬起，上肢伸展，双臂向前伸直，背后垫毛巾靠在墙上。

❷ 身体下蹲，保持大腿水平。

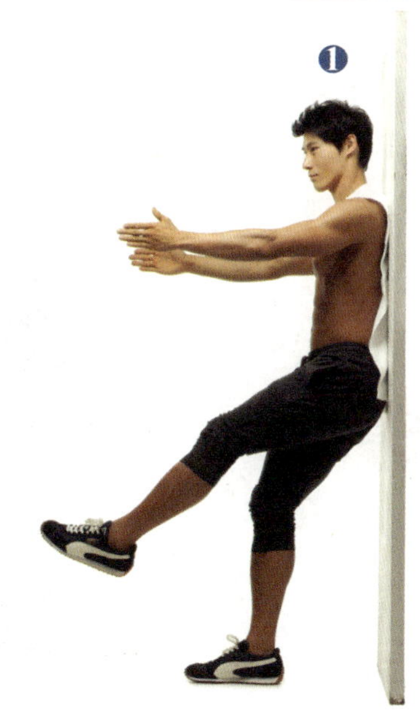

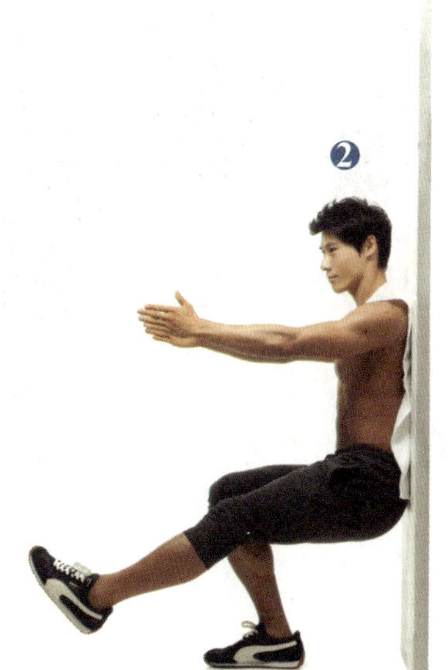

5 ~ 6 周

周一・周三・周五

毛巾抻拽运动

难度系数：★★★★★

左右各 10 ~ 15 次 ×3 套，每套动作完成后休息 30 ~ 60 秒，自然呼吸

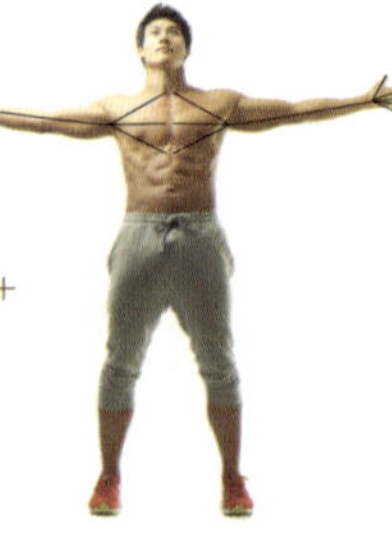

前表上肢线 +

❶ 单膝跪地，膝盖呈 90 度弯曲，前方膝盖撑住同侧肘部。将一条潮湿毛巾对折，同侧手掌握住潮湿毛巾对折处，另一只手掌反向抻拽毛巾。

❷ 双手反方向用力抻拽毛巾，反复缓慢动作。

遵守以下规范！

★ 最短时间内使出全部力量。

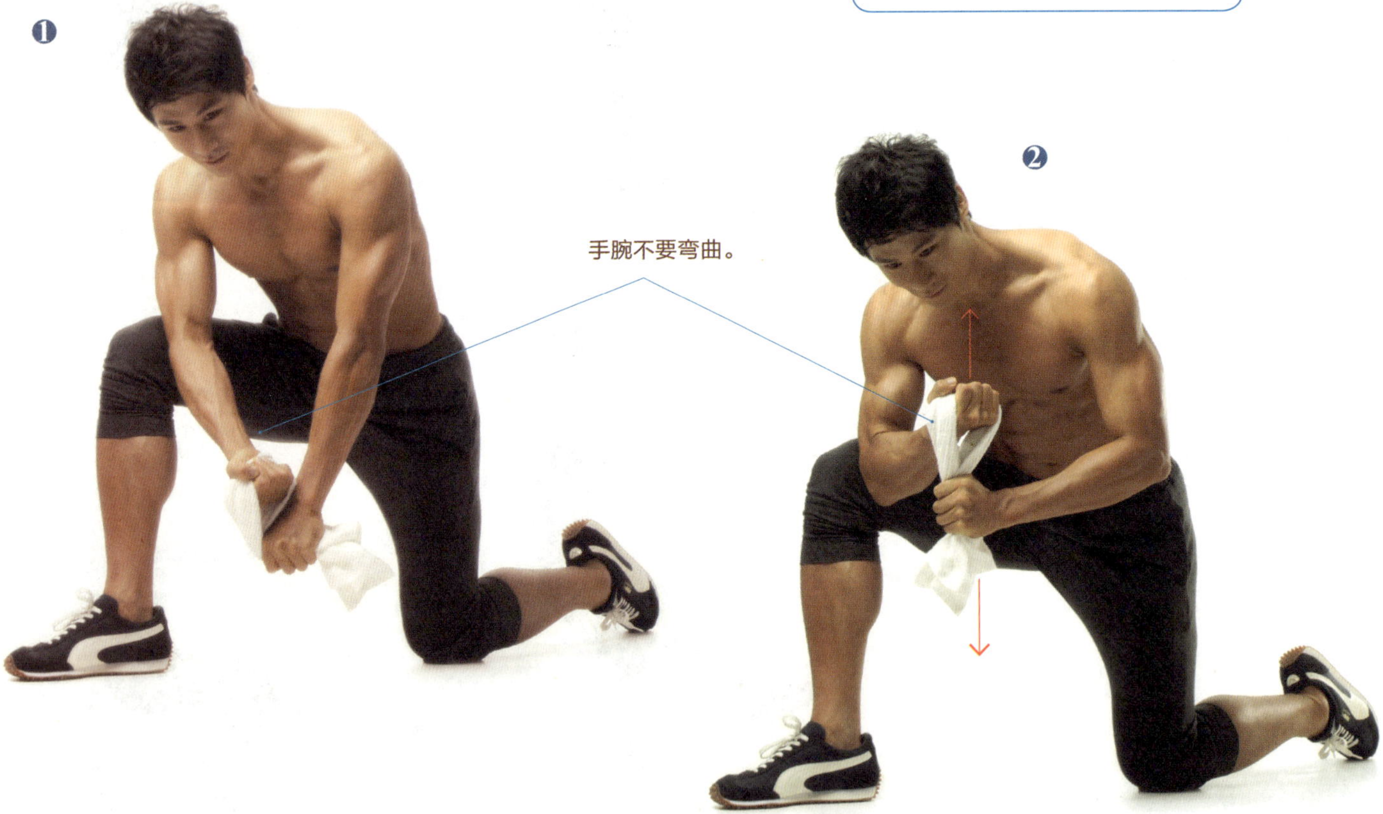

❶

❷

手腕不要弯曲。

单膝撑臂毛巾抻拽运动

难度系数：★★★★★

❶ 竖起单膝坐在地上，同侧肘部撑住膝盖，将一条潮湿毛巾对折，同侧手掌握住潮湿毛巾对折处，另一只手掌反向抻拽毛巾。

❷ 双手反方向用力抻拽毛巾，撑膝肘部做屈展运动。

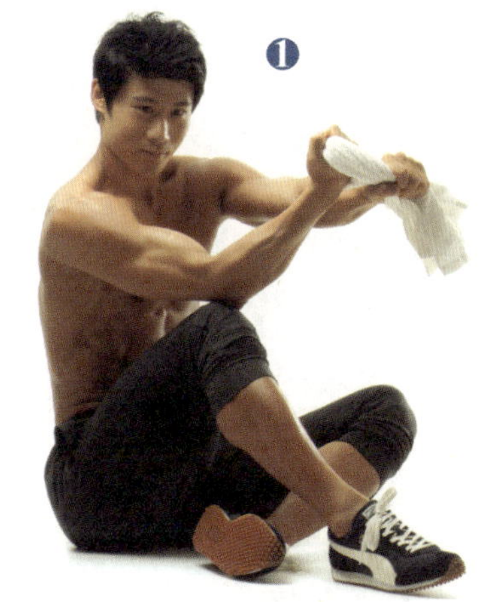

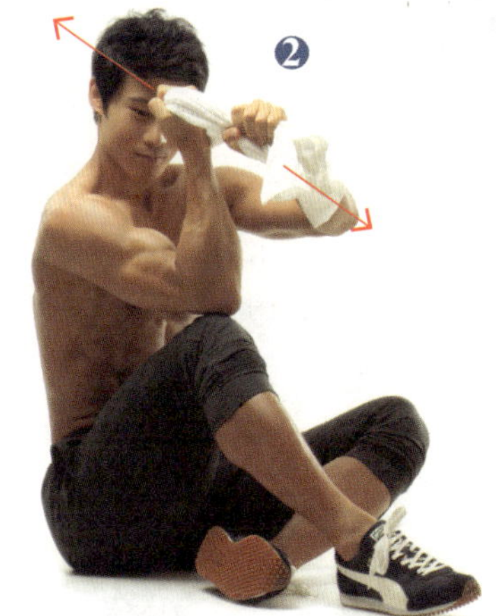

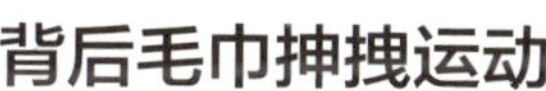

背后毛巾抻拽运动

难度系数：★★★★★

❶ 双腿叉开站立，与肩同宽。一只手臂在后背处，另一只手臂向头部上方伸直，双手抓住毛巾两端。

❷ 双手反方向用力抻拽毛巾，尽量将毛巾拉直。下方手臂渐渐伸直，上方手臂渐渐弯曲。

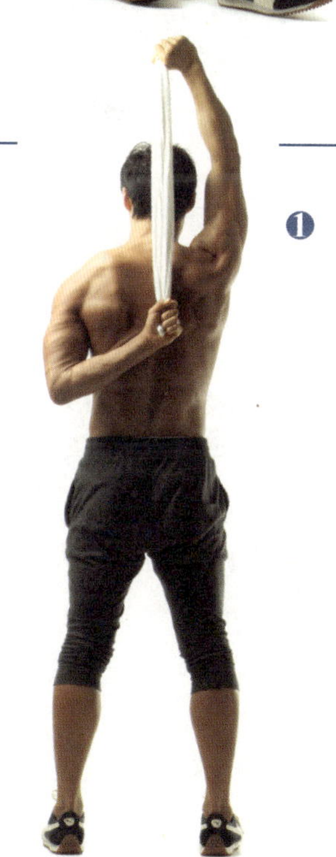

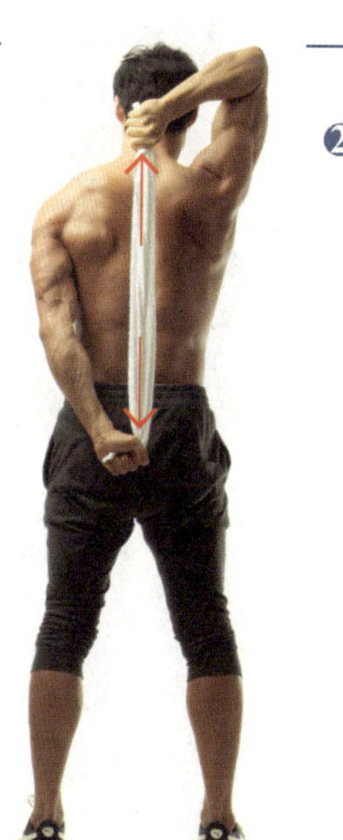

5～6周
周一·周三·周五

毛巾提膝运动

难度系数：★★★★★

10～15次×3套，每套动作完成后休息30～60秒，提膝时呼气

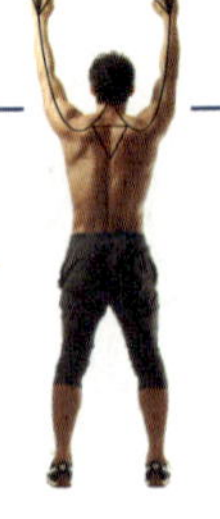

后表上肢线+

❶ 用毛巾勒住膝腕处，双手抓住毛巾两端。

❷ 双手抻拽毛巾，毛巾展开的同时，膝盖提到肚脐位置。一套动作完成后，换腿重复同样动作。

遵守以下规范！

★ 保持肩部固定。

❶

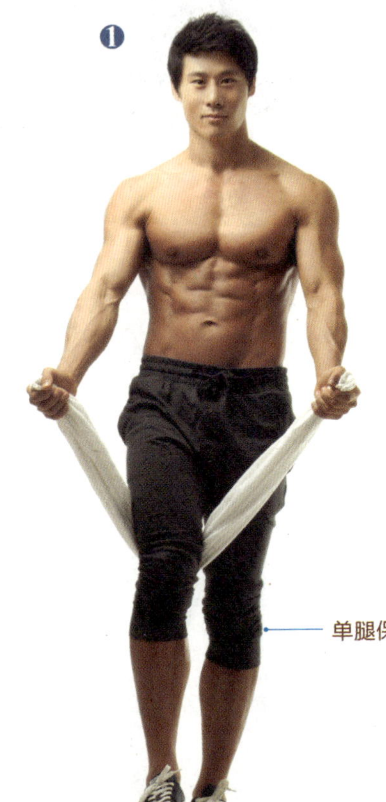

单腿保持平衡。

❷

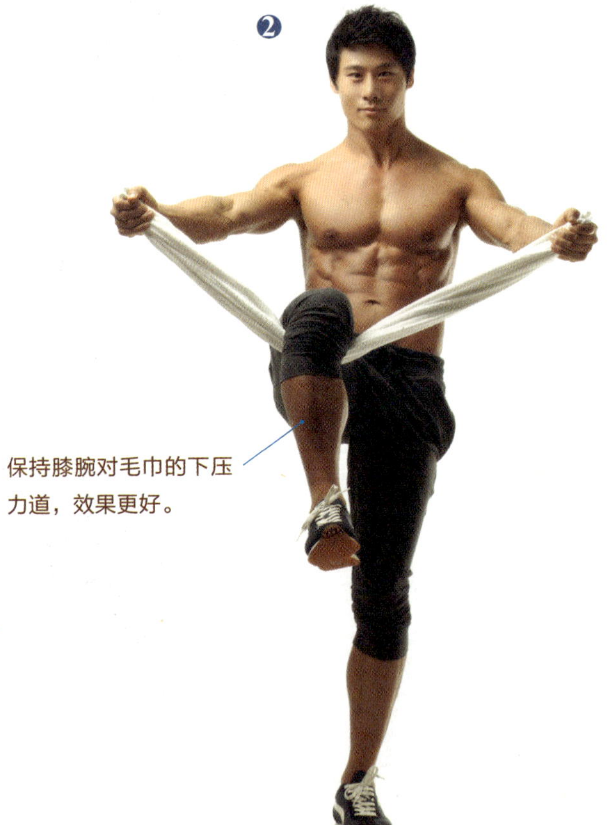

保持膝腕对毛巾的下压力道，效果更好。

毛巾提脚运动

难度系数：★★★★★

❶ 用毛巾勒住脚掌心，双手抓住毛巾两端。

❷ 双手抻拽毛巾，使膝盖抬起。

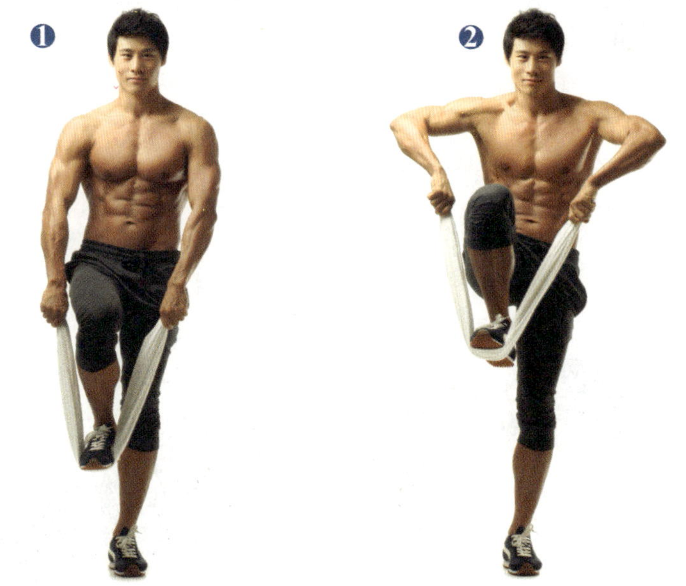

毛巾提膝耸肩运动

难度系数：★★★★★

❶ 用毛巾勒住膝腕处，双手抓住毛巾两端。

❷ 双手抻拽毛巾，使毛巾展开。

❸ 做耸肩动作。

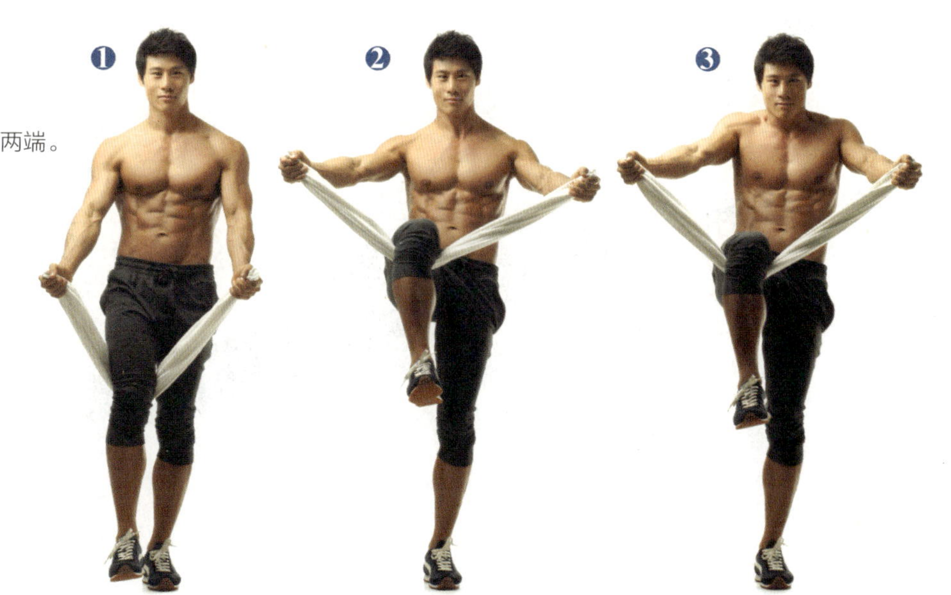

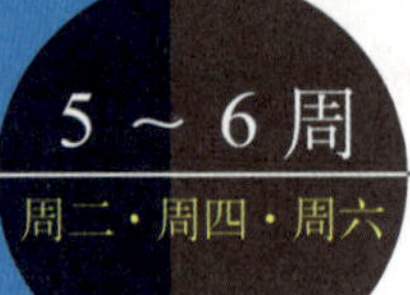

双臂撑地前进运动

难度系数：★★★★★

30 ～ 60 秒 ×3 套，每套动作完成后休息 30 ～ 60 秒，自然呼吸

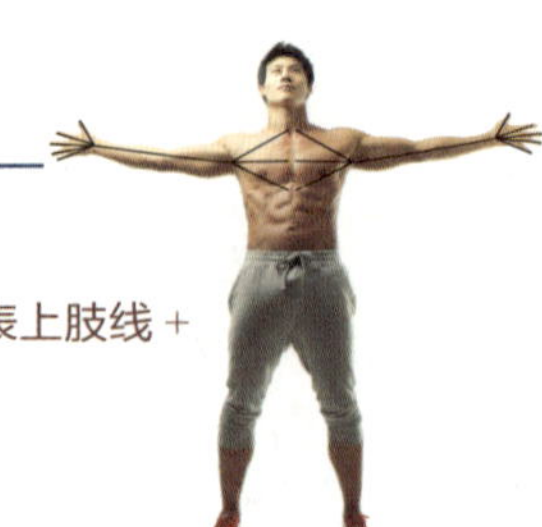

❶ 双脚处垫毛巾，身体呈直线俯卧，双臂伸展撑地。

❷ 以手代步，双脚拖拽毛巾前进。

遵守以下规范！

★ 腰部挺直。

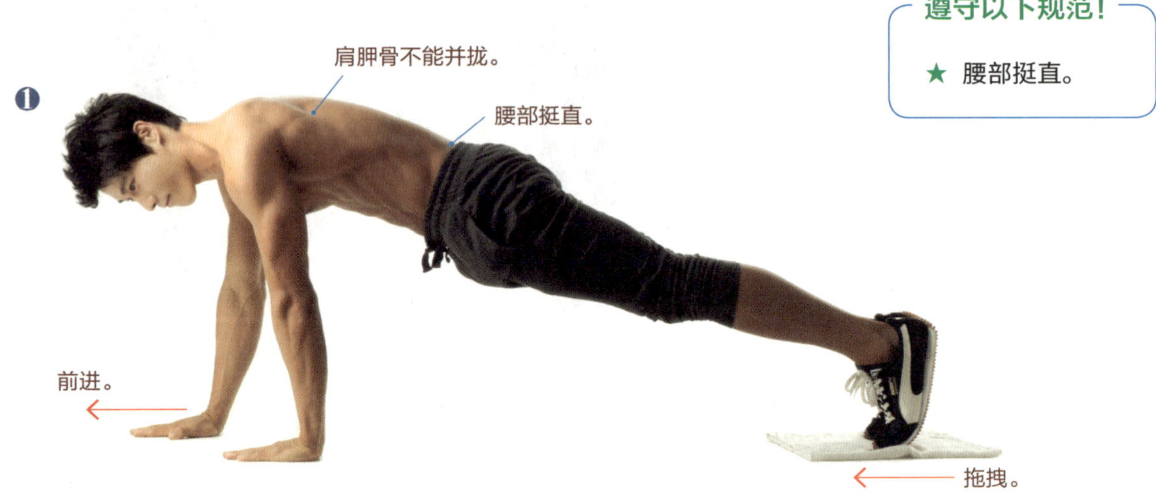

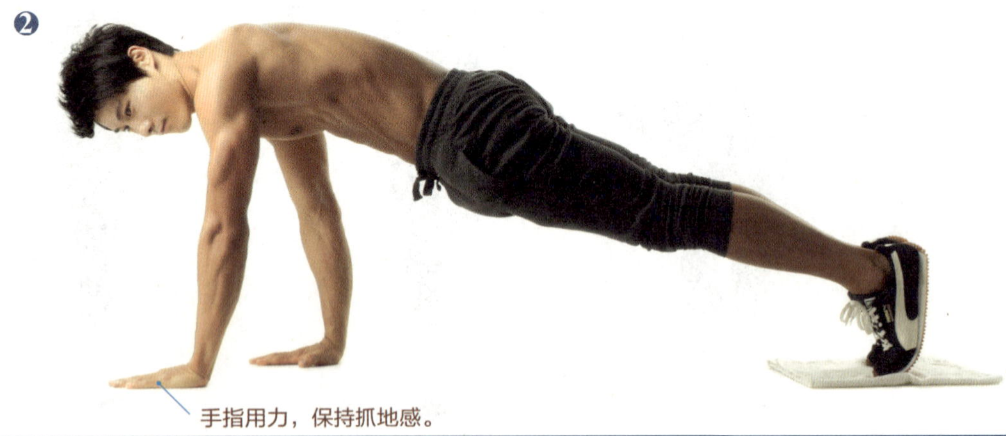

屈膝双臂撑地前进运动

难度系数：★★★★★

❶ 双脚处垫毛巾，臀部和膝盖呈 90 度弯曲，双臂伸展交替撑地。

❷ 以手代步，双脚拖拽毛巾前进。

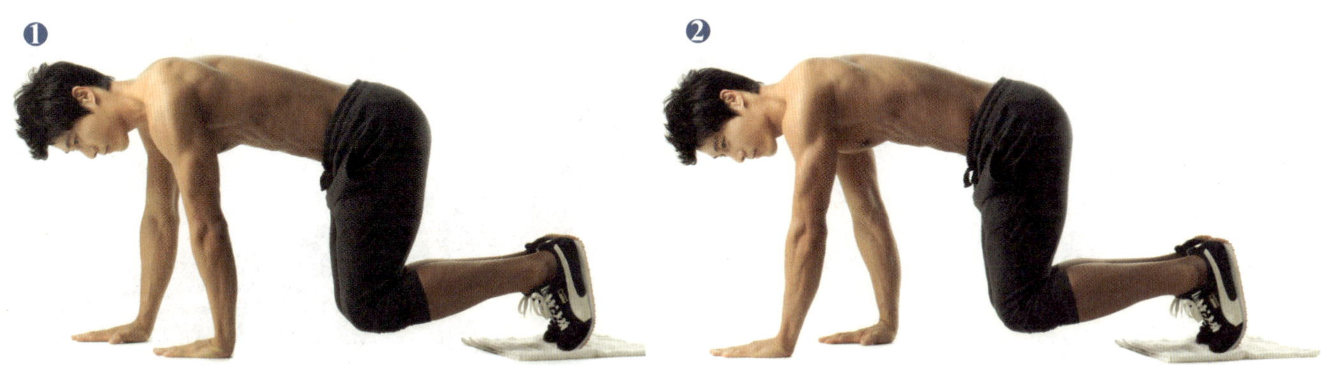

抬腿双臂撑地前进运动

难度系数：★★★★★

❶ 单腿抬起，触地脚下垫毛巾。

❷ 以手代步，单脚拖拽毛巾前进。

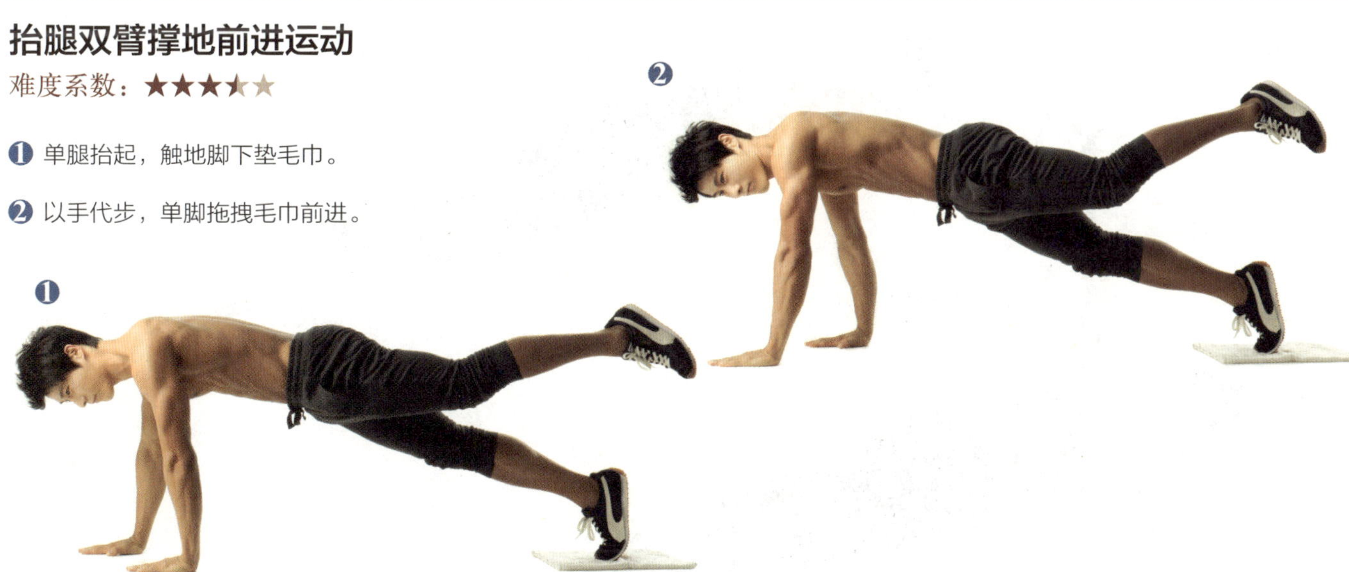

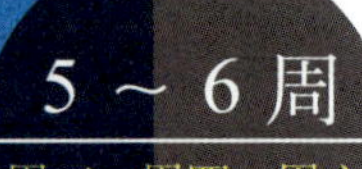

侧卧撑地举瓶运动

难度系数：★★★★★

左右各 30 ~ 60 秒 ×3 套，每套动作完成后休息 30 ~ 60 秒，自然呼吸

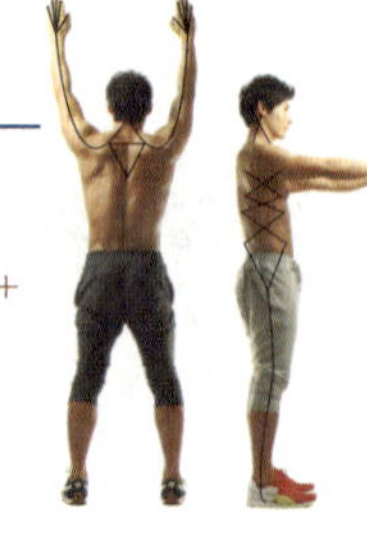

后表上肢线 +
横向线 +

❶ 身体侧卧，一手握住水瓶，另一只手臂撑地，肘部呈 90 度弯曲。

❷ 双腿并拢，骨盆部位抬起，肋部收缩，身体呈直线，握瓶手臂向前伸展。

❸ 握瓶手臂向上抬起，用力挥动水瓶。

遵守以下规范！

★ 固定肩部，拳头不要移位。

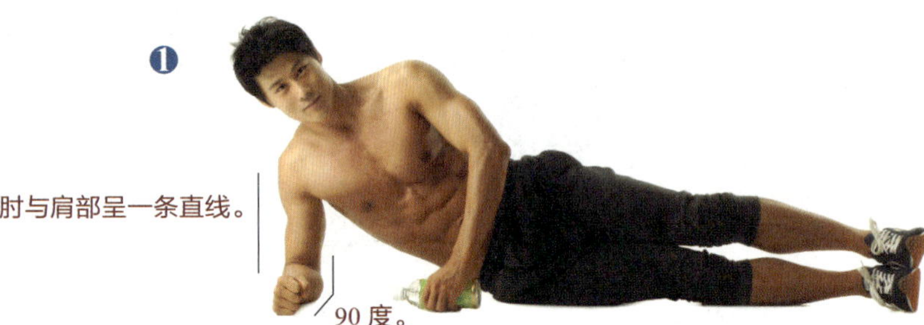

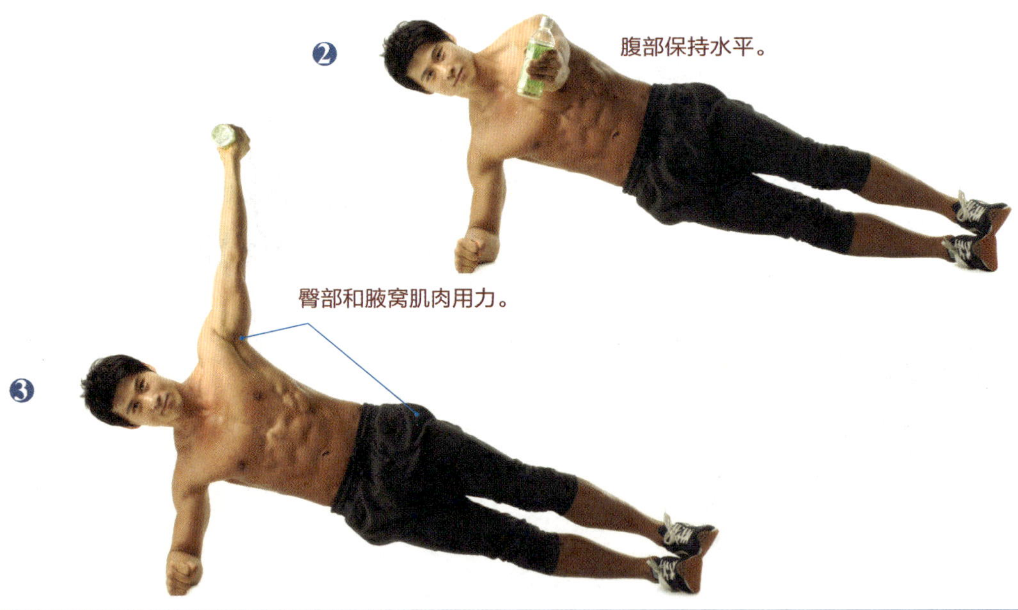

侧卧撑地手臂侧展挥瓶运动

难度系数：★★★☆☆

❶ 身体侧卧，一只手握住水瓶置于臀部旁，另一只手臂撑地，肘部呈 90 度弯曲。骨盆部位抬起，身体呈直线。

❷ 握瓶手臂从头顶到大腿旁侧摆动，抬起时拇指朝后，放下时拇指朝前，用力挥动水瓶。

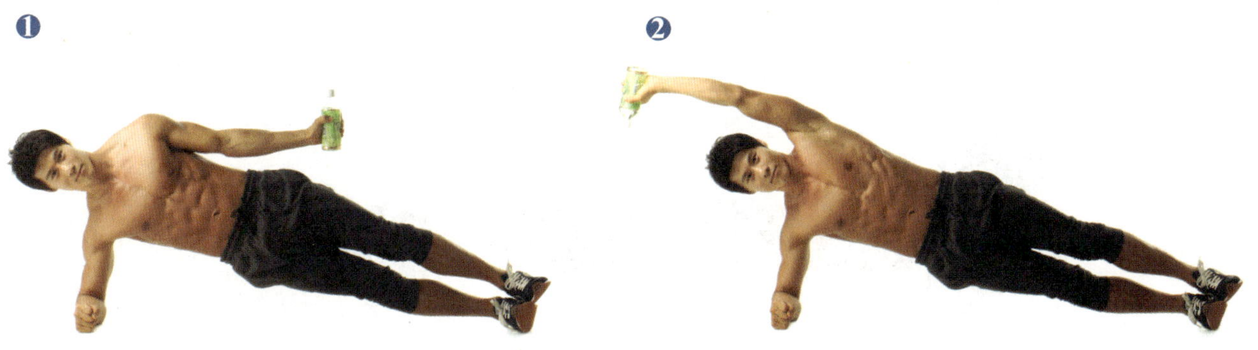

侧卧撑地翻腕手臂侧展挥瓶运动

难度系数：★★★☆☆

❶ 身体侧卧，一只手握住水瓶置于臀部旁，另一只手臂撑地，肘部呈 90 度弯曲。骨盆部位抬起，身体呈直线。

❷ 握瓶手臂从头顶到大腿旁侧摆动，抬起时拇指朝后，放下时拇指朝前，用力挥动水瓶。

❶

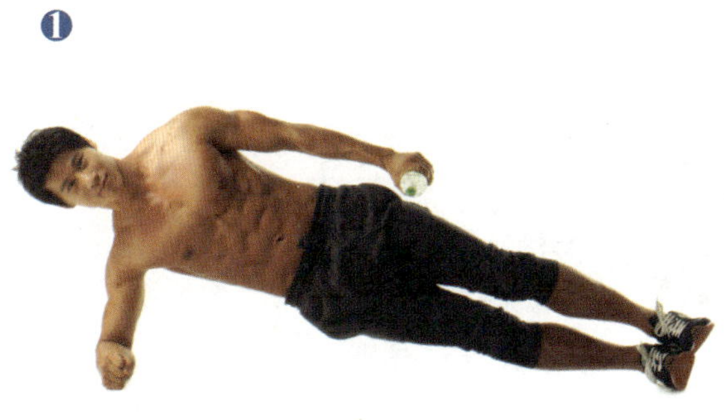

❷

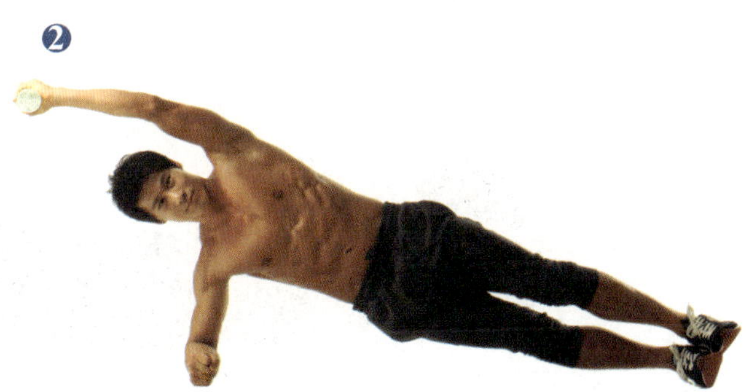

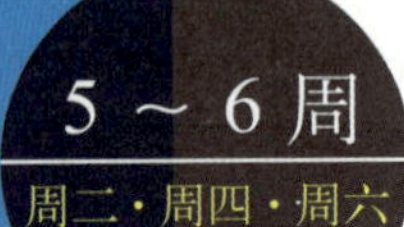

对角线手脚共举挥瓶运动

难度系数：★★★★★

30～60次×3套，每套动作完成后休息30～60秒，自然呼吸

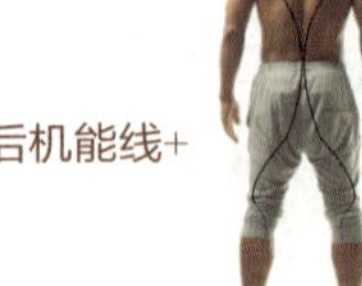

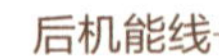

❶ 身体俯卧，双手各握一只水瓶，双臂前伸。

❷❸ 以对角线方向手脚同时抬起，挥动水瓶。

遵守以下规范！

★ 用规则的速度抬起手脚。

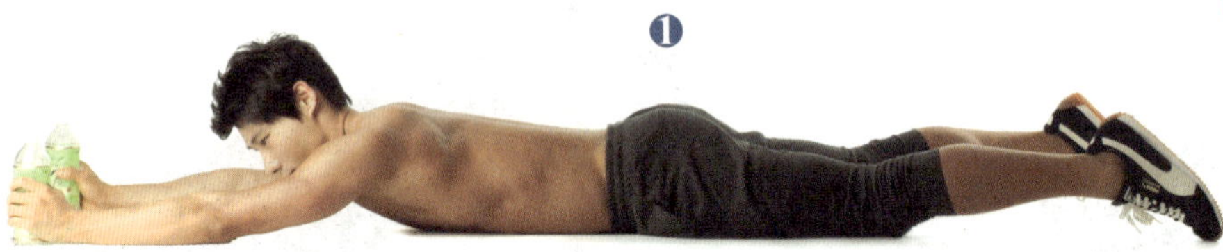

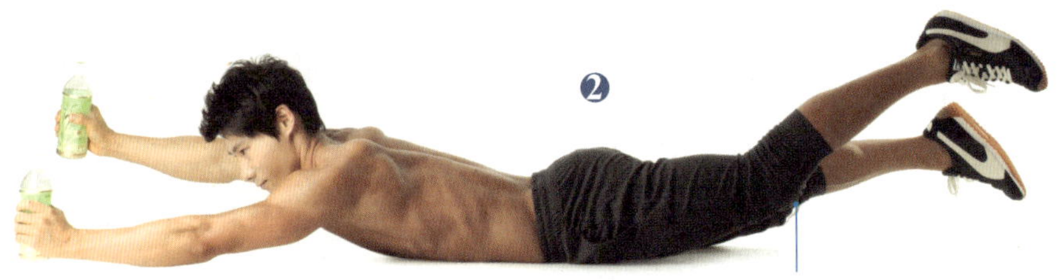

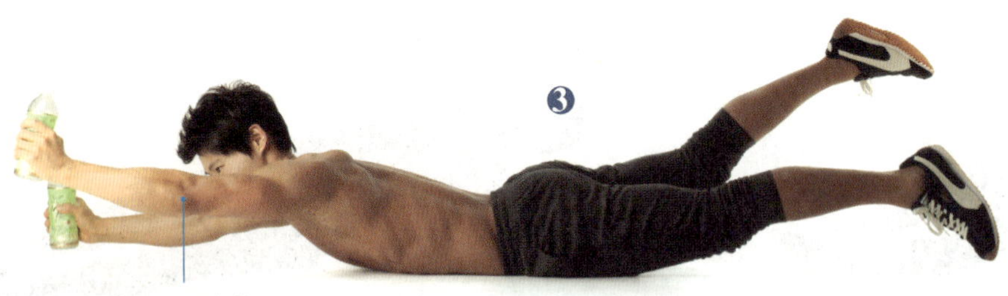

俯卧手脚共举挥瓶运动

难度系数：★★★★★

❶ 身体俯卧，双手各握一只水瓶，双臂前伸。

❷ 双手双脚同时抬起，上下挥动水瓶。

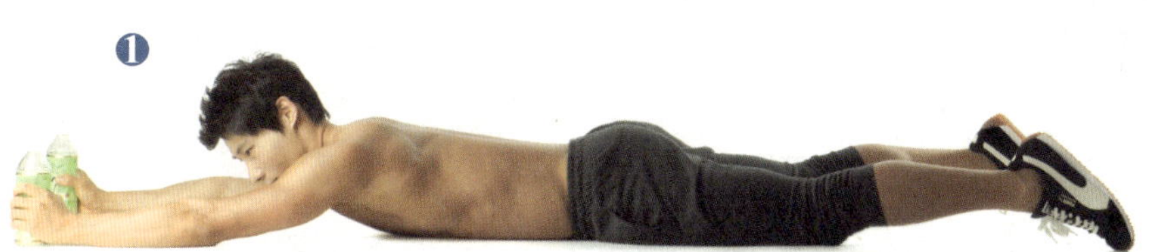

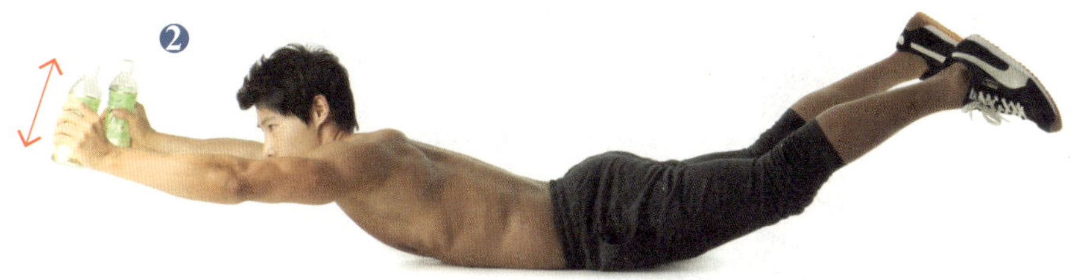

俯卧抬腿手臂侧展挥瓶运动

难度系数：★★★★★

❶ 身体俯卧，双手各握一只水瓶，双臂前伸，双腿抬起。

❷ 手掌向下，双臂侧展挥动水瓶，双脚交替上下摆动。

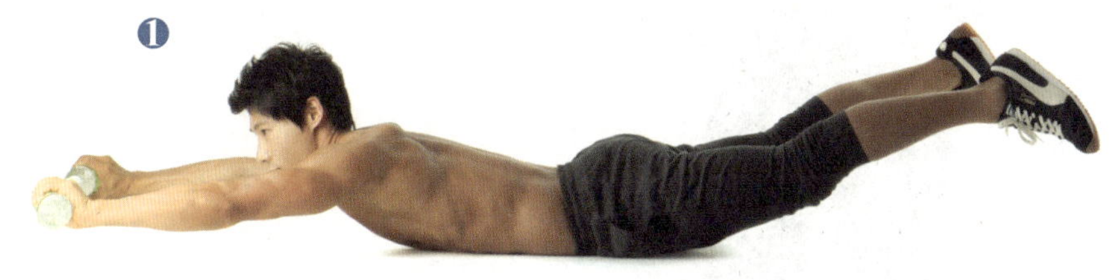

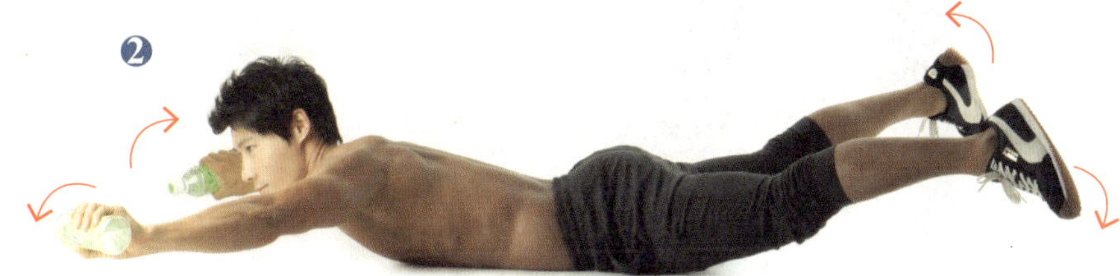

5 ~ 6 周

周二 · 周四 · 周六

四阶段挥瓶运动

难度系数：★★★★★

左右各 30 ～ 60 次 ×2 套，每套动作完成后休息 30 ～ 60 秒，自然呼吸

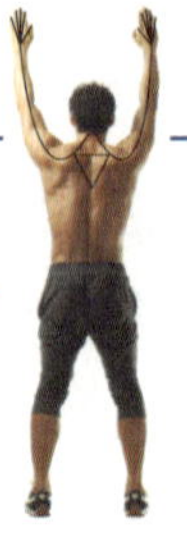
后表上肢线+

第 1 阶段　水平回转

❶ 一只手放在背后，另一只手握住水瓶，肘部呈 90 度弯曲且紧贴肋部。

❷ 固定肘部，小臂做内外回转运动。

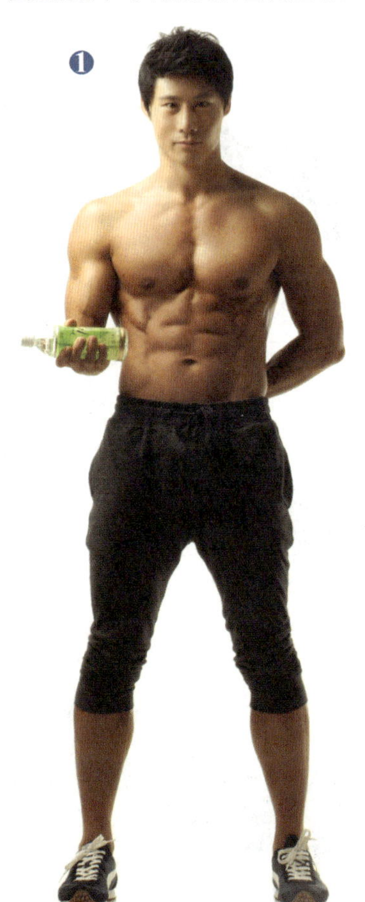
❶

遵守以下规范！

★ 双肩垂下，固定肘部。

★ 大幅运动。

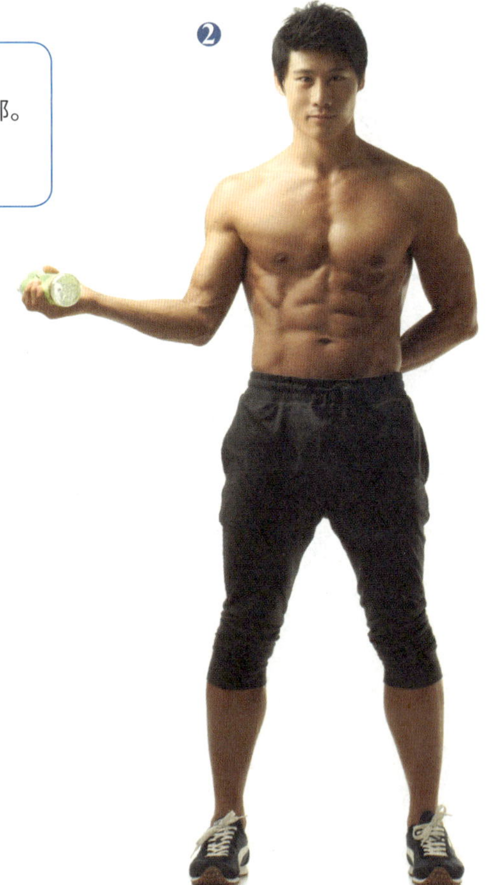
❷

第 2 阶段　肩高前方回转

❶ 一只手放在背后，另一只手握住水瓶，肘部呈 90 度弯曲，手臂举在胸前。

❷ 固定肘部，小臂做上下回转运动。

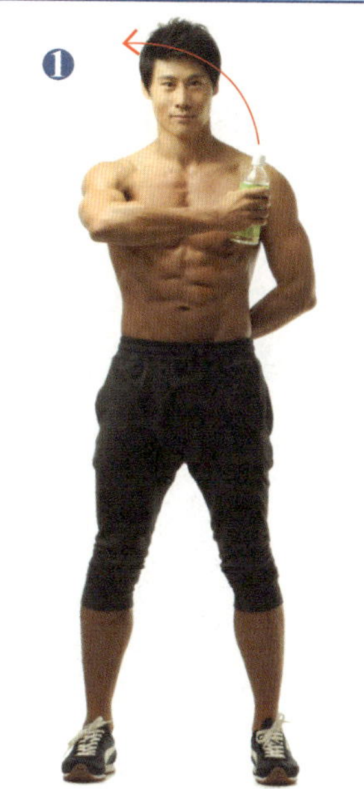

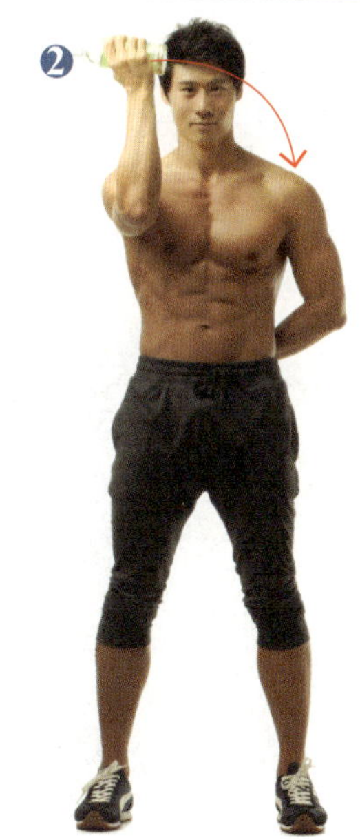

第 3 阶段　肩高水平回转

❶ 一只手放在背后，另一只手握住水瓶，肘部呈 90 度弯曲，手臂举至肩高，置于身侧。

❷ 固定肘部，小臂做前后回转运动。

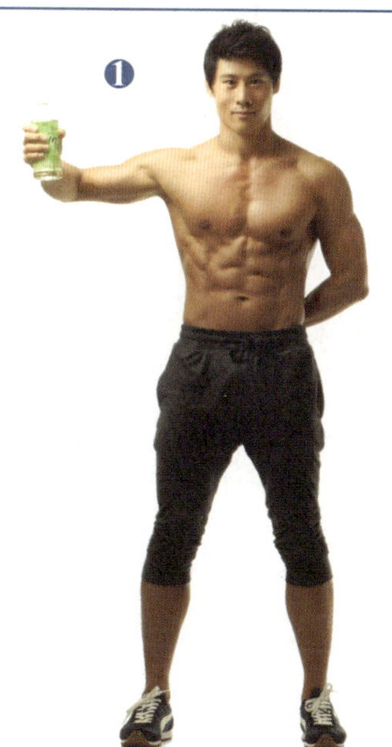

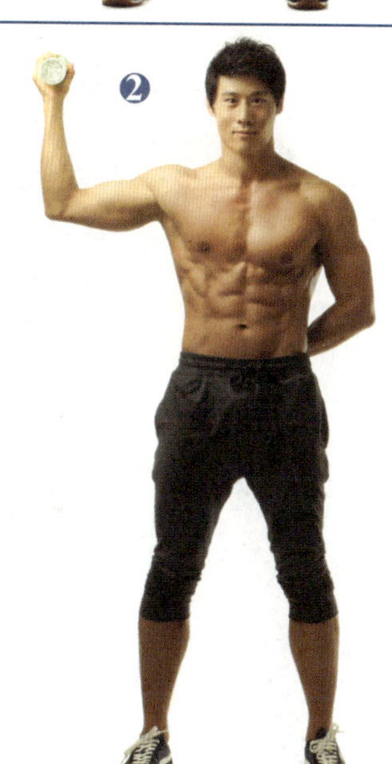

第 4 阶段　头顶高度水平回转

❶ 一只手放在背后，另一只手握住水瓶，肘部呈 90 度弯曲，手臂举至头顶。

❷ 固定肘部，小臂做前后回转运动。

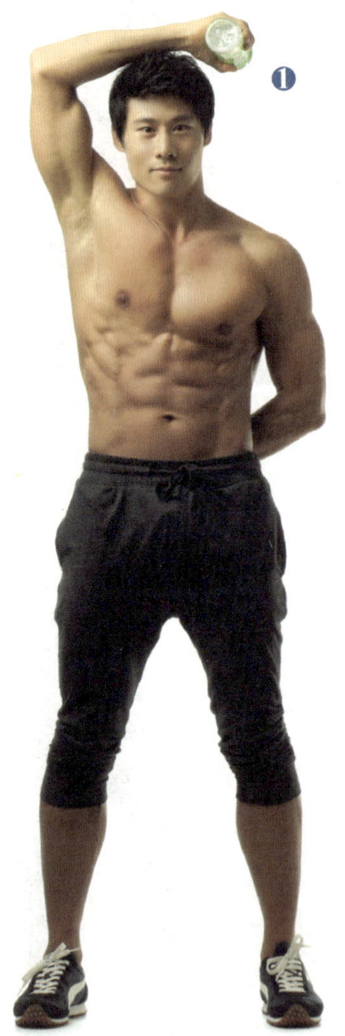

❶

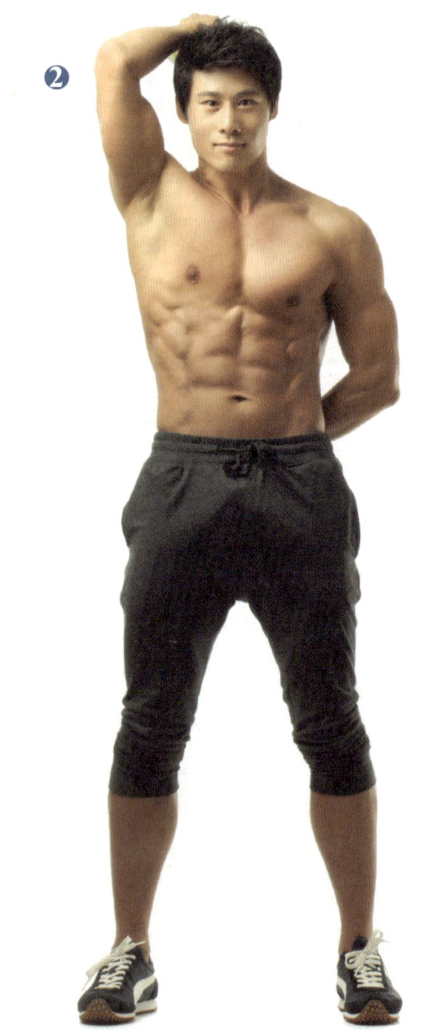

❷

手臂 L 形弯曲挥瓶运动

难度系数：★★☆☆☆

❶ 双手各握一只水瓶，双腿叉开站立，与肩同宽。双臂举至肩高，呈 L 形弯曲。

❷ 固定肘部，小臂前后挥动。

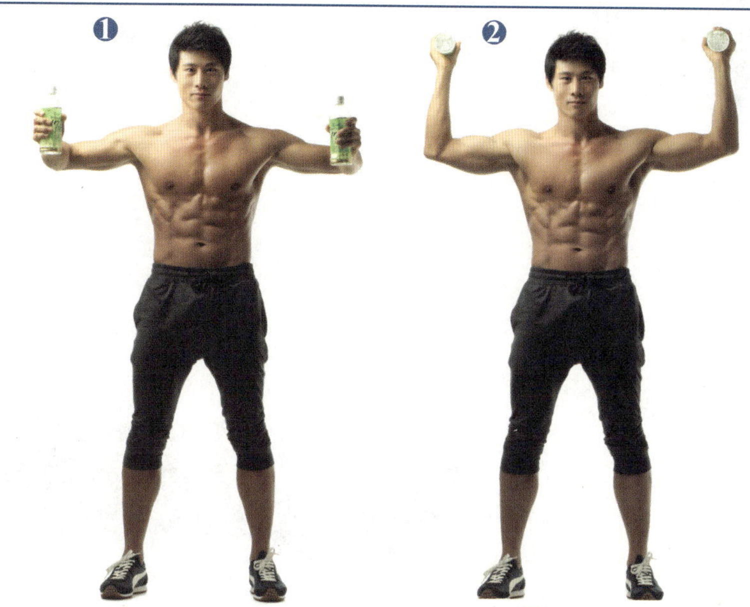

手臂 L 形弯曲异向挥瓶运动

难度系数：★★☆☆☆

❶ 双手各握一只水瓶，双腿叉开站立，与肩同宽。一只手臂举至头顶，肘部呈 90 度弯曲。另一只手臂举至胸前，肘部呈 90 度弯曲，小臂保持水平。

❷ 固定肘部，头顶手臂做前后回转，胸前手臂做上下回转，反复动作。

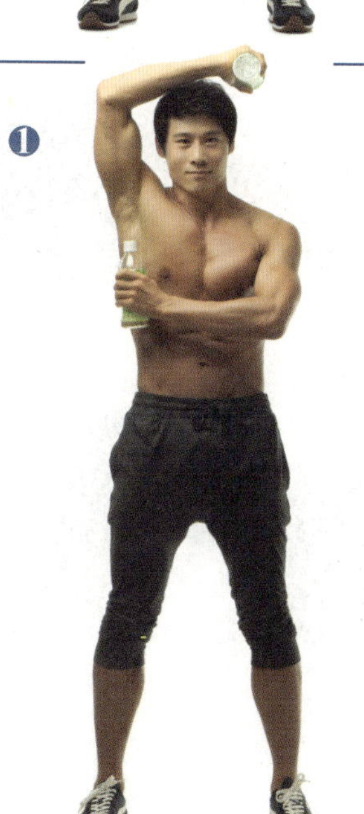

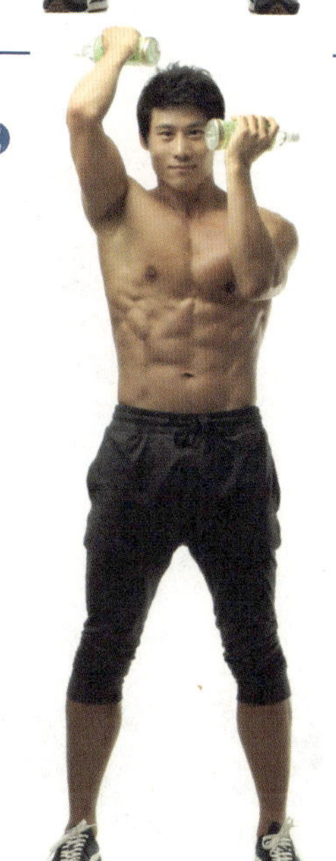

5 ~ 6 周
周二·周四·周六

双脚蹬地抬臀运动

难度系数：★★★★★

10 ~ 15 次 ×3 套，每套动作完成后休息 30 ~ 60 秒，抬臀时呼气

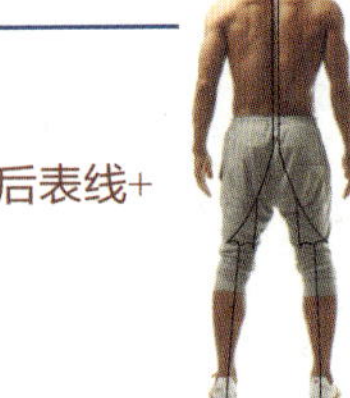

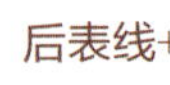

❶ 身体仰卧，双臂向两侧伸展，双脚下垫毛巾。

❷ 抬臀。

❸ 抬高臀部，脚后跟拖拽毛巾移动。

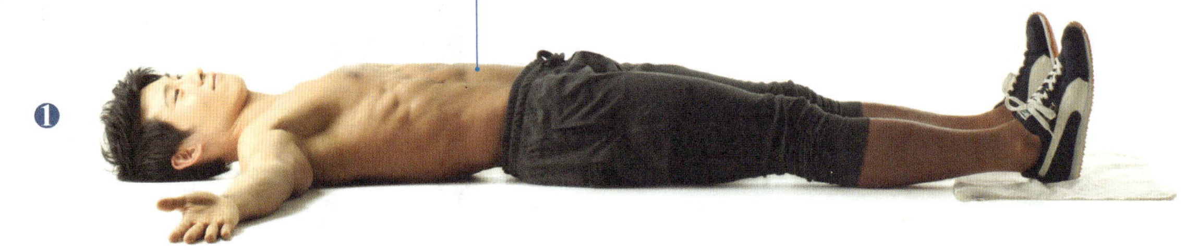

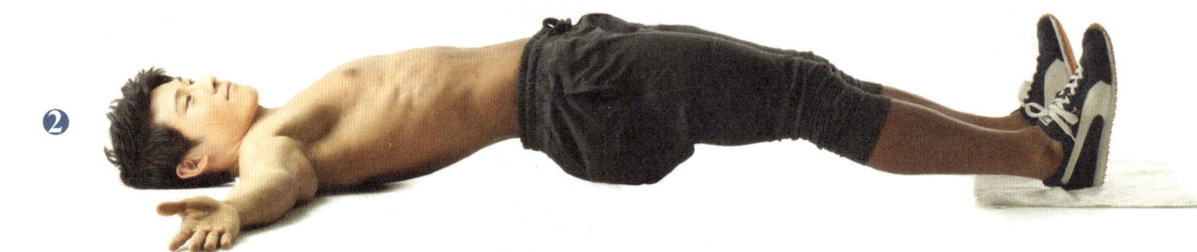

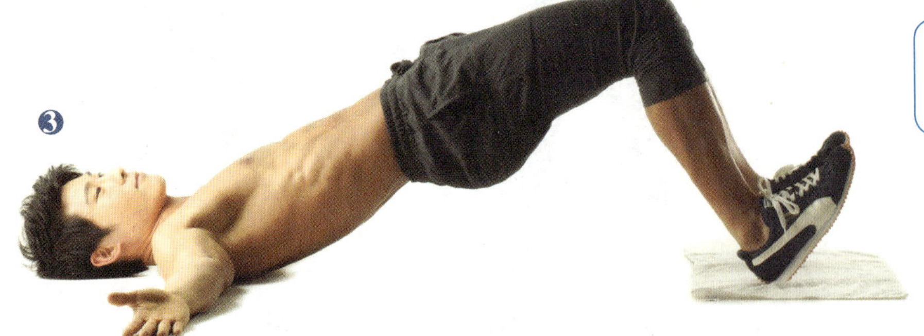

遵守以下规范！

★ 先抬臀，脚后跟蹬住地面移动。

仰卧屈膝蹬地抬臀运动

难度系数：★★★☆☆

❶ 身体仰卧，双臂向两侧伸展，双脚下垫毛巾。

❷ 脚尖转向内侧，抬臀，脚后跟拖拽毛巾。

❸ 脚尖转向外侧，抬臀，脚后跟拖拽毛巾。

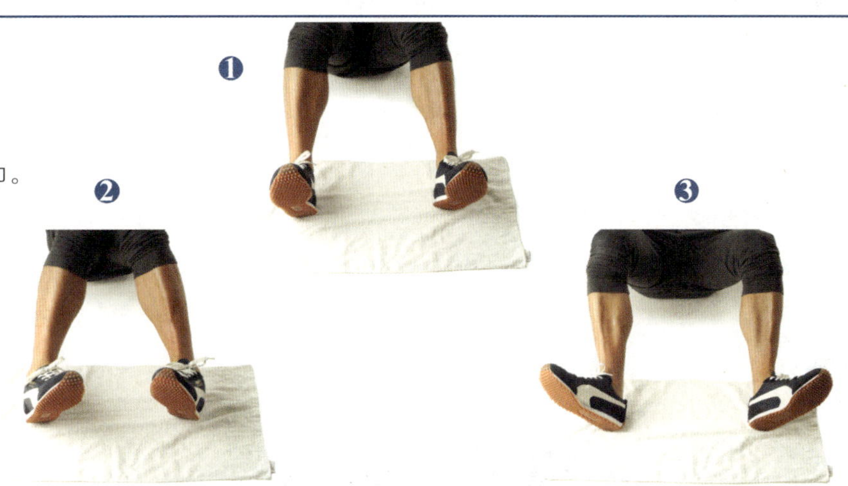

仰卧抬腿抬臀运动

难度系数：★★★★☆

❶ 身体仰卧，双臂向两侧伸展，一只脚下垫毛巾，另一只脚抬起。

❷ 抬臀。

❸ 臀部抬高，脚后跟拖拽毛巾移动。

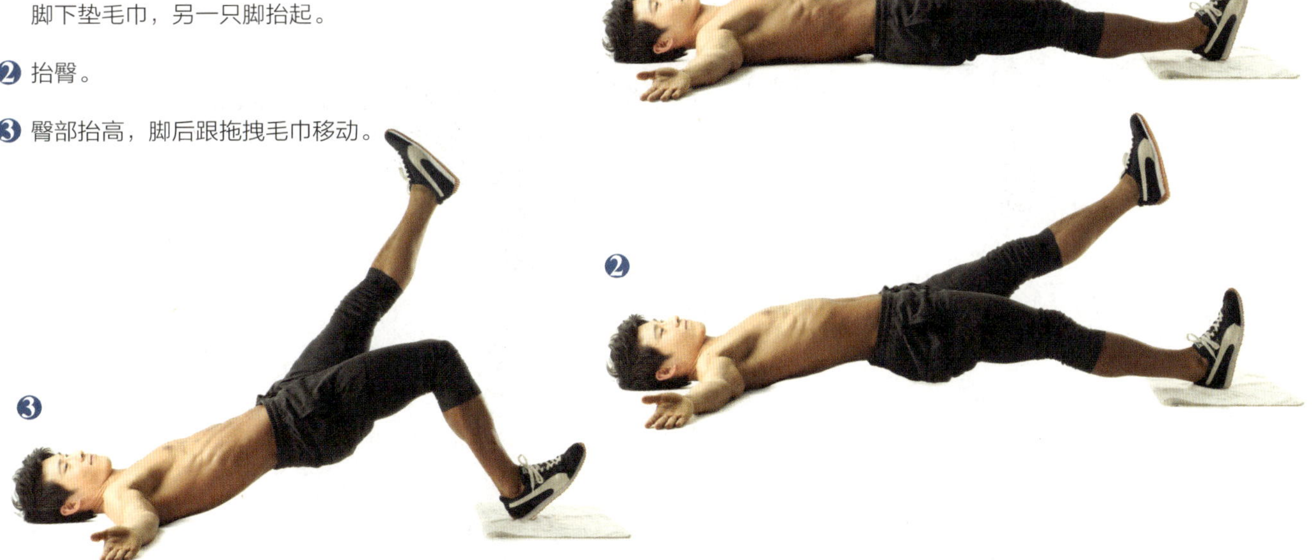

5 ~ 6 周
周二·周四·周六

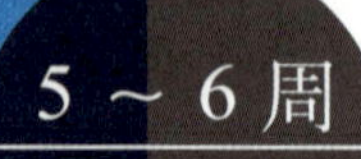

抬腿 T 形挥瓶运动

难度系数：★★★★★

左右各 30 ~ 60 秒 ×3 套，每套动作完成后休息 30 ~ 60 秒，自然呼吸

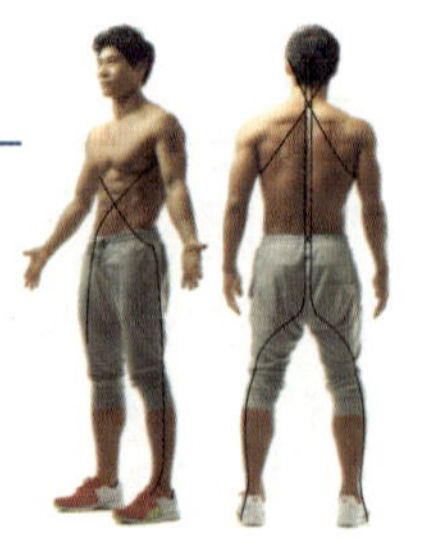

螺旋线+

❶ 双手拇指向下各握一只水瓶，双臂水平伸展，单腿抬起，身体呈 T 形。

❷ 身体保持水平，手背朝向头部，双臂上下短促有力挥动。每套动作结束后，换腿做同样动作。

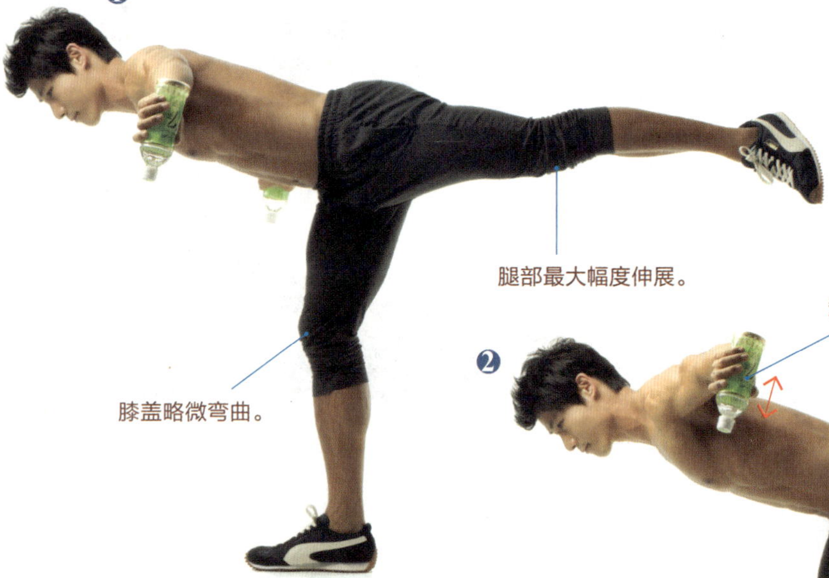

❶
腿部最大幅度伸展。
膝盖略微弯曲。

遵守以下规范！

★ 站立腿的膝盖不要过度伸展，保持略微弯曲。

❷
短促有力挥动。

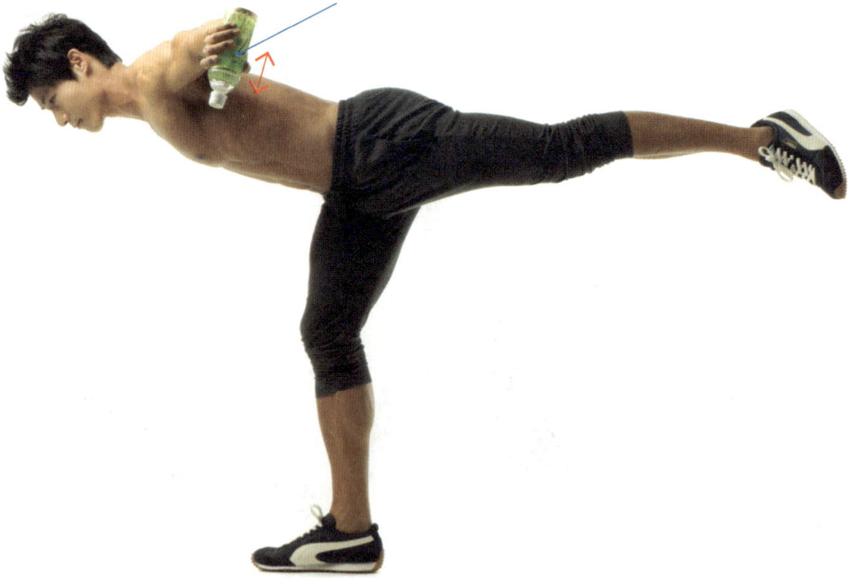

抬腿举腕 T 形挥瓶运动

难度系数：★★☆☆☆

❶ 双手拇指朝下各握一只水瓶，双臂水平伸展，单腿抬起，身体呈 T 形。

❷ 身体保持水平，手掌朝向头部，双臂上下短促有力挥动。

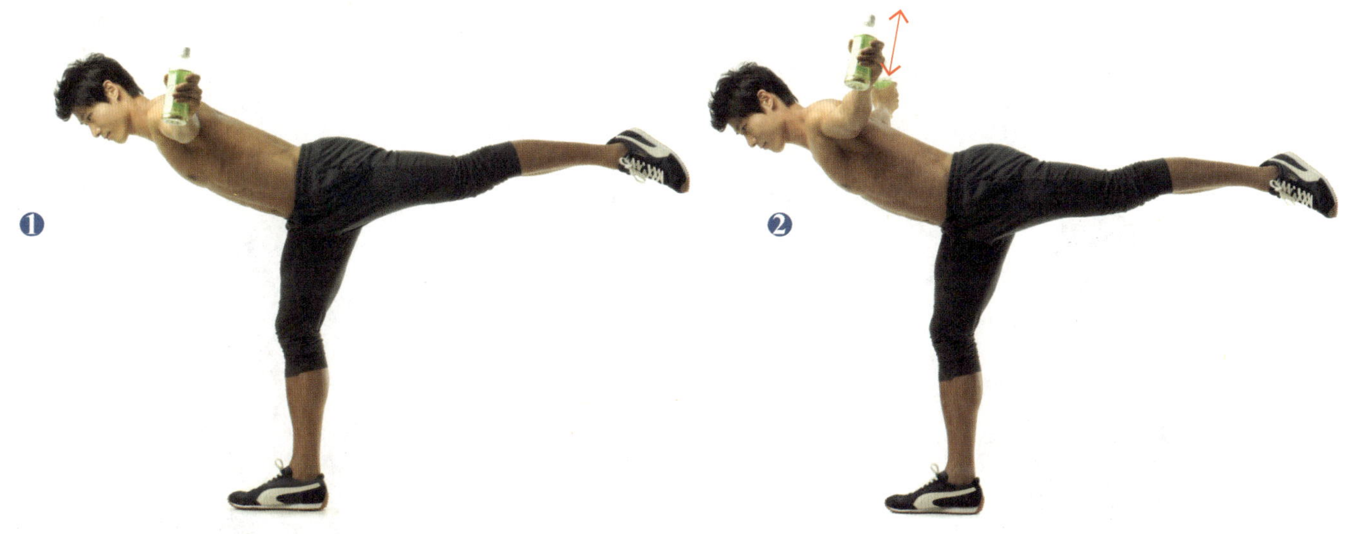

抬腿举腕 Y 形挥瓶运动

难度系数：★★★☆☆

❶ 双手拇指朝上各握一只水瓶，双臂向前叉开伸展，单腿抬起，身体呈 T 形。

❷ 身体保持水平，手掌朝向头部，双臂上下短促有力挥动。

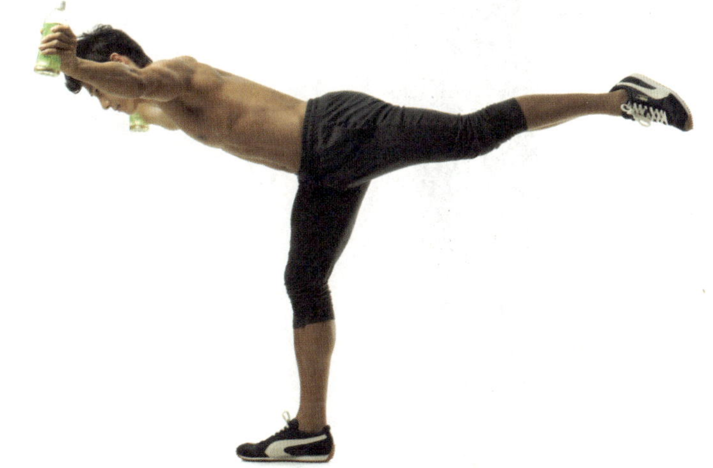

5 ~ 6 周
周二 · 周四 · 周六

毛巾提膝运动 难度系数：★★★★★

左右各 10 ~ 15 次 ×3 套，每套动作完成后休息 30 ~ 60 秒，提膝时呼气

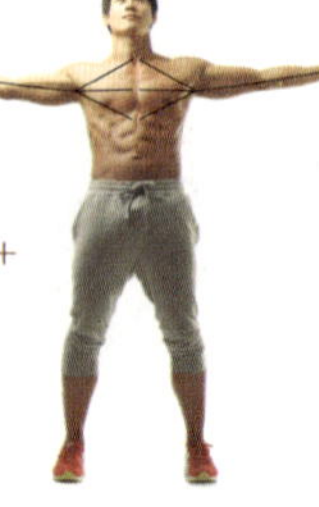
前表上肢线+

❶ 用毛巾勒住膝腕处，双手执毛巾两端。

❷ 固定肘部，双手执毛巾两端上提。每套动作完成后，换腿重复同样动作。

❶

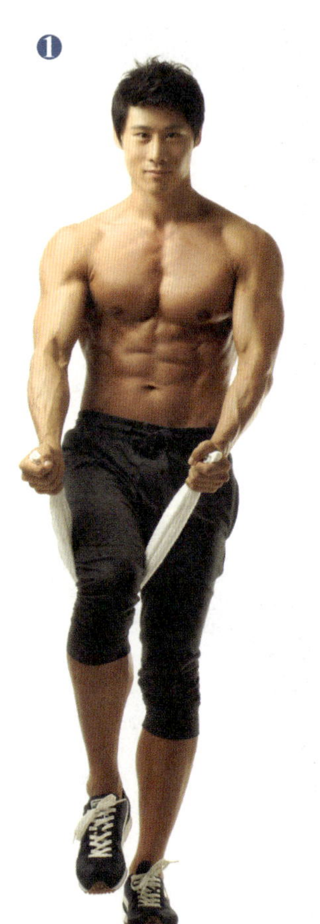

遵守以下规范！

★ 固定手腕。

❷

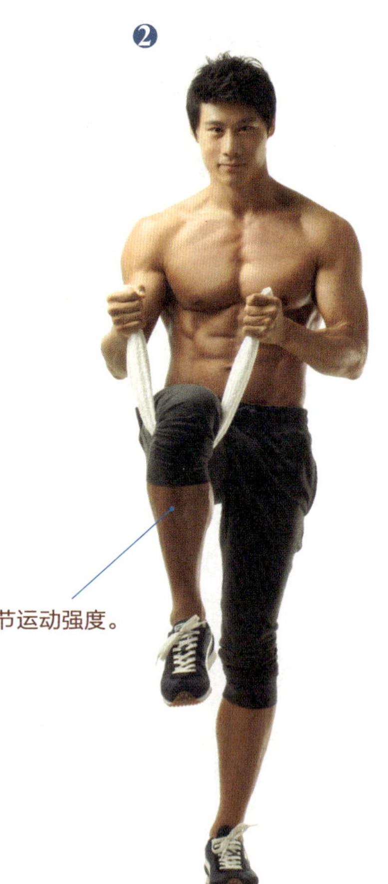

毛巾转腕提膝运动

难度系数：★★☆☆☆

❶ 用毛巾勒住膝腕处，双手执毛巾两端。

❷ 固定肘部，双手执毛巾两端向上提，手腕转动，手掌朝上。双臂内侧集中用力。

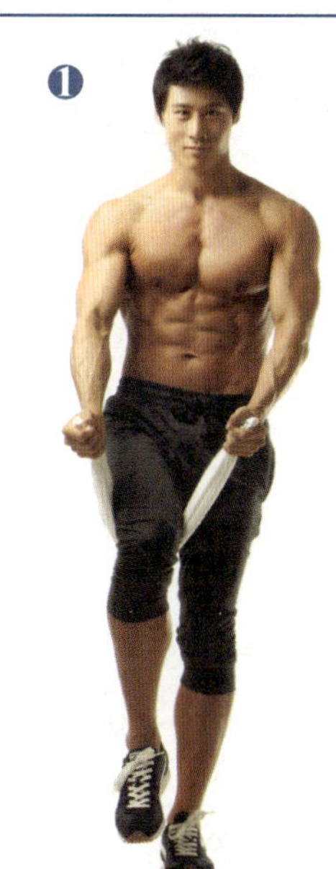

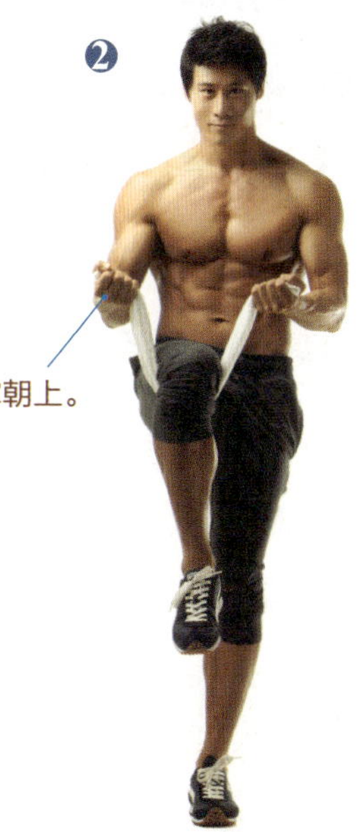

手腕转动，手掌朝上。

毛巾提脚运动

难度系数：★★☆☆☆

❶ 用毛巾勒住脚尖，双手执毛巾两端。

❷ 固定肘部，双手执毛巾两端上提。

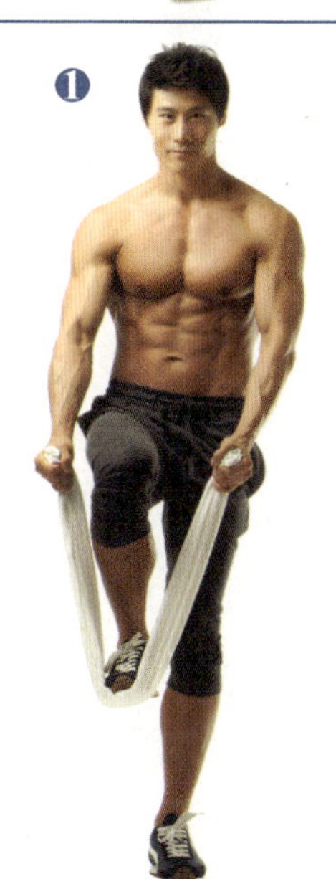

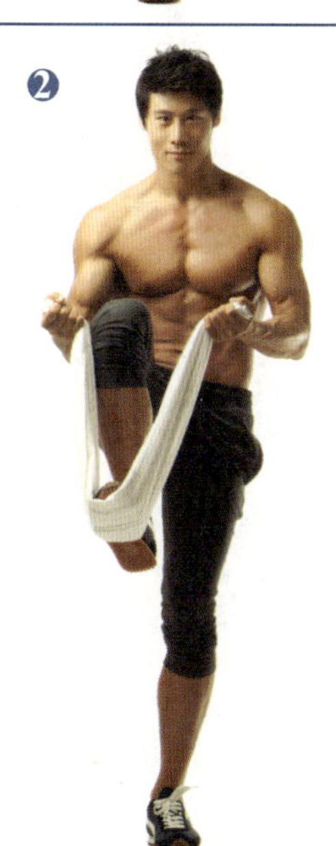

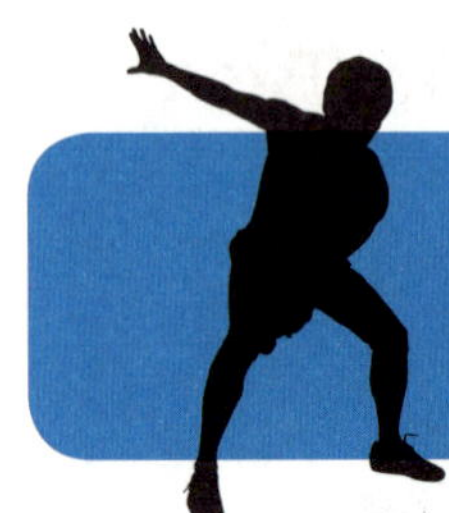

身姿优化阶段（7～8周，利用书本、背包和牛奶瓶）

霸气尽露的胸大肌与“王”字腹肌

这两周的运动主要依靠家庭中随处可见的书本、背包、牛奶瓶等生活用品代替健身器材，可以通过随意增减重量来调节强度，以通过不同的难度来达到健身效果。

▶ 按照身体状态合理分配时间，选择主体运动项目

	周一·周三·周五	周二·周四·周六
平衡性运动	双腿前后跨步运动	
		屈膝起蹲运动
耐力/稳定性运动	举包触地运动	
		举包土耳其式起床运动
爆发力运动	叉腿举包运动	
		背包俯卧撑运动
	毛巾摆瓶运动	
肌肉力量运动		单腿站立搬瓶运动
	举包起蹲运动	
		T 形搬瓶运动
	书本展臂运动	
		仰卧举书 U 形运动
	顶书倒立运动	
		踮脚举包运动

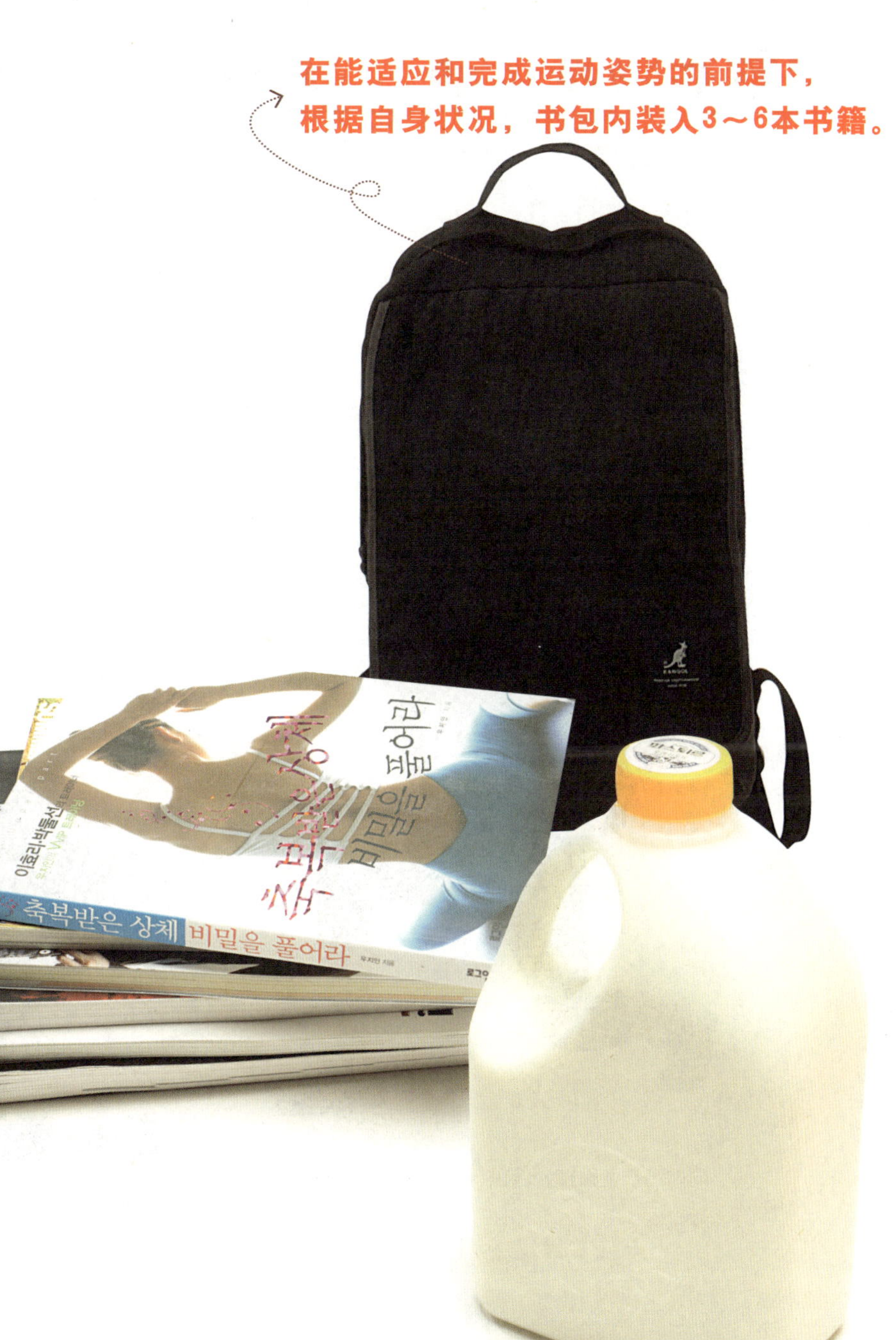

在能适应和完成运动姿势的前提下，
根据自身状况，书包内装入3～6本书籍。

7 ~ 8 周
周一·周三·周五

双腿前后跨步运动

难度系数：★★★★★

30 ~ 60 秒 ×3 套，每套动作完成后休息 30 ~ 60 秒，自由呼气

前表线 +

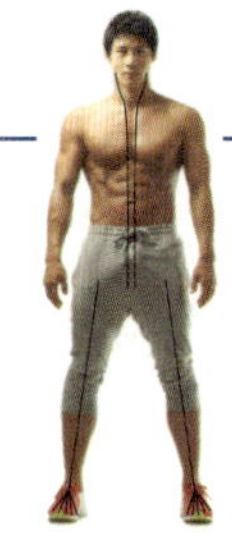

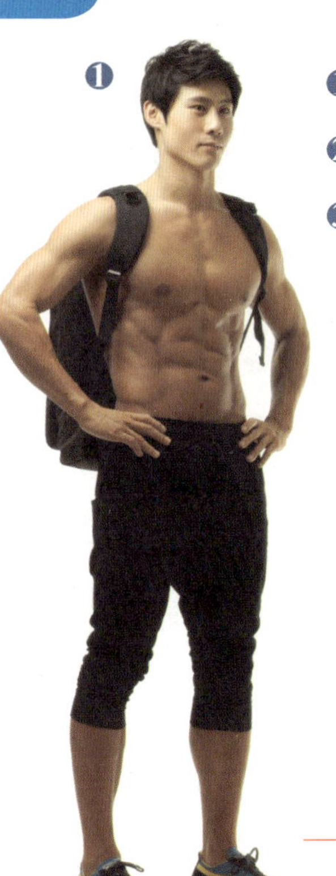

❶ 双肩背包，双手叉腰站立，与肩同宽。

❷ 单腿向前大幅跨步，双膝呈 90 度弯曲。

❸ 双腿交替向前跨步。

遵守以下规范！

★ 重心由两腿共同支撑，保持全身用力。

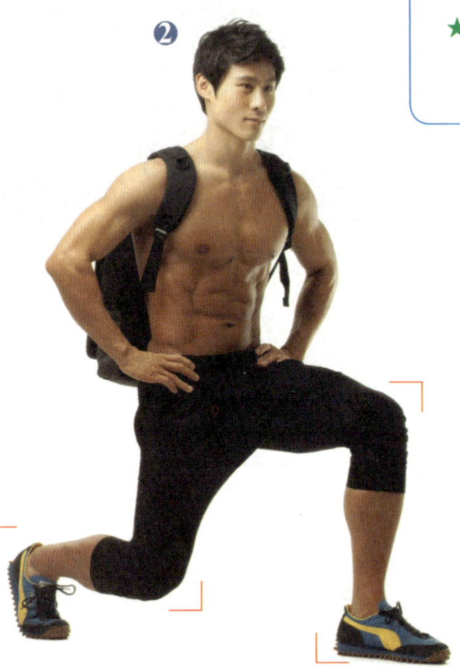

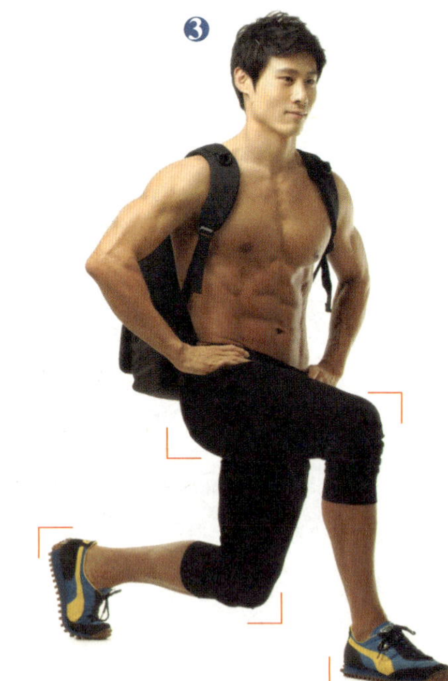

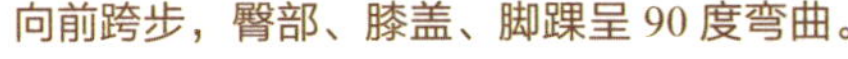

向前跨步，臀部、膝盖、脚踝呈 90 度弯曲。

向后跨步运动

难度系数：★★★☆☆

❶ 双肩背包，双手叉腰站立，与肩同宽。

❷ 单腿向后大幅跨步，双膝呈 90 度弯曲。

❸ 双腿交替向后跨步。

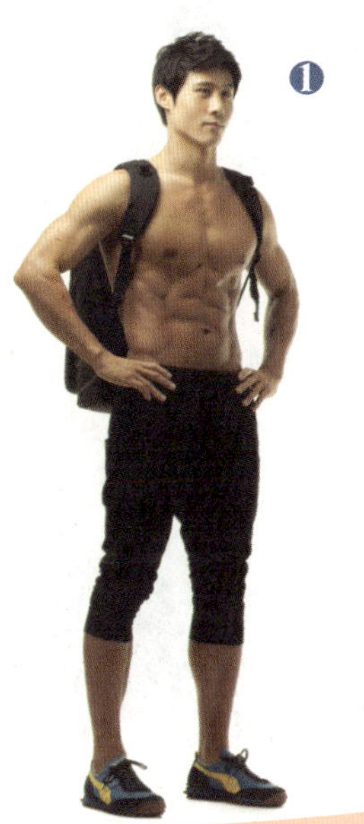

❶

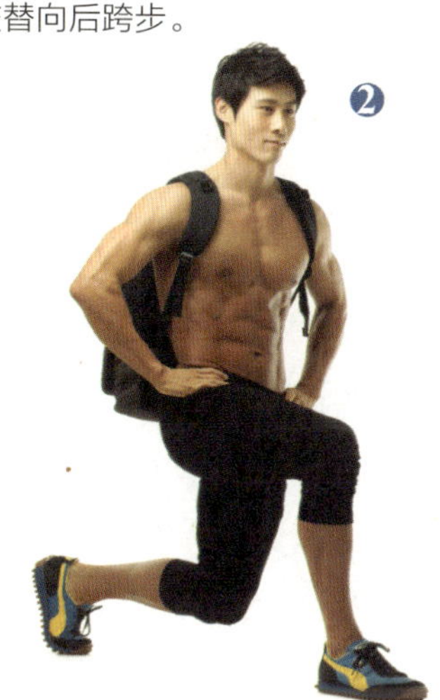

❷

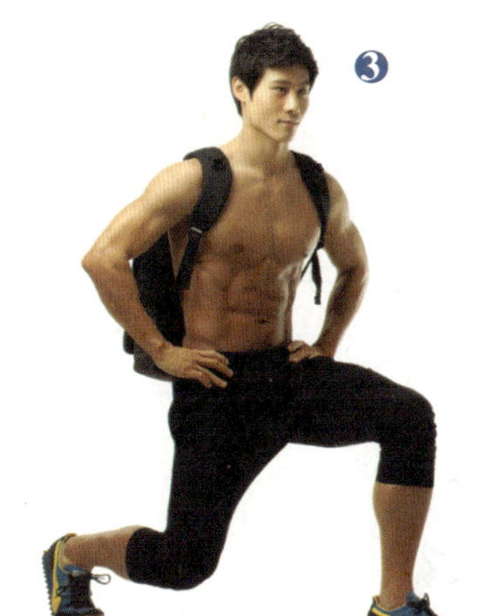

❸

跨步摆身运动

难度系数：★★★½☆

❶ 双肩背包，身体侧转，双手执牛奶瓶两端，举至胸前高度。

❷ 单腿向前大幅跨步，双膝呈 90 度弯曲。

❸ 另一条腿向前跨步，双臂向前回转，身体随同回转。

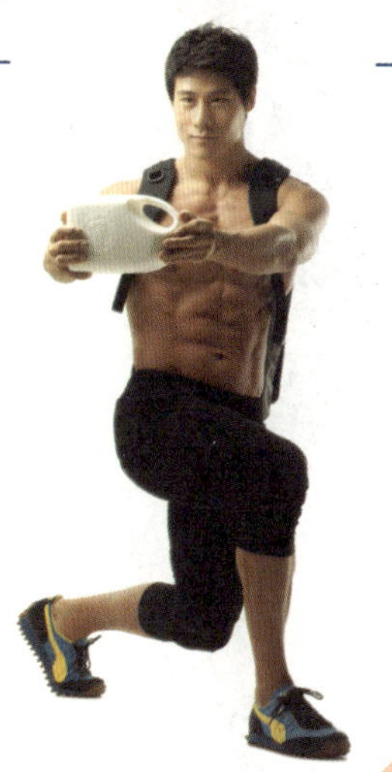

7 ~ 8 周

周一・周三・周五

举包触地运动 难度系数：★★★★★

左右各 10 ~ 15 次 ×2 套，每套动作休息 30 ~ 60 秒，自由呼气

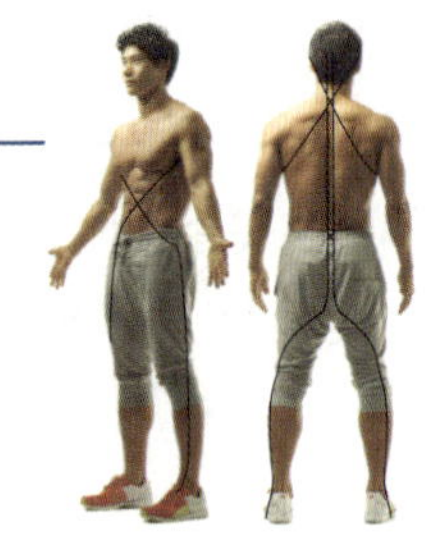

❶ 一条腿向身侧叉开站立，膝盖略微弯曲，一只手举包过头顶，另一只手下垂，置于叉开的腿前。

❷ 臀部后屈，下垂手臂指尖下探触地。

遵守以下规范！

★ 大腿内侧、臀部外侧、肋部肌肉保持拉伸感，缓慢反复运动。

❶
同侧手臂举包，
膝盖伸直固定。
叉开的腿膝盖稍微弯曲。

❷
视线固定在手上。

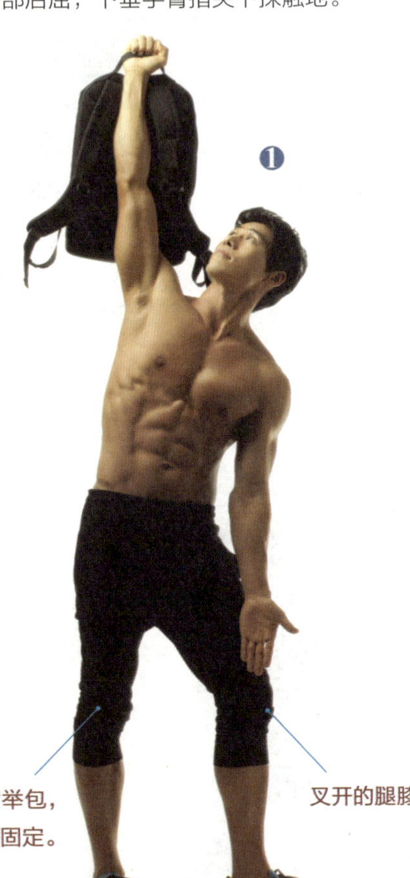

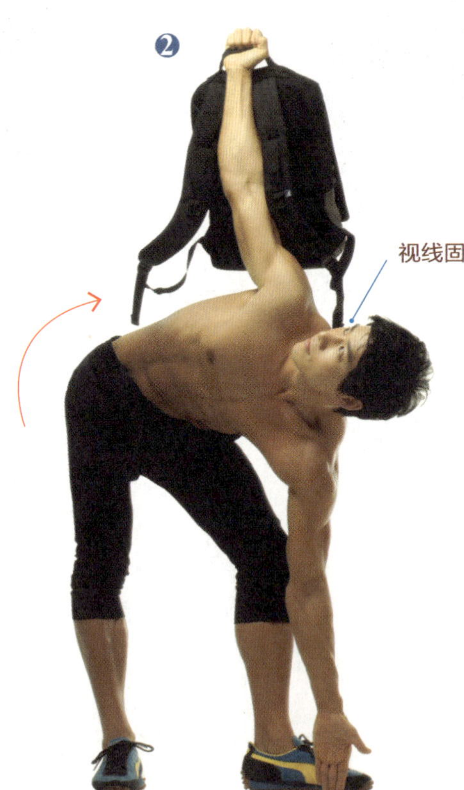

举包负重触地运动

难度系数：★★★★★

❶ 双腿叉开站立，与肩同宽。一条腿支撑体重，另一条腿膝盖稍稍弯曲，向外侧偏转。撑重脚同侧手臂举包过头，另一只手提一桶牛奶向下伸展。

❷ 臀部向撑重脚对角线方向后屈，提牛奶手臂下探至地面。

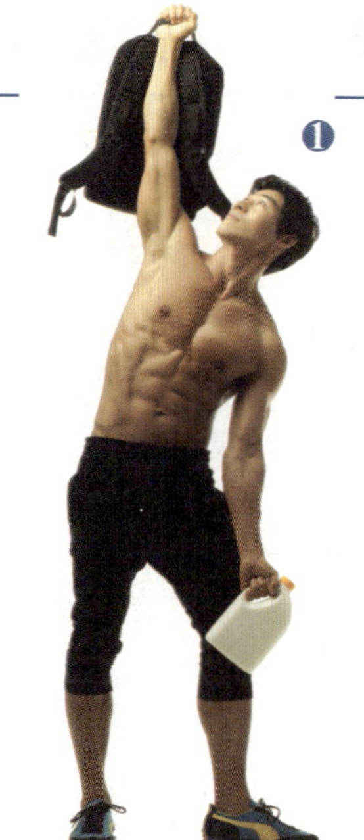

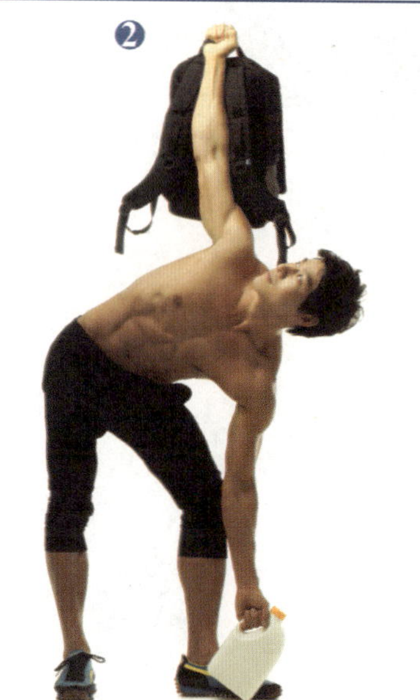

闭眼举包触地运动

难度系数：★★★★★

❶ 双眼紧闭，双腿叉开站立，与肩同宽。单腿支撑体重，另一条腿膝盖稍曲，向外侧偏转。撑重脚同侧手臂举包过头，另侧手向下伸展。

❷ 臀部向撑重脚对角线方向后屈，下侧手臂下探至地面。

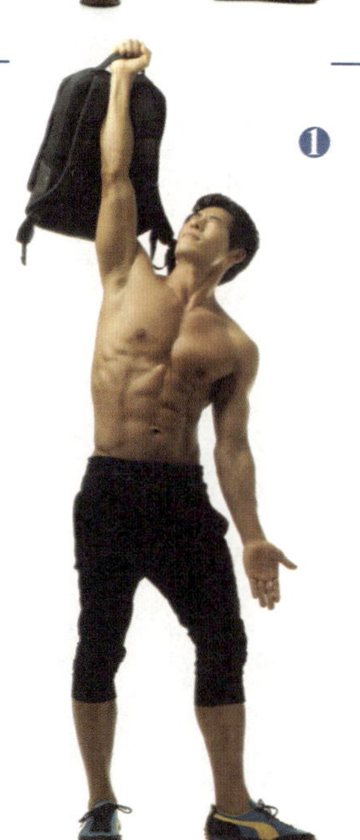

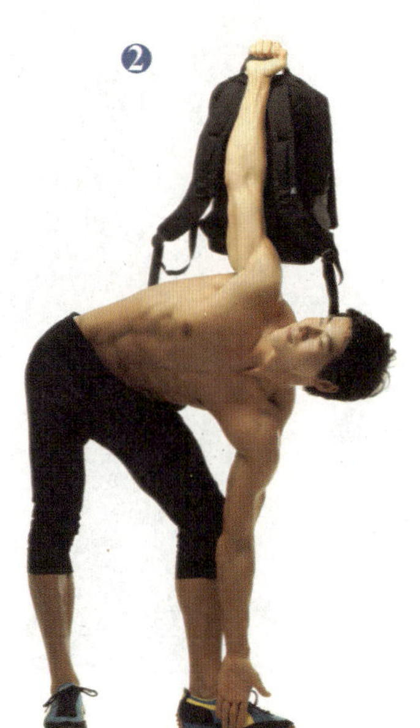

7～8周

周一·周三·周五

叉腿举包运动

难度系数：★★★★★

10～15次×3套，每套动作完成后休息30～60秒，举包时呼气

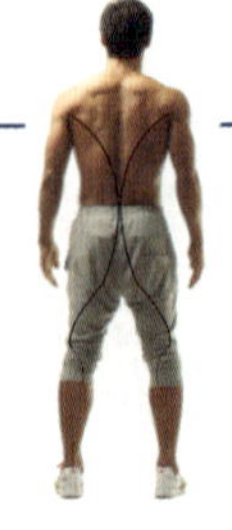
后机能线+

❶ 双腿叉开站立，比肩略宽。双膝弯曲，将背包置于两腿间，双手抓住背包顶带。

❷ 展膝，同时双手提起包，双肘向两侧翘起。

❶

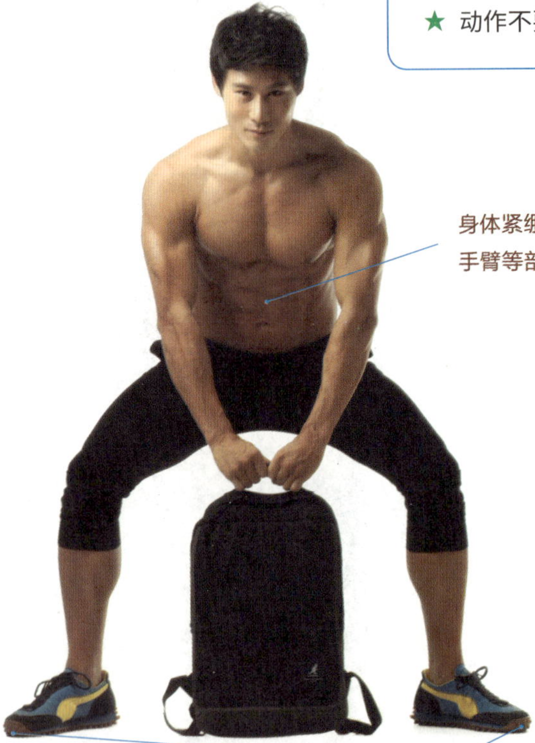

❷

遵守以下规范！

★ 腰部挺直。

★ 动作不要过慢，适当调节速度。

身体紧绷，想象力量在腿部、上身、手臂等部位游走。

姿势端正，快速发力。

脚尖向外侧偏移。

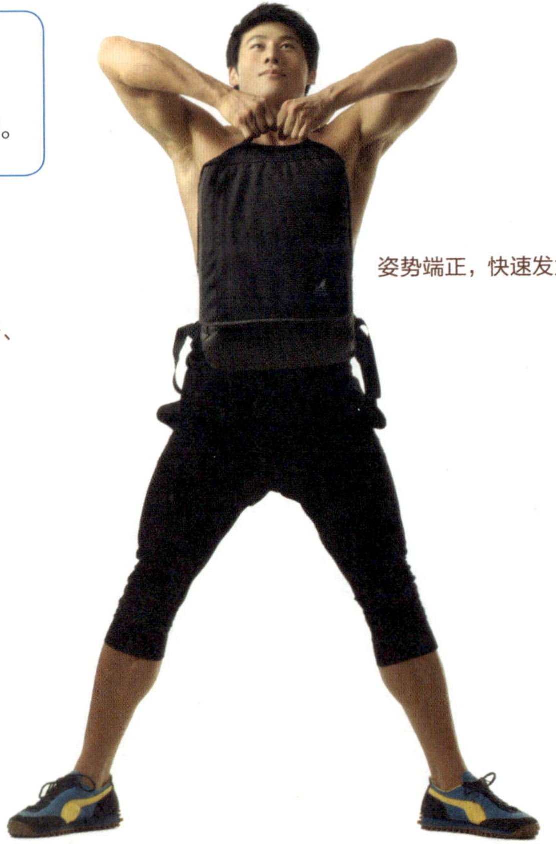

脚尖踮地举包运动

难度系数：★★★☆☆

❶ 双腿叉开站立，比肩略宽。双膝弯曲，将背包置于两腿间，双手抓住背包顶带。

❷ 踮起脚尖，同时双手提起包，双肘向两侧翘起。

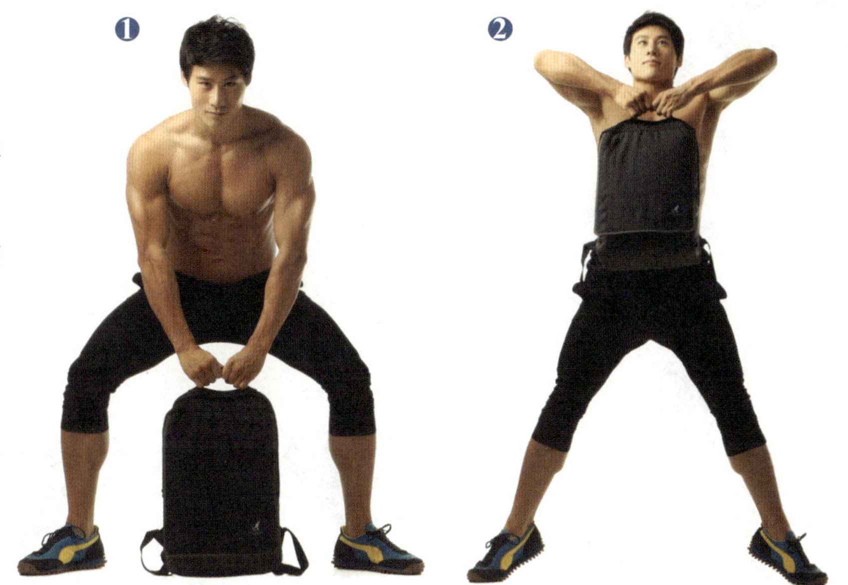

脚尖踮起单臂提包运动

难度系数：★★★☆☆

❶ 双腿叉开站立，比肩略宽。双膝弯曲，将背包置于两腿间，单手抓住背包顶带。

❷ 踮起脚尖，同时单手提起包。

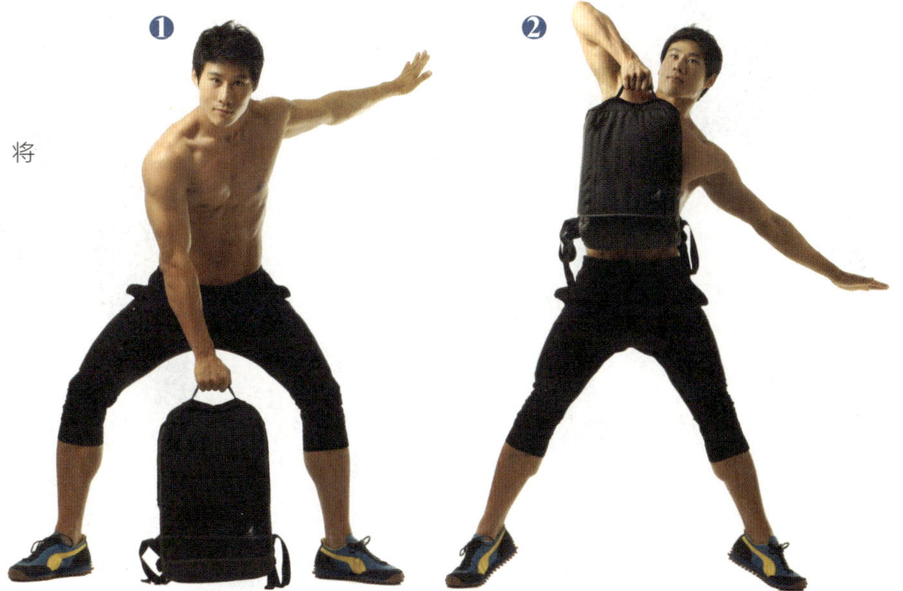

7～8周

周一·周三·周五

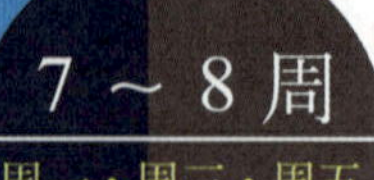

毛巾摆瓶运动

难度系数：★★★★★

10～15次 ×3套，每套动作完成后休息30～60秒，提起牛奶瓶时呼气

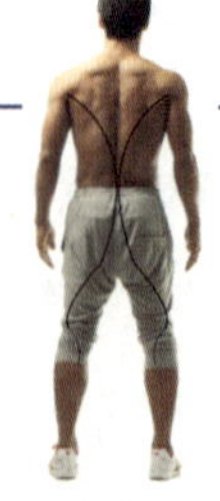

后机能线+

❶ 双腿叉开站立，比肩略宽。用毛巾勒住牛奶瓶提手，双手执毛巾两端。

❷ 腹部和臀部用力，身体快速挺直，将牛奶瓶甩至与肩同高。

❶

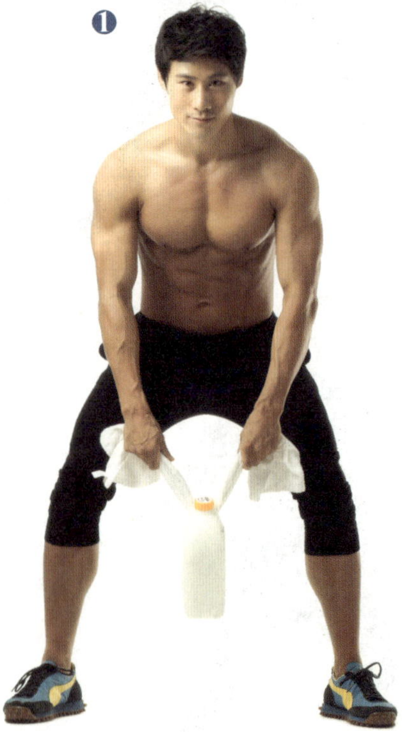

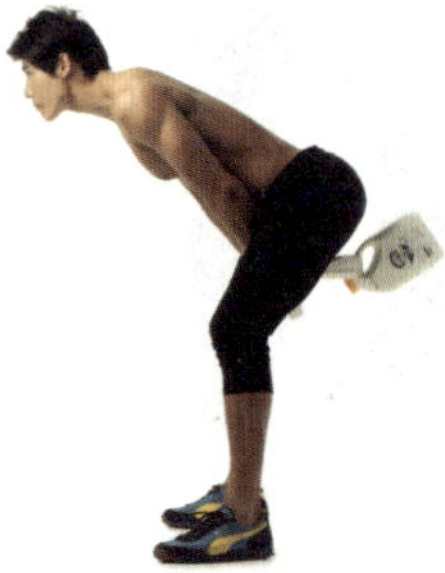

❷

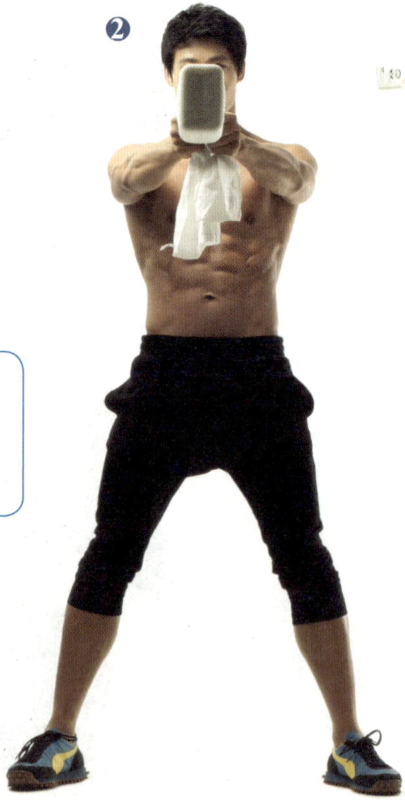

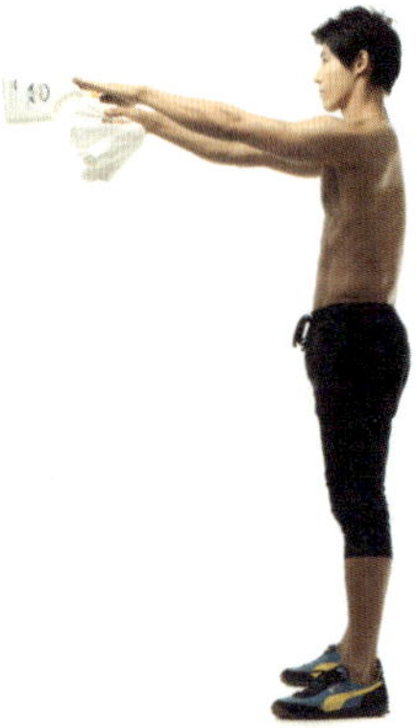

遵守以下规范！

★ 瞬间爆发用力。

★ 动作不要间断。

单臂毛巾摆瓶运动

难度系数：★★☆☆☆

❶ 双腿叉开站立，比肩略宽。用毛巾勒住牛奶瓶提手，单手抓住毛巾两端，另一只手臂向后伸直。

❷ 腹部和臀部用力，身体快速挺直，将牛奶瓶甩至与肩同高。

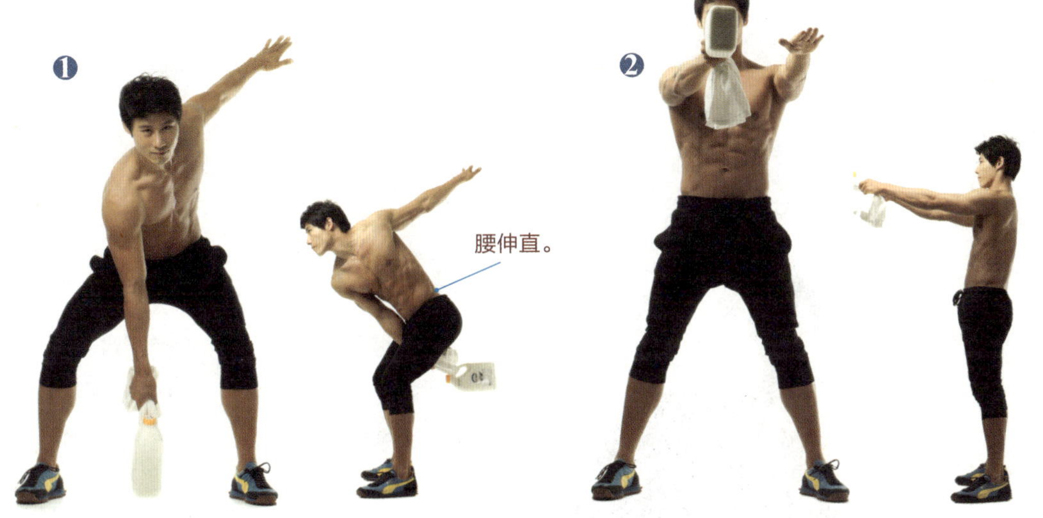

换臂毛巾摆瓶运动

难度系数：★★★☆☆

❶ 双腿叉开站立，比肩略宽。用毛巾勒住牛奶瓶提手，单手抓住毛巾两端。

❷❸ 腹部和臀部用力，身体快速挺直，将牛奶瓶甩至与肩同高，换手抓住毛巾两端。反复同样动作。

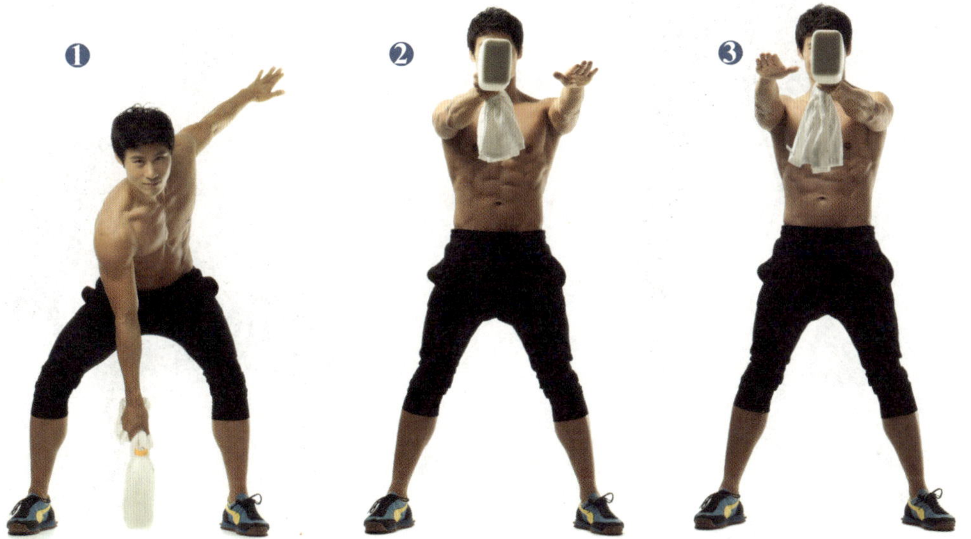

7～8周

周一·周三·周五

举包起蹲运动

难度系数：★★★★★

左右各10～15次×3套，每套动作完成后休息30～60秒，提包时呼气

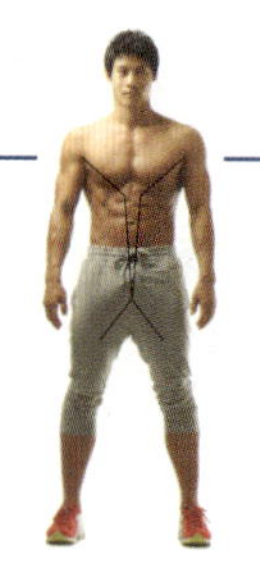

前机能线+

❶ 双腿叉开站立，与肩同宽。单手提包至肩部高度，另一只手臂向后伸直。

❷ 身体下蹲，大腿保持水平。

❸ 弹力起身，单手将包举起，身体向一侧偏转。

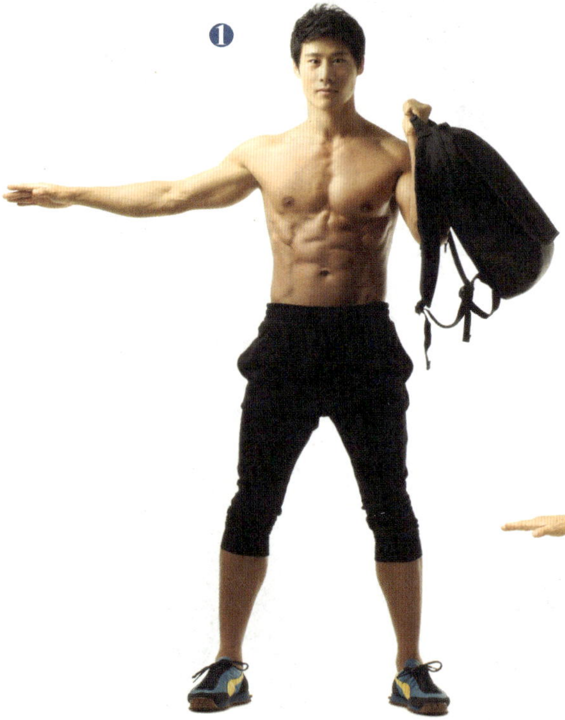

遵守以下规范！

★ 脚跟不要移动，臀部后屈下蹲。

★ 若动作过于困难，可以降低一半下蹲幅度。

❶

❷

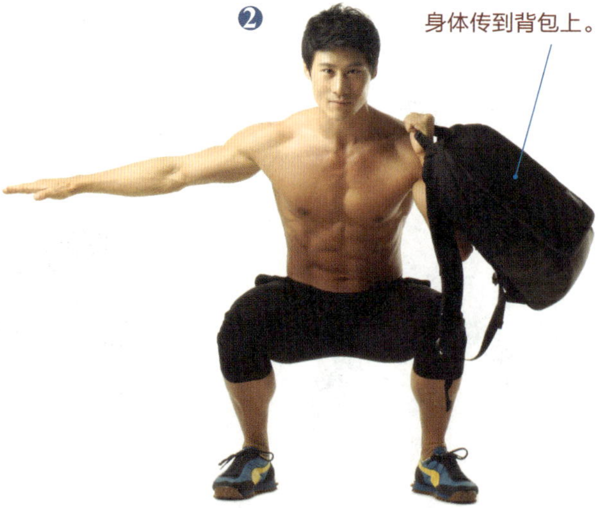

想象力量从腿部通过身体传到背包上。

❸

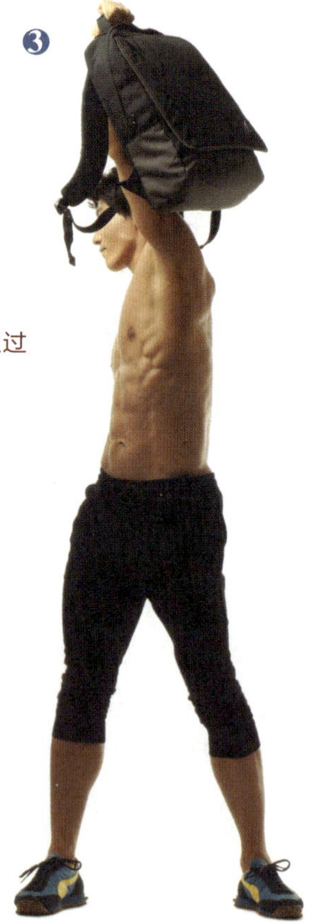

下蹲举包运动

难度系数：★★★★☆

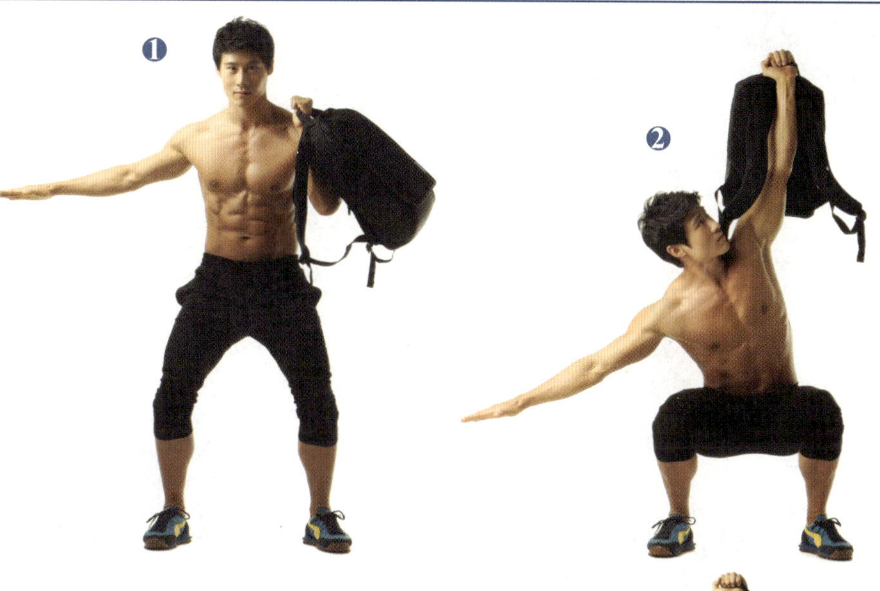

❶ 双腿叉开站立，与肩同宽。双膝弯曲，单手提包至肩部高度，另一只手臂向外侧伸直。

❷ 身体上下抖动，快速下蹲，背包惯性下落之前，手臂伸展将包举起。

前后叉腿举包运动

难度系数：★★★★☆

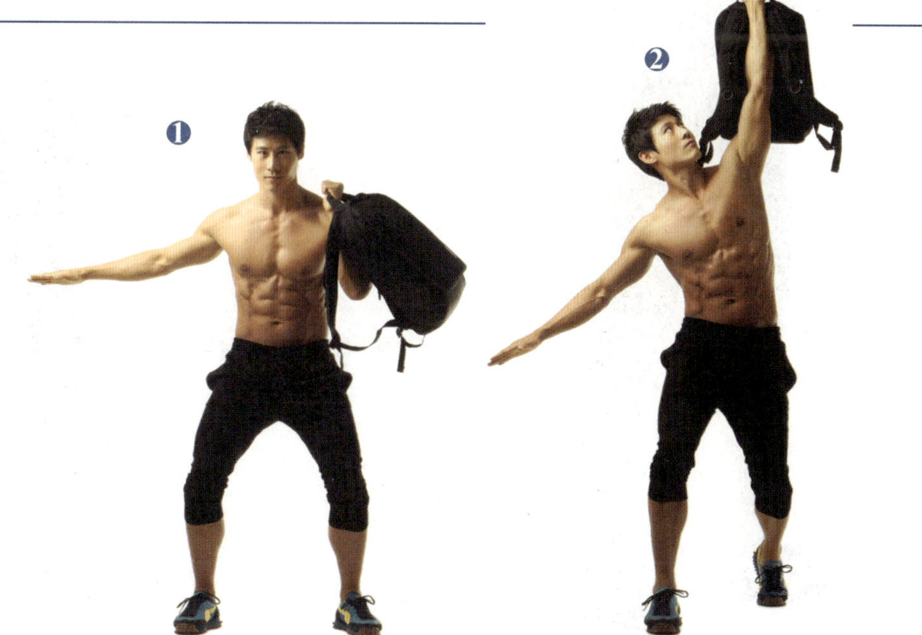

❶ 双腿叉开站立，与肩同宽。双膝弯曲，单手提包至肩部高度，另一只手臂向外侧伸直。

❷ 身体上下抖动，快速下蹲，双腿前后叉开，背包惯性下落之前，手臂伸展将包举起。

7 ~ 8 周
周一・周三・周五

书本展臂运动

难度系数：★★★★★

10 ~ 15 次 ×3 套，每套动作完成后休息 30 ~ 60 秒，自然呼吸

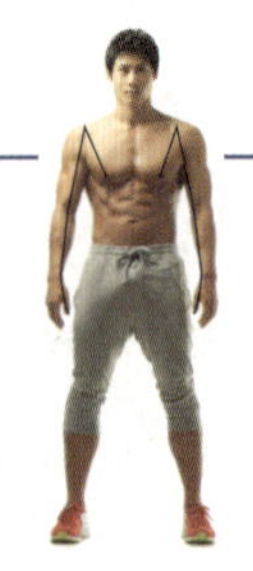

深部前表上肢线 +

❶ 双腿叉开站立，与肩同宽。双手尽可能多地举起若干书本至前胸位置。

❷ 双臂向前伸展，保证书本不掉落。

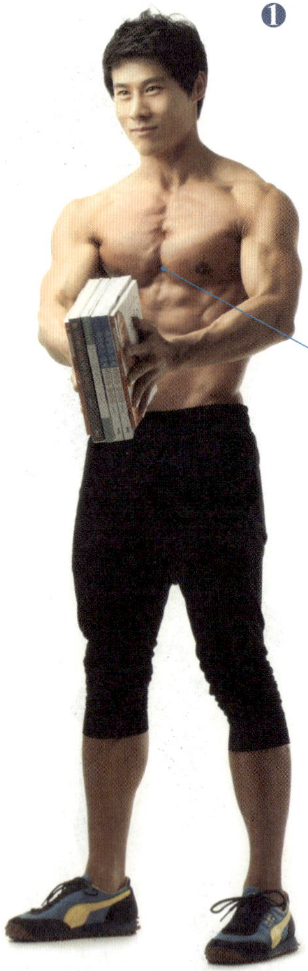

❶

胸部用力。

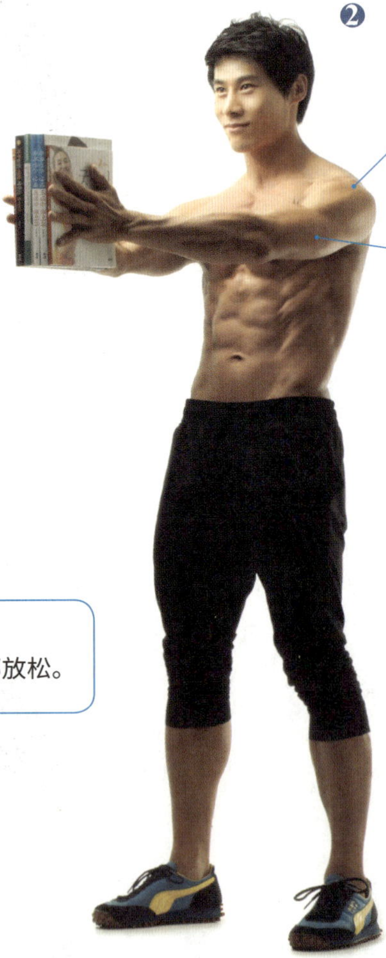

❷

双肩下垂。

强力夹住书本。

遵守以下规范！

★ 肩部下垂，颈部放松。

垂腰举书运动

难度系数：★★☆☆☆

❶ 双腿叉开站立，与肩同宽。腰部下垂，双手尽可能多地夹起若干书本放置在两腿间。

❷ 双臂向上举起，保证书本不掉落。

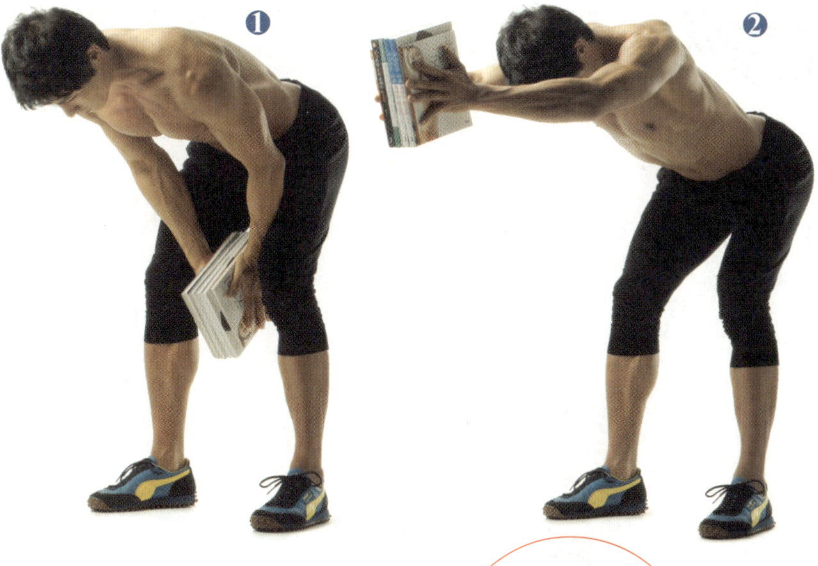

圆周举书运动

难度系数：★★½☆☆

❶ 双腿叉开站立，与肩同宽。双手尽可能多地举起若干书本至前胸位置。

❷ 双臂做圆周运动，保证书本不掉落。

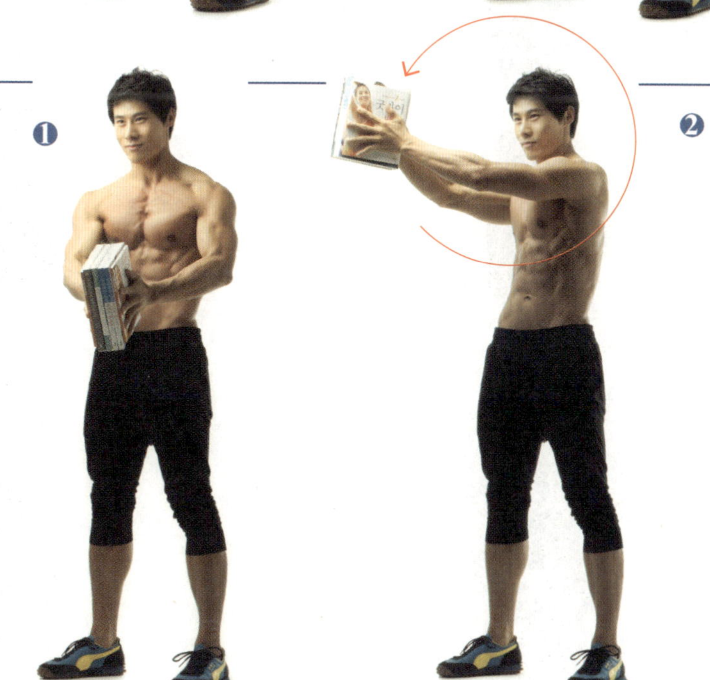

7～8周

周一·周三·周五

顶书倒立运动

难度系数：★★★★★

30～60秒×3套，每套动作完成后休息30～60秒，自然呼吸

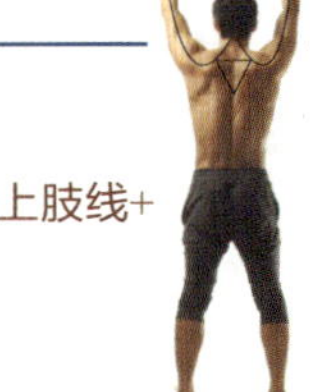

后表上肢线+

❶ 将若干书本堆叠在墙根，垫上毛巾，头顶书本倒立。

❷ 运用颈部和臂部力量持久支撑。

遵守以下规范！

★ 腰部挺直，身体紧绷。

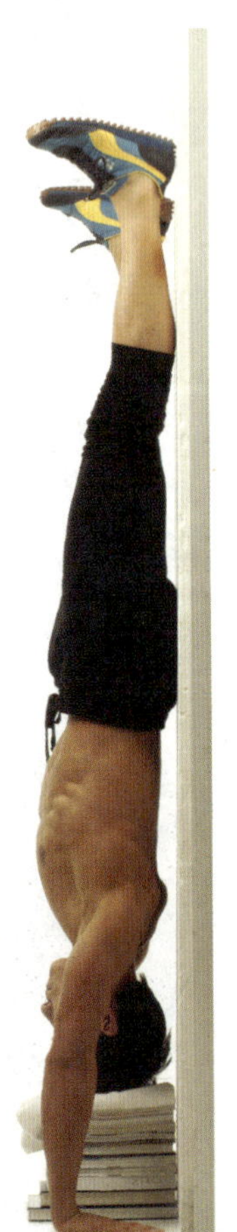

❶

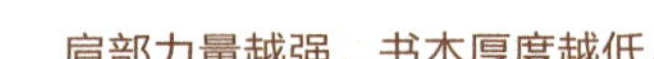

肩部力量越强，书本厚度越低。

❷

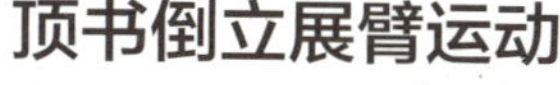

顶书倒立展臂运动

难度系数：★★★★☆

❶❷ 将若干书本堆叠在墙根，垫上毛巾，头顶书本倒立。

❸❹ 双臂伸展，直至头顶脱离书本。

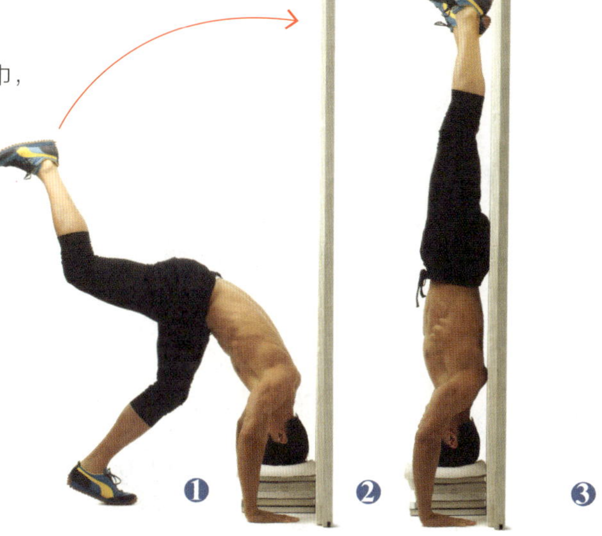

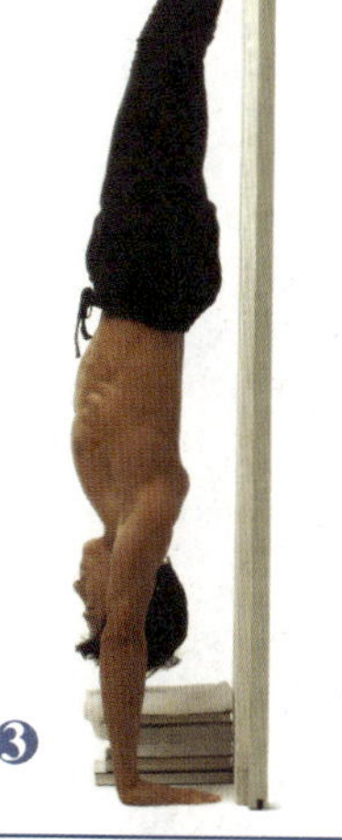

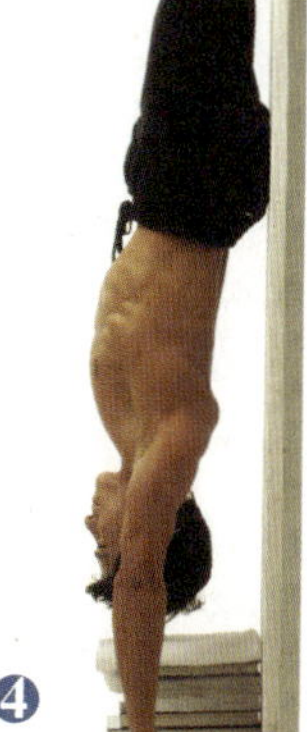

双手撑地墙上踏步运动

难度系数：★★★★½

❶ 背墙站立，双臂叉开撑地，与肩同宽。单腿向后抬起。

❷❸ 双脚交替 4 步蹬墙至最高处。

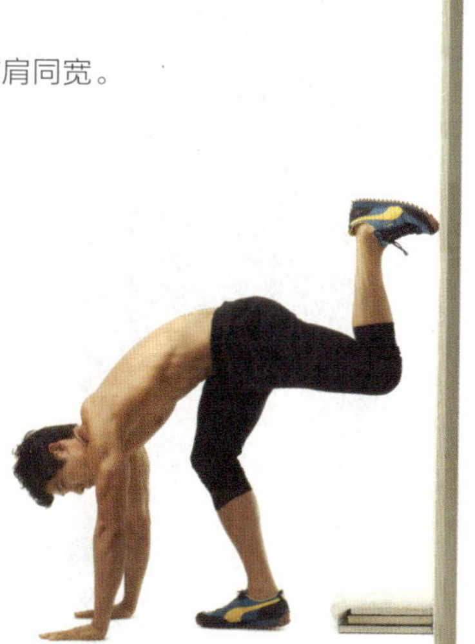

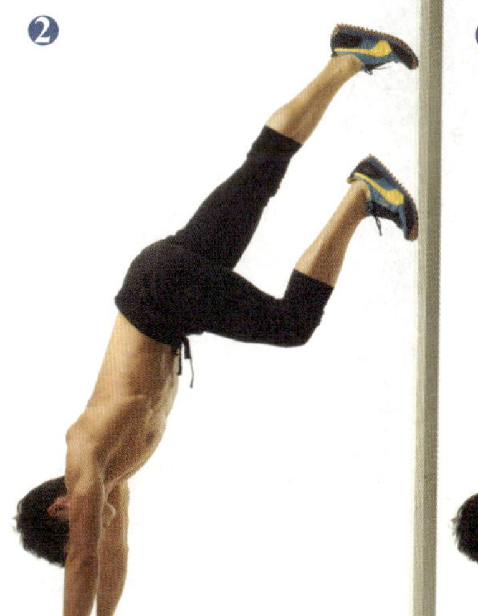

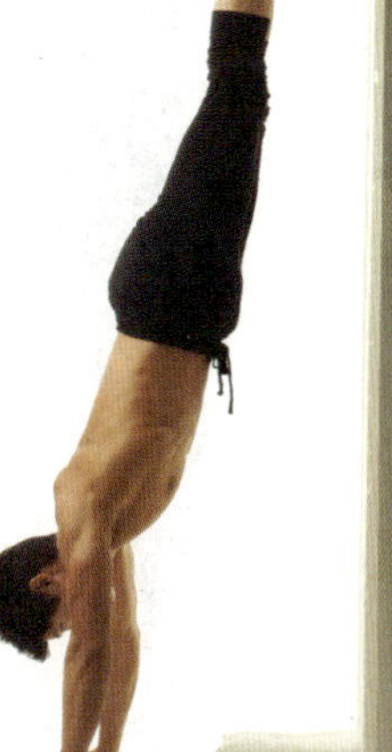

7～8周
周二·周四·周六

屈膝起蹲运动

难度系数：★★★★★

10～15次 ×3套，每套动作完成后休息30～60秒，自然呼吸

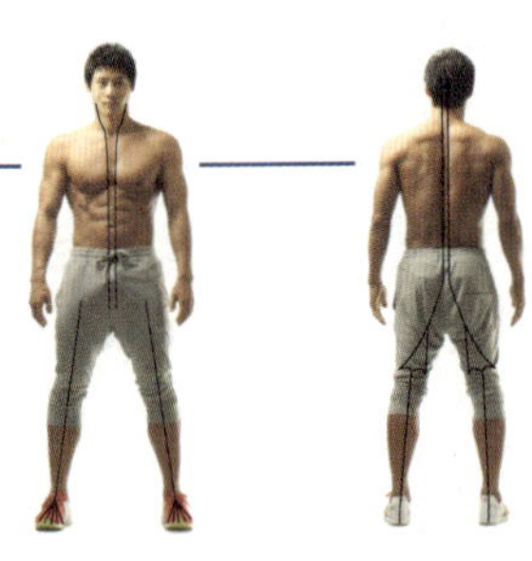

❶ 地上放置两本图书，双脚后跟踩踏其上站立，双手举适当重量的书籍与肩同高。

❷ 保持双臂高度，身体下蹲，大腿保持水平。

❶

遵守以下规范！

★ 脚踝、骨盆、腰部下段用力，缓慢反复动作。

❷
腰部挺直，臀部后屈。
大腿保持水平。
脚踝先弯曲，臀部再后屈。
脚掌不要触地。

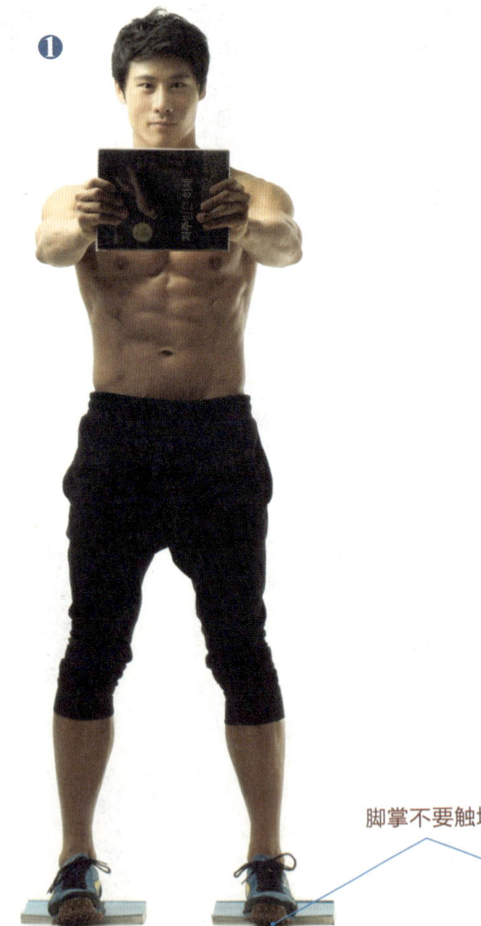

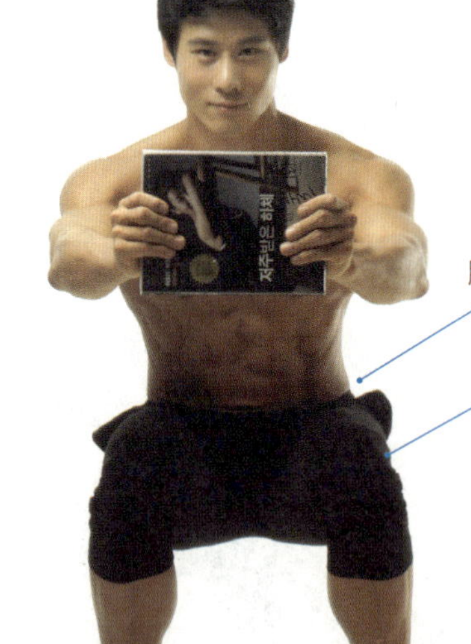

叉腿屈膝起蹲运动

难度系数：★★★★★

❶ 地上较远距离放置两本图书，双脚后跟踩踏其上站立，双手举适当重量的书籍与肩同高。

❷ 保持双臂高度，身体下蹲至能保持平衡的最低点。

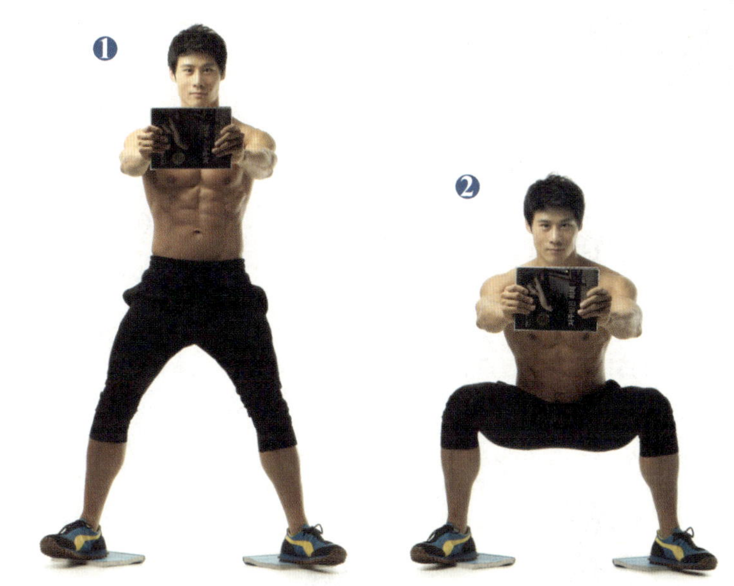

半屈膝起蹲运动

难度系数：★★★★★

❶ 双脚后跟踩踏书本，双膝半屈，双手举适当重量的书籍与肩同高。

❷ 保持双臂高度，身体下蹲，大腿保持水平。

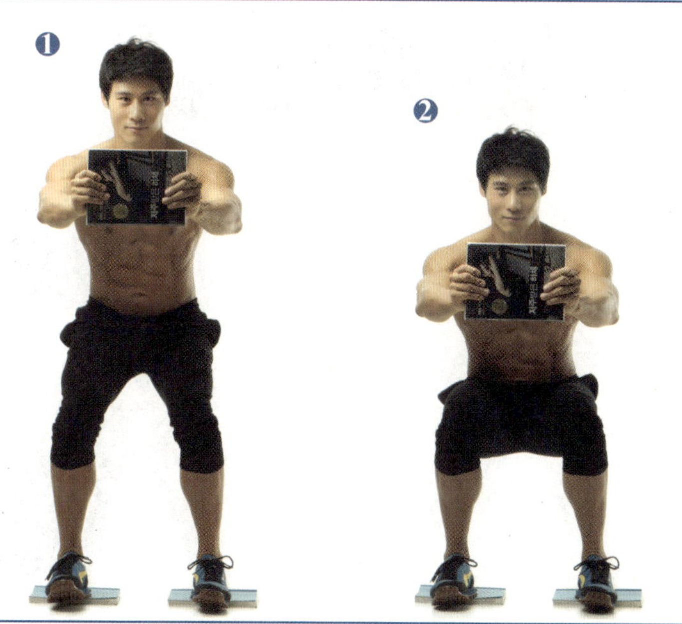

7 ~ 8 周

周二・周四・周六

举包土耳其式起床运动

难度系数：★★★★★

左右各 30 ~ 60 秒 ×2 套，每套动作完成后休息 30 ~ 60 秒，自然呼吸

前机能线 +

❶ 身体仰卧，单手举包，另一只手臂呈 45 度角向身体外侧平伸，手掌贴地。举包手臂同侧膝盖弯曲竖起。

❷ 眼睛注视背包，从肩膀开始，身体挺直向上。

❸ 单手撑地，上肢挺直坐起。

❹ 支撑手掌用力，臀部抬高。

❺ 伸展腿向后弯曲，以膝部撑地。

❻ 支撑手离地，上肢挺直。

❼ 双膝伸展，双腿站立。

❽ 逆向运动至❶初始状态。

遵守以下规范！

★ 脚踝、骨盆、腰部下段用力，缓慢反复动作。

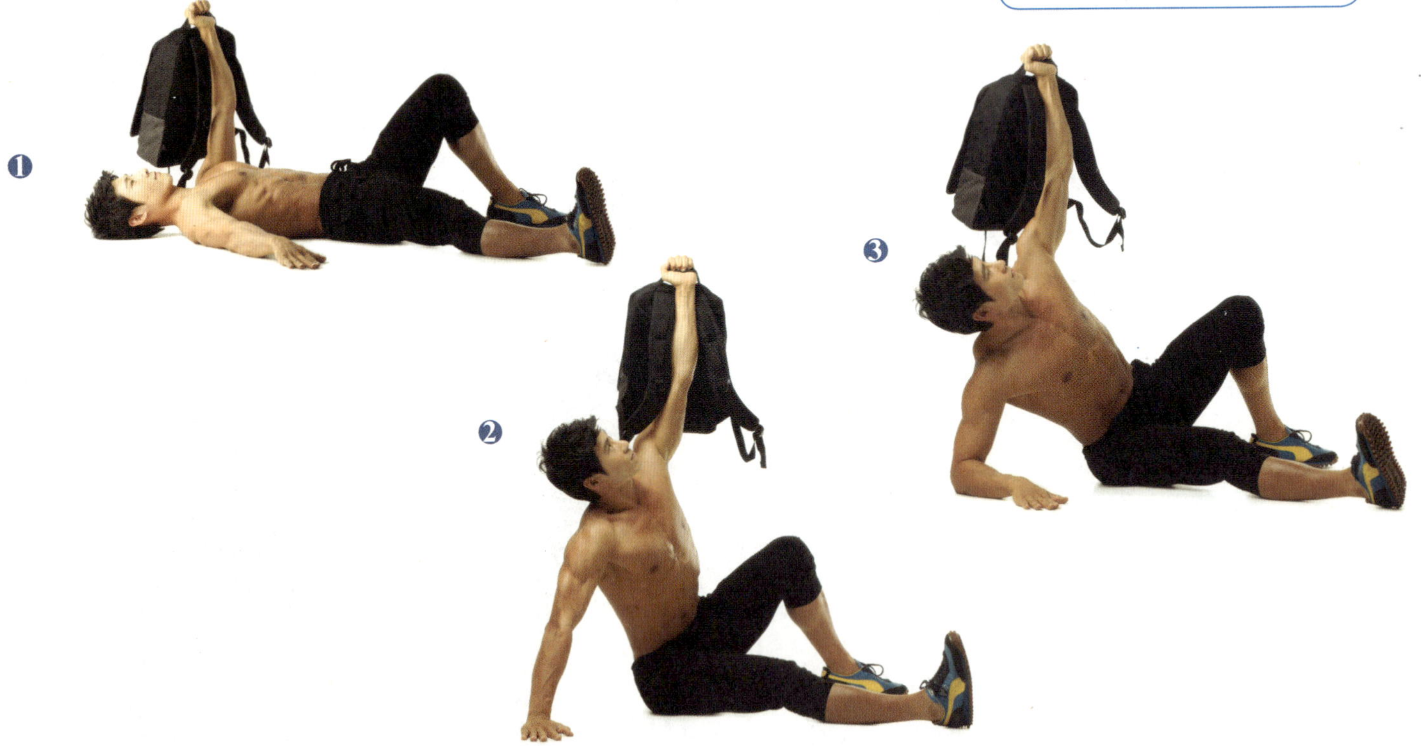

闭眼起身运动

难度系数：★★★★☆

用最慢的速度运动，记录最慢运动时间。

半屈膝起蹲运动

难度系数：★★★★☆

闭上一只眼进行运动。

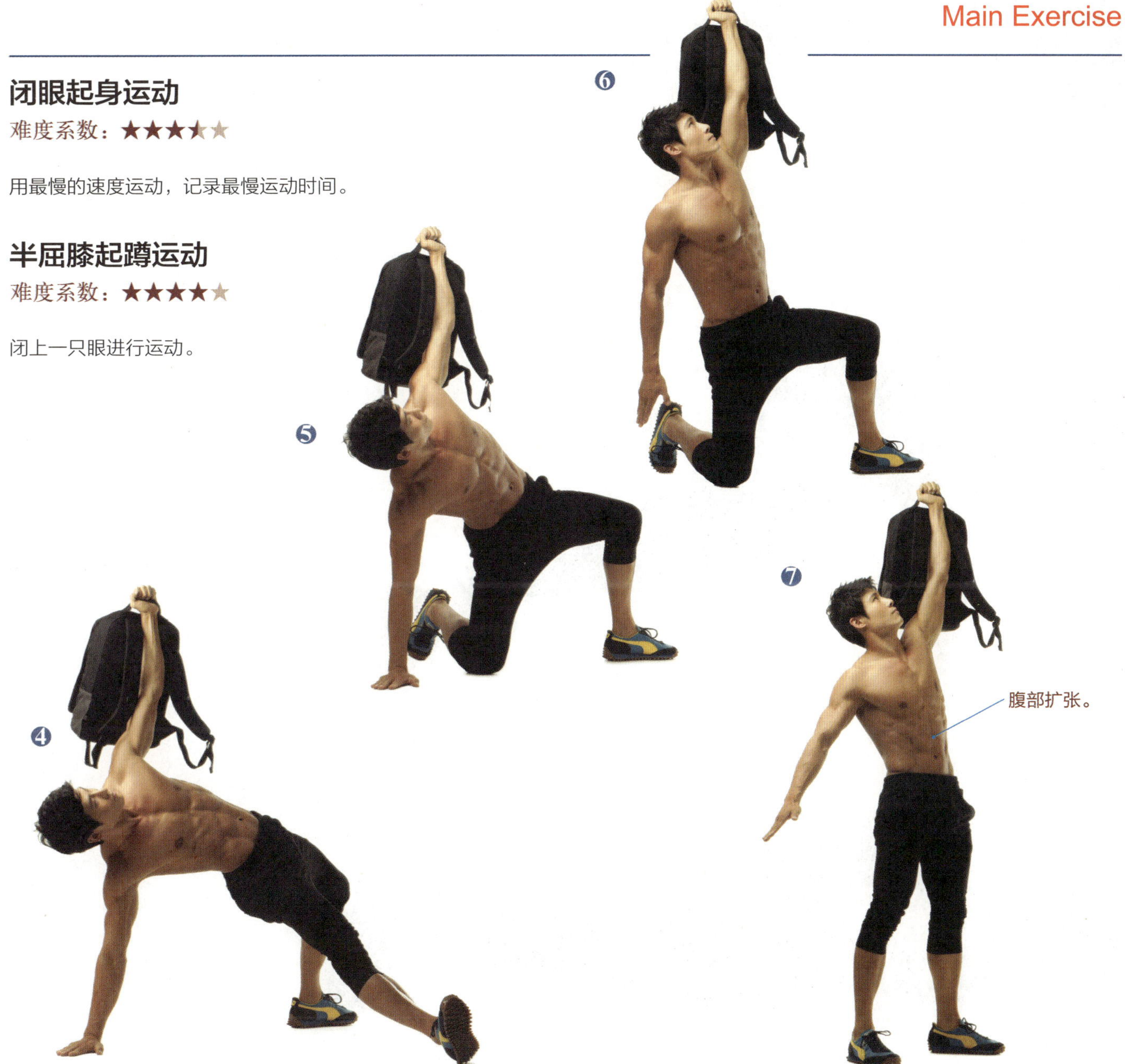

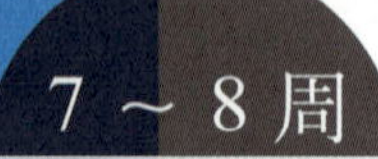

背包俯卧撑运动

难度系数：★★★★★

10 ~ 15 次 ×3 套，每套动作完成后休息 30 ~ 60 秒，展臂时呼气

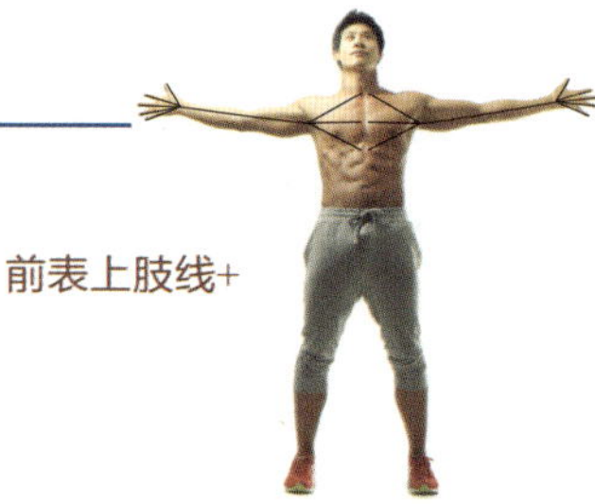

❶ 双肩背包，双手撑地，与肩同宽，身体呈直线。

❷ 双臂弯曲，做俯卧撑。

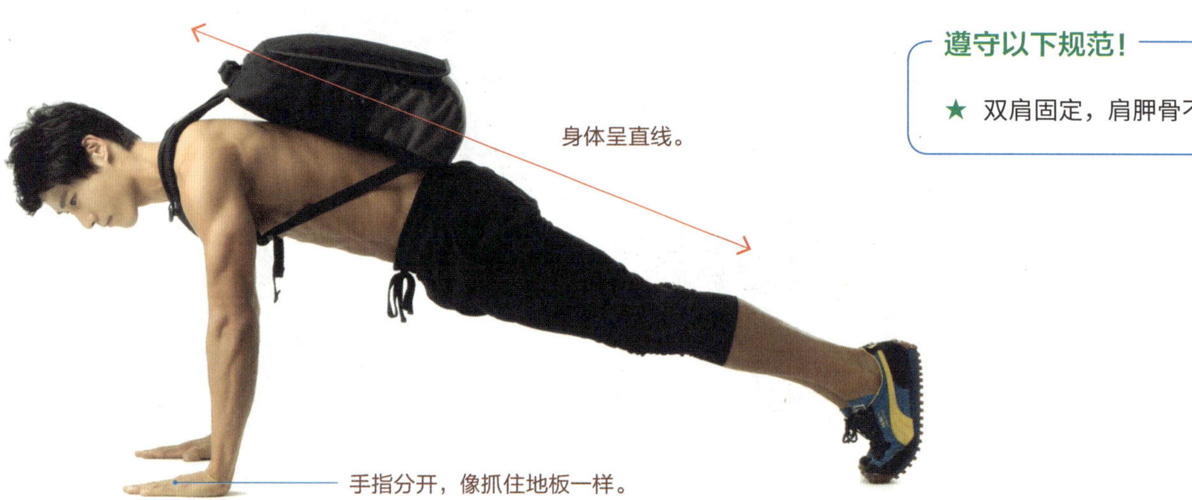

遵守以下规范！

★ 双肩固定，肩胛骨不能并拢。

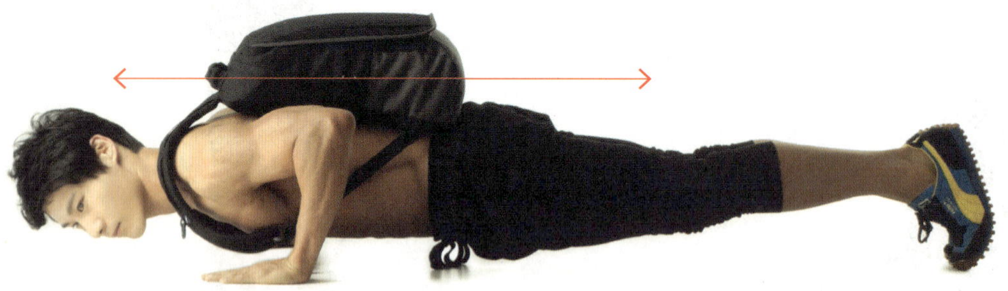

背包拍手俯卧撑运动

难度系数：★★★★☆

❶ 接连初级运动最后动作。

❷ 双手快速用力推地起身，在空中击掌一次。

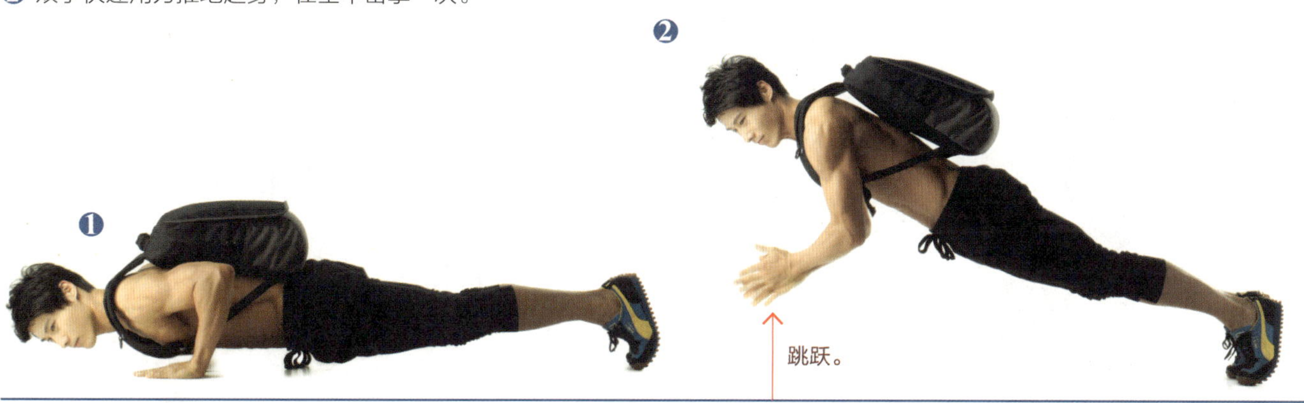

闭眼起身运动

难度系数：★★★★☆

❶ 接连初级运动最后动作。

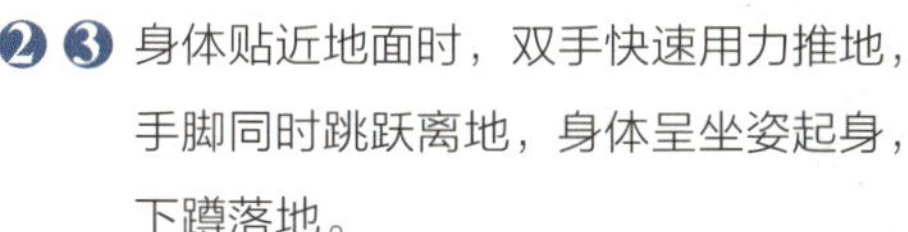

❷ ❸ 身体贴近地面时，双手快速用力推地，手脚同时跳跃离地，身体呈坐姿起身，下蹲落地。

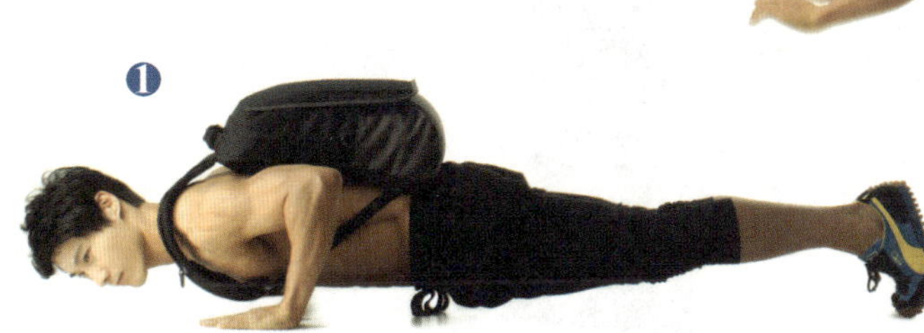

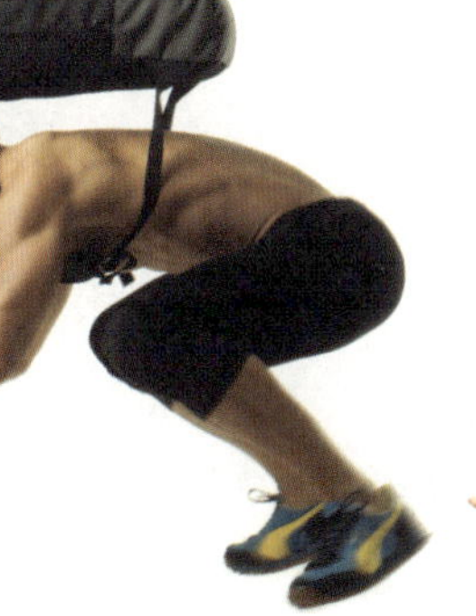

跳跃。

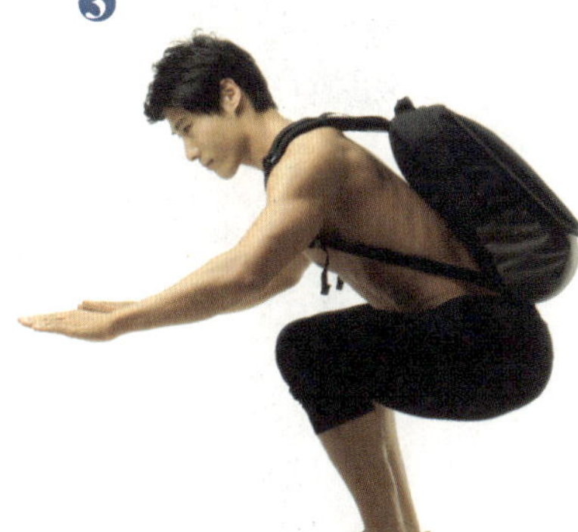

7 ~ 8 周

周二·周四·周六

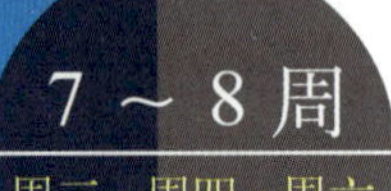

单腿站立搬瓶运动

难度系数：★★★★★

左右各 10 ~ 15 次 ×2 套，每套动作完成后休息 30 ~ 60 秒，起身时呼气

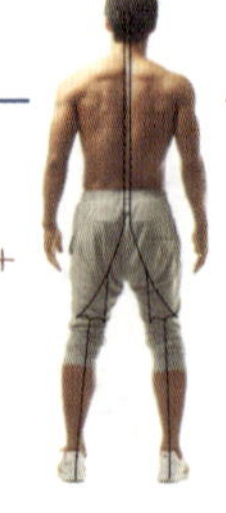

后表线+

❶ 双手抓住牛奶瓶，单腿站立，另一条腿呈 90 度弯曲。

❷ 单腿向上抬起，上下缓慢搬动牛奶瓶。每套动作完成后，换腿做同样动作。

遵守以下规范！

★ 站立腿的膝盖稍稍弯曲。

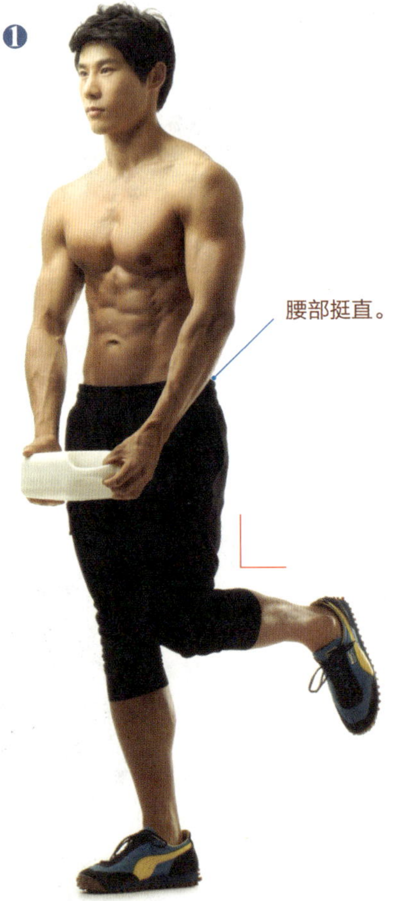

❶
腰部挺直。

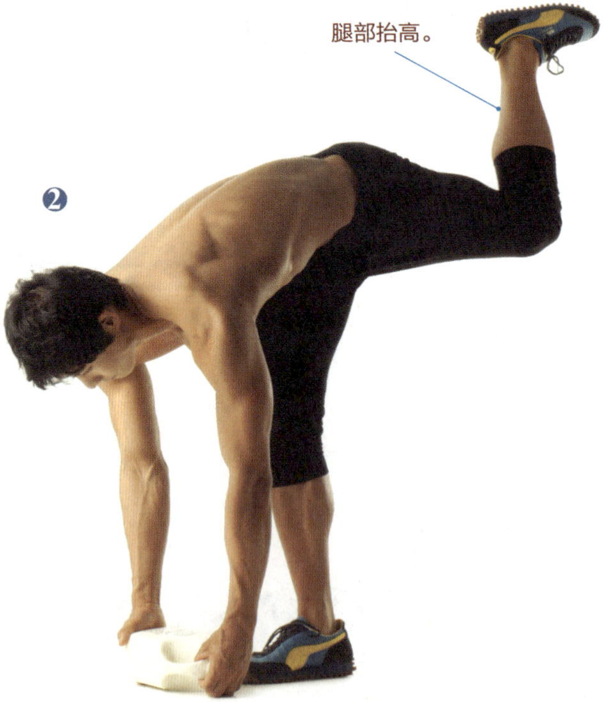

❷
腿部抬高。

屈膝搬瓶运动

难度系数：★★★½☆

❶ 双手抓住牛奶瓶，单腿站立，另一条腿呈 90 度弯曲。

❷ 上肢和双膝同时弯曲，单腿向上抬起，上下缓慢搬动牛奶瓶。

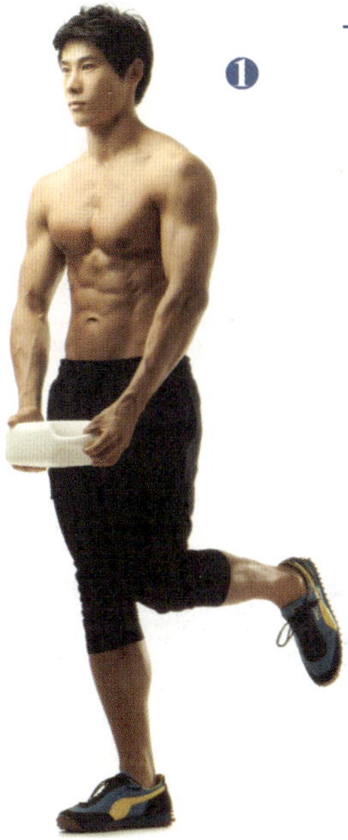

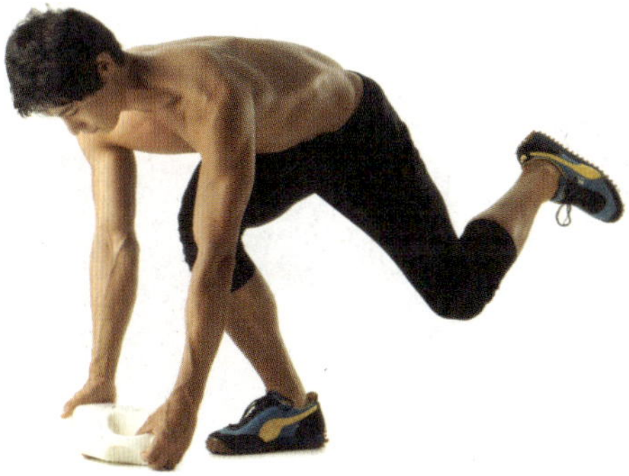

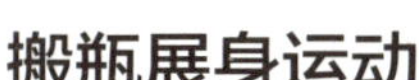

搬瓶展身运动

难度系数：★★★★☆

❶ 双手抓住牛奶瓶，双臂向上伸展，单腿站立，另一条腿呈 90 度弯曲。

❷ 腰部挺直，上肢向前探，再次恢复到准备姿势。

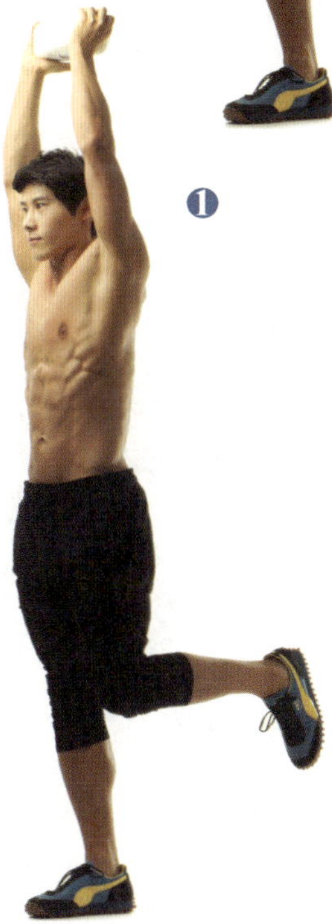

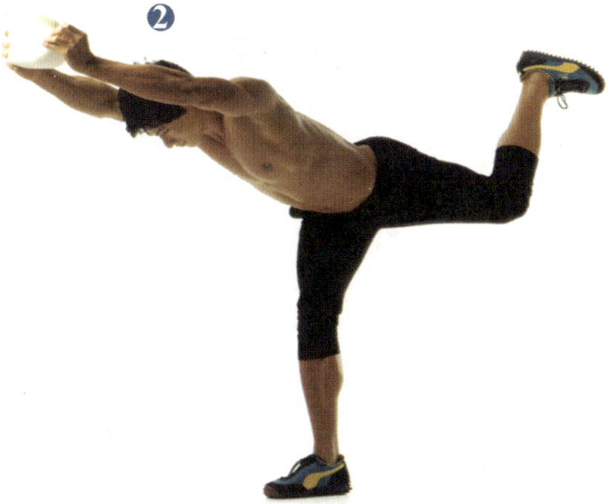

7～8周
周二·周四·周六

T形搬瓶运动

难度系数：★★★★★

左右各10～15次×2套，每套动作完成后休息30～60秒，搬瓶时呼气

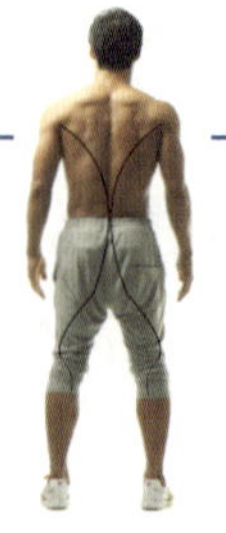

后机能线+

❶ 一只手撑住木椅，另一只手抓住牛奶瓶，支撑手臂同侧腿水平抬起。

❷ 保持身体水平，将牛奶瓶提至肋部，背部偏转。

保持水平。

固定肩部。

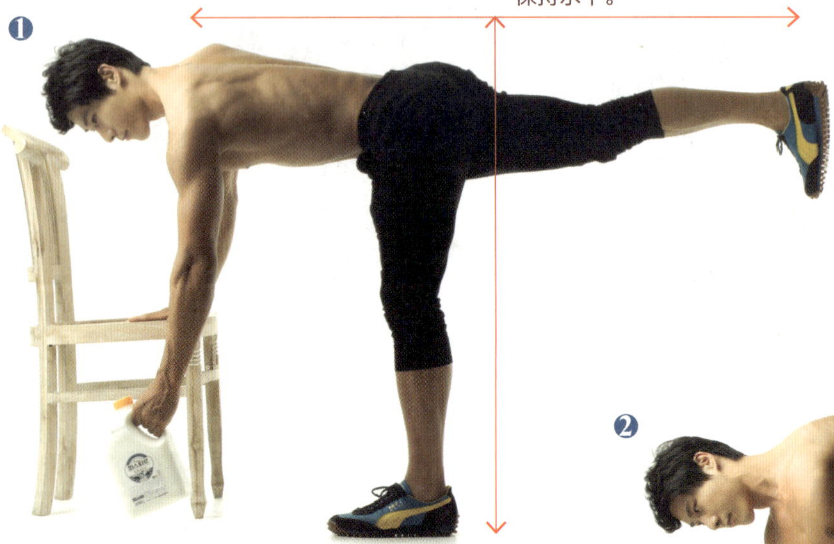

遵守以下规范！

★ 固定腿部和骨盆的高度。

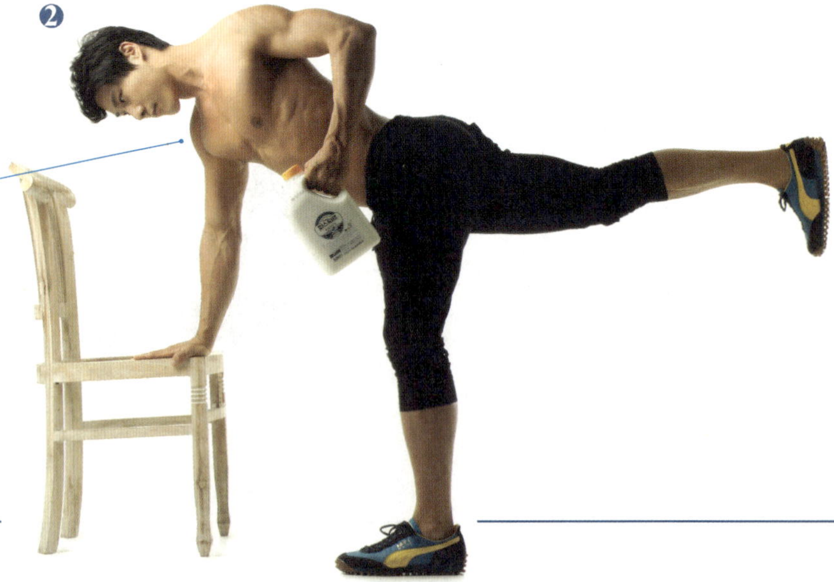

背手搬瓶运动

难度系数：★★★★☆

❶ 单腿站立，另一条腿向后伸直，一只手抓住牛奶瓶，另一只手放在背后。

❷ 将牛奶瓶提至肋部。

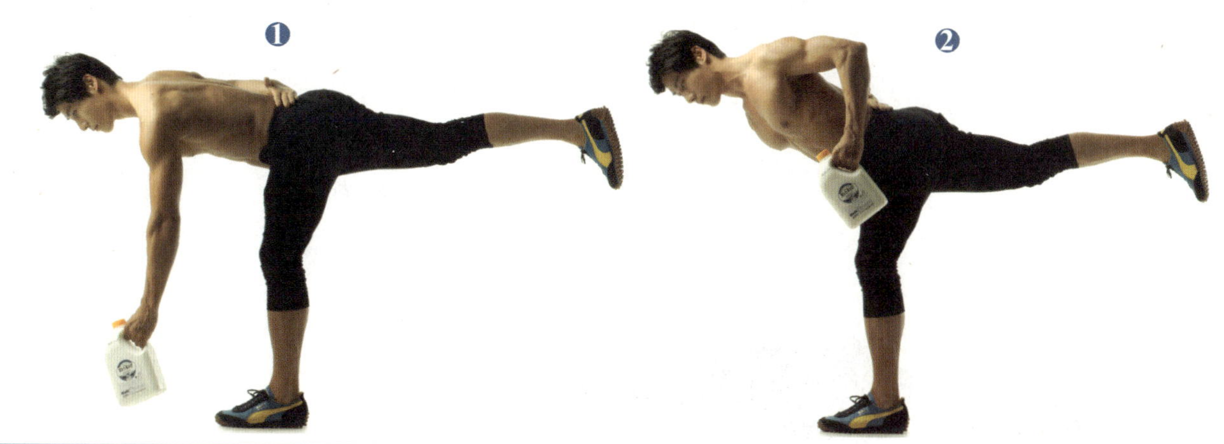

双手搬瓶运动

难度系数：★★★★☆

❶ 单腿站立，另一条腿向后伸直，双手抓住牛奶瓶。

❷ 将牛奶瓶提至肋部。

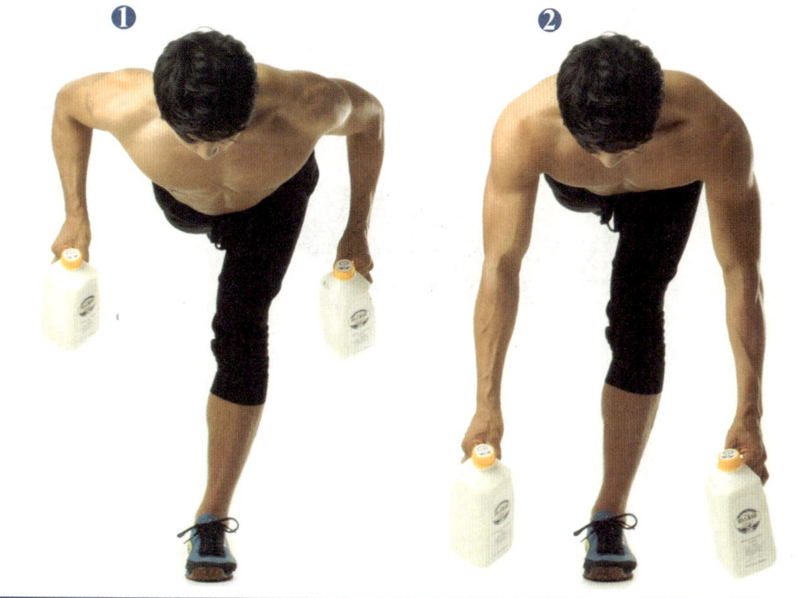

7 ~ 8 周

周二·周四·周六

仰卧举书 U 形运动

难度系数：★★★★★

10 ~ 15 次 ×3 套，每套动作完成后休息 30 ~ 60 秒，举书时呼气

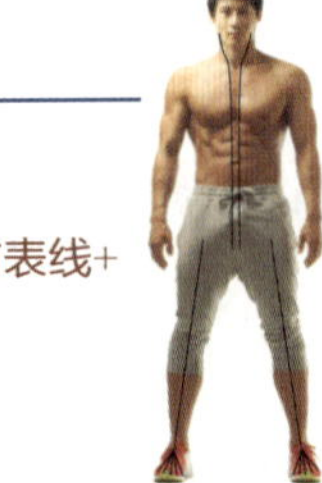

❶ 身体仰卧，双手尽可能多地举起若干书本，双臂向头顶上方伸展。

❷❸ 双臂和双腿同时向上抬起，身体呈 U 形姿势。

遵守以下规范！

★ 脚踝用力，双脚离地。

❶

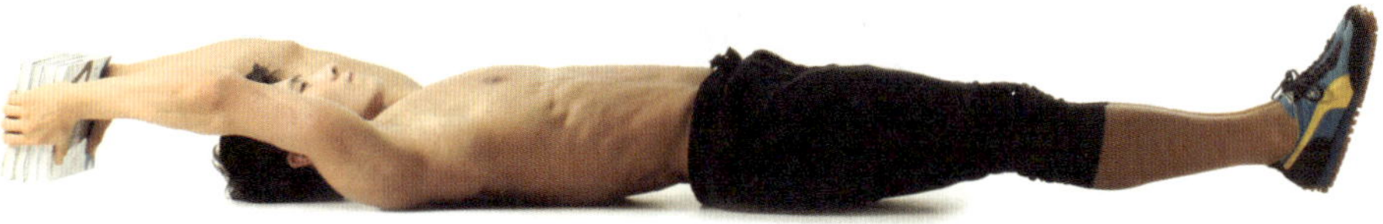

❷

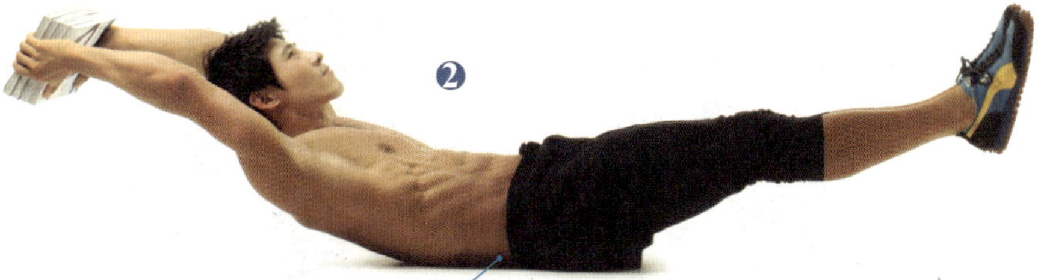

只用腰部支撑身体。

❸

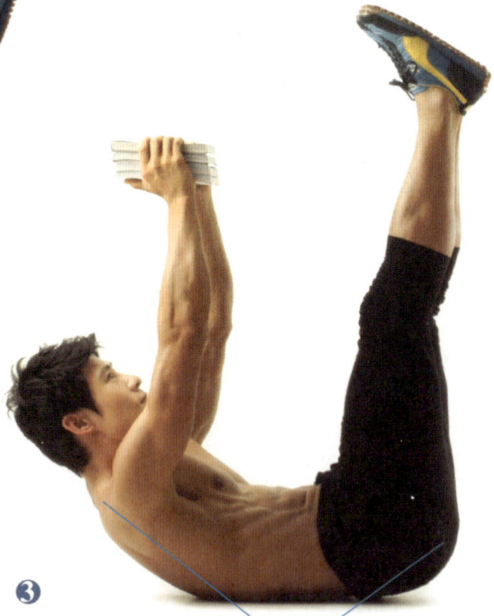

肩部和臀部离地。

双膝夹书 U 形运动

难度系数：★★★☆☆

❶ 身体仰卧，双手尽可能多地举起若干书本，双臂向头顶上方伸展，双膝间夹一本书。

❷ 双臂和双腿同时向上抬起，身体呈 U 形姿势。

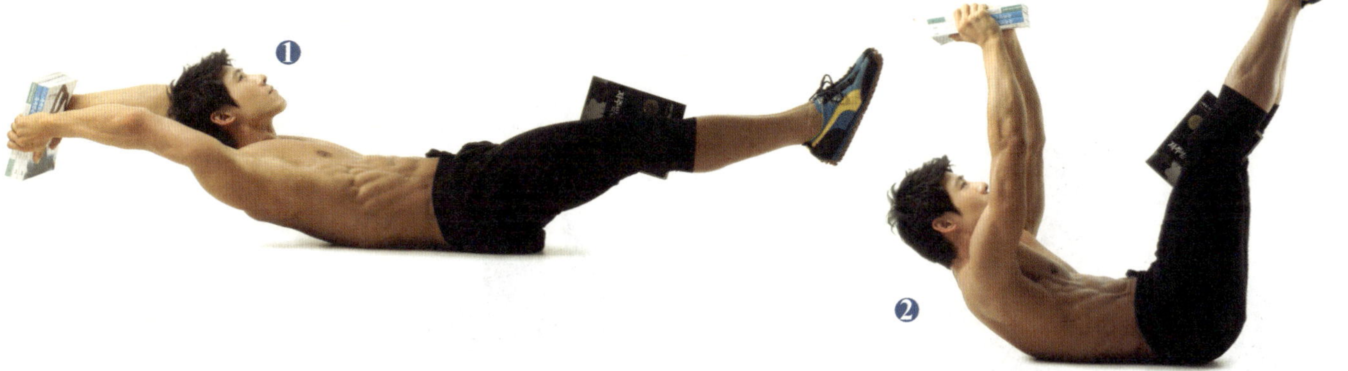

双脚夹书 U 形运动

难度系数：★★★½☆

❶ 身体仰卧，双手尽可能多地举起若干书本，双臂向头顶上方伸展，双脚间夹一本书。

❷ 双臂和双腿同时向上抬起，身体呈 U 形姿势。

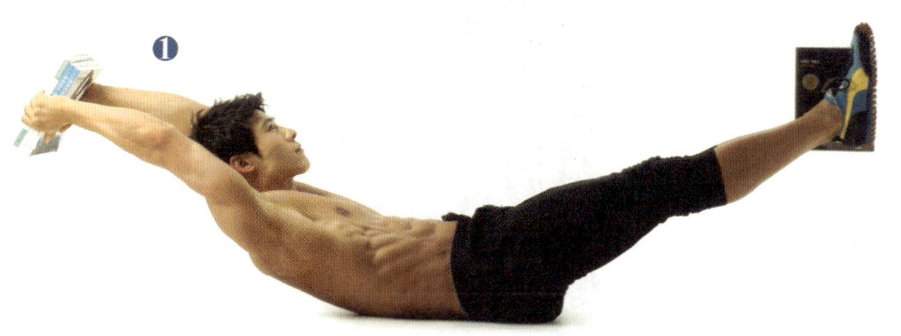

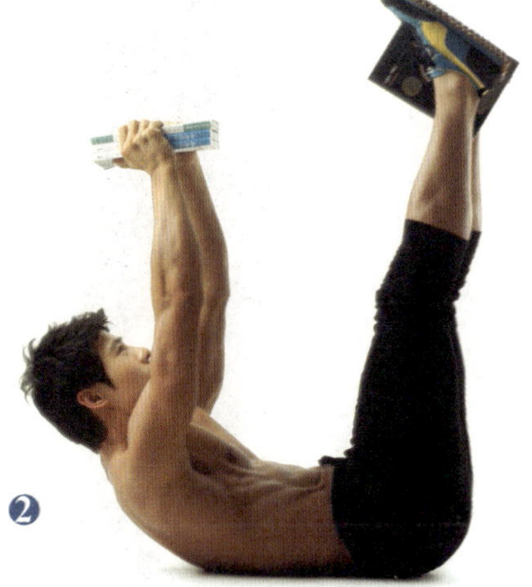

7 ~ 8 周
周二 · 周四 · 周六

踮脚举包运动

难度系数：★★★☆☆

左右各 10 ~ 15 次 ×2 套，每套动作完成后休息 30 ~ 60 秒，举包时呼气

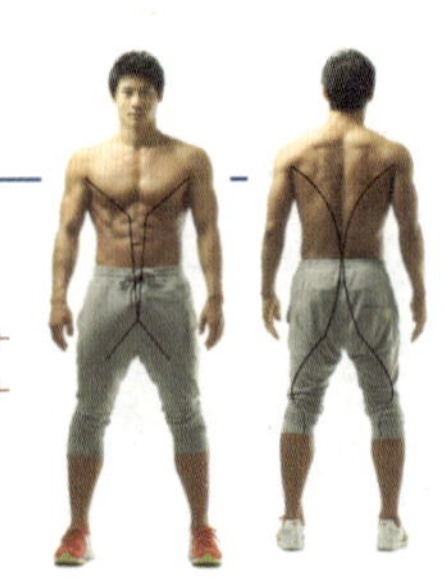

前机能线+
后机能线+

❶ 双腿叉开站立，与肩同宽，一只手举包至肩高。

❷ 举包手臂同侧膝盖呈 90 度弯曲，膝盖下压接近地面，同时将背包举过头顶。

遵守以下规范！

★ 腹部用力，手臂和腿部同时运动。

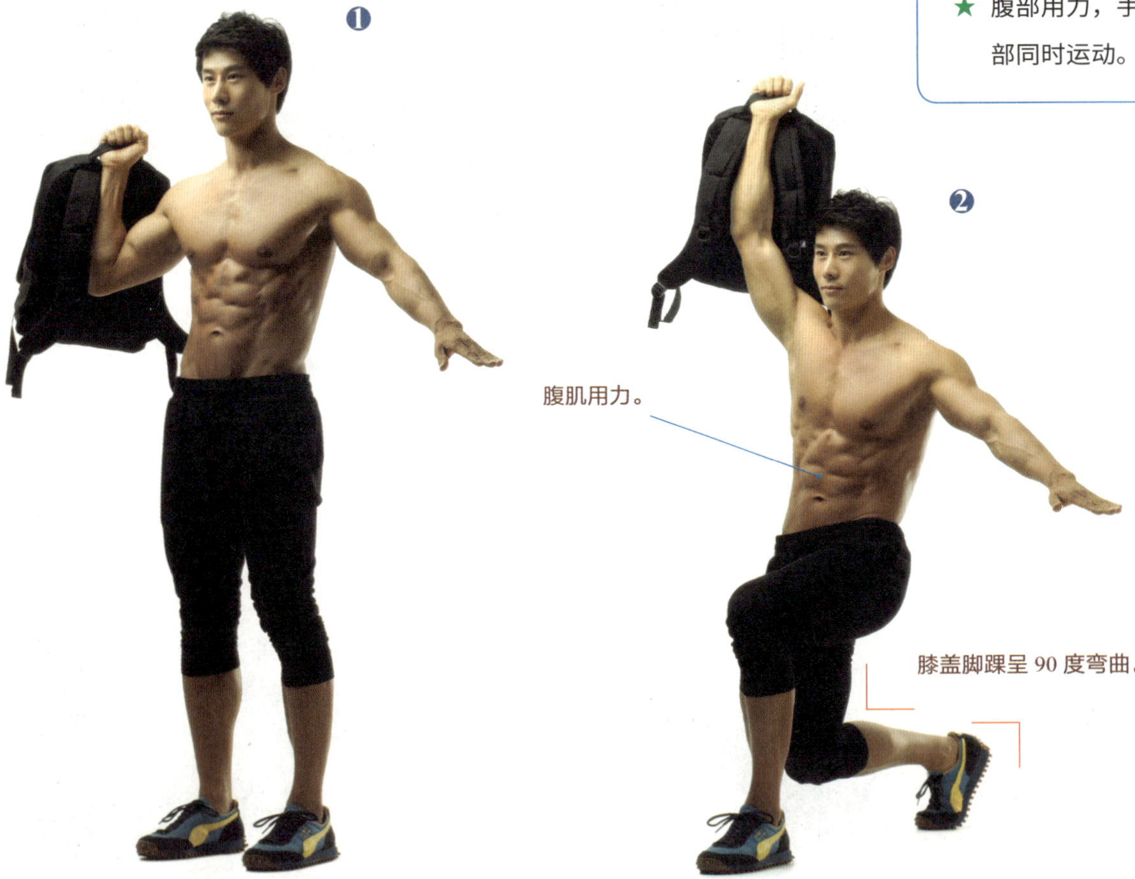

❶

❷

腹肌用力。

膝盖脚踝呈 90 度弯曲。

单腿站立举包运动

难度系数：★★★★☆

❶ 双腿并拢站立，一只手举包至肩高，对侧腿部稍稍抬起，脚贴近举包手同侧小腿。

❷ 抬腿向后大幅跨步，膝盖呈 90 度弯曲，接近地面时将背包举过头顶。

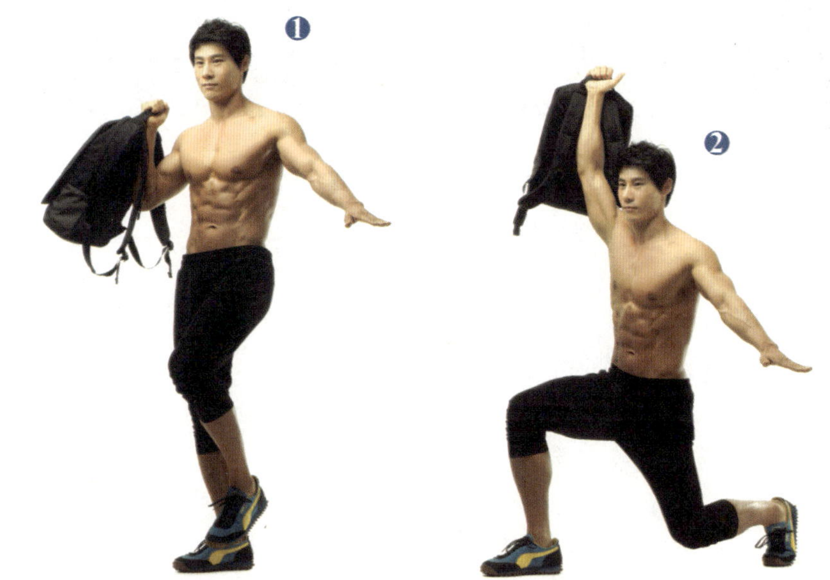

侧腿下蹲举包运动

难度系数：★★★★☆

❶ 双腿叉开站立，与肩同宽，一只手举包至肩高。

❷ 举包手臂相对侧腿部向身体外侧大幅跨步，膝盖呈 90 度弯曲，接近地面时将背包举过头顶。

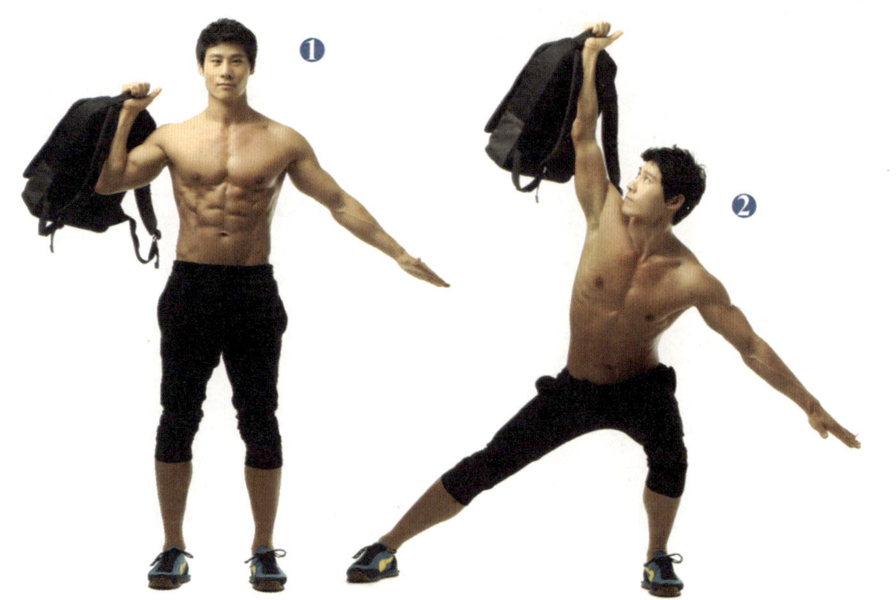

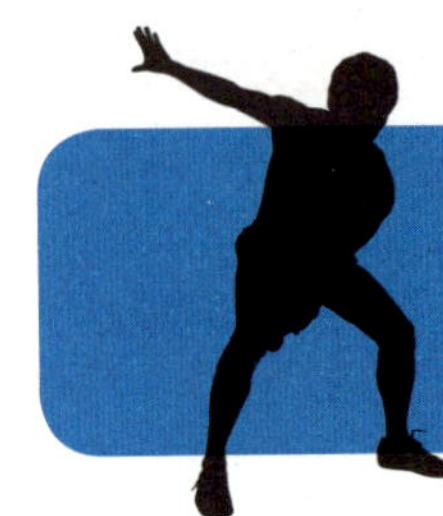

整体克服阶段（9 ~ 10 周，利用门板和拖把）

均衡才是美，男人也要瘦腿提臀

这两周的运动需要针对不同部位进行加强。至今为止，我们柔弱或强度不足的身体各部位已经得到完善，现阶段的主要目标就是锻炼身体的均衡程度。在今后的运动计划中，还会逐渐加入一些以往学过的运动项目中比较困难的项目。

▶ 按照身体状态合理分配时间，选择主体运动项目

	周一·周三·周五	周二·周四·周六
平衡性运动	跪地屈臂运动	
		屈膝抬臀运动
耐力 / 稳定性运动	俯身撑杠运动	
		门框抬腿运动
爆发力运动	上扣毛巾抻拽运动	
		腰带勒腿跳跃运动
	腰带勒脚踝俯卧撑运动	
肌肉力量运动		腰带勒腿起蹲运动
	单脚撑椅引体向上运动	
		俯卧单膝屈膝运动
	屈膝引体向上运动	
		侧卧抬身支撑运动
	坐姿毛巾抻拽运动	
		抬腿抬身运动

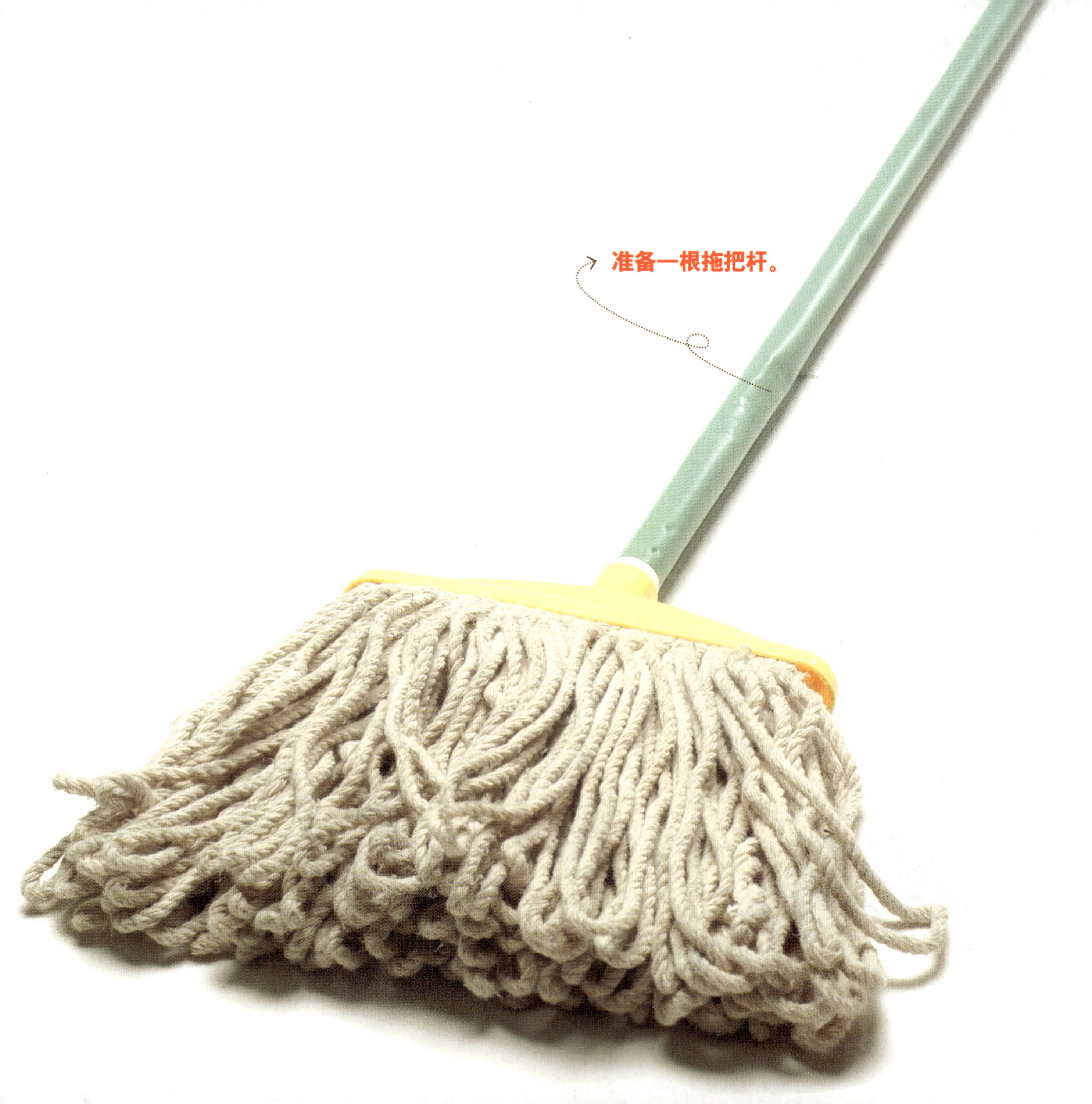
准备一根拖把杆。

9 ～ 10 周

周一·周三·周五

跪地屈臂运动

难度系数：★★★★★

左右各 10 ～ 15 次 ×2 套，每套动作完成后休息 30 ～ 60 秒，起身时呼气

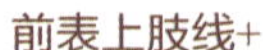

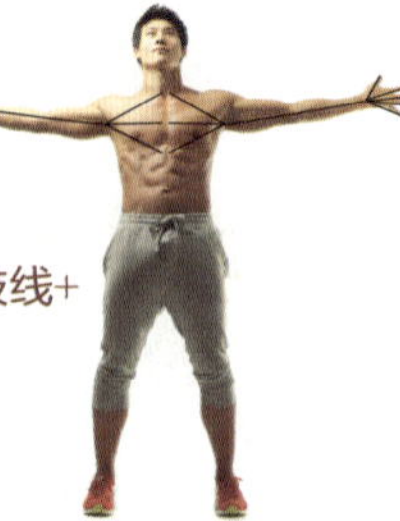

❶ 用腰带勒住门把手，单手抓住腰带，另一只手放在身后。

❷ 手臂弯曲，身体下探接近地面时起身。

遵守以下规范！

★ 检查腰带是否结实。

★ 地面铺上毛巾，可保证运动时不会受伤。

★ 门保持关闭状态，上锁。

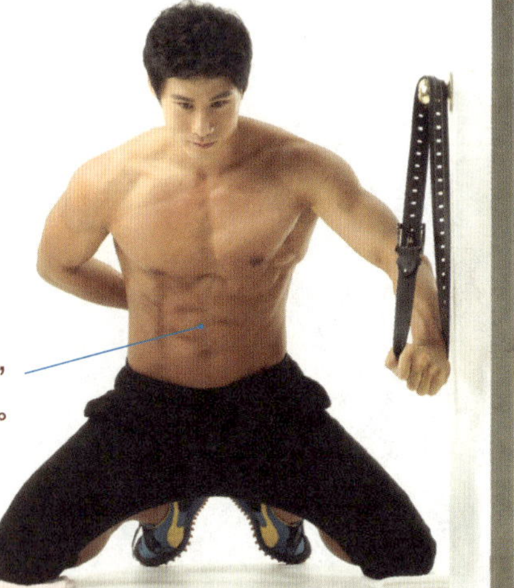

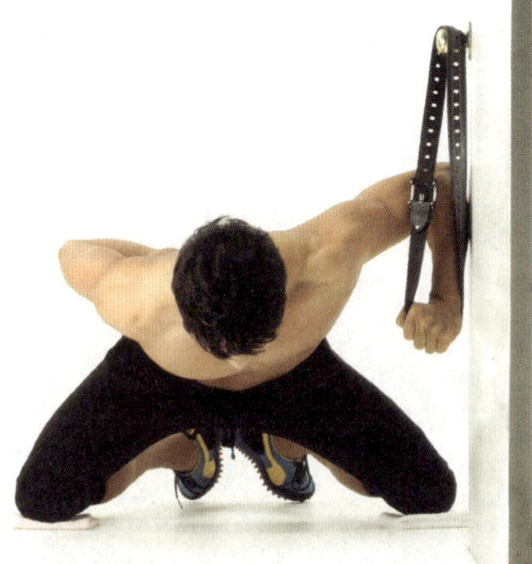

展膝屈臂运动

难度系数：★★★★☆

❶ 用腰带勒住门把手，单手抓住腰带，另一只手撑住地面。

❷❸ 手臂弯曲，身体下探接近地面时，抓住腰带的手臂伸展，带动支撑地面的手掌离开地面。

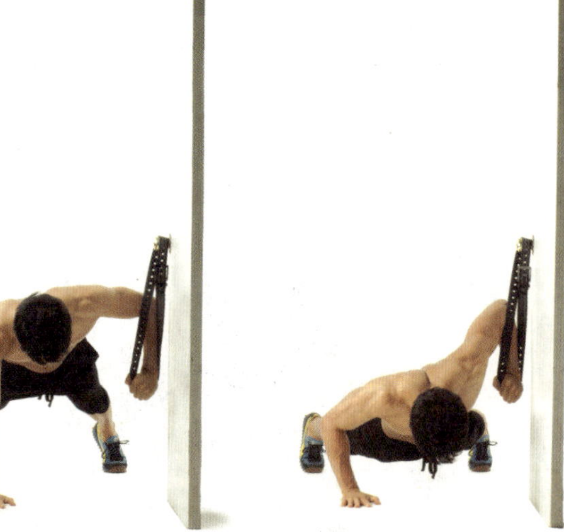

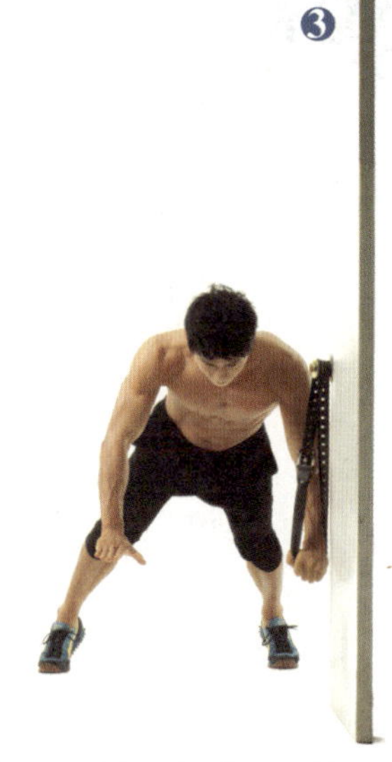

单手展膝屈臂运动

难度系数：★★★★★

❶ 用腰带勒住门把手，单手抓住腰带，另一只手放在身后。

❷ 抓住腰带的手臂弯曲，带动身体下探接近地面时展臂起身。

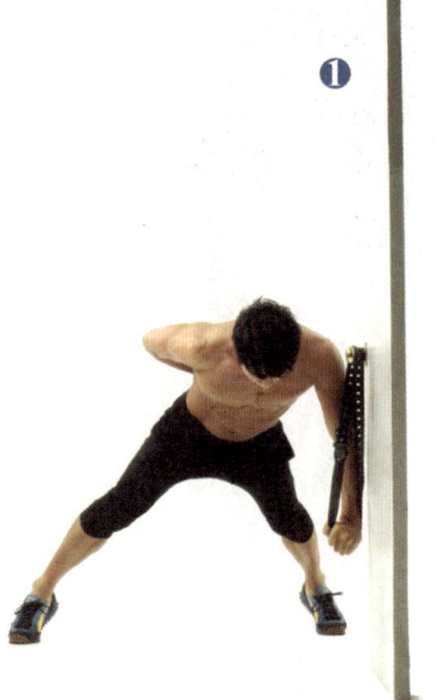

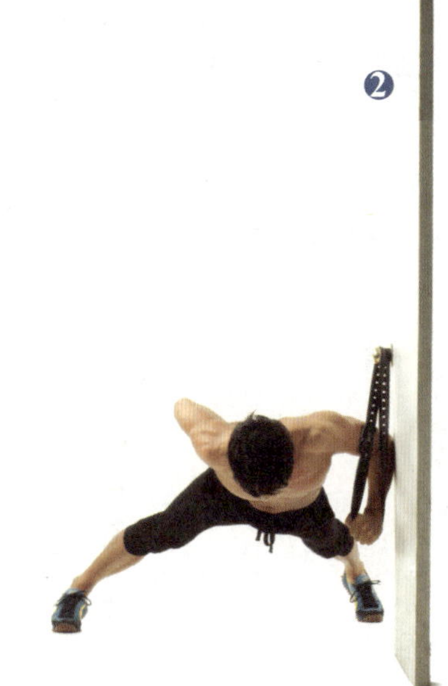

警告：地面一定要铺上棉被等保护物品！

9 ~ 10 周
周一·周三·周五

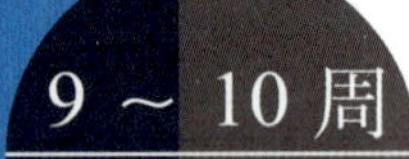

俯身撑杠运动

难度系数：★★★★★

30 ~ 60 次 ×3 套，每套动作完成后休息 30 ~ 60 秒，自然呼吸

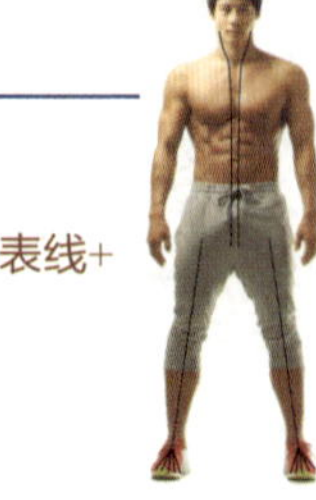

前表线+

❶ 在两张椅背间架上一根拖把杆，双手撑杆，双腿向后伸展，双脚撑地。

❷ 保持双腿和拖把杆不动的姿势。

遵守以下规范！

★ 椅子靠墙摆放，之上放置重物，保证其不会移动。

★ 地面铺上棉被，可保证运动时不受伤。

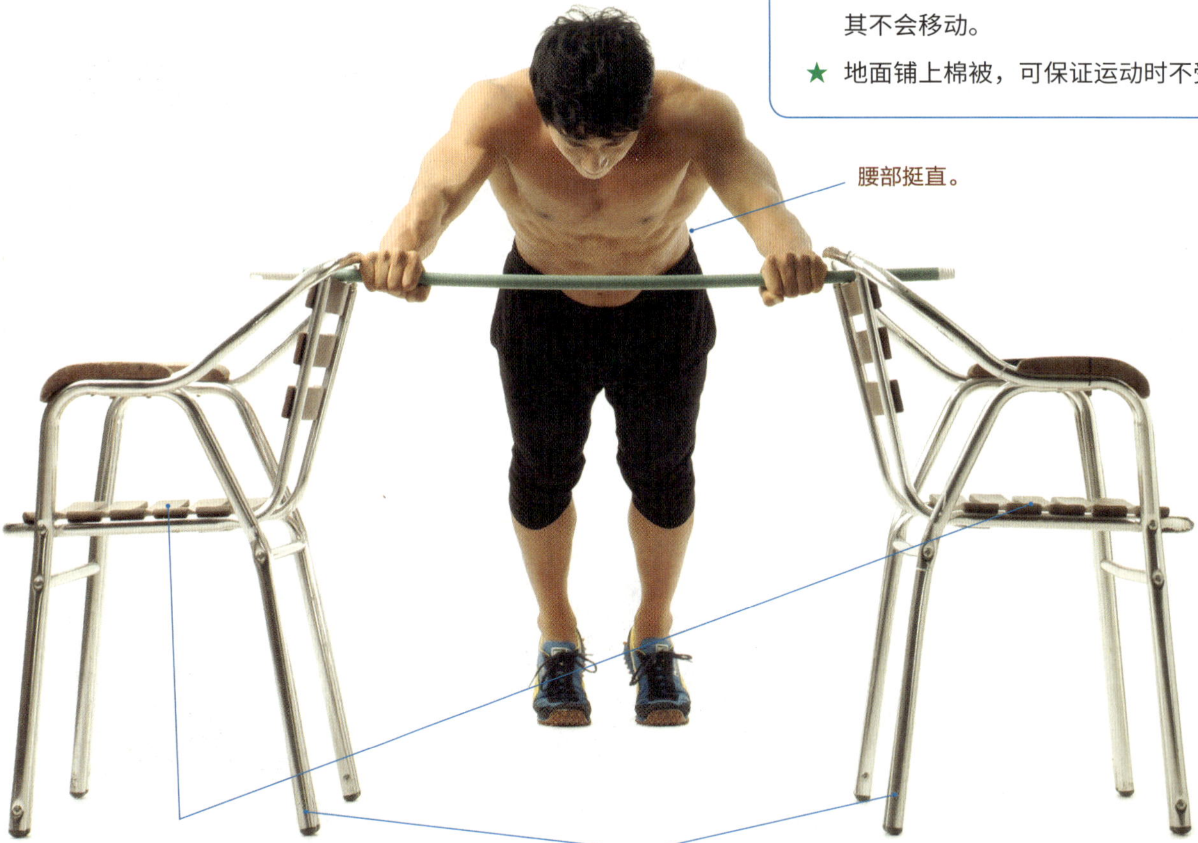

腰部挺直。
椅子上放置重物，更加安全。
将椅子靠墙放置，更加安全。

单臂撑杠运动

难度系数：★★★★☆

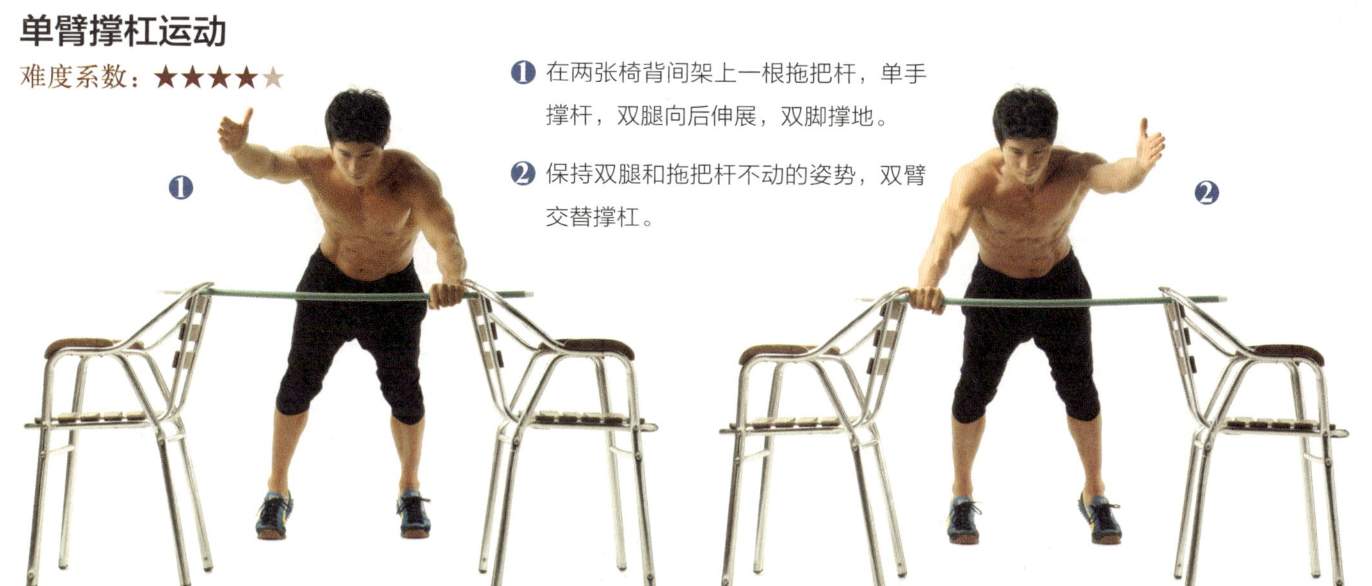

❶ 在两张椅背间架上一根拖把杆，单手撑杆，双腿向后伸展，双脚撑地。

❷ 保持双腿和拖把杆不动的姿势，双臂交替撑杠。

相对臂腿共举运动

难度系数：★★★★☆

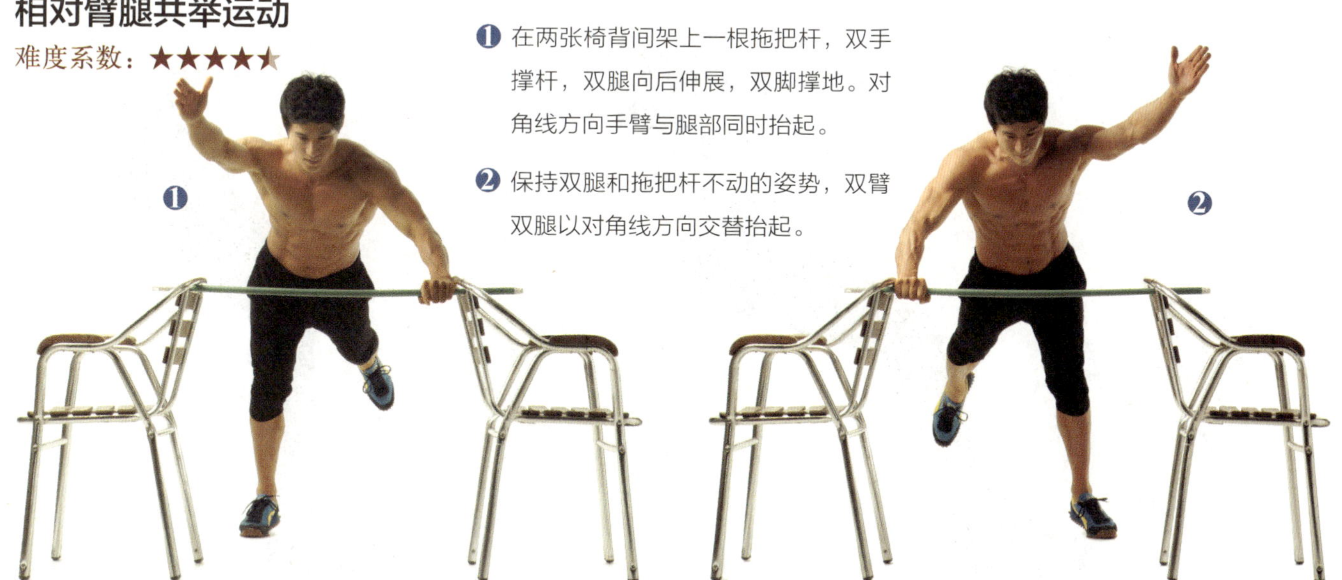

❶ 在两张椅背间架上一根拖把杆，双手撑杆，双腿向后伸展，双脚撑地。对角线方向手臂与腿部同时抬起。

❷ 保持双腿和拖把杆不动的姿势，双臂双腿以对角线方向交替抬起。

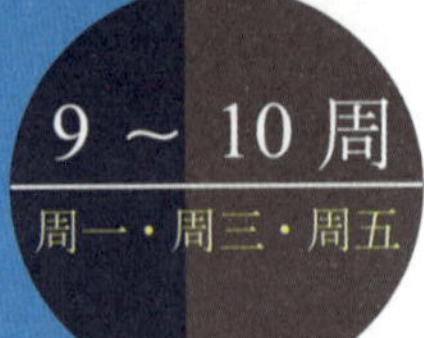

上扣毛巾抻拽运动

难度系数：★★★★★

10 ~ 15 次 ×3 套，每套动作完成后休息 30 ~ 60 秒，屈臂时呼气

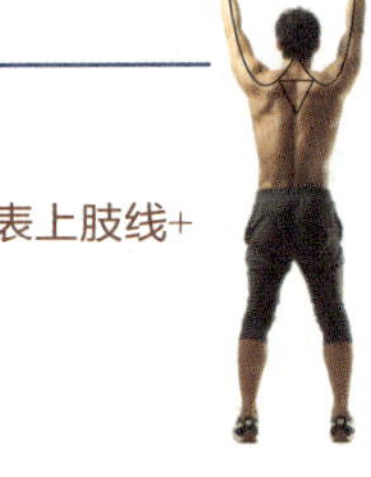

后表上肢线+

❶ 用毛巾从上侧反扣住门两侧把手，双手握住毛巾两端，毛巾露出部分朝上，身体向后倾斜。

❷ 双臂用力拖拽毛巾，带动身体向门一侧倾斜。

遵守以下规范！

★ 双臂发力，双腋下肌肉保持紧张状态。

❶

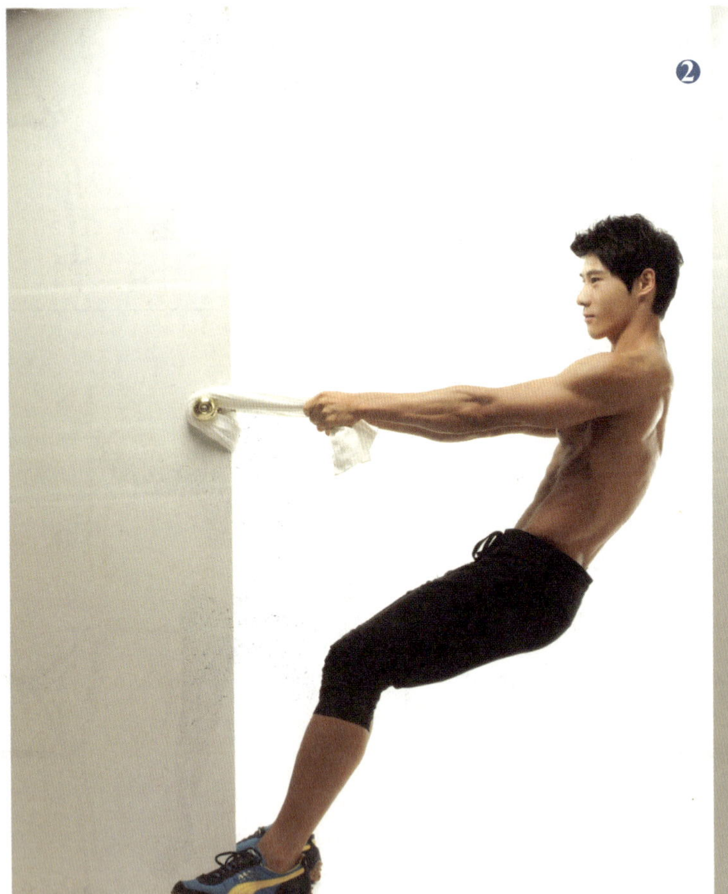

❷

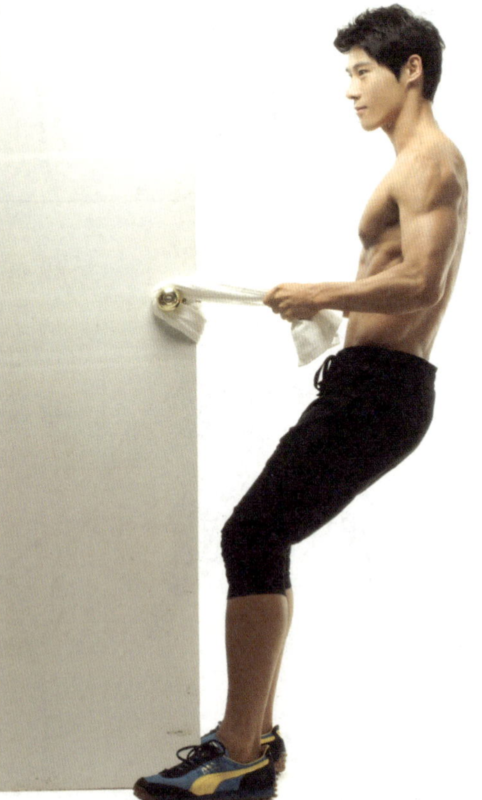

下扣毛巾抻拽运动

难度系数：★★☆☆☆

❶ 用毛巾从下侧反扣住门两侧把手，双手握住毛巾末端，毛巾露出部分朝下，身体向后倾斜。

❷ 双臂用力拖拽毛巾，带动身体向门一侧倾斜。

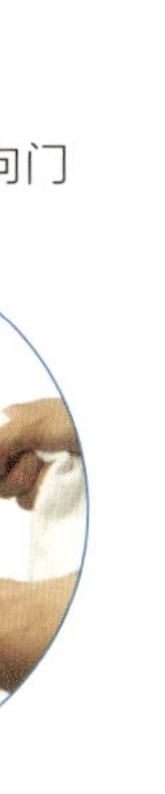

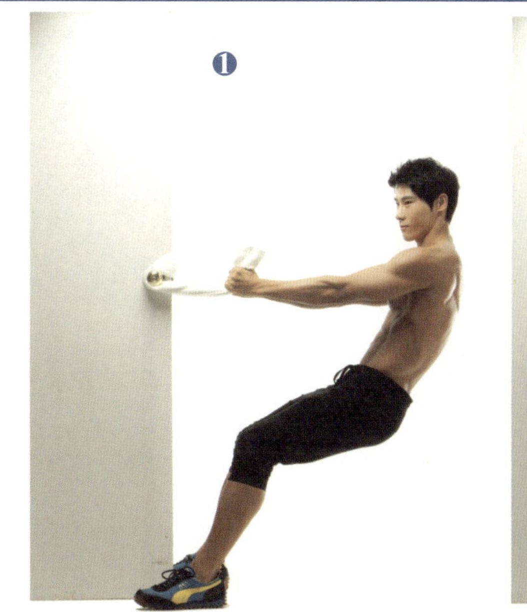

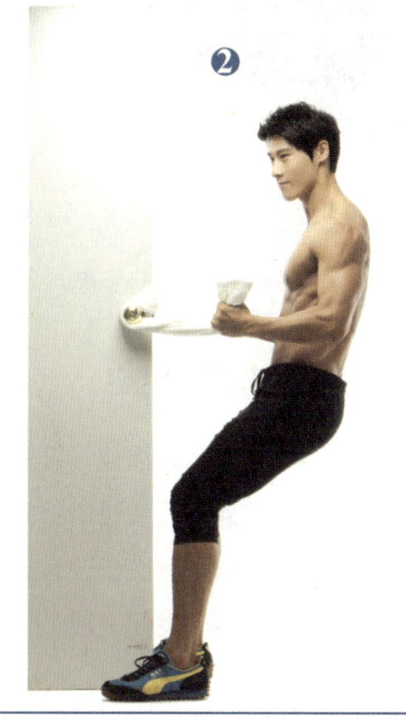

毛巾单手抻拽身体回转运动

难度系数：★★☆☆☆

❶ 用毛巾从下侧反扣住门两侧把手，单手握住毛巾末端，另一只手臂向后伸直，胸部大幅扩展。

❷ 单手抻拽毛巾，另一只手向门侧靠近，向上伸展。

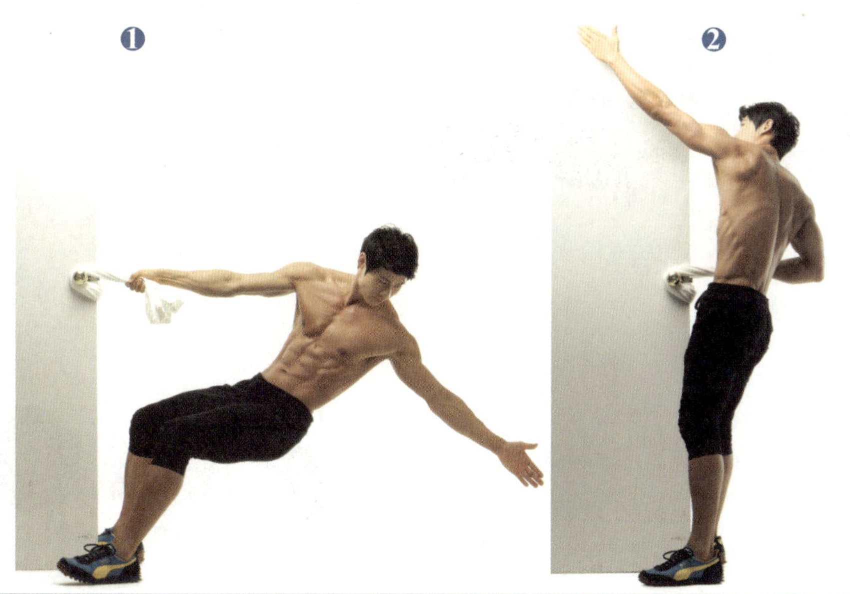

9 ~ 10 周
周一·周三·周五

腰带勒脚踝俯卧撑运动

难度系数：★★★★★

10 ~ 15 次 ×3 套，每套动作完成后休息 30 ~ 60 秒，展臂时呼气

前表线 +

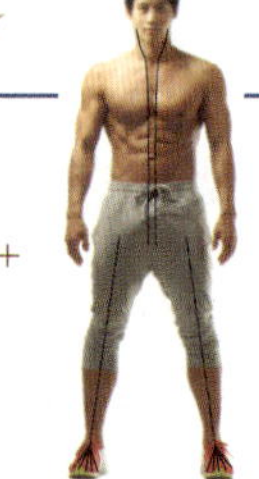

❶ 用腰带勒住门把手，再用腰带勒住一只脚踝，双臂叉开撑地，与肩同宽。

❷ 双臂弯曲，做俯卧撑。

遵守以下规范！

★ 地上铺上棉被，可保证运动时不会受伤。

★ 如果手腕或是肩部关节柔弱，放弃击掌俯卧撑，只做普通俯卧撑即可。

★ 保持门关闭上锁。

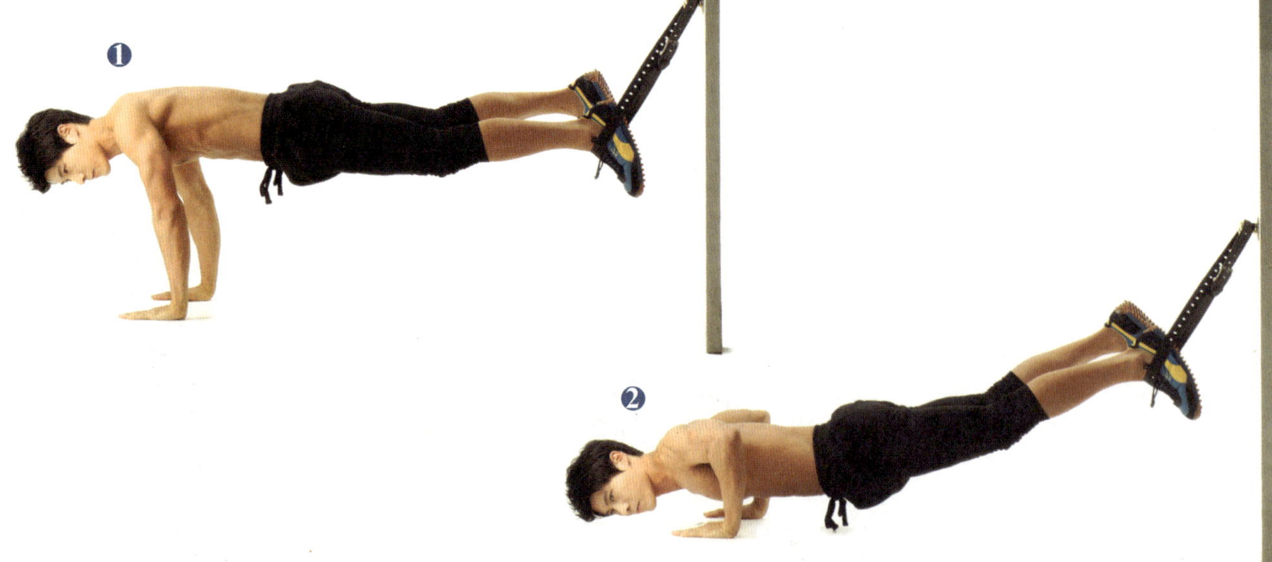

换手展臂运动

难度系数：★★★☆☆

❶ 用腰带勒住门把手，再用腰带勒住一只脚踝，双臂叉开撑地，与肩同宽，一只手下放置若干书本，另一只手直接撑地。

❷ 手臂伸展带动身体向上，双手变换，撑地手撑住书本，撑书手撑住地面，反复动作。

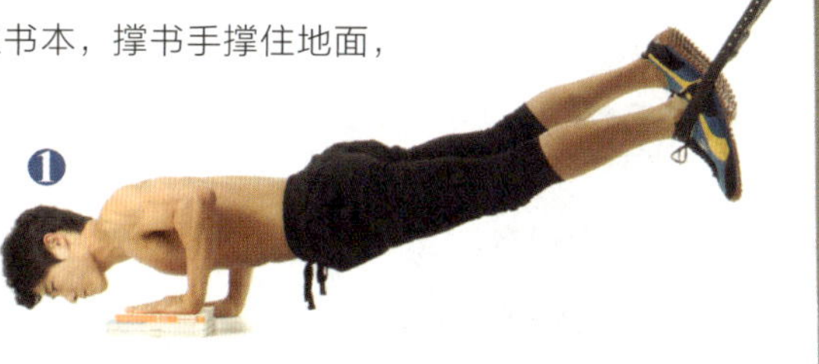

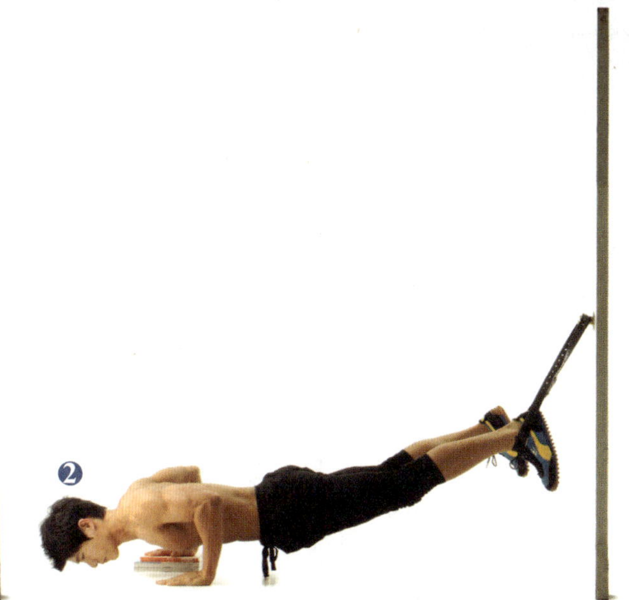

推地换手展臂运动

难度系数：★★★★★

❶ 用腰带勒住门把手，再用腰带勒住一只脚踝，双臂叉开撑地，与肩同宽，双手前后交替撑地。

❷❸ 双臂弯曲，用力推地，双手在空中交换位置，双肘呈弯曲姿势落地。

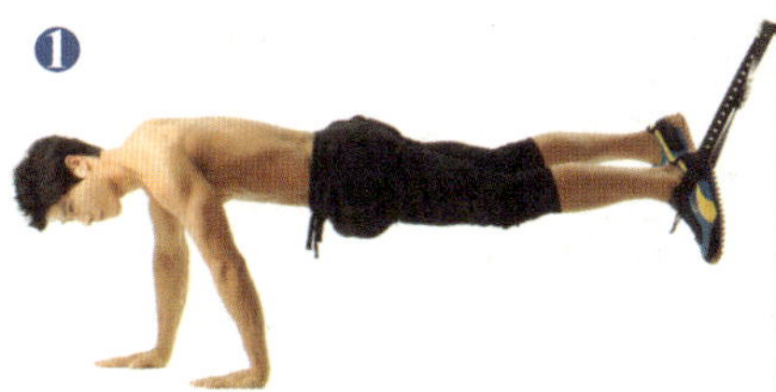

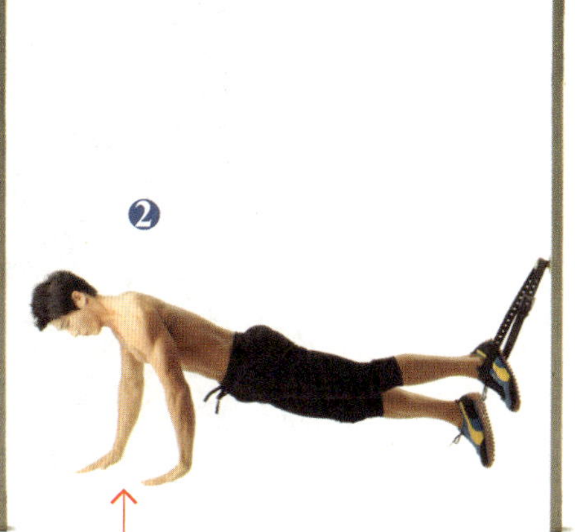

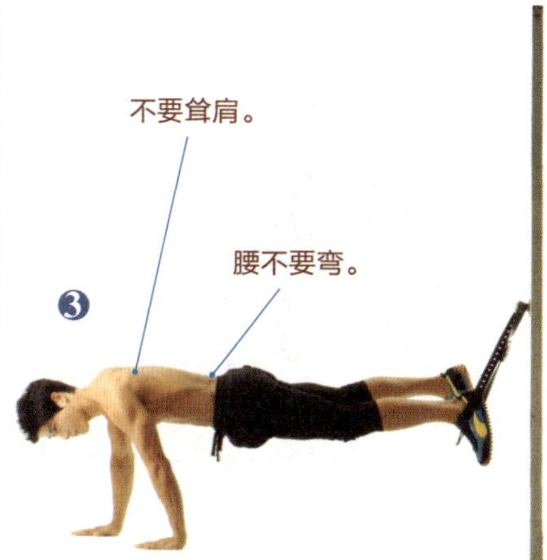

9～10周
周一·周三·周五

单脚撑椅引体向上运动

难度系数：★★★★★

10～15次 ×3套，每套动作完成后休息30～60秒，引体向上时呼气

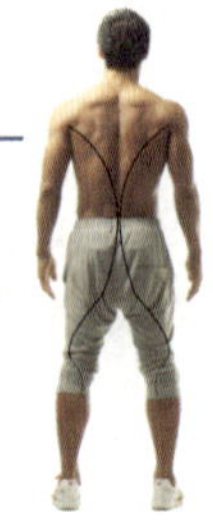
后机能线+

❶ 在门板上沿垫毛巾，双手抓住上沿，单脚撑住椅面。

❷ 双臂弯曲，做引体向上运动。

遵守以下规范！

★ 肩部完全放松，做引体向上。

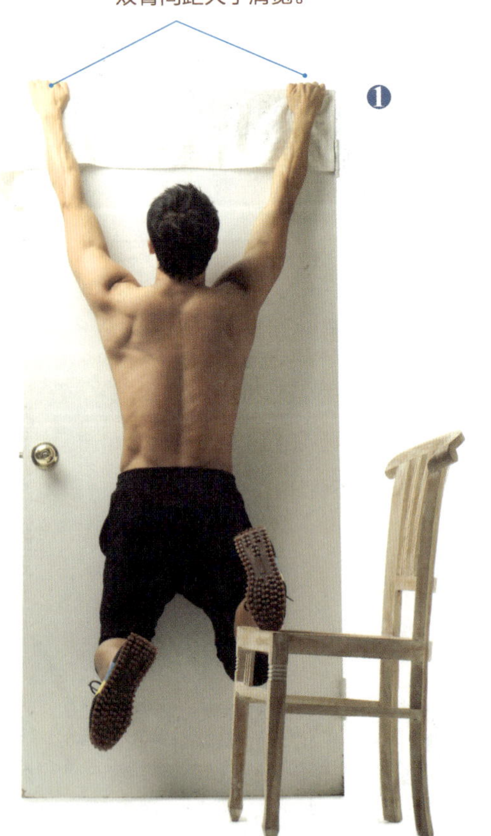
双臂间距大于肩宽。

❶

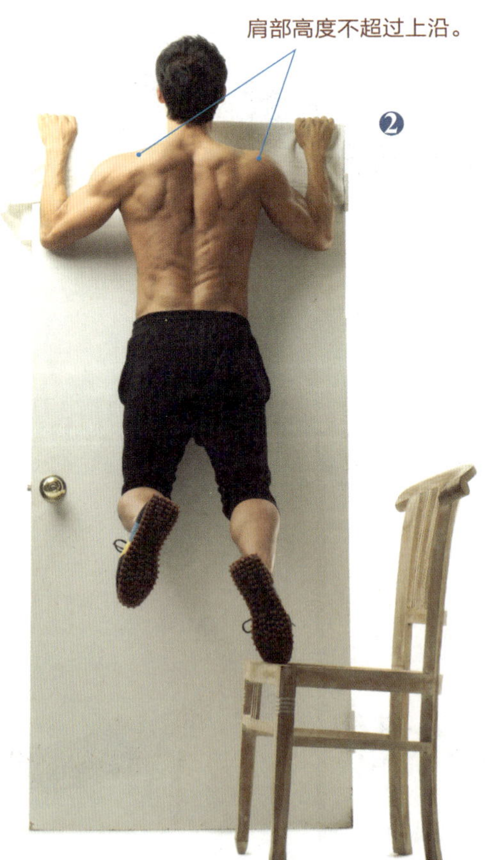
肩部高度不超过上沿。

❷

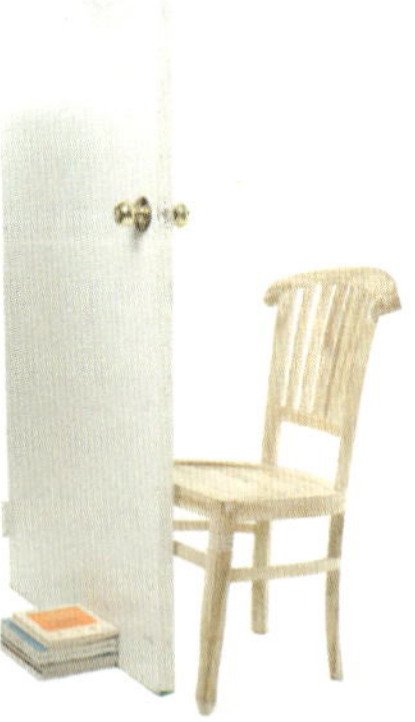
固定门的方法。

门框引体向上运动

难度系数：★★★★☆

❶ 在门板上沿垫毛巾，双手抓住上沿，间距大于肩宽。

❷ 双臂弯曲，做引体向上运动。

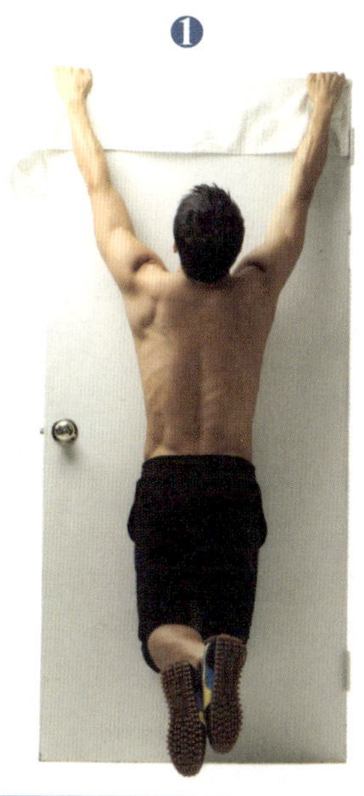

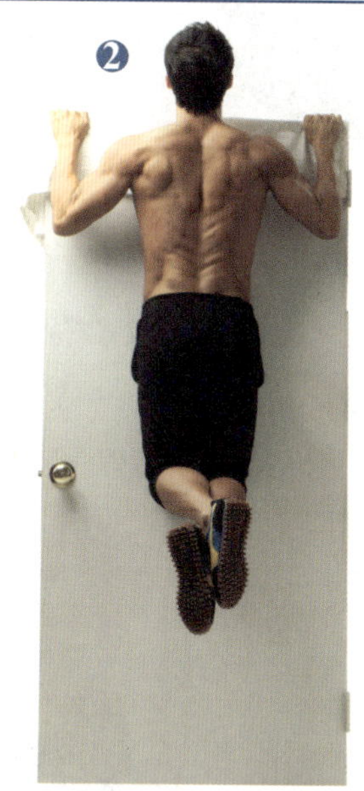

圆周引体向上运动

难度系数：★★★★★

❶ 在门板上沿垫毛巾，双手抓住上沿，间距大于肩宽。

❷ 双臂弯曲，上肢以圆周为轨迹，做引体向上运动。

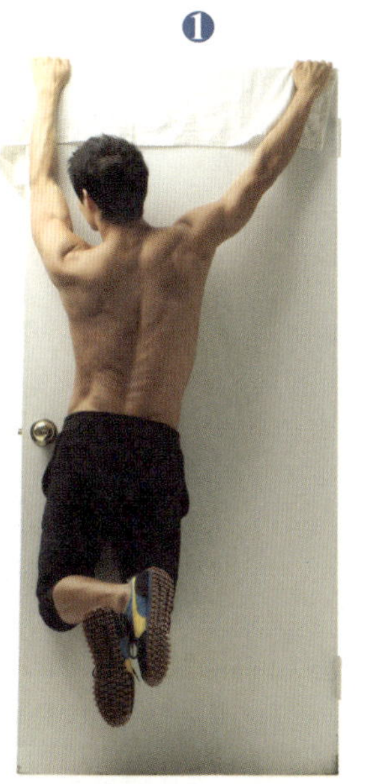

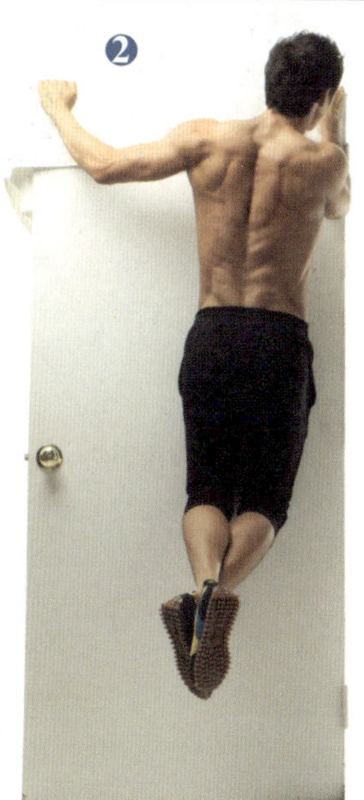

9 ~ 10 周

周一 · 周三 · 周五

屈膝引体向上运动

难度系数：★★★★★

10 ~ 15 次 ×3 套，每套动作完成后休息 30 ~ 60 秒，引体向上时呼气

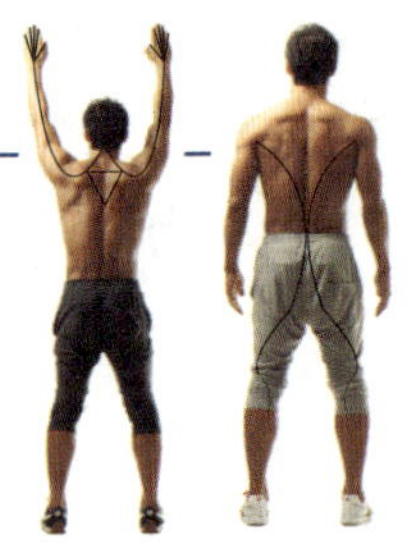

后表上肢线+
后表机能线+

❶ 在两张椅背间架上一根拖把杆，身体仰卧，双手抓杠，双膝呈 90 度弯曲。

❷ 上体保持直线，双臂弯曲，做引体向上运动。

遵守以下规范！

★ 为保证在运动中不会受伤，可在身下铺上棉被。

保持双手间最大距离。

❶

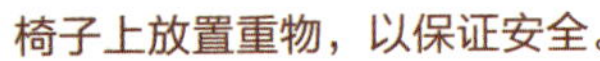

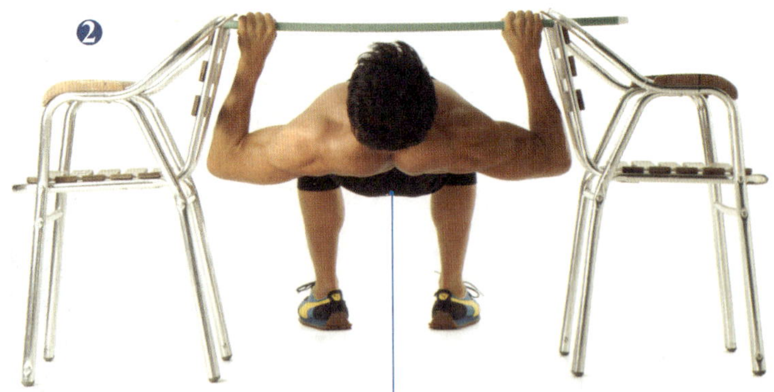

臀部不要下垂。

展膝引体向上运动

难度系数：★★★☆☆

❶ 在两张椅背间架上一根拖把杆，身体绷直仰卧，双手抓杠，手掌朝头顶方向。

❷ 身体保持直线，双臂弯曲，做引体向上运动。

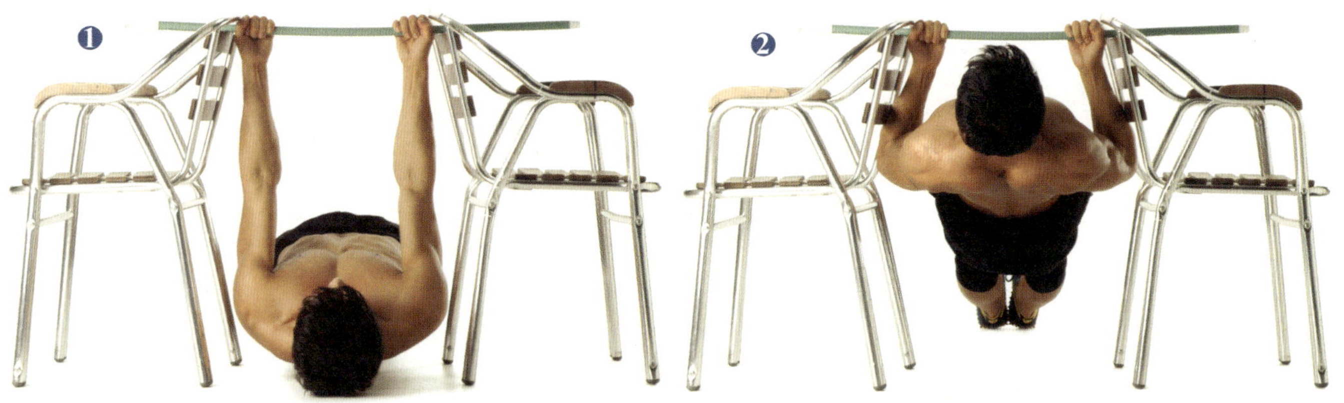

双脚垫椅引体向上运动

难度系数：★★★½☆

❶ 在两张椅背间架上一根拖把杆，身体绷直仰卧，双手抓杠，手掌朝脚底方向，双脚后跟放在第三只椅子上，身体保持直线。

❷ 身体保持直线，双臂弯曲，做引体向上运动。

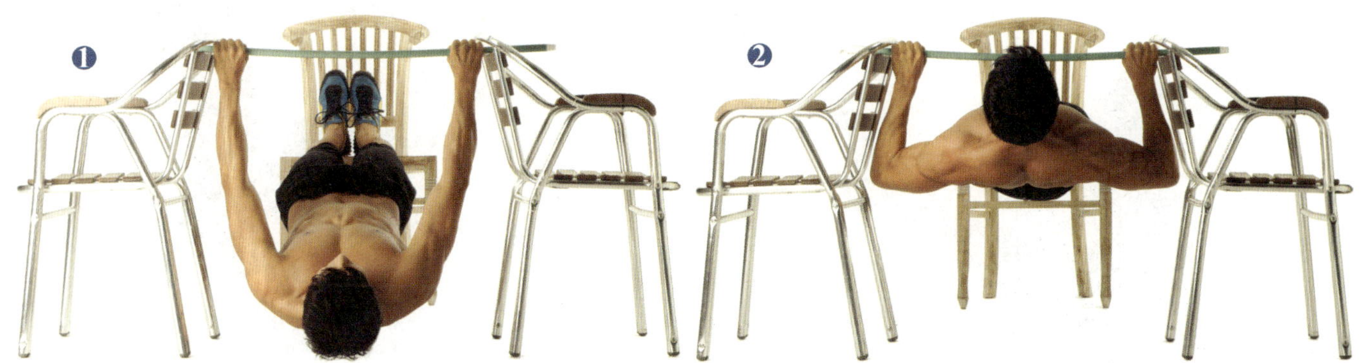

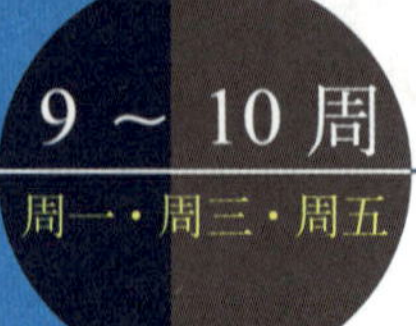

坐姿毛巾抻拽运动

难度系数：★★★★★

10 ~ 15 次 ×3 套，每套动作完成后休息 30 ~ 60 秒，抻拽毛巾时呼气

后表上肢线+

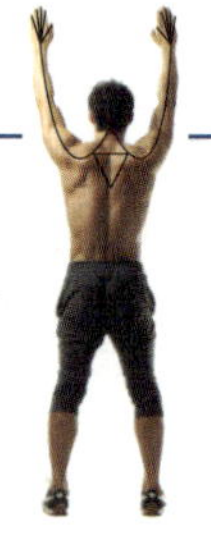

❶ 用毛巾扣住双侧门把手，身体呈坐姿向后倾斜，双手抓住毛巾末端。

❷ 双手紧握毛巾，向双耳方向抻拽，双肘呈 90 度弯曲，向两侧大幅叉开。

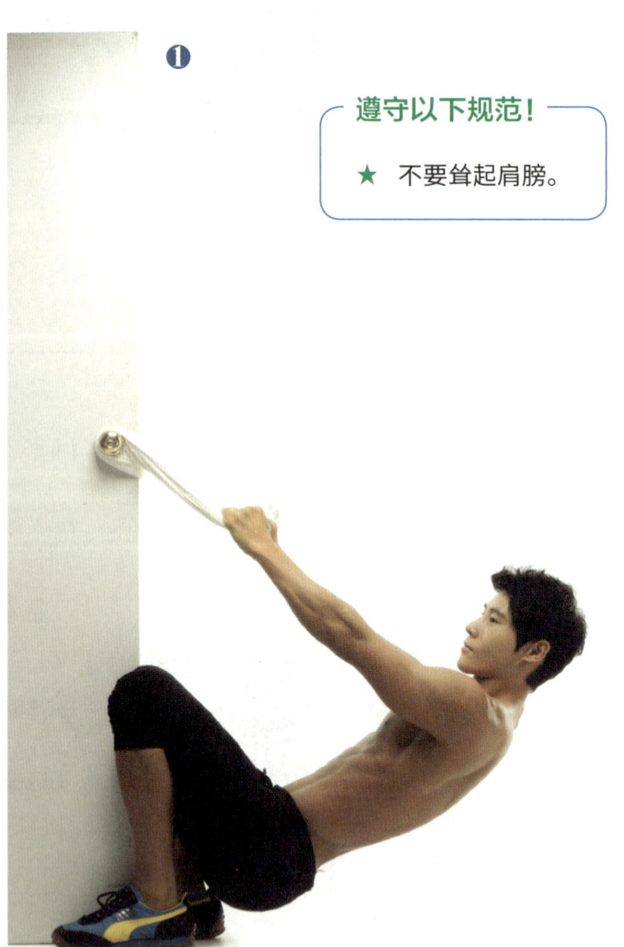

遵守以下规范！

★ 不要耸起肩膀。

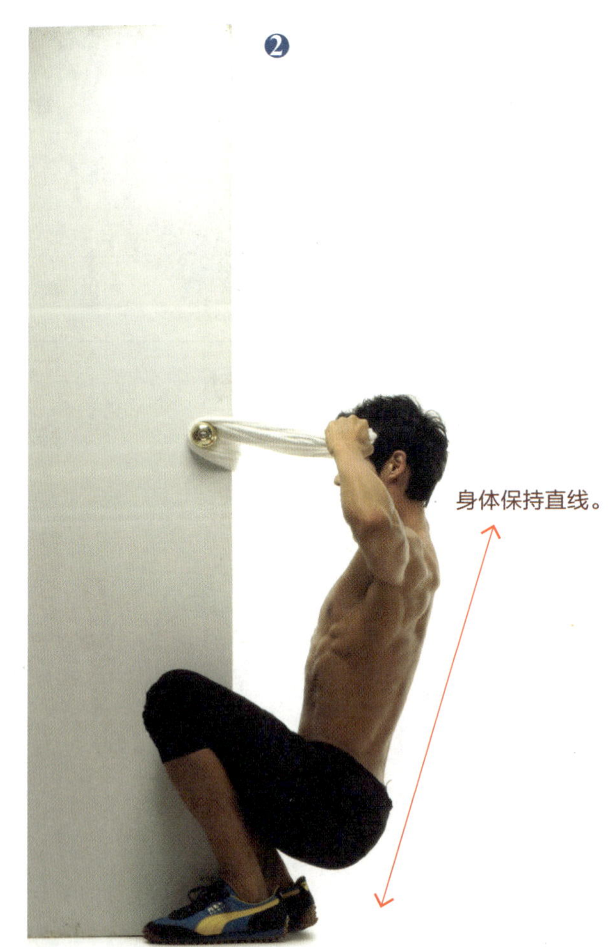

内侧手臂腰带抻拽运动

难度系数：★★★★★

❶ 用腰带勒住门把手，靠近门侧手掌抓住腰带，同侧肋部垫上毛巾。靠同侧脚在前，另一只脚在后，脚后跟紧贴脚尖站立。

❷ 固定肘部，腰带保持水平，身体倾斜，做抻拽动作。

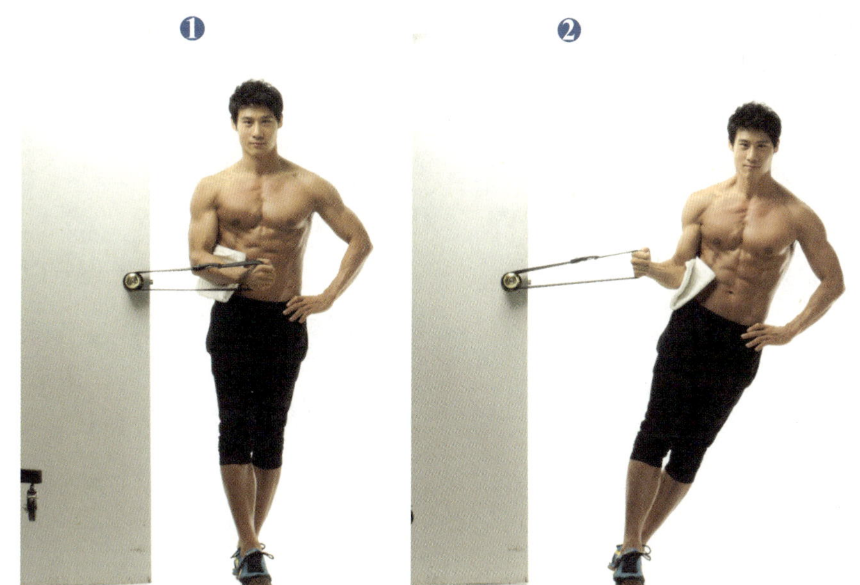

外侧手臂腰带抻拽运动

难度系数：★★★★★

❶ 用腰带勒住门把手，外侧手掌抓住腰带，同侧肋部垫上毛巾。靠近门侧脚在前，另一只脚在后，脚后跟紧贴脚尖站立。

❷ 固定肘部，腰带保持水平，身体倾斜，做抻拽动作。

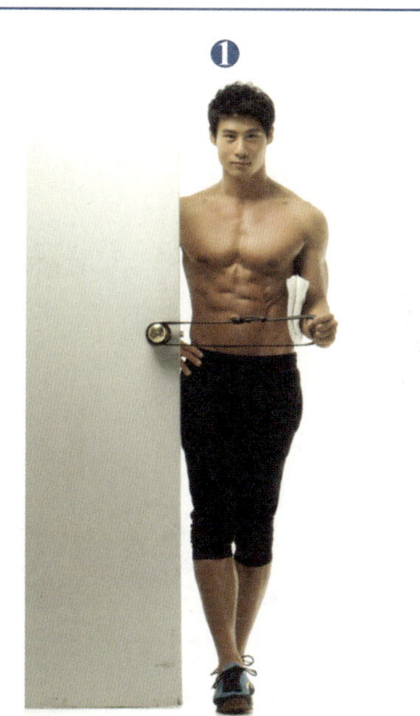

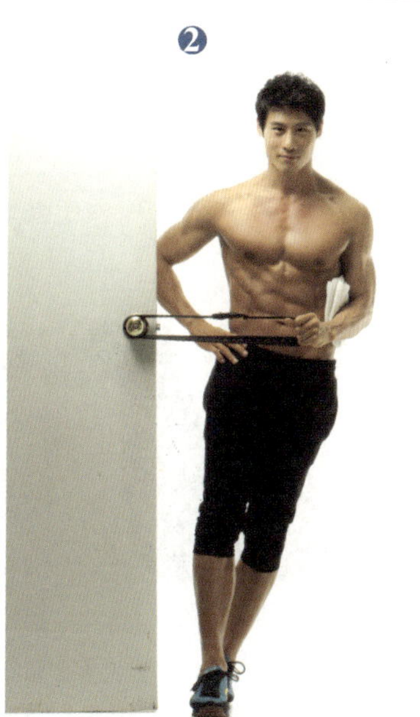

9 ～ 10 周

周二 · 周四 · 周六

屈膝抬臀运动

难度系数：★★★★★

左右各 10 ～ 15 次 ×3 套，每套动作完成后休息 30 ～ 60 秒，抬臀时呼气

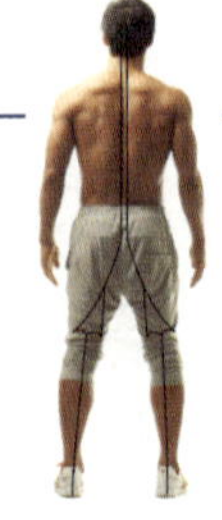

❶ 用腰带勒住门把手，再用腰带勒住一只脚的脚后跟，双膝呈 90 度弯曲，双臂向两侧伸展，手掌朝上。

❷ 双腿并拢，臀部高高抬起。

遵守以下规范！

★ 一定固定好腰带，保证不会从门把手上脱落。

★ 身下垫棉被。

★ 将门固定好。

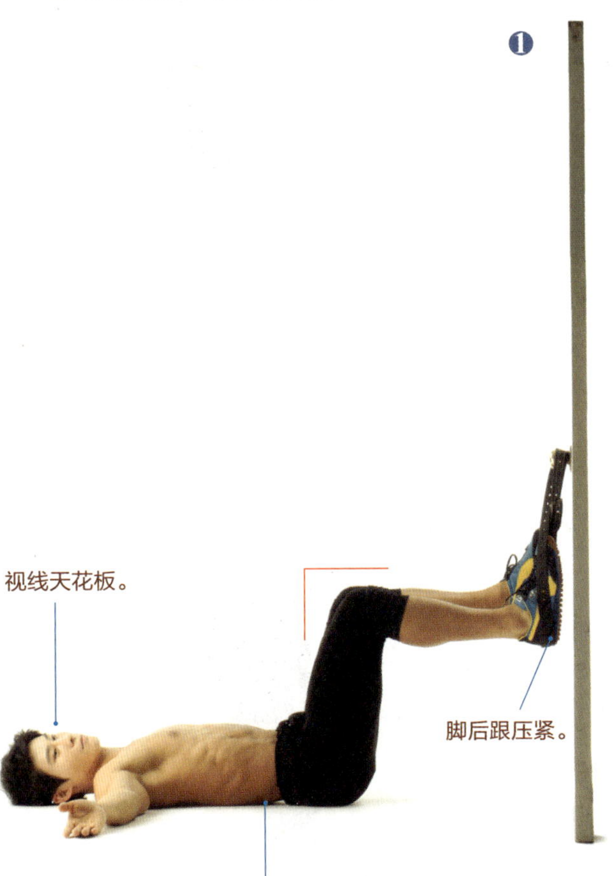

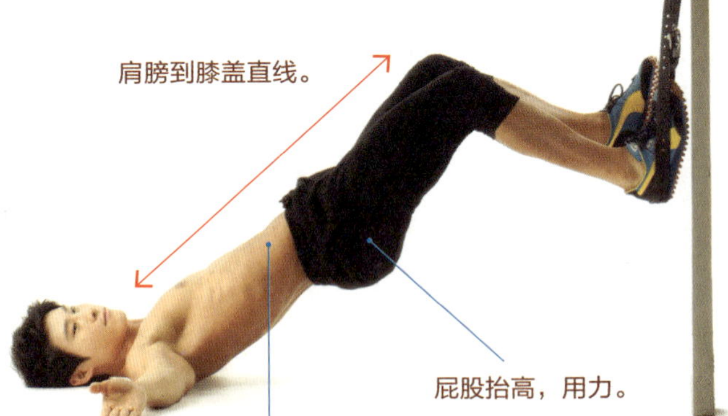

展膝抬臀运动

难度系数：★★★★☆

❶ 用腰带勒住门把手，再用腰带勒住一只脚的脚后跟，双膝伸展，双臂向两侧伸直。

❷ 双脚高度一致，身体呈直线，臀部抬起。

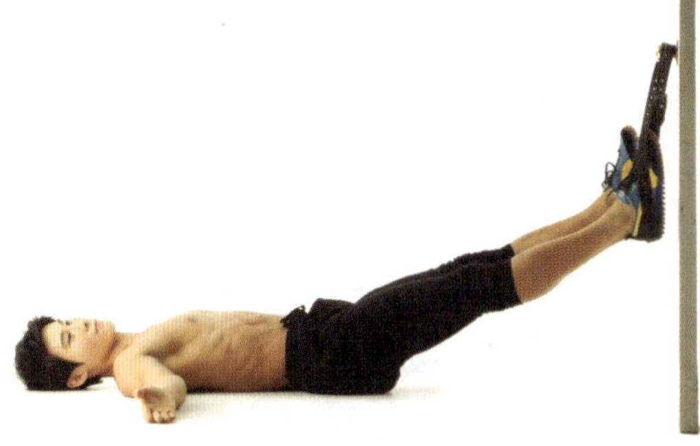

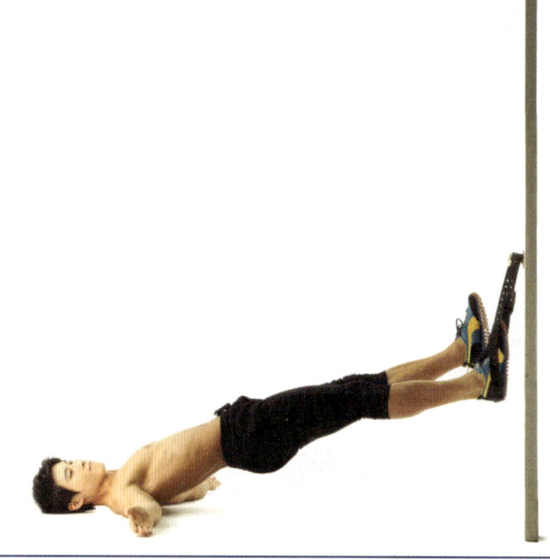

抬臀大幅度叉腿运动

难度系数：★★★★☆

❶ 用腰带勒住门把手，再用腰带勒住一只脚的脚后跟，双膝伸展，双臂向两侧伸直。

❷ 双脚高度一致，身体呈直线，臀部抬起。

❸ 悬空腿向外侧大幅度叉开，身体挺直。

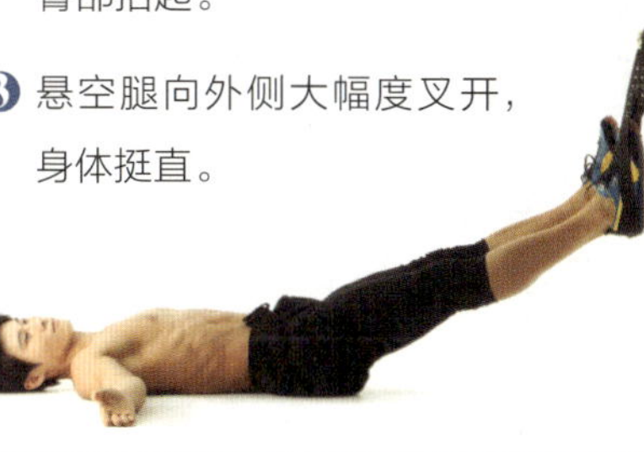

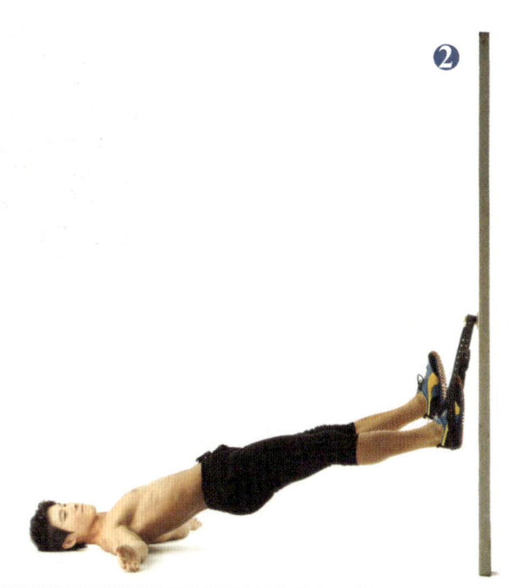

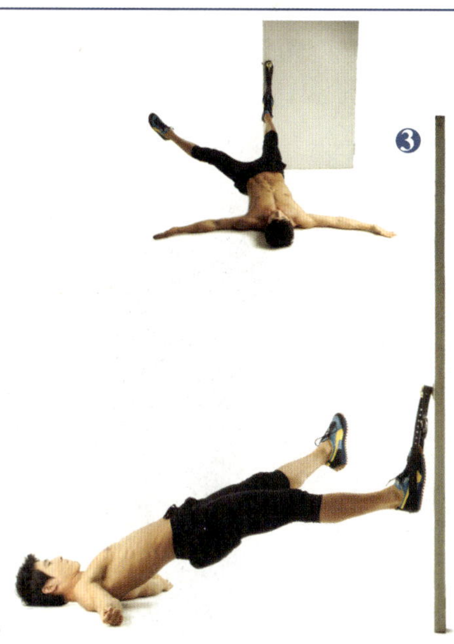

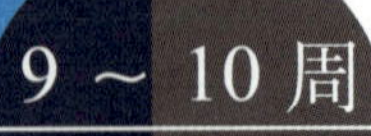

9 ~ 10 周

周二·周四·周六

门框抬腿运动

难度系数：★★★★★

10 ~ 15 次 ×3 套，每套动作完成后休息 30 ~ 60 秒，抬腿时呼气

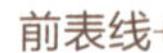

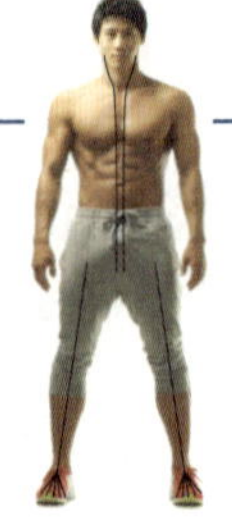

前表线+

❶ 门板上沿垫毛巾，背靠门站立，双手抓住门板上沿。

❷ 双腿向前伸直，抬至胸部位置。

遵守以下规范！

★ 慢慢地反复越多越有效果。

❶

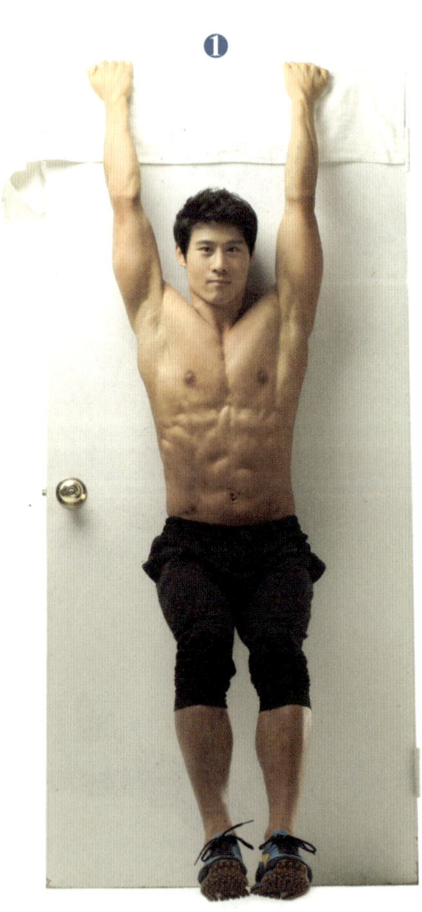

❷

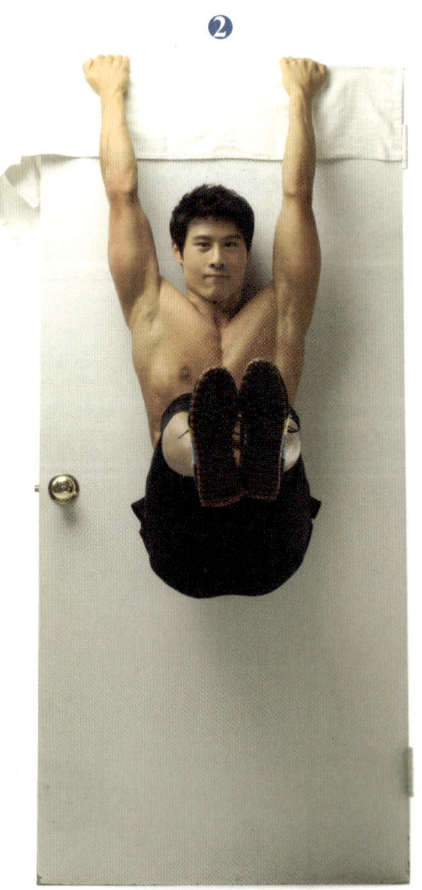

固定门不关上的方法。

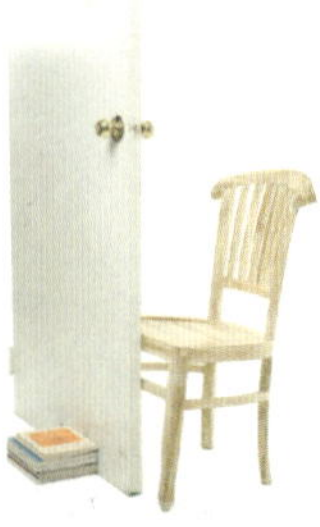

最大幅度抬腿运动

难度系数：★★★★☆

❶ 门板上沿垫毛巾，背靠门站立，双手抓住门板上沿。

❷ 双腿上抬至头顶上方。

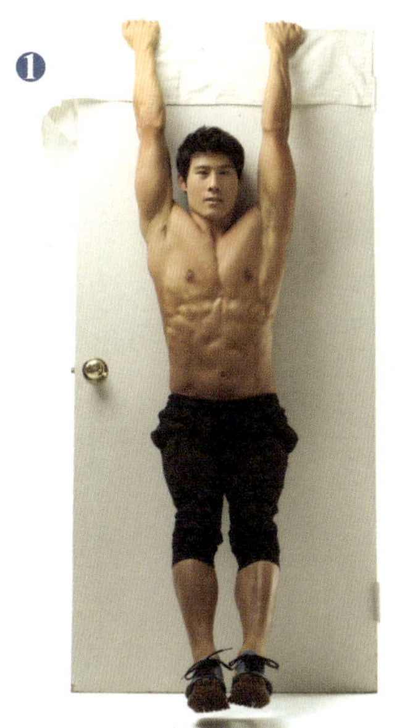

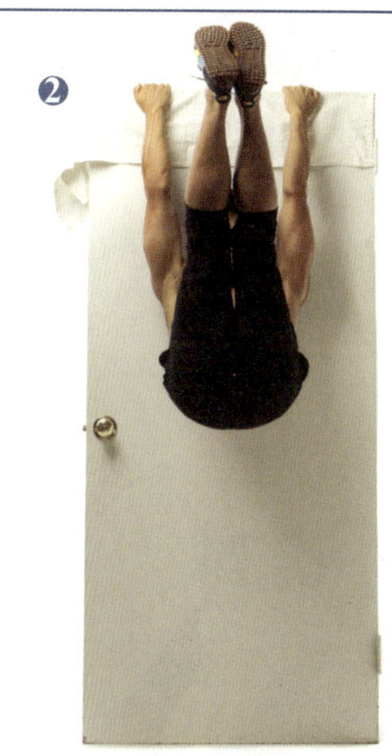

边侧抬腿运动

难度系数：★★★★★

❶❷ 门板上沿垫毛巾，背靠门站立，双手抓住门板上沿。双腿向边侧抬至水平高度。

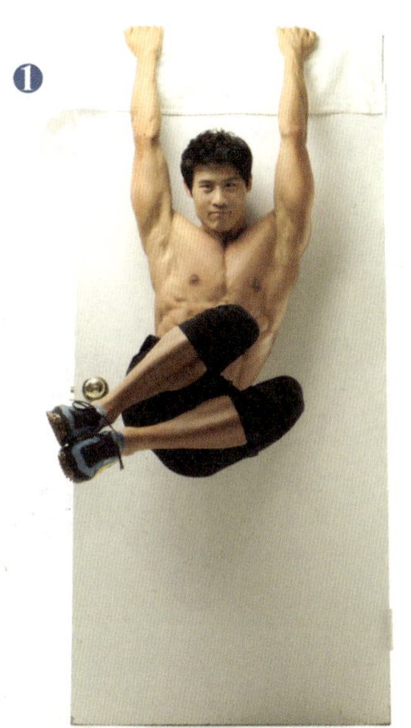

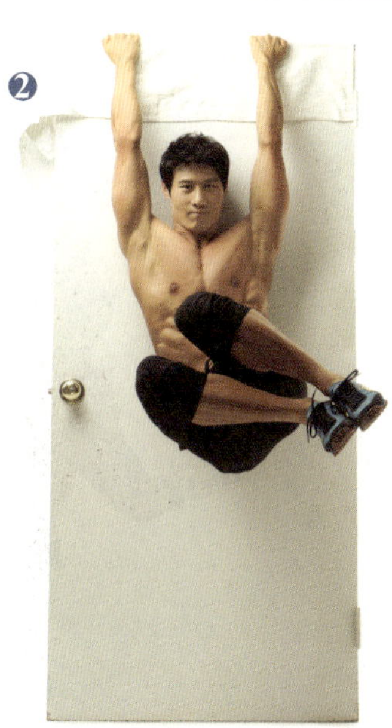

9 ~ 10 周
周二·周四·周六

腰带勒腿跳跃运动

难度系数：★★★★☆

左右各 10 ~ 15 次 ×2 套，每套动作完成后休息 30 ~ 60 秒，抬腿时呼气

前表线 +
后机能线 +

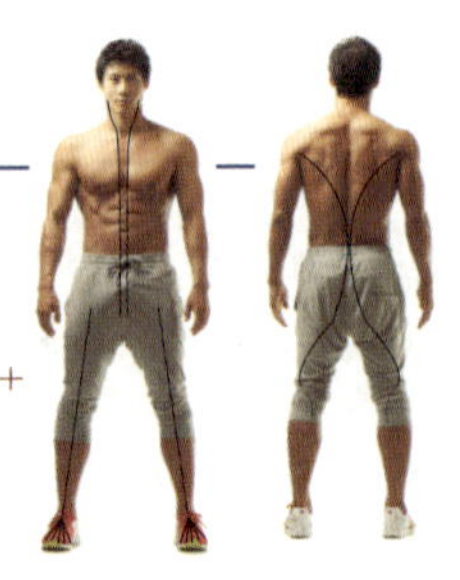

❶ 单腿站立，腰带反扣双侧门把手，再用腰带勒住另一只脚踝。

❷❸ 双膝弯曲跳跃。

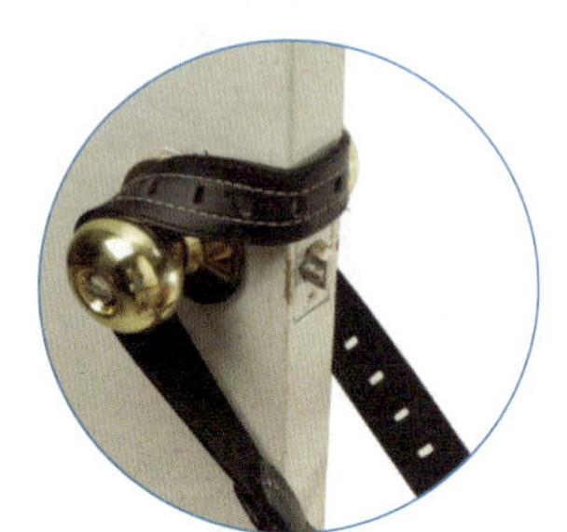

遵守以下规范！

★ 身体挺直，脚踝、膝盖、臀部中立。

❶

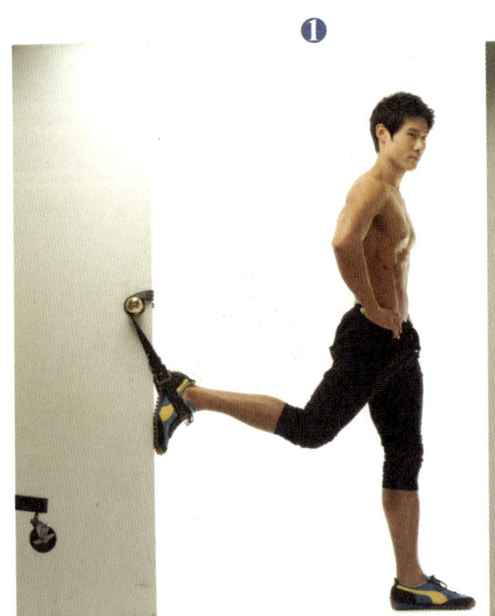

❷

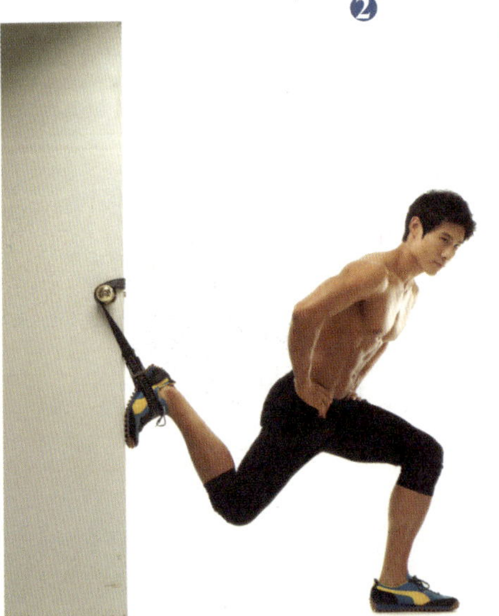

❸

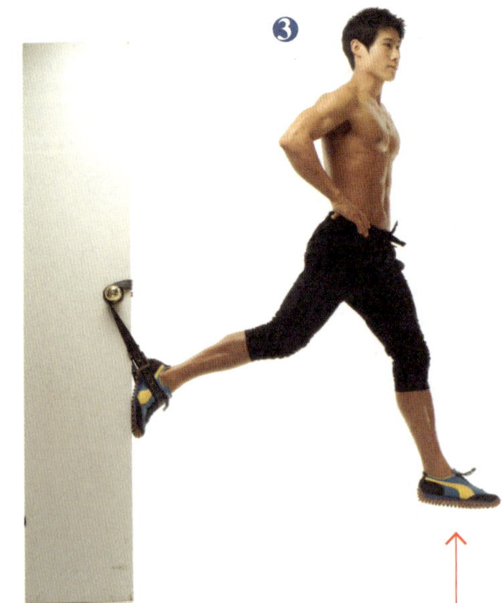

举臂跳跃运动

难度系数：★★★★☆

❶ 用腰带反扣双侧门把手，再用腰带勒住一只脚踝，双膝弯曲。

❷ 举臂跳跃。

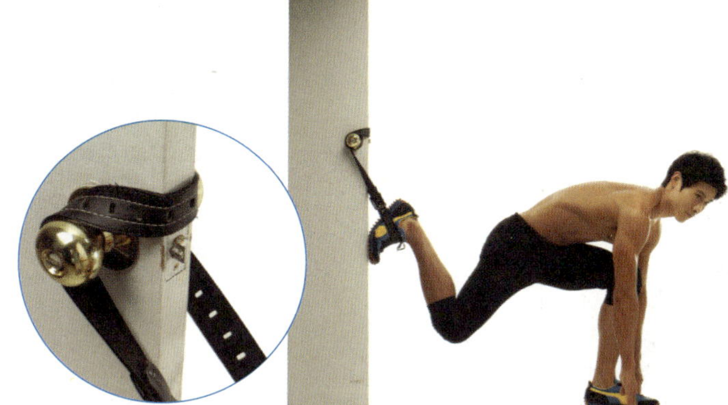

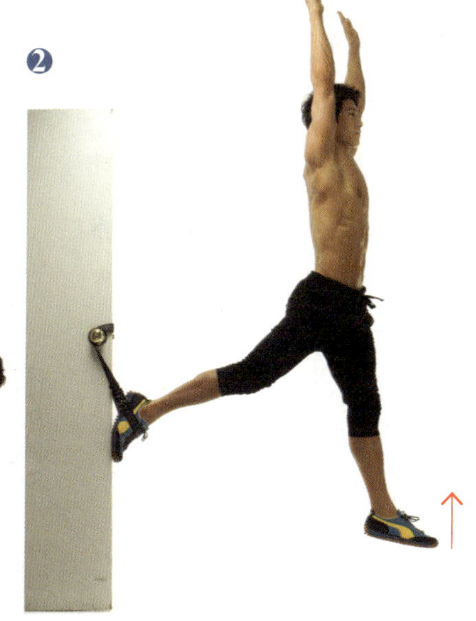

单侧把手举臂跳跃运动

难度系数：★★★★★

❶ 用腰带勒住单侧门把手，再用腰带勒住一只脚踝，双膝弯曲。

❷ 举臂跳跃。

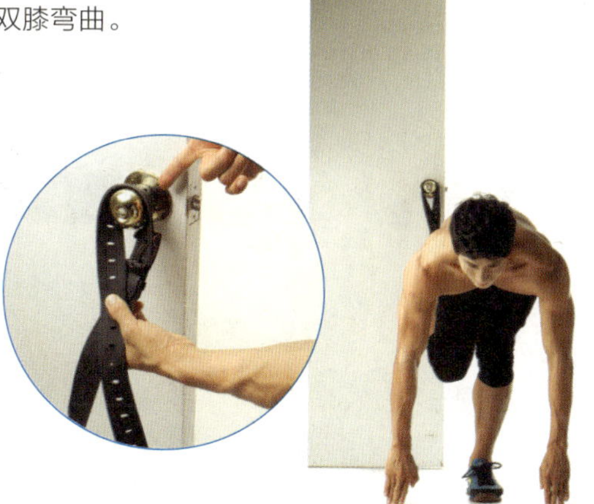

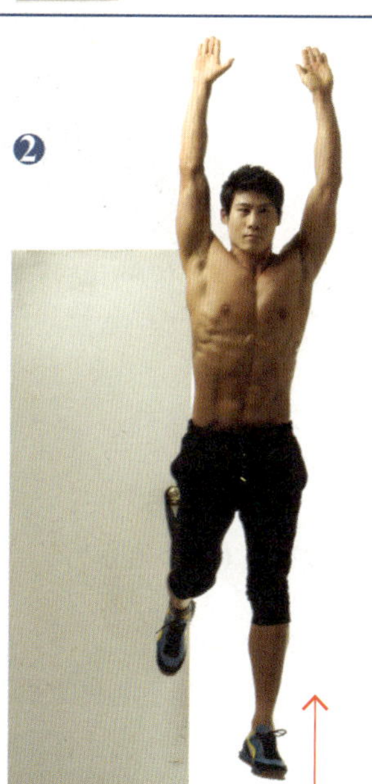

9 ~ 10 周
周二·周四·周六

腰带勒腿起蹲运动

难度系数：★★★★★

左右各 10 ~ 15 次 ×2 套，每套动作完成后休息 30 ~ 60 秒，起身时呼气

前表线 +

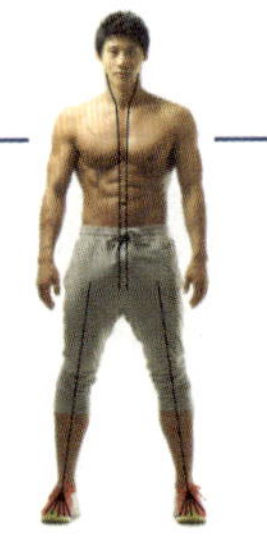

❶ 用腰带勒住单侧门把手，再用腰带勒住一只脚踝，双手撑住骨盆。

❷ 身体下蹲，双膝弯曲，臀部后屈。

遵守以下规范！

★ 地面垫棉被，保证不会在运动中受伤。

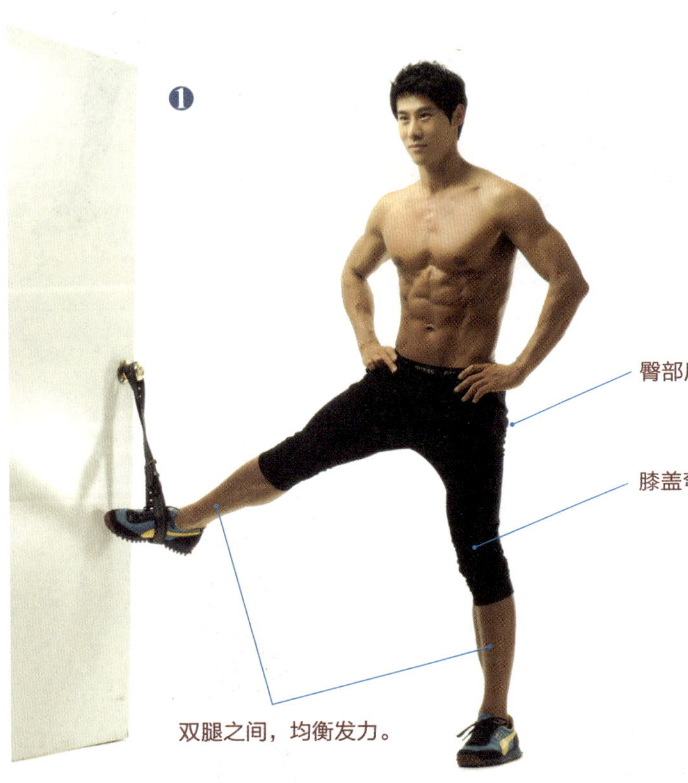

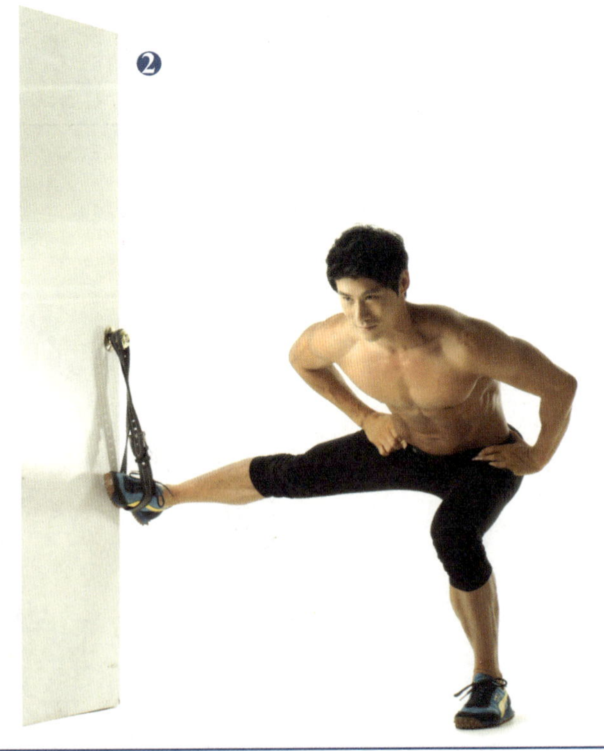

双腿交叉腰带勒腿起蹲运动

难度系数：★★★☆☆

❶ 用腰带勒住单侧门把手，再用腰带勒住一只脚踝，站立腿保持与之交叉，双手撑住骨盆。

❷ 身体下蹲，双膝弯曲，臀部后屈。

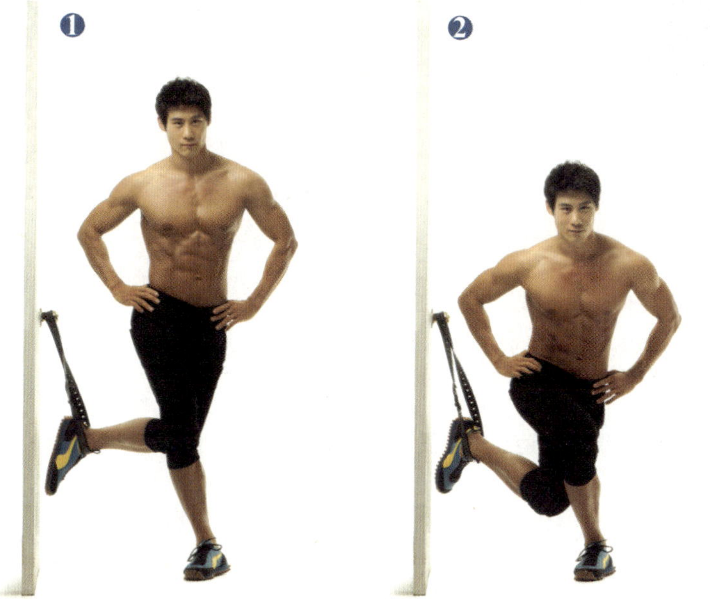

举臂起蹲运动

难度系数：★★★★☆

❶ 用腰带勒住单侧门把手，再用腰带勒住一只脚踝，双臂叉开高举。

❷ 身体下蹲，双膝弯曲，臀部后屈。

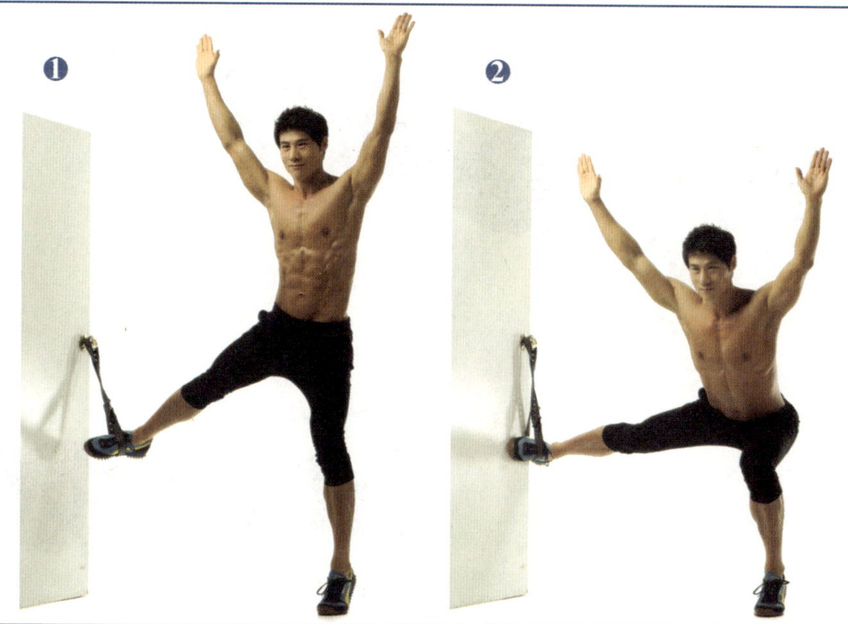

9～10周

周二·周四·周六

俯卧单膝屈膝运动

难度系数：★★★★★

左右各10～15次×2套，每套动作完成后休息30～60秒，展膝时呼气

前表线+

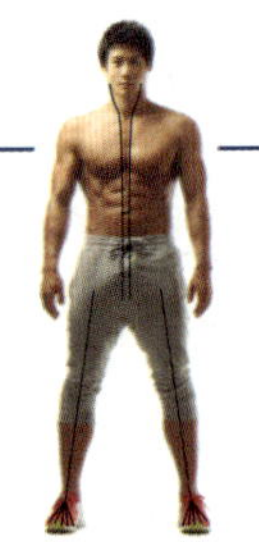

❶ 用腰带勒住单侧门把手，再用腰带勒住一只脚踝，双臂撑地，肘部呈90度弯曲。

❷ 身体挺直，被腰带勒住腿的膝盖缓慢弯曲。

遵守以下规范！

★ 为保证在运动中不受伤，地上铺上棉被。

★ 固定门。

❶

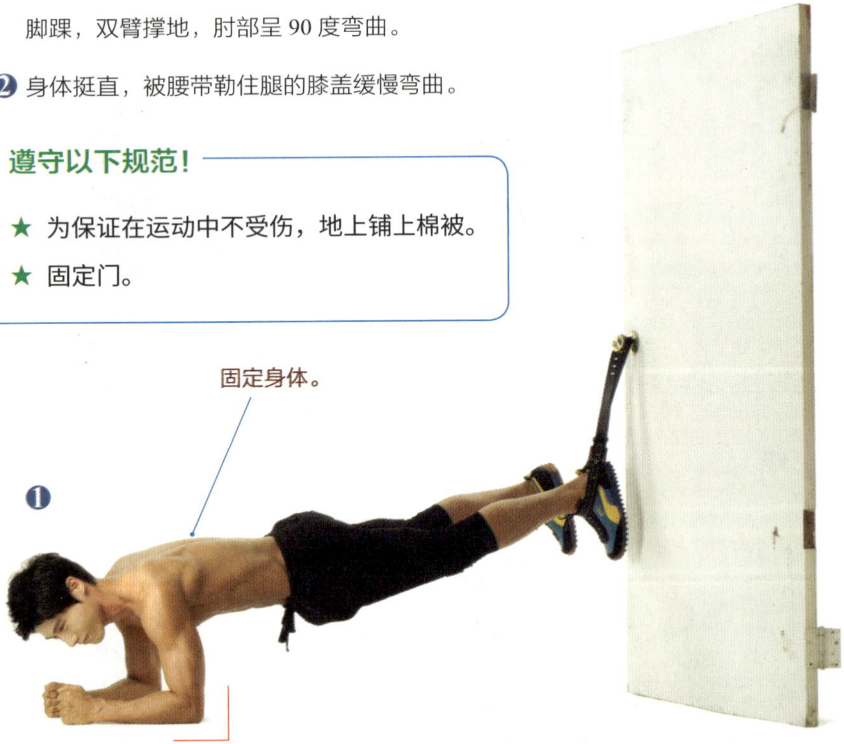

固定身体。

❷

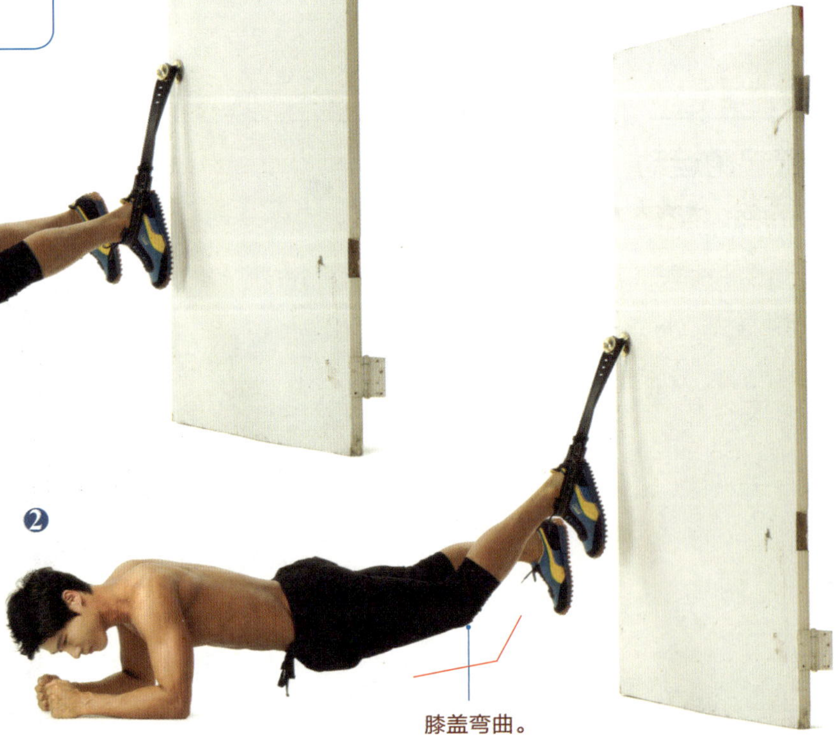

膝盖弯曲。

双臂撑地屈膝运动

难度系数：★★★★½

❶ 用腰带勒住单侧门把手，再用腰带勒住一只脚踝，双臂伸直撑地。

❷ 身体挺直，被腰带勒住腿的膝盖缓慢弯曲。

❶

❷

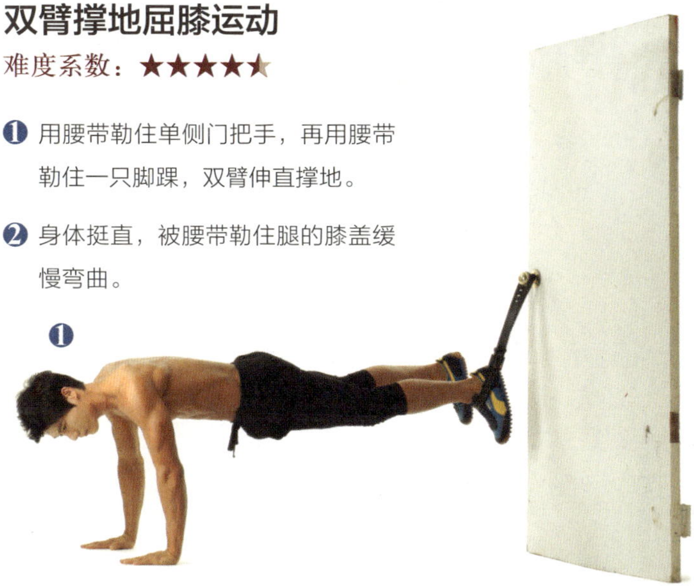

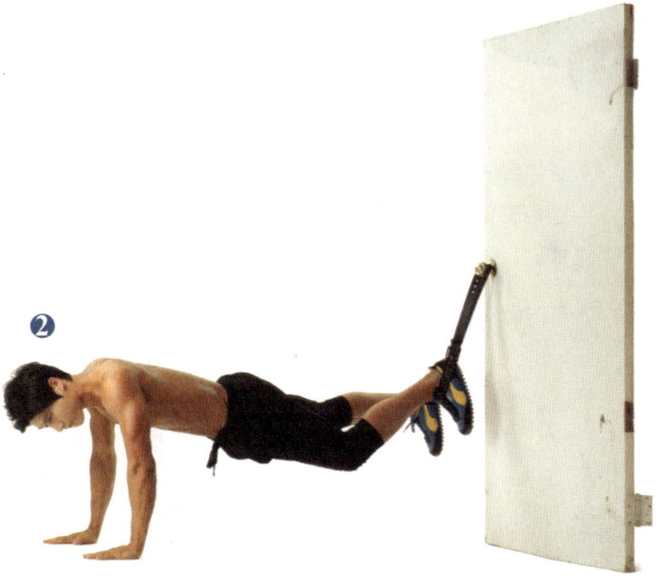

双臂前伸撑地屈膝运动

难度系数：★★★★★

❶ 用腰带勒住单侧门把手，再用腰带勒住一只脚踝，双臂向头部方向前伸撑地。

❷ 身体挺直，被腰带勒住腿的膝盖缓慢弯曲。

❶

❷

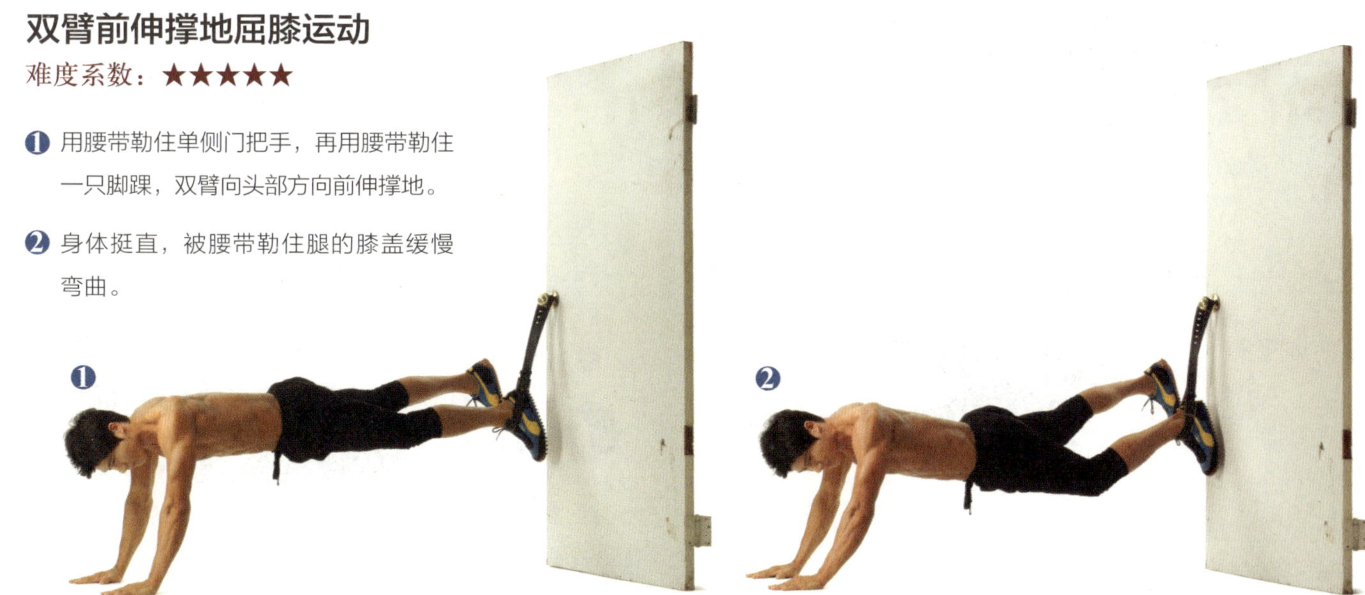

9 ~ 10 周

周二·周四·周六

侧卧抬身支撑运动

难度系数：★★★★★

左右各 30 ~ 60 秒 ×2 套，每套动作完成后休息 30 ~ 60 秒，自然呼吸

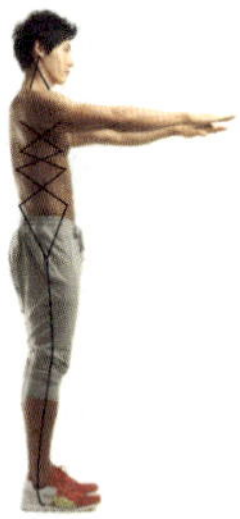

横向线+

❶ 身体侧卧，用腰带勒住单侧门把手，再用腰带勒住上方腿的脚踝，身体下方的手臂撑地，肘部呈 90 度弯曲。

❷ ❸ 下方腿和臀部向上抬起。

遵守以下规范！

★ 避免腰带从门把手上脱离。

★ 身下铺棉被，以保证不会在运动中受伤。

❶

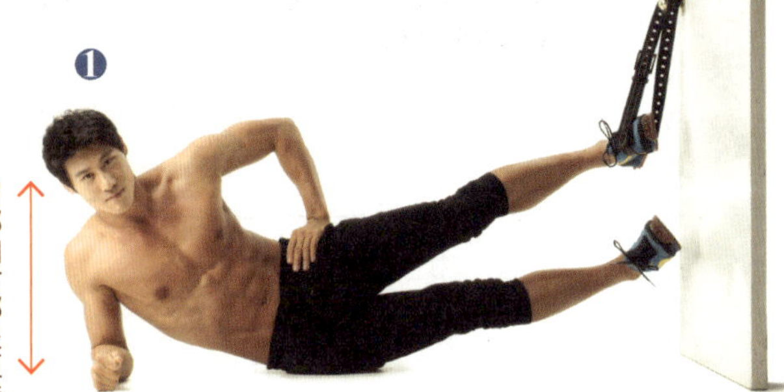

肩部和肘部呈直线。

❷

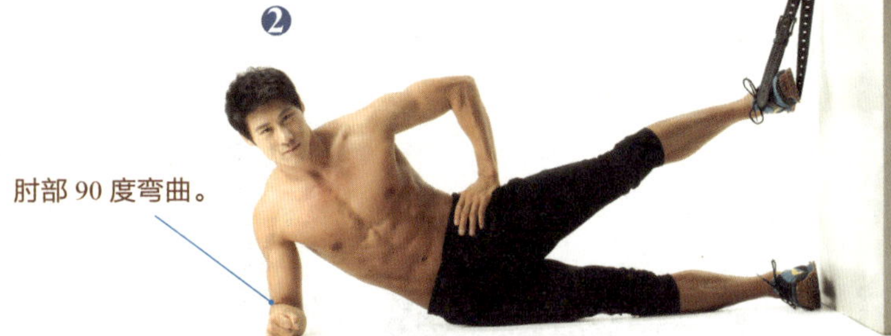

❸

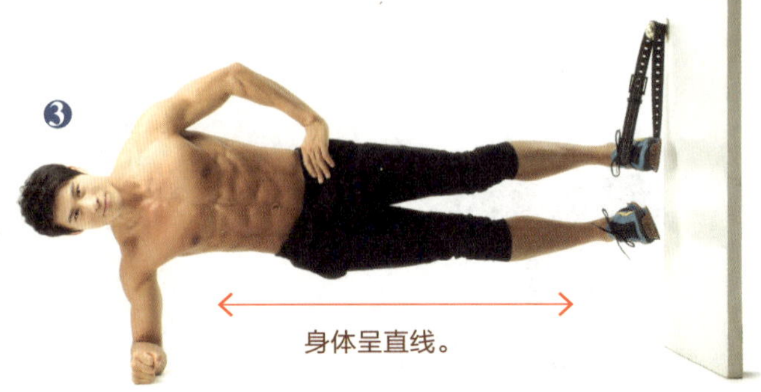

单臂撑地抬身支撑运动

难度系数：★★★★☆

❶ 身体侧卧，用腰带勒住单侧门把手，再用腰带勒住上方腿的脚踝，身体下方手臂伸直撑地。

❷ 下方腿和臀部向上抬起。

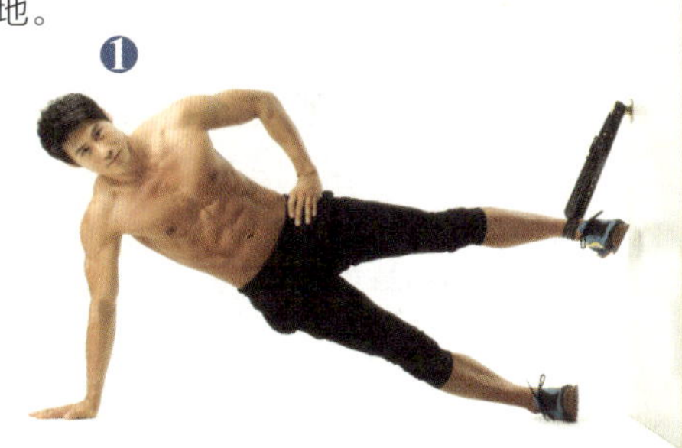

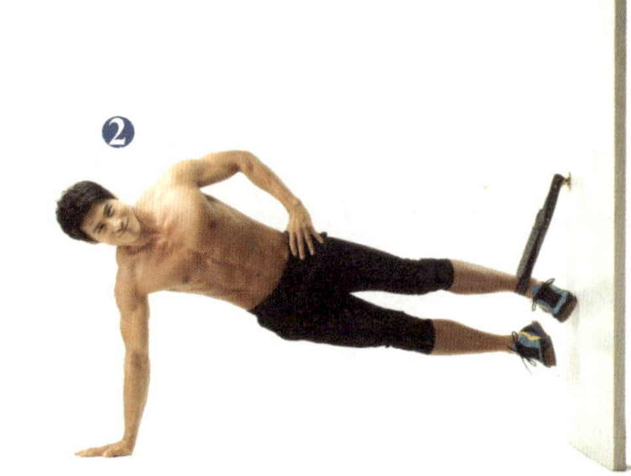

抬身转身支撑运动

难度系数：★★★★½

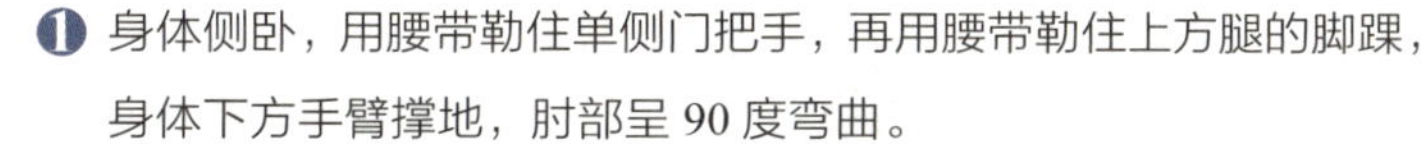

❶ 身体侧卧，用腰带勒住单侧门把手，再用腰带勒住上方腿的脚踝，身体下方手臂撑地，肘部呈 90 度弯曲。

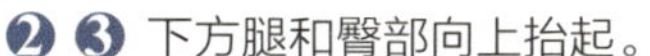

❷❸ 下方腿和臀部向上抬起。

❹❺ 上方手臂伸直后，向下抱住下侧腋窝部肌肉，身体回转。

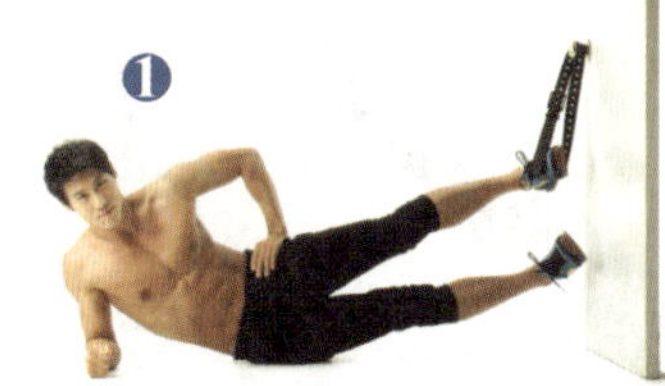

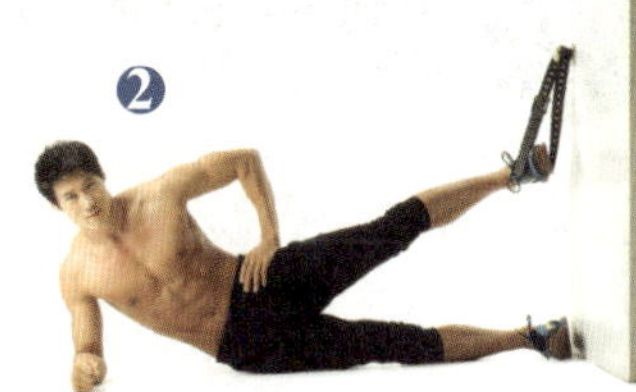

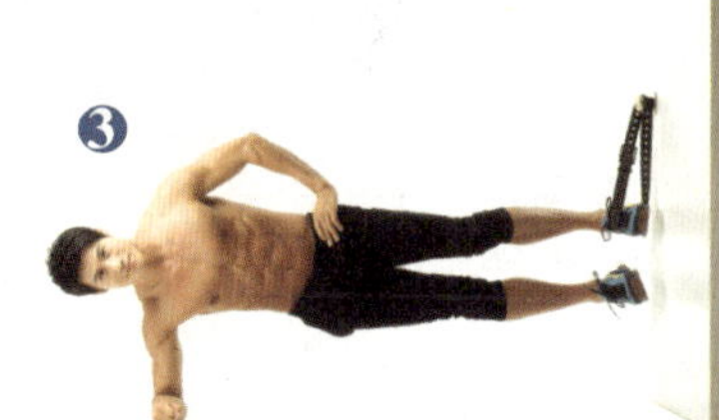

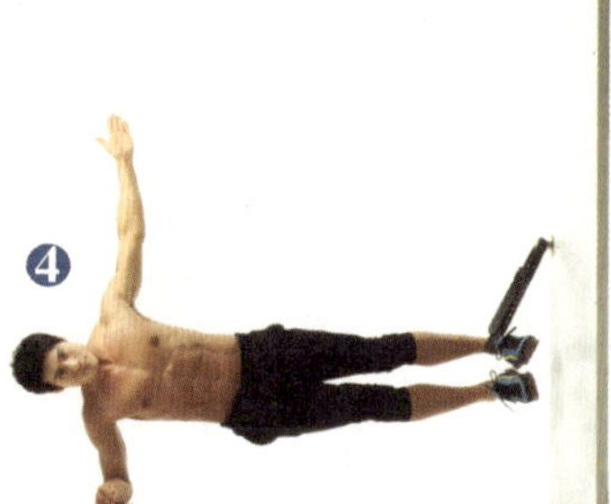

抬腿抬身运动

难度系数：★★★★★

左右各 30 ~ 60 秒 ×2 套，每套动作完成后休息 30 ~ 60 秒，自然呼吸

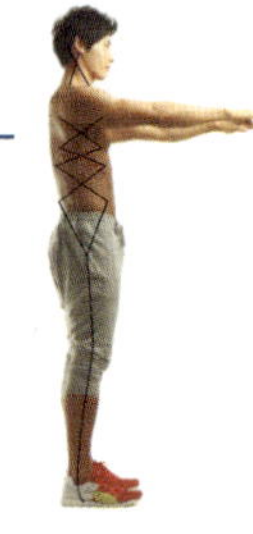

横向线+

❶ 身体侧卧，用腰带勒住单侧门把手，再用腰带勒住下方腿的脚踝，身体下方手撑地，肘部呈 90 度弯曲。

❷ 上方腿和臀部同时向上抬起。

遵守以下规范！

★ 避免腰带从门把手上脱离。

★ 身下铺棉被，以保证不会在运动中受伤。

❶

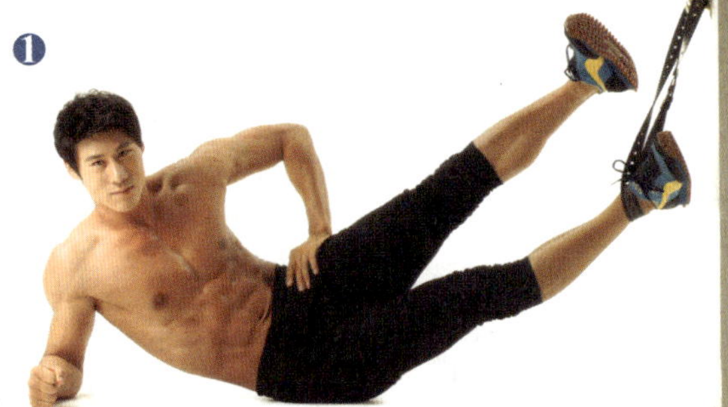

❷

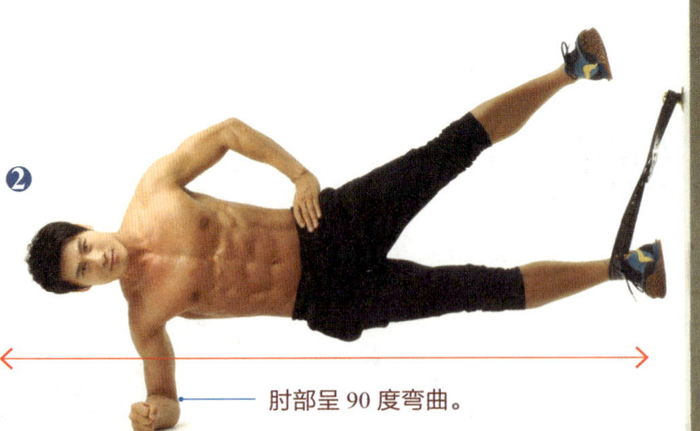

屈膝撑地抬身运动

难度系数：★★★★☆

❶ 身体侧卧，用腰带勒住单侧门把手，再用腰带勒住下方腿的脚踝，下方手臂伸直撑地，上方腿屈膝撑地。

❷ 屈膝腿与臀部同时向上抬起。

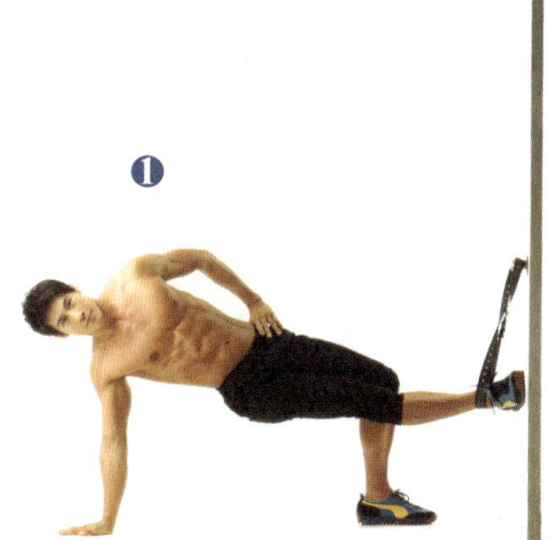

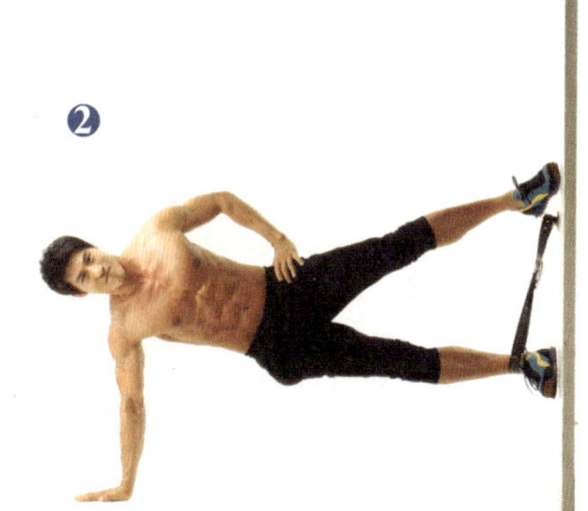

抬身转身支撑运动

难度系数：★★★★☆

❶ 身体侧卧，用腰带勒住单侧门把手，再用腰带勒住下方腿的脚踝，下方手肘呈 90 度弯曲撑地。

❷ 下方腿和臀部向上抬起。

❸ ❹ 上方手臂伸直后，向下抱住下侧腋窝部肌肉，身体回转。

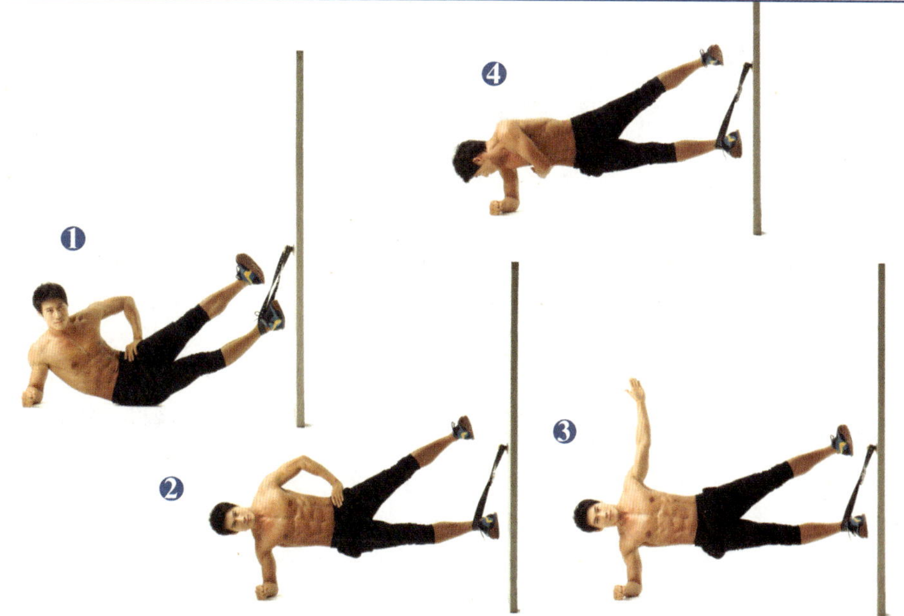

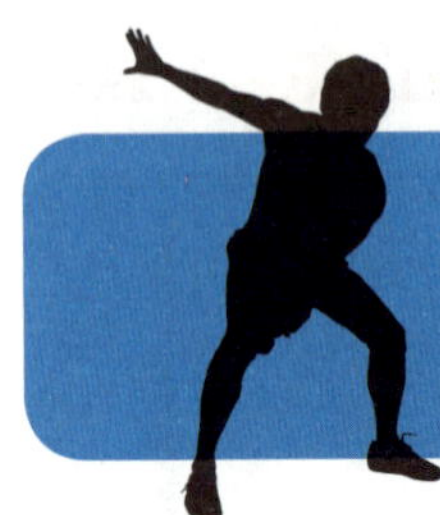

完成阶段（11 ～ 13 周，利用健身球、橡胶拉力绳和哑铃）

强化训练赘肉堆积点与不常用到的部位

11 ～ 13 周的运动项目在 3 周内持续完成。至今为止，我们已经适应了运动强度，还有充分的休息时间。

接下来，我们就借用一些简单的器械在适当的体重和运动强度范围内强化对目标部位最大幅度的刺激。

▶ 按照身体状态合理分配时间，选择主体运动项目

	周一 · 周四	周二 · 周五	周三 · 周六
平衡性运动	单手拉绳运动	俯卧屈膝运动	X 形交叉拉绳运动
耐力 / 稳定性运动	双臂前伸拉绳运动	举哑铃转身运动	举哑铃土耳其式起床（turkish get up）运动
爆发力运动	肩高举哑铃运动	双臂交替哑铃撑地运动	单手收举哑铃运动
肌肉力量运动	肩高收举哑铃运动	单脚撑椅引体向上运动	单手举哑铃起蹲运动
	靠球收举哑铃运动	撑球提哑铃运动	健身球单腿起蹲运动
	单膝跪地向前拉绳运动	屈膝引体向上运动	俯卧屈膝运动
	头部上方收举哑铃运动	俯卧健身球拉绳运动	仰卧抬脚屈膝拖球运动
	踩绳双臂伸展运动	俯卧健身球拉绳运动	直角屈膝转身运动
	单脚踩绳向后拉绳运动	手腕相对前方展臂运动	脚尖踩书竖腕运动

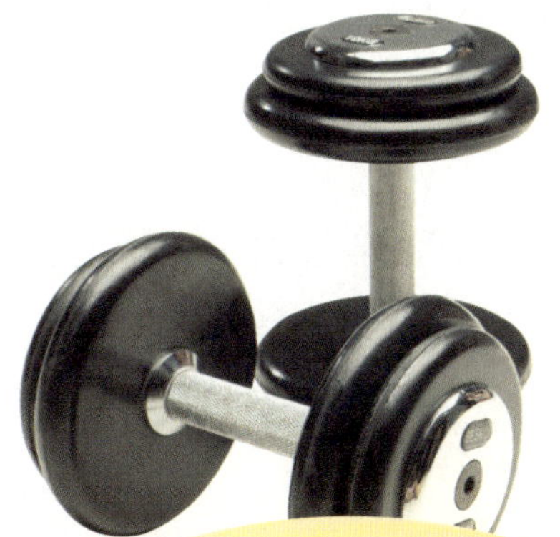

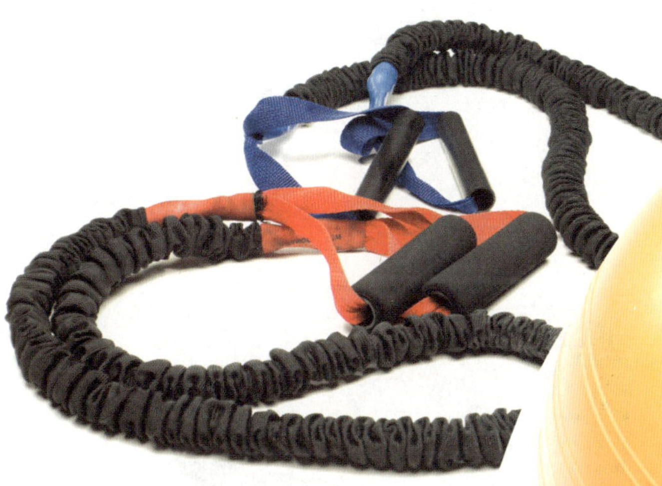

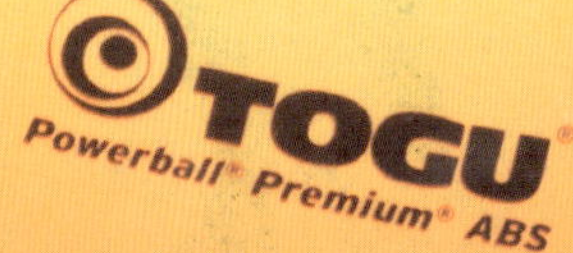
TOGU®
Powerball® Premium® ABS

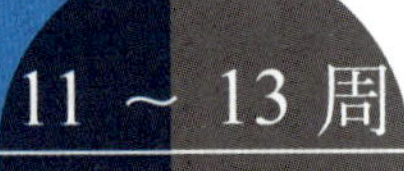

单手拉绳运动

难度系数：★★★★★

左右各 10 ～ 15 次 ×2 套，每套动作完成后休息 30 ～ 60 秒，展臂时呼气

后表上肢线 +

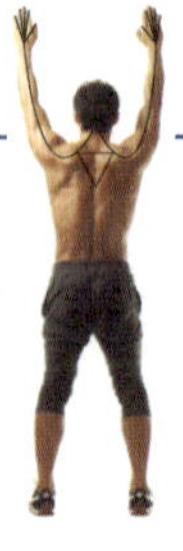

❶ 用橡胶拉力绳勒住门把手，单腿背对门站立，用站立腿对侧手掌握住拉力绳把手。

❷ 握住拉力绳的手臂向前伸展，同侧腿向后伸直。

遵守以下规范！

★ 脚踝和身体不翻转。

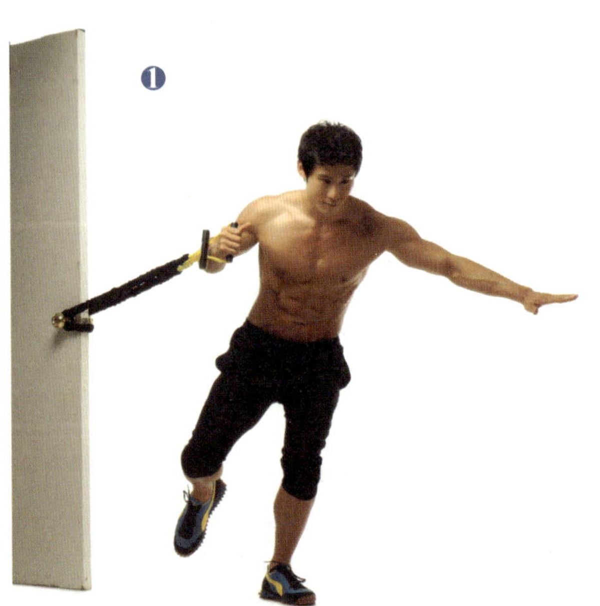

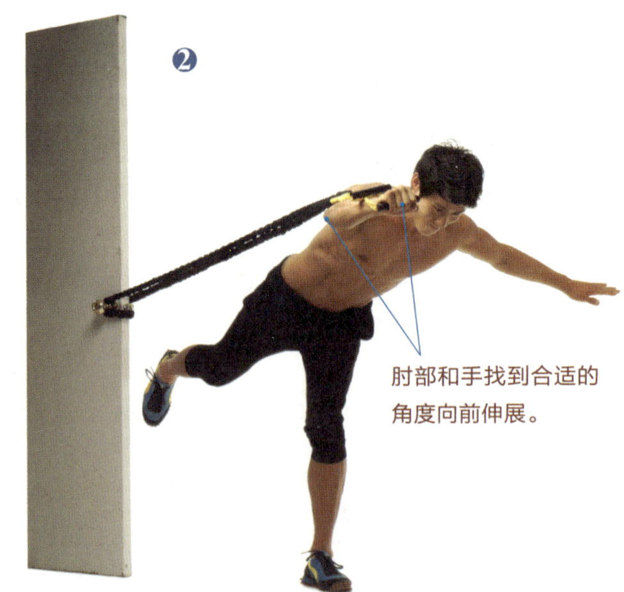

单腿站立单手拉绳运动

难度系数：★★★★★

❶ 用橡胶拉力绳勒住门把手，一只手握住拉力绳把手，对侧腿单脚站立，上体略微前倾。

❷ 单手向前拉绳。

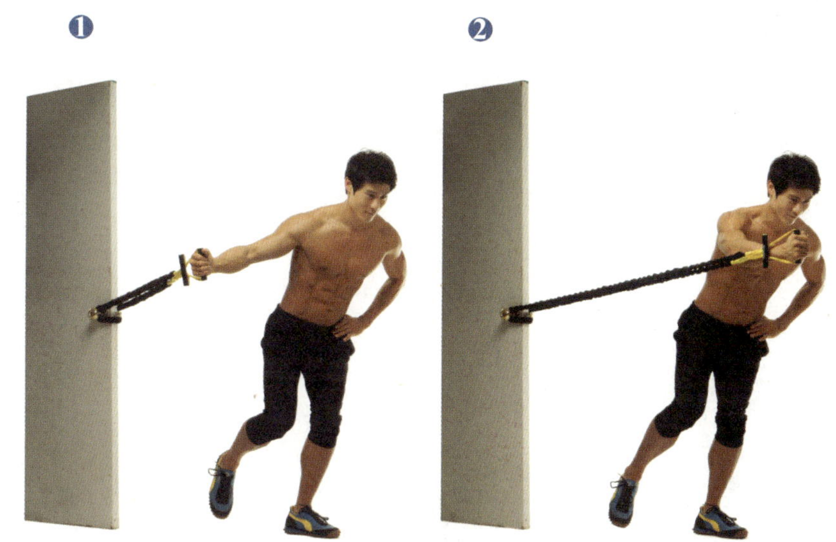

单腿站立单手由下向上拉绳运动

难度系数：★★★★★

❶ 用橡胶拉力绳勒住门把手，一只手握住拉力绳把手，手臂向下伸展，对侧腿单脚站立，上体略微前倾。

❷ 单手向肩部前方拉绳。

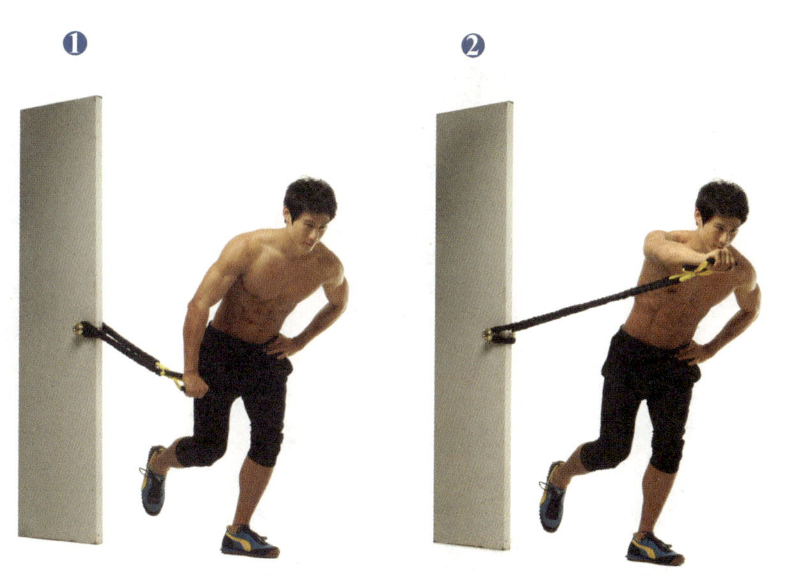

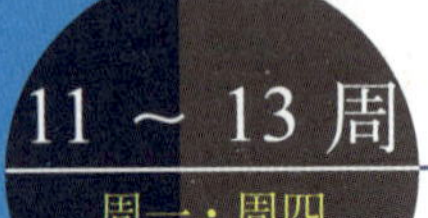

双臂前伸拉绳运动

难度系数：★★★★★

左右各 10 ～ 15 次 ×2 套，每套动作完成后休息 30 ～ 60 秒，自由呼吸

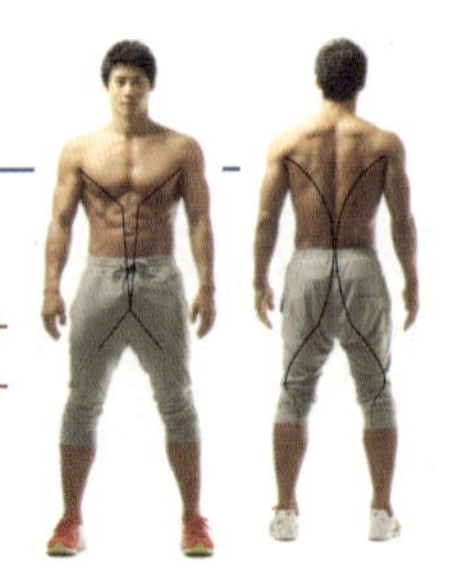

前机能线 +
后机能线 +

❶ 用橡胶拉力绳勒住门把手，双手握住拉力绳把手，双膝跪地，双手在胸前交叉相握。

❷ 双臂向前伸展拉绳。

遵守以下规范！

★ 固定骨盆、下身、脊柱后运动。

★ 运动的同时大口呼吸，胸部能见起伏。

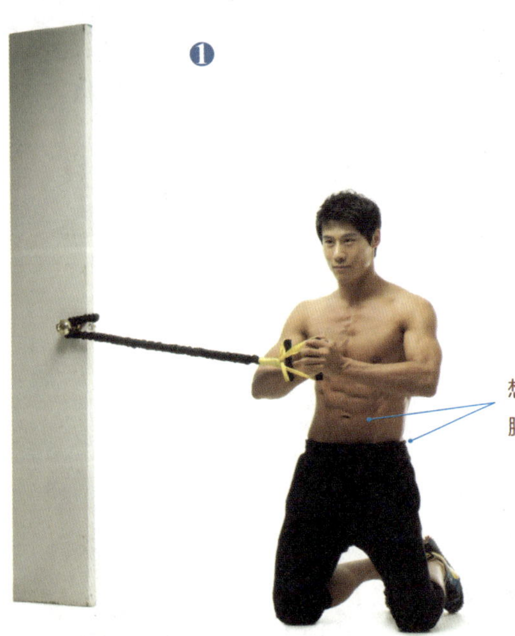

❶

想象着腹部、肋部、腰部肌肉合为一体。

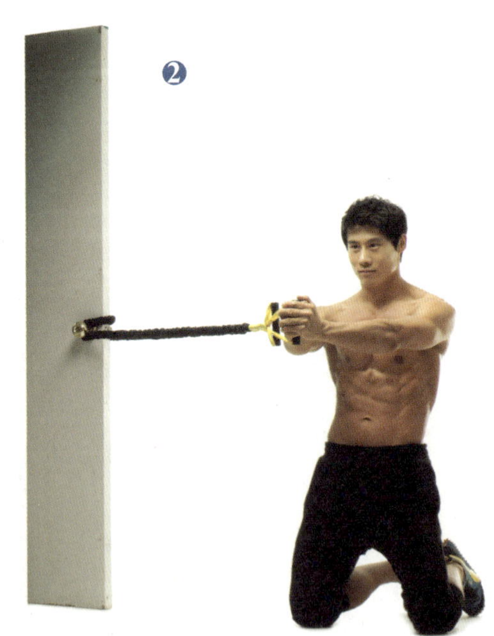

❷

★ 拉力绳把手打结法

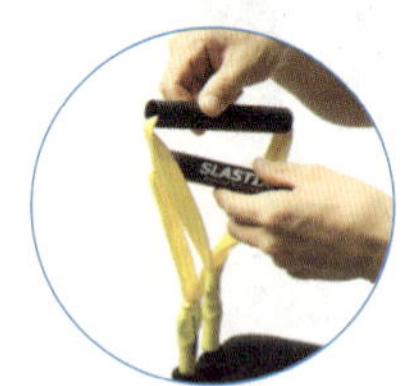

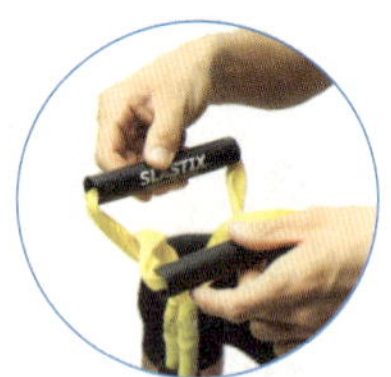

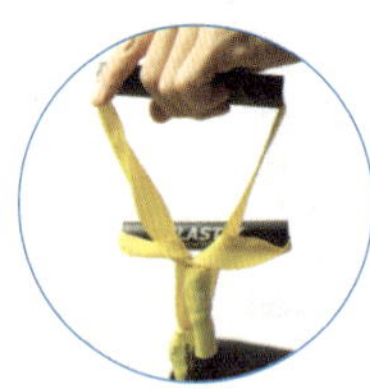

双臂前伸圆周拉绳运动

难度系数：★★★★★

❶❷ 用橡胶拉力绳勒住门把手，双手握住拉力绳把手，双膝跪地，双臂做圆周拉绳动作。

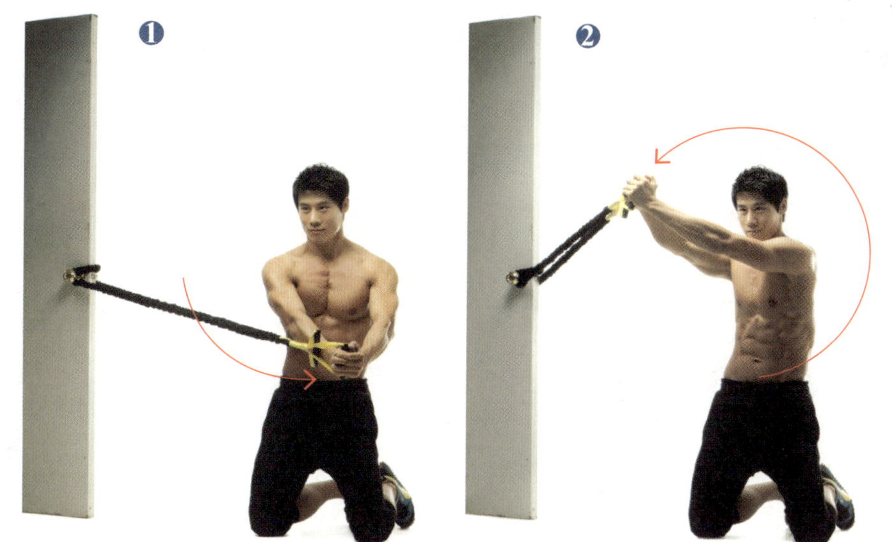

转体拉绳运动

难度系数：★★★★★

❶ 用橡胶拉力绳勒住门把手，双手握住拉力绳把手，单膝跪地，身体朝向门。

❷ 身体向正面旋转拉绳。

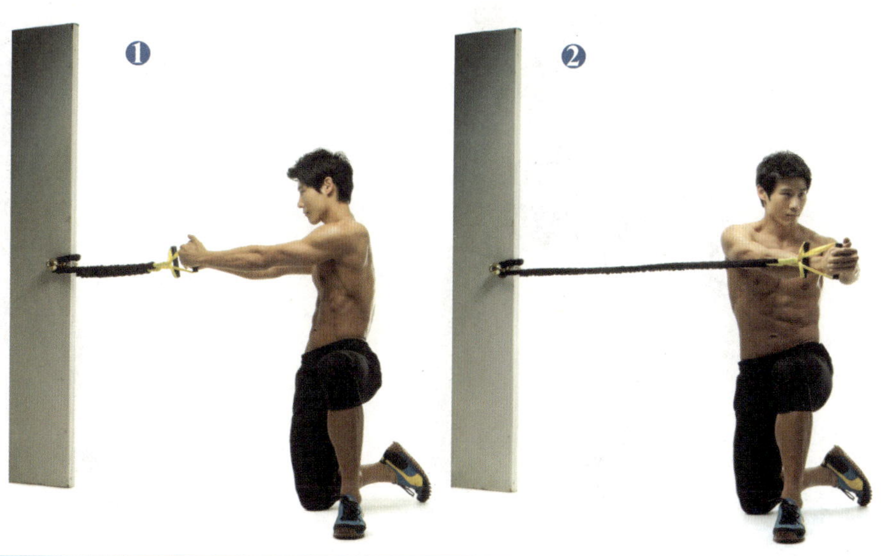

11 ~ 13 周
周一・周四

肩高举哑铃运动

难度系数：★★★★★

左右各 10 ~ 15 次 ×2 套，每套动作完成后休息 30 ~ 60 秒，举哑铃时呼气

后机能线 +

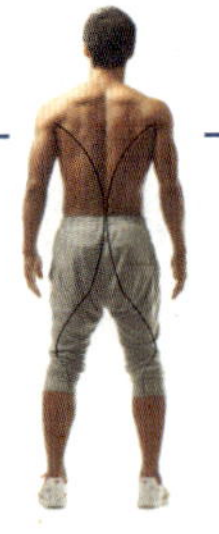

❶ 双腿叉开以 2 倍肩宽站立，身体下探，单手握住哑铃。

❷ 腰部挺直，双膝展开，用力展臂将哑铃提至肩部。

遵守以下规范！

★ 在短时间内强力将哑铃提起。

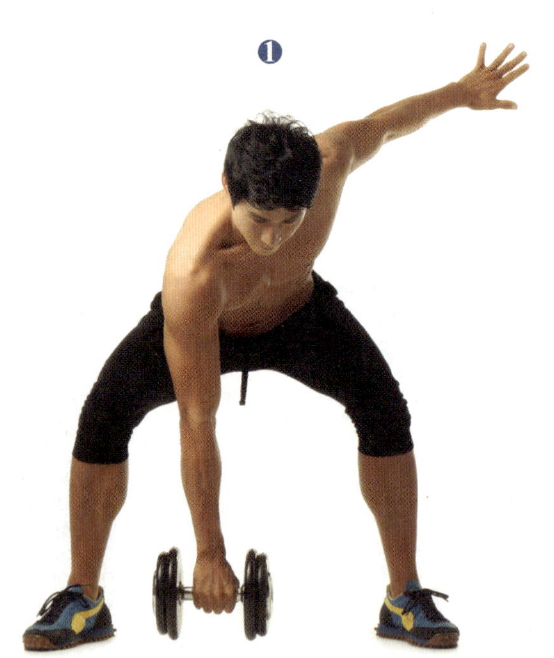

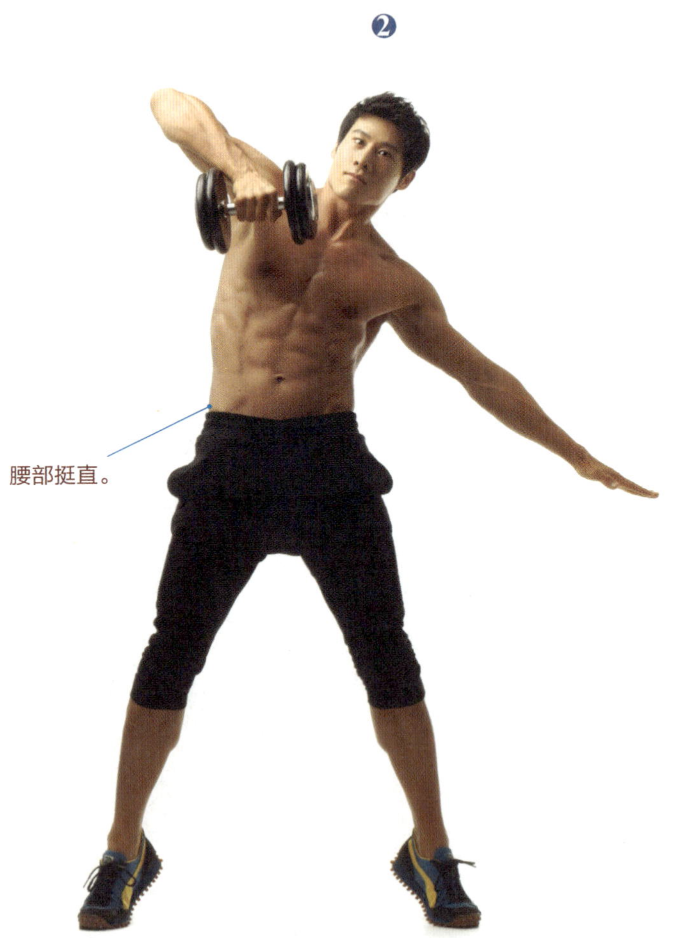

头顶高度举哑铃运动

难度系数：★★★★☆

❶ 双腿叉开以 2 倍肩宽站立，身体下探，单手握住哑铃。

❷ 腰部挺直，双膝展开，用力展臂将哑铃举至头顶上方。

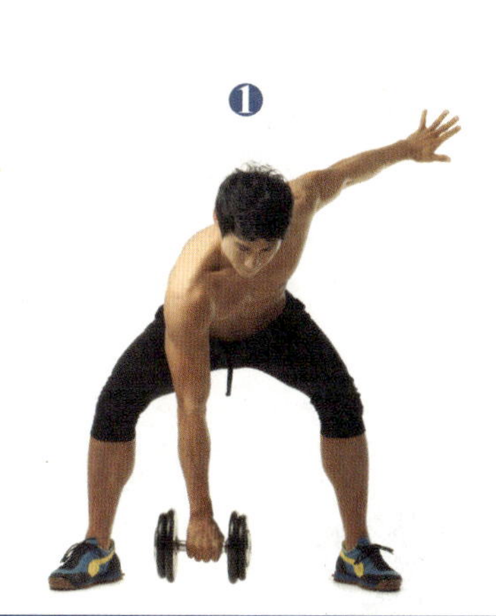

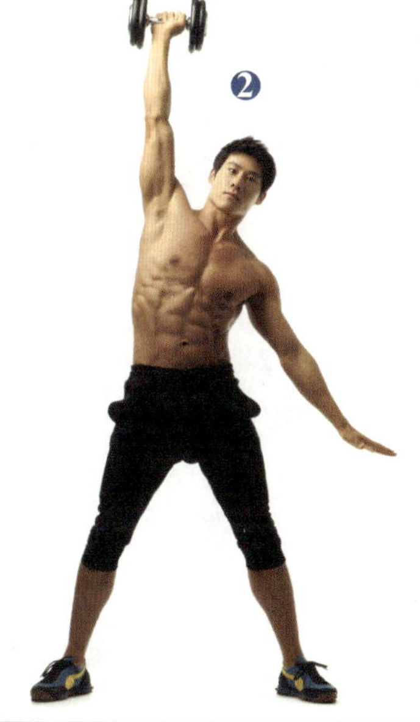

转身拉绳运动

难度系数：★★★★☆

❶ 双腿叉开以 2 倍肩宽站立，身体下探，单手握住哑铃。

❷ 腰部挺直，双膝展开，用力展臂将哑铃举至头顶。稍微屈膝，双脚前后大幅叉开。

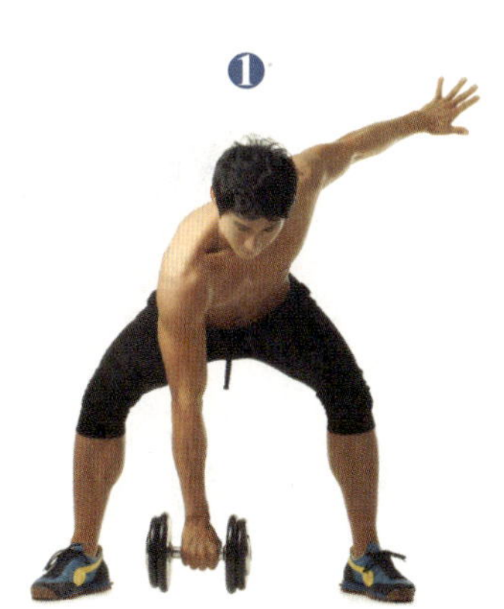

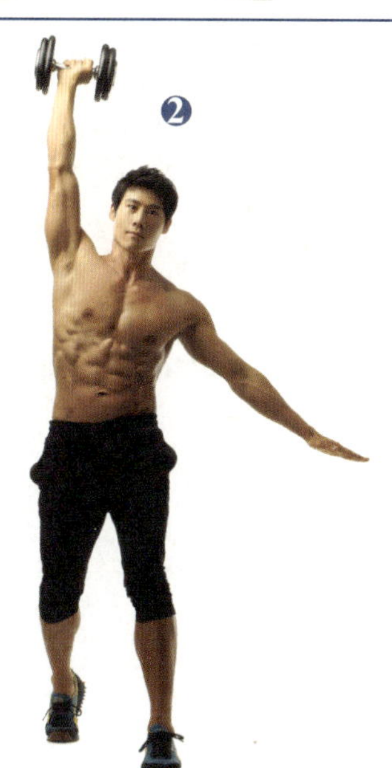

11 ～ 13 周
周一・周四

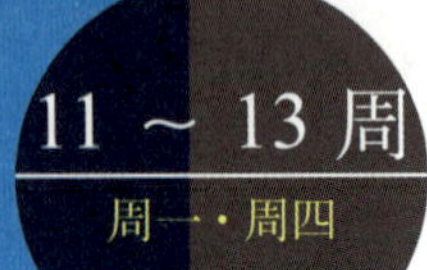

肩高收举哑铃运动

难度系数：★★★★★

10 ～ 15 次 ×3 套，每套动作完成后休息 30 ～ 60 秒，举哑铃时呼气

前表上肢线 +

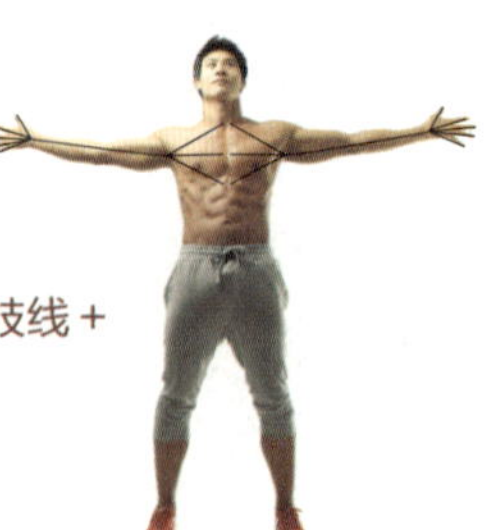

❶ 仰卧在健身球上，从后颈到背部中央保持水平，双臂同时举起哑铃。

❷ 哑铃下落时，双臂向两侧叉开，双肘呈 90 度弯曲，反复做举哑铃动作。

遵守以下规范！

★ 固定肩部。

★ 运动过程中保持轻缓原则。

★ 身体不要颤动。

❶
手臂与身体呈 90 度弯曲。
身体呈直线。
将背部前中部位固定于健身球上。
TOGU
❷
TOGU
全身用力，臀部不要下垂。
脚板紧贴地面。

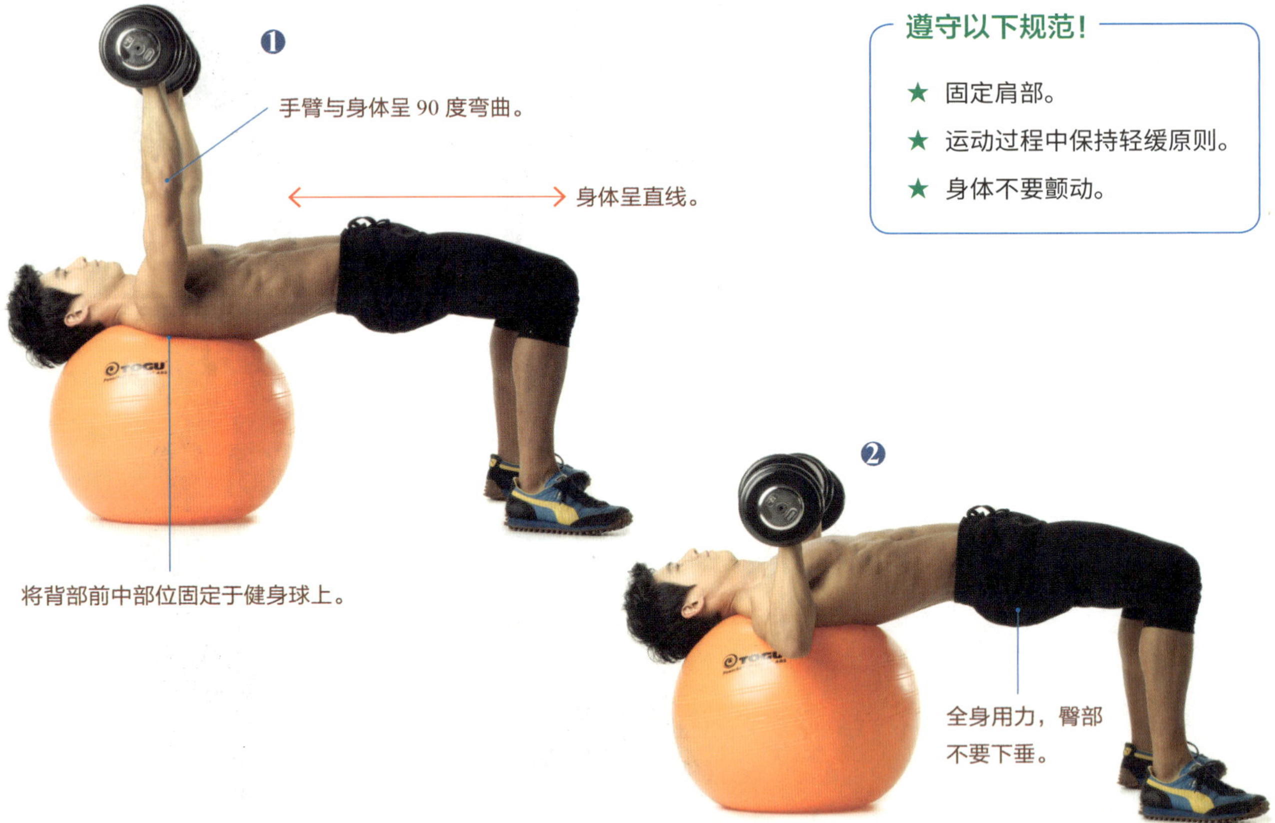

转腕收举哑铃运动

难度系数：★★★☆☆

❶ 仰卧在健身球上，双膝呈 90 度弯曲，双臂同时举起哑铃。

❷ 哑铃下落时，双手掌朝内。

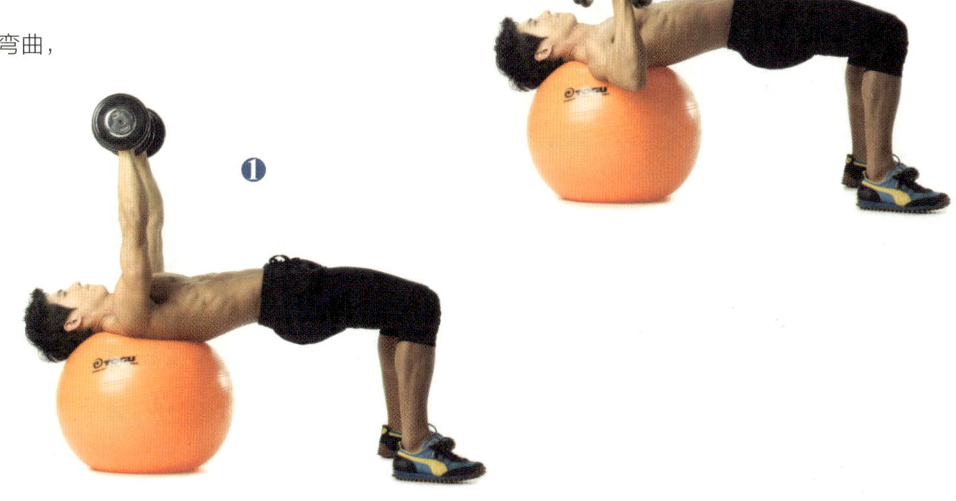

双臂交替收举哑铃运动

难度系数：★★★½☆

❶ 仰卧在健身球上，双膝呈 90 度弯曲，双臂手握哑铃，手背朝向面部。

❷ 双臂交替收举哑铃。

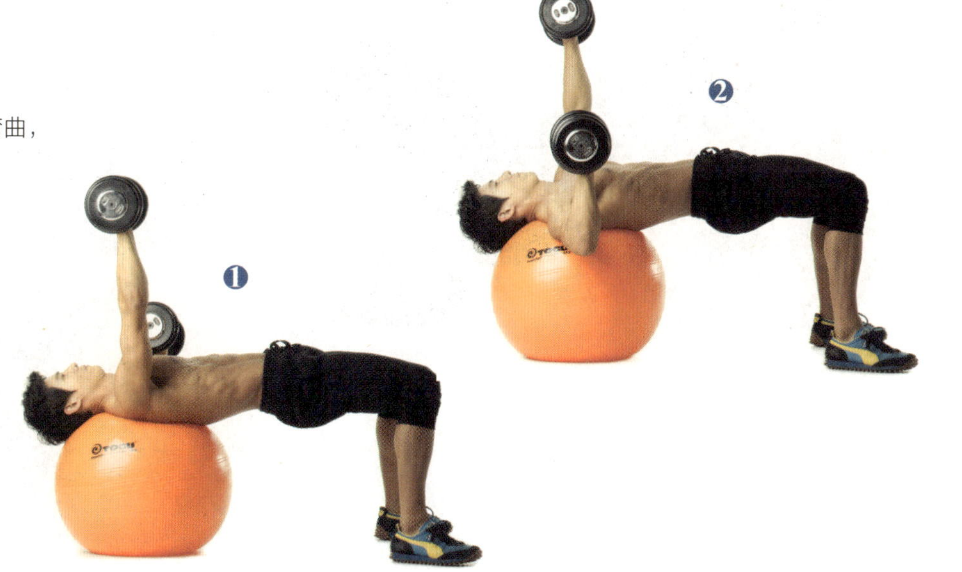

靠球收举哑铃运动

难度系数：★★★★★

10 ～ 15 次 ×3 套，每套动作完成后休息 30 ～ 60 秒，举哑铃时呼气

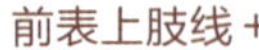

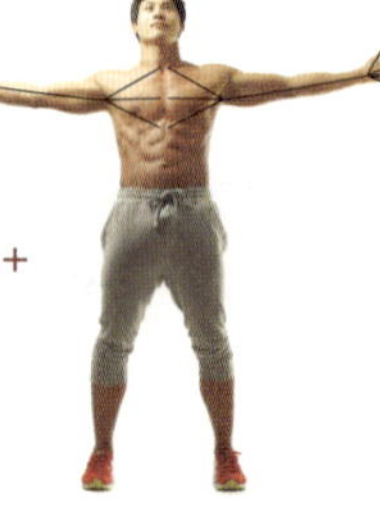

❶ 背部肩胛骨中央倚靠在健身球上，臀部下垂，双臂举起哑铃，保持身体平衡。

❷ 哑铃下落时，双臂向两侧叉开，双肘呈 90 度弯曲，反复收举哑铃。

遵守以下规范！

★ 如果地面过滑，可以将健身球放置墙边运动。

★ 运动过程中保持轻缓原则。

❶

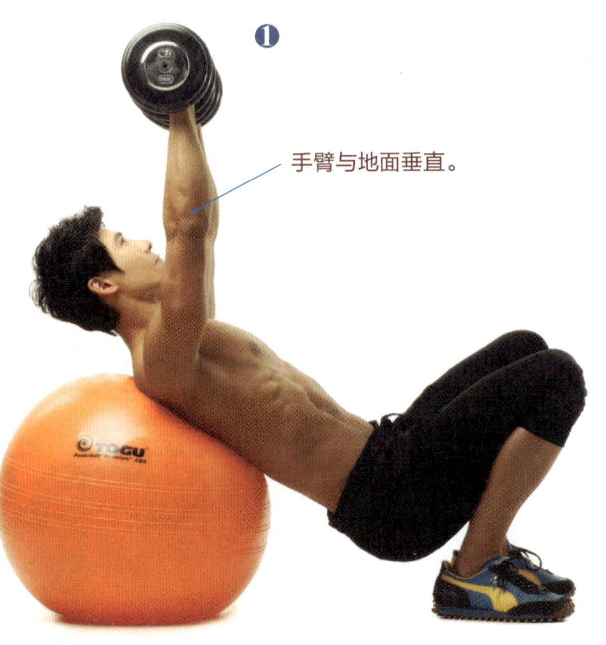

❷

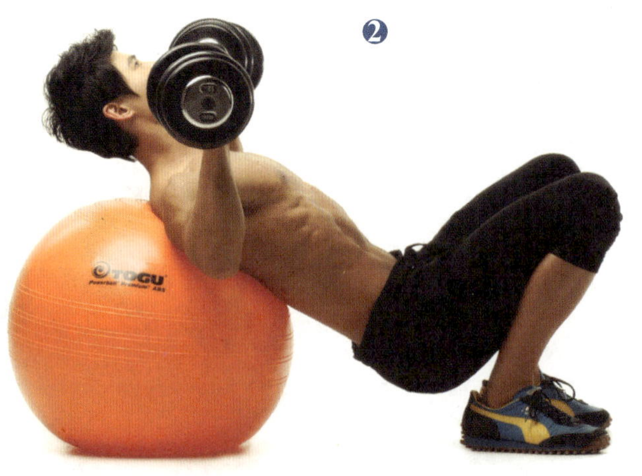

偏向收举哑铃运动

难度系数：★★★★★

❶ 背部肩胛骨中央倚靠在健身球上，臀部下垂，双臂举起哑铃，双手掌朝反方向，保持身体平衡。

❷ 双臂收举哑铃。

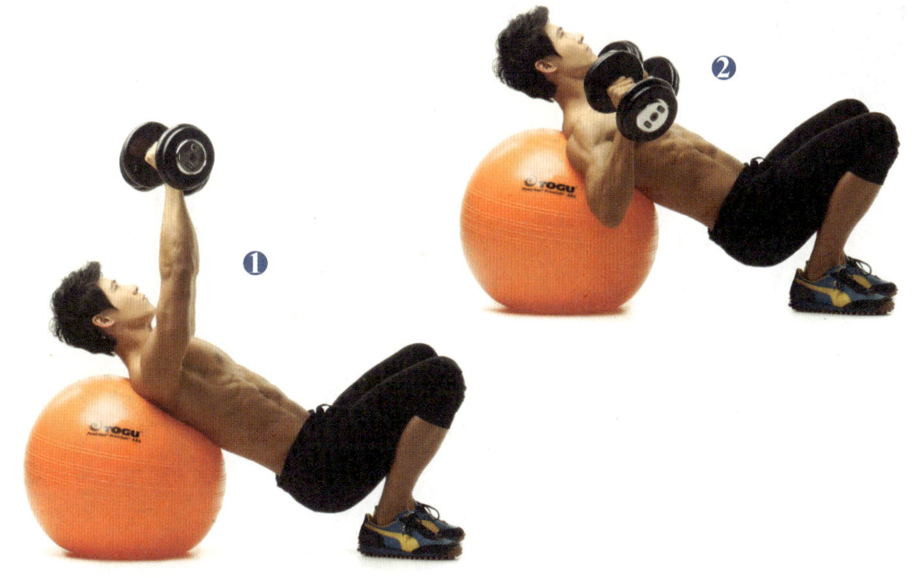

单臂收举哑铃运动

难度系数：★★★★★

❶ 背部肩胛骨中央倚靠在健身球上，单臂举起哑铃。

❷ 哑铃下落时，手臂略微偏向身体，肘部呈 90 度弯曲，反复收举哑铃。

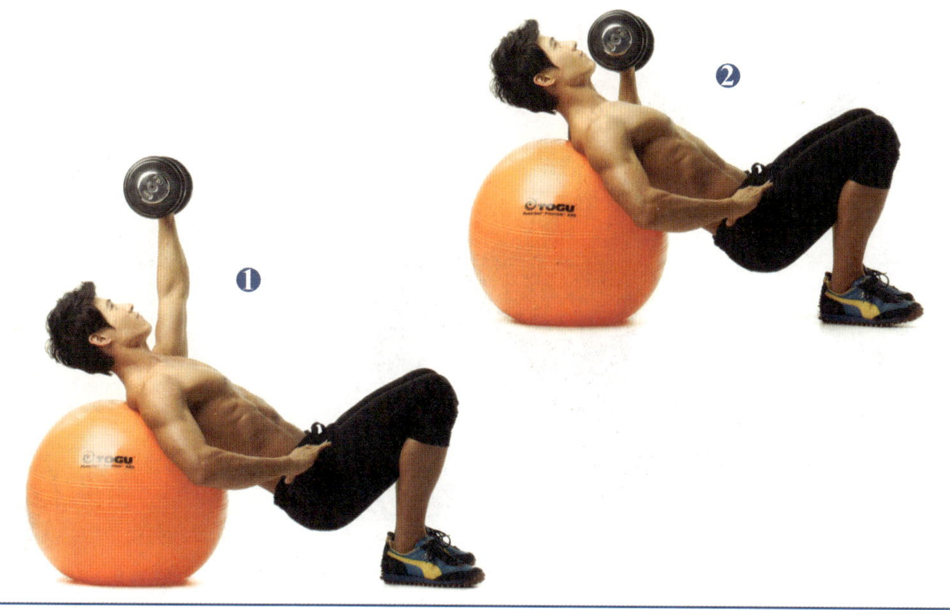

11 ~ 13 周

周一 · 周四

单膝跪地向前拉绳运动

难度系数：★★★★★

10 ~ 15 次 ×3 套，每套动作完成后休息 30 ~ 60 秒，展臂时呼气

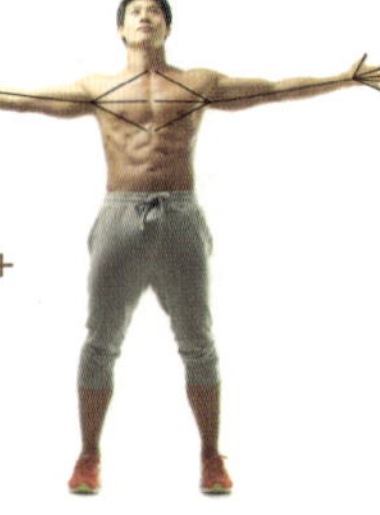

前表上肢线 +

❶ 用橡胶拉力绳扣住双侧门把手，单膝弯曲撑地，双手抓住拉力绳两端，双臂向两侧伸展，手肘稍微弯曲。

❷ 拉力绳与门把手保持水平，双臂以半圆轨迹拉绳向胸前并拢。

遵守以下规范！

★ 运动过程中胸部肌肉集中用力。

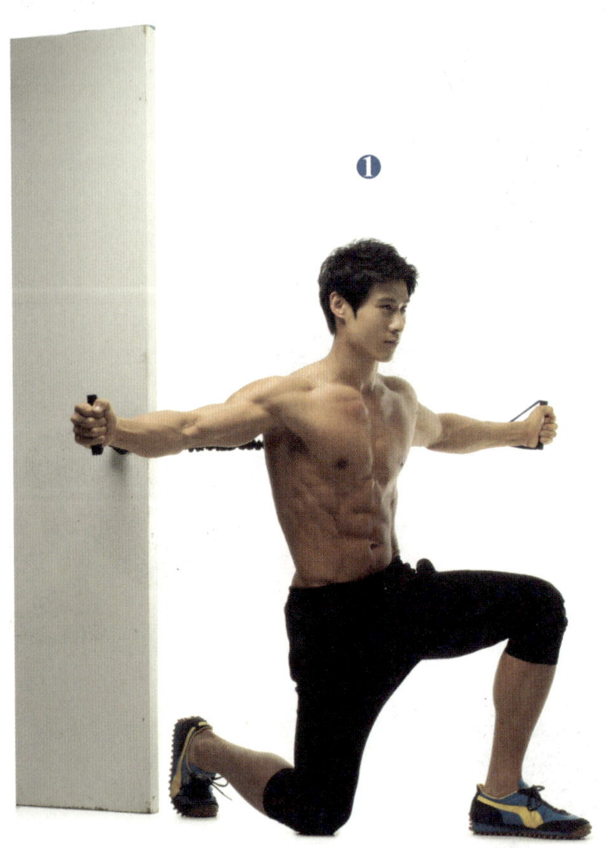

❶

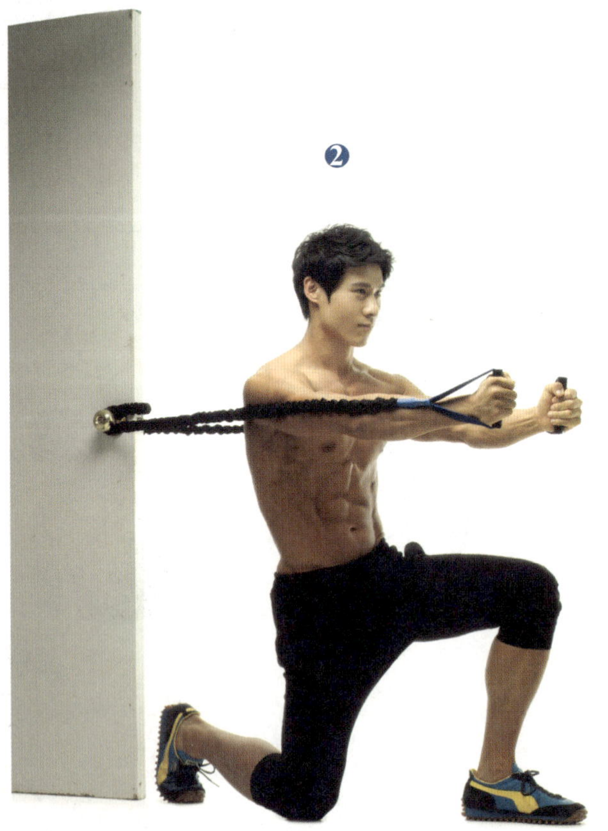

❷

向上拉绳运动

难度系数：★★★★★

❶ 用橡胶拉力绳扣住双侧门把手，双手抓住拉力绳两端，双臂向两侧伸展，肘部稍微弯曲。

❷ 双臂以半圆轨迹向前上方拉绳。

❶
❷
胳膊肘像抱一个大球一样微微弯曲，不要向下。

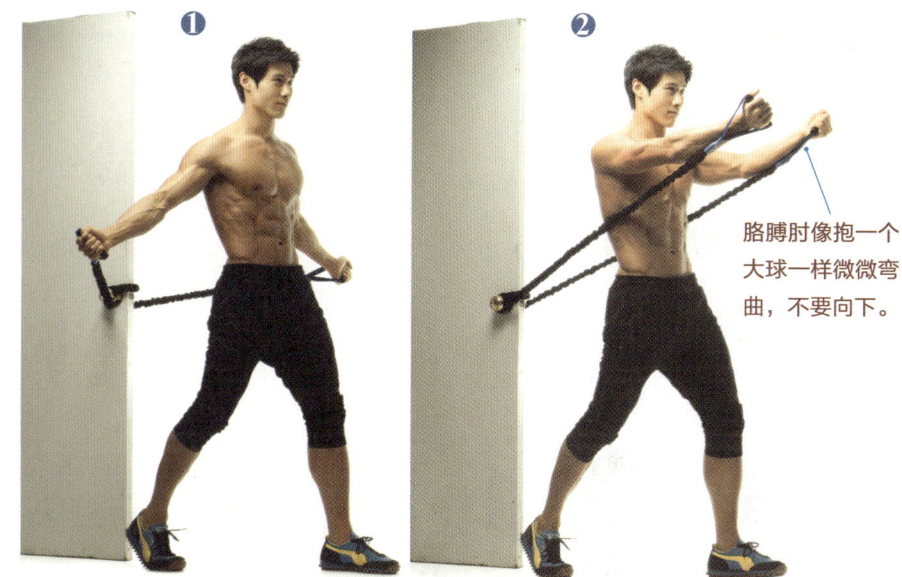

双膝跪地向下拉绳运动

难度系数：★★★★★

❶ 用橡胶拉力绳扣住双侧门把手，双膝跪地。

❷ 双臂以半圆轨迹向前下方拉绳。

❶
❷

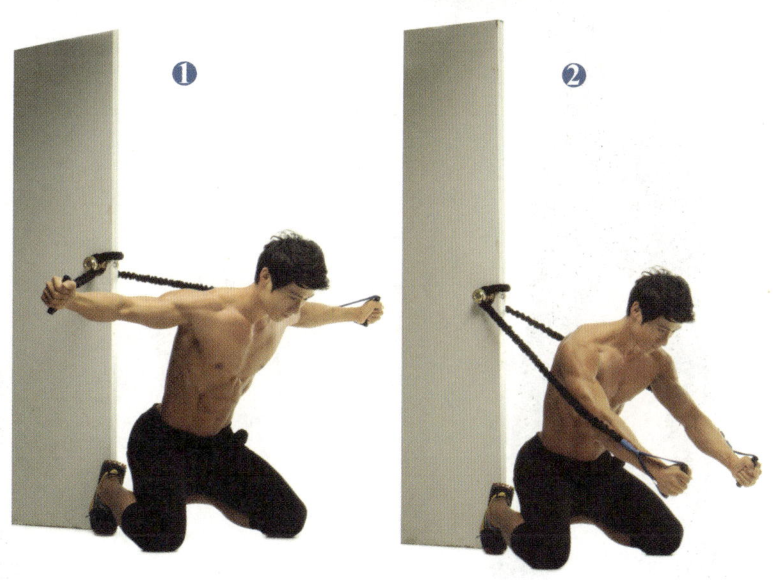

11 ～ 13 周

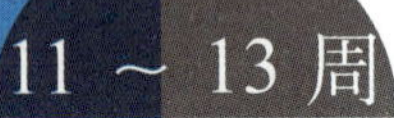

周一·周四

头部上方收举哑铃运动

难度系数：★★★★★

10 ～ 15 次 ×3 套，每套动作完成后休息 30 ～ 60 秒，展臂时呼气

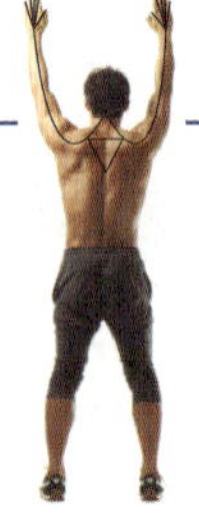

后表上肢线 +

❶ 双脚叉开站立，与肩同宽，双手各握一只哑铃，肘部呈 90 度弯曲。

❷ 双臂向上伸展举起哑铃。

❶

❷
手腕向前，不要弯曲。
肘部弯曲伸展前，
停止上举。
不要向上耸肩。

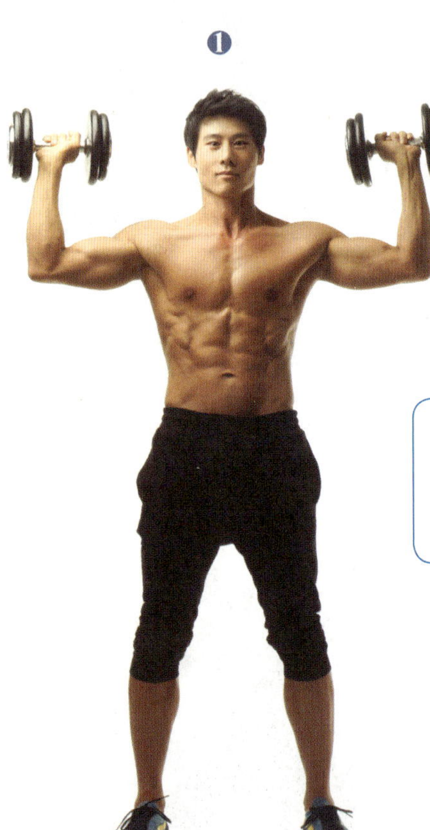

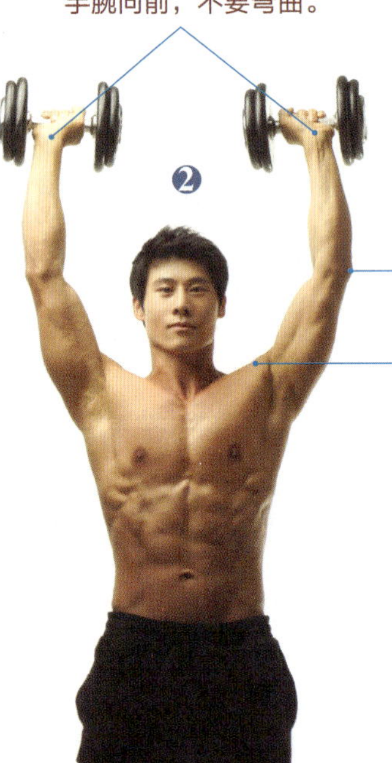

遵守以下规范！

★ 腰部挺直，全身用力。

★ 哑铃保持水平。

单手收举哑铃运动

难度系数：★★★★☆

❶ 双脚叉开站立，与肩同宽，单手握哑铃，肘部呈 90 度弯曲。

❷ 单臂向上伸展举起哑铃过头顶。

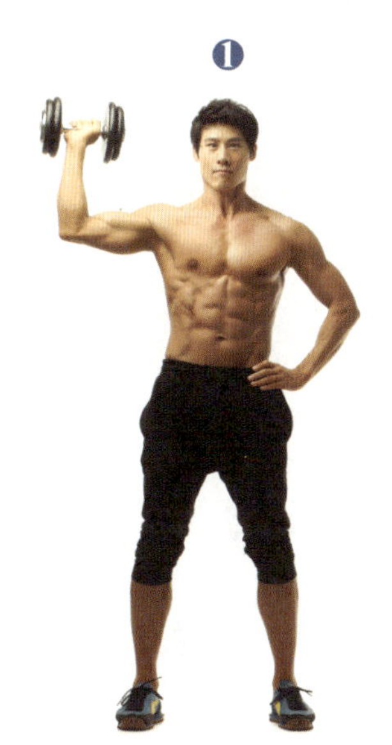

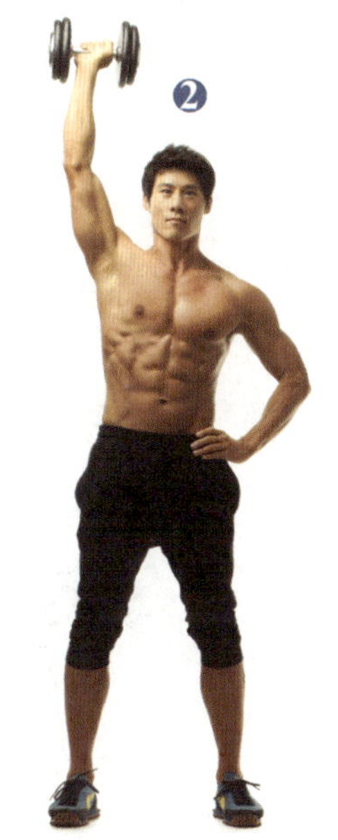

坐姿双手交替收举哑铃运动

难度系数：★★★★☆

❶ 坐在健身球上，双手各握一只哑铃，一只手举至肩高，另一只手举过头顶。

❷ 双手交替收举哑铃。

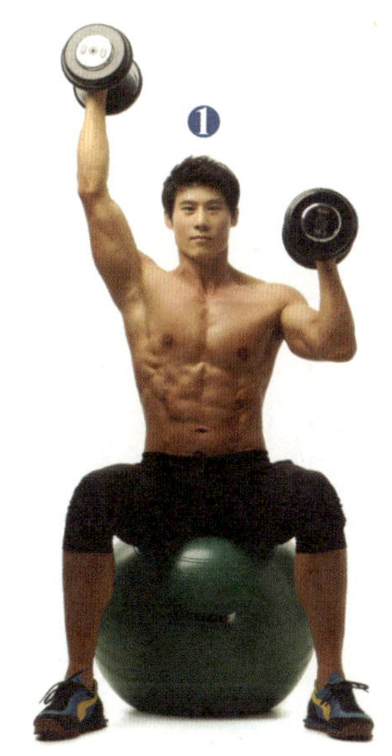

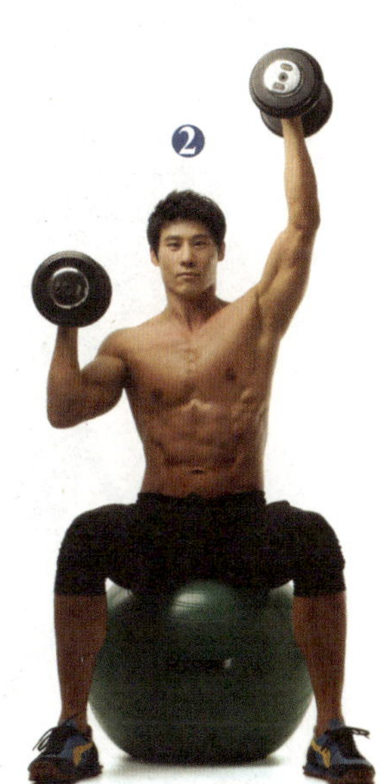

11 ~ 13 周
周一・周四

踩绳双臂伸展运动

难度系数：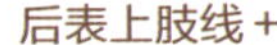

10 ~ 15 次 ×3 套，每套动作完成后休息 30 ~ 60 秒，拉绳时呼气

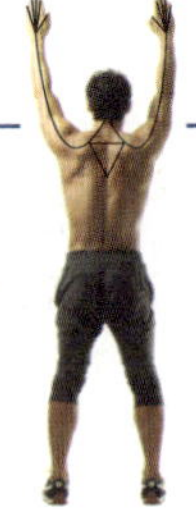

后表上肢线 +

❶ 双脚叉开站立，与肩同宽，双脚踩住橡胶拉力绳，拉力绳两端相互交叉，双手各执一端。

❷ 双臂向两侧全力伸展。

❶

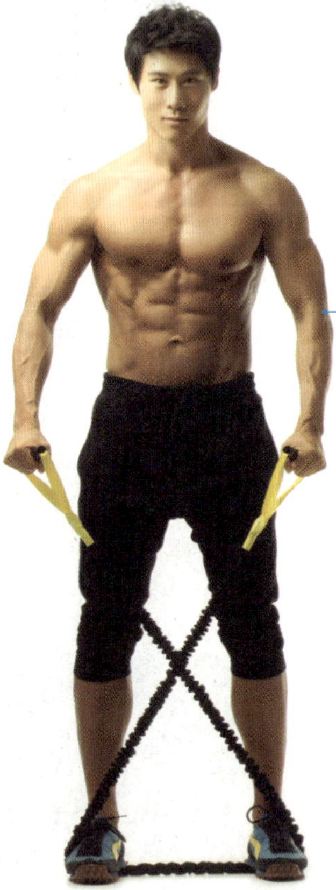

肘部稍微弯曲。

❷

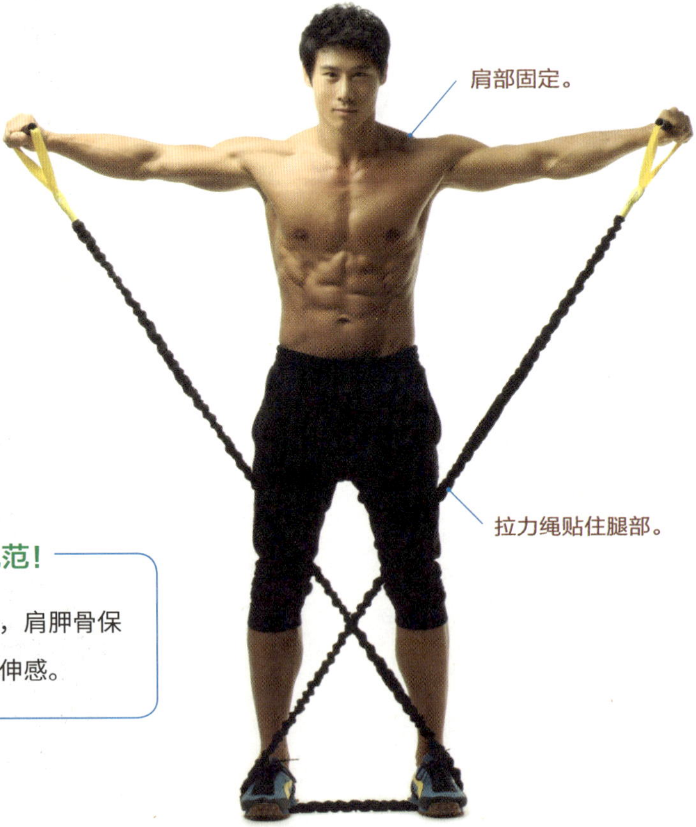

肩部固定。

拉力绳贴住腿部。

遵守以下规范！

★ 肩部固定，肩胛骨保持向下拉伸感。

拉绳收举哑铃运动

难度系数：★★☆☆☆

❶ 坐在健身球上，双脚并拢踩住拉力绳，双手同时抓住哑铃和拉力绳两端，拉力绳交叉缠住双脚。

❷ 双臂向两侧伸展至肩高。

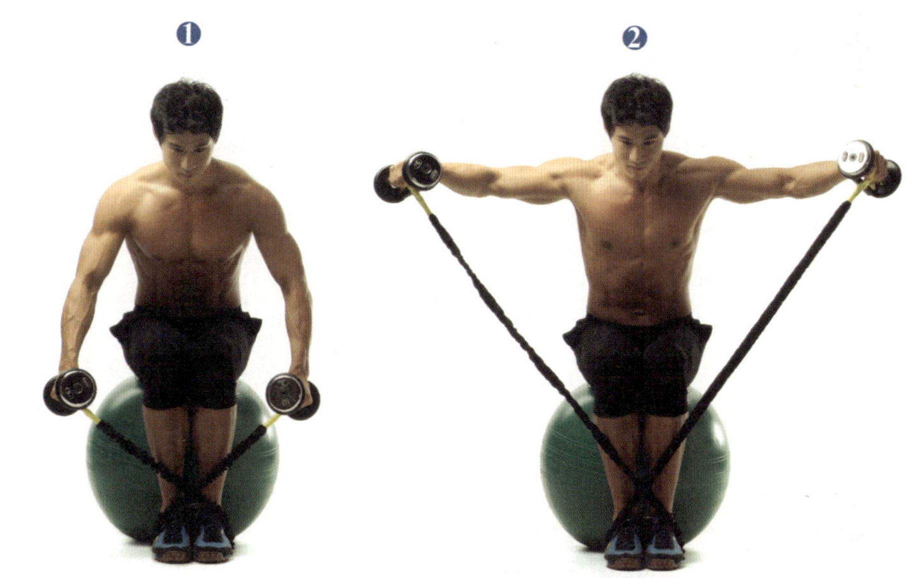

弯腰拉绳运动

难度系数：★★★☆☆

❶ 双脚叉开站立，与肩同宽，身体下探，双脚踩住拉力绳，拉力绳两端相互交叉，双手各执一端。

❷ 双臂水平伸展至肩高。

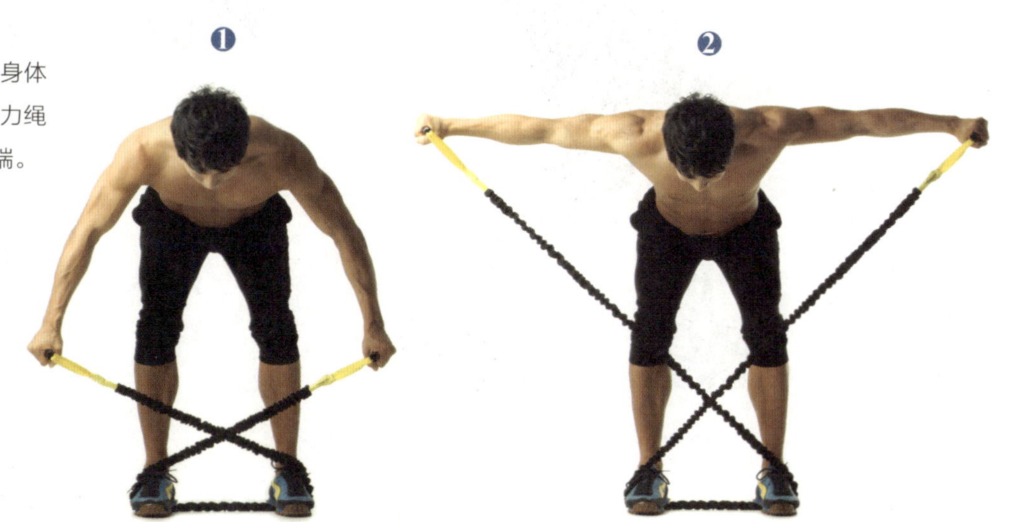

11 ~ 13 周

周一・周四

单脚踩绳向后拉绳运动

难度系数：★★★★★

10 ~ 15 次 ×3 套，每套动作完成后休息 30 ~ 60 秒，拉绳时呼气

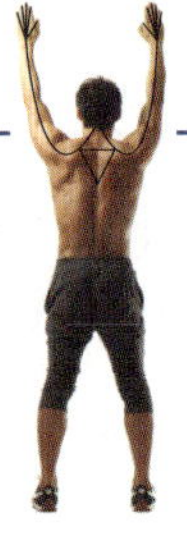
后表上肢线 +

❶ 双腿前后叉开站立，前脚踩住力绳，腰部挺直，上身前倾。

❷ 双肘呈 90 度弯曲抓住拉力绳两端，固定肘部，双臂向后伸展。

遵守以下规范！

★ 肩部不要抖动，用力保持肩胛骨固定。

❶

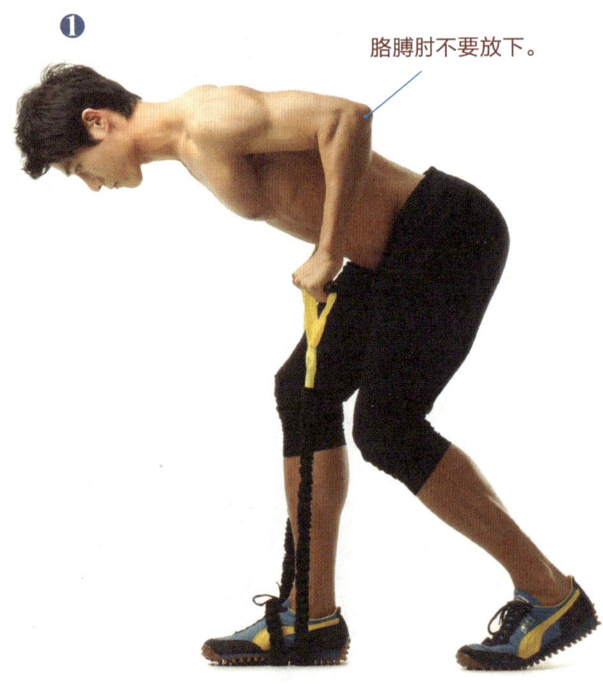
胳膊肘不要放下。

❷

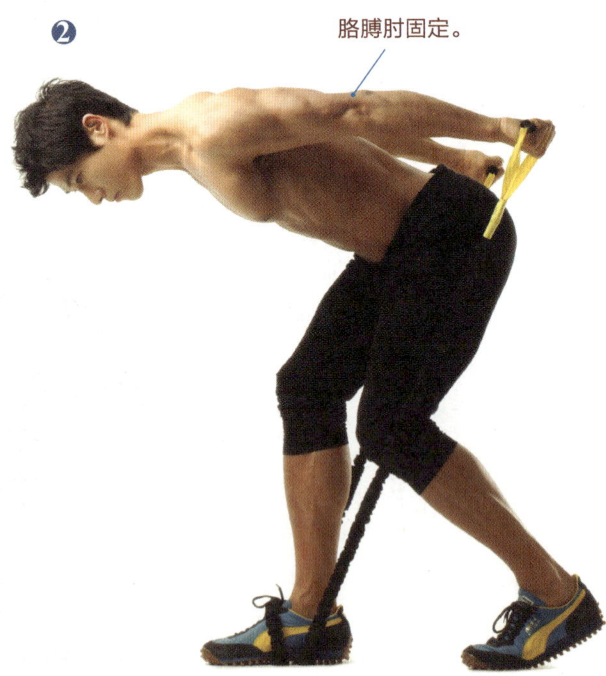
胳膊肘固定。

双腿前后叉开后侧脚踩绳举臂运动

难度系数：★★☆☆☆

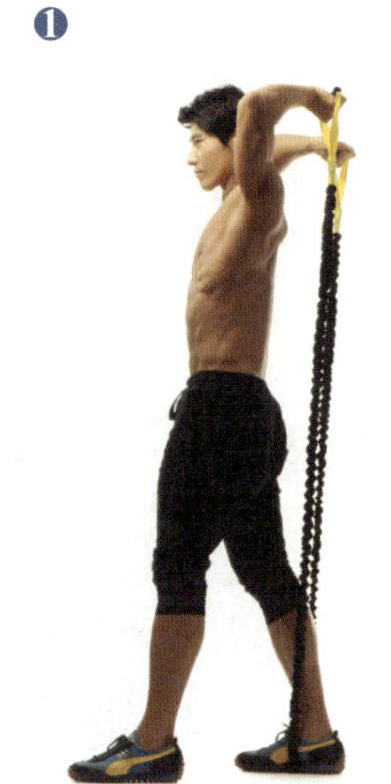

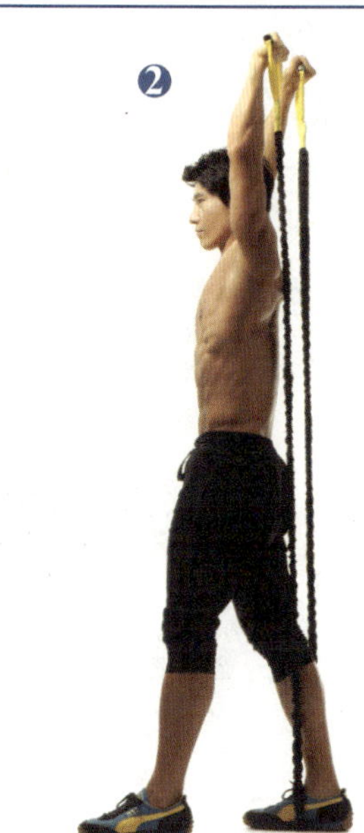

❶ 双脚前后叉开站立，后脚踩住拉力绳，双臂向后弯曲，双臂各执拉力绳一端，肘部呈 90 度弯曲。

❷ 肘部伸展，向上拉绳。

门框拉绳运动

难度系数：★★☆☆☆

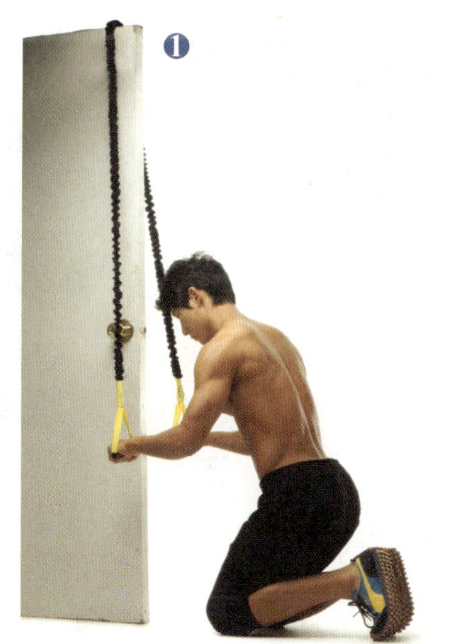

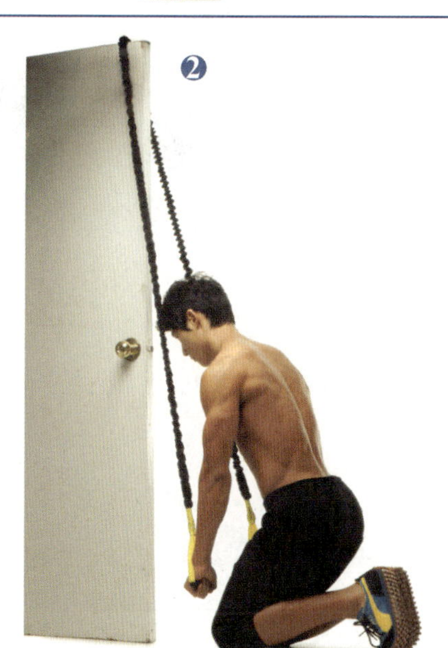

❶ 将橡胶拉力绳挂在门板上沿，双膝跪地，肘部呈 90 度弯曲，双手各执拉力绳一端。

❷ 做向下展臂运动。

俯卧屈膝运动

难度系数：★★★★★

10 ～ 15 次 ×3 套，每套动作完成后休息 30 ～ 60 秒，自然呼吸

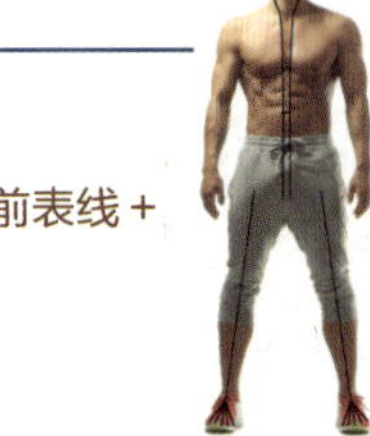

❶ 身体呈直线，俯卧双臂撑地，与肩同宽，双脚置于健身球上。

❷❸ 保持身体呈直线，双腿交替胸前屈膝运动。

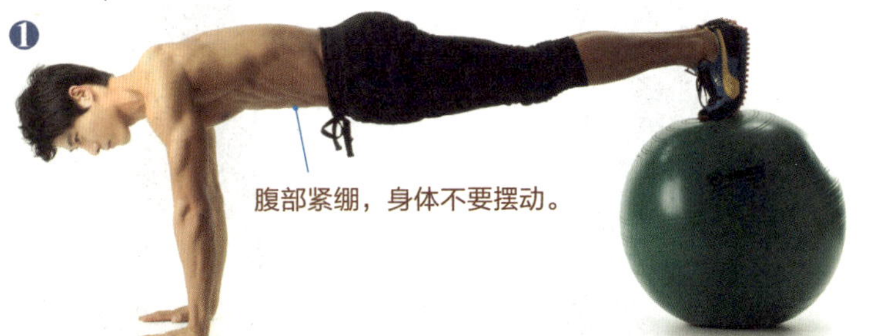

遵守以下规范！

★ 运动时注意安全。

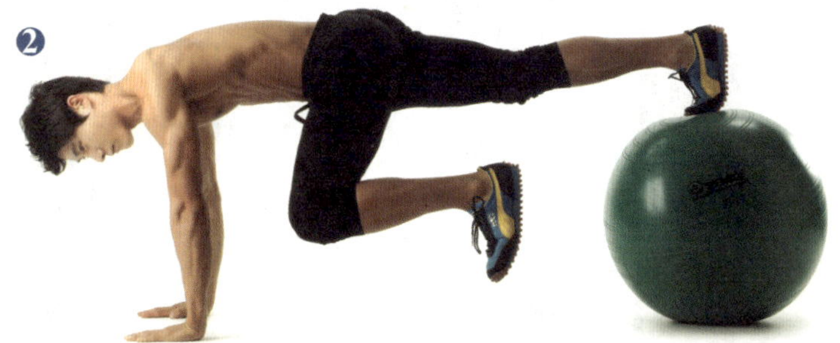

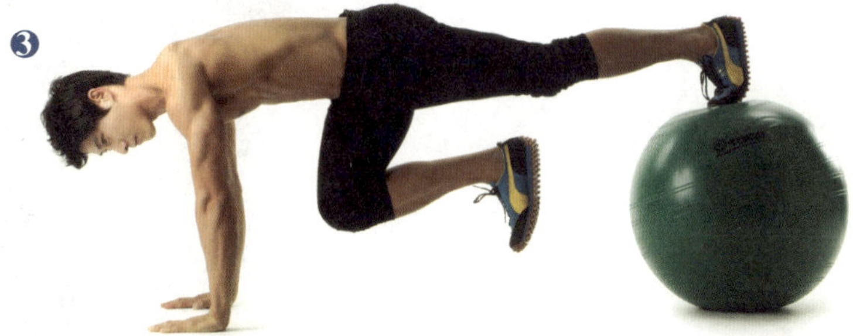

俯卧交替内侧运动

难度系数：★★★★☆

❶ 身体呈直线，俯卧双臂撑地，一条腿将脚置于健身球上，另一条腿向身体内侧屈膝。

❷ 双腿交替向内侧屈膝。

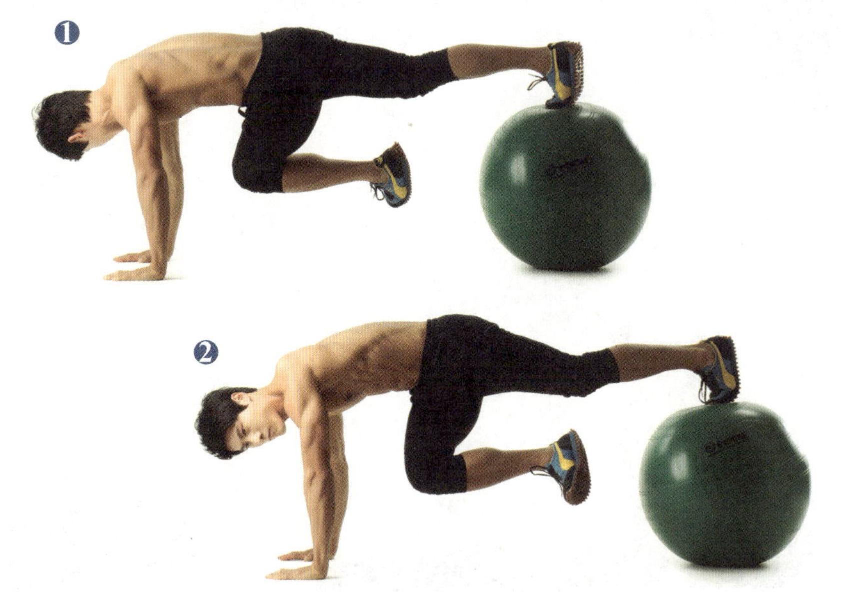

俯卧健身球圆周运动

难度系数：★★★★★

❶ 双脚置于健身球上，双臂伸直撑地，身体呈直线。

❷ 双脚交替移动健身球，做圆周运动。

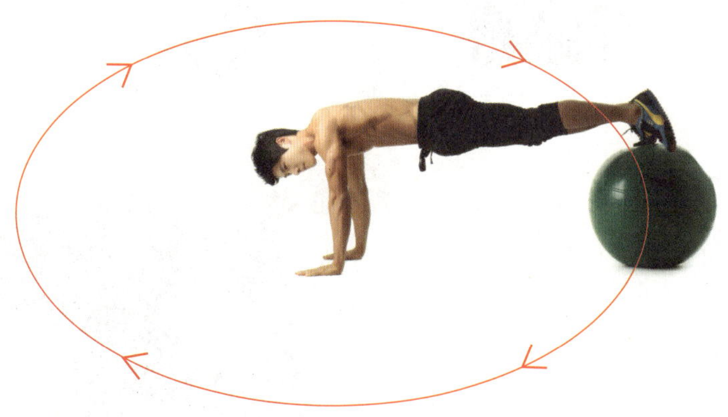

11 ～ 13 周
周二・周五

举哑铃转身运动

难度系数：★★★★★

10 ～ 15 次 ×3 套，每套动作完成后休息 30 ～ 60 秒，自然呼吸

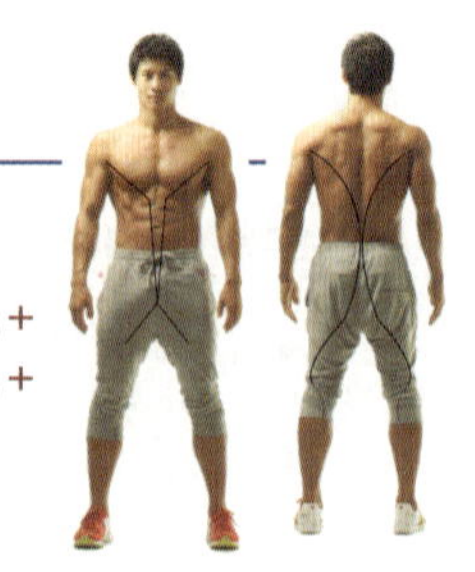

前机能线＋
后机能线＋

❶ 背部躺在健身球上，双臂向上伸直，双手同握一只哑铃，双膝呈 90 度弯曲。

❷❸ 身体左右偏转，双臂随同偏转使哑铃悬空，保持平衡。

遵守以下规范！

★ 上身与臀部水平。

❶

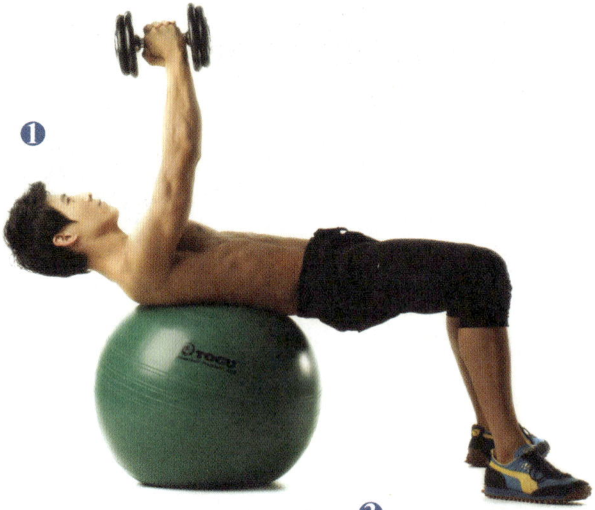

❷

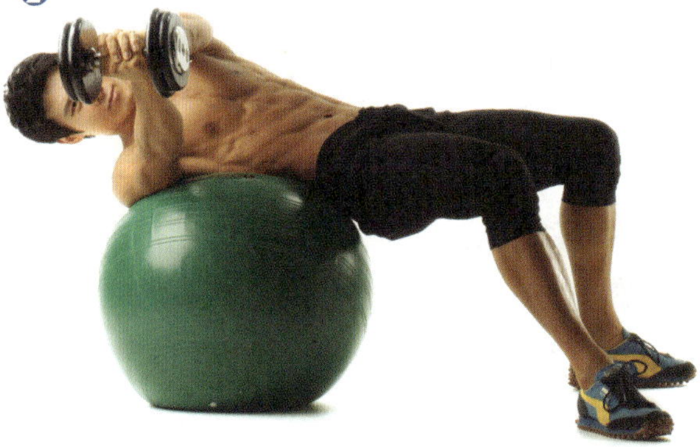

❸

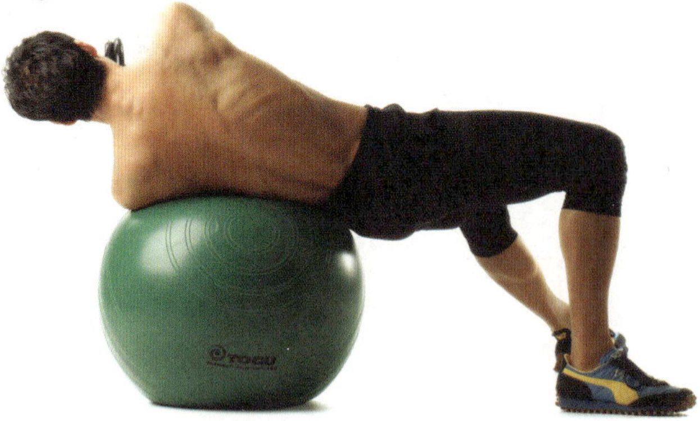

单手举哑铃转身运动

难度系数：★★★★★

❶ 背部躺在健身球上，双臂向上伸直，一只手执哑铃，另一只手扶住执哑铃手臂的肘部，双膝呈 90 度弯曲。

❷❸ 身体向两侧交替偏转，视线与手臂保持水平。

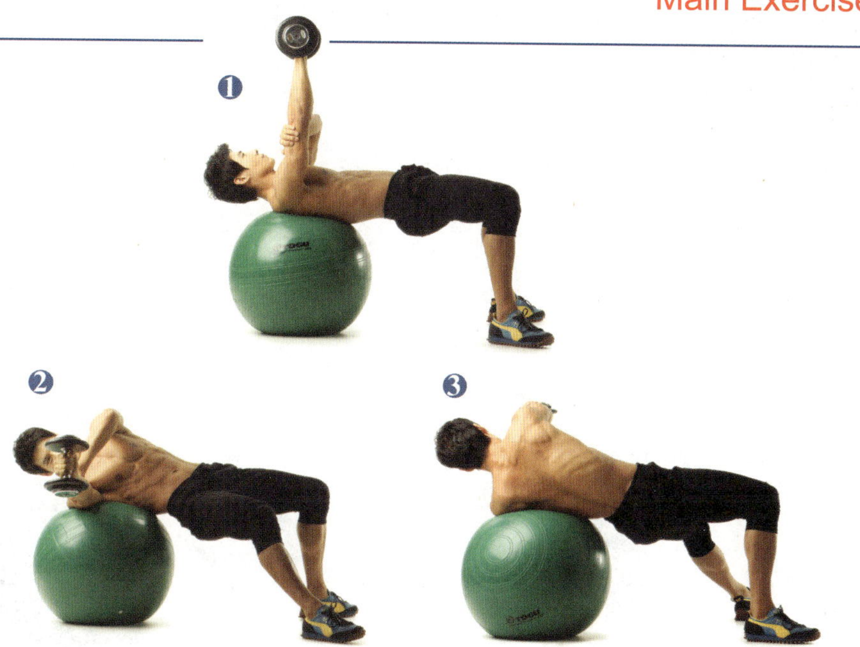

双哑铃转身运动

难度系数：★★★★★

❶ 背部躺在健身球上，双臂向上伸直，双手各握一只哑铃，双膝呈 90 度弯曲。

❷❸ 身体向两侧交替偏转，视线与手臂保持水平。

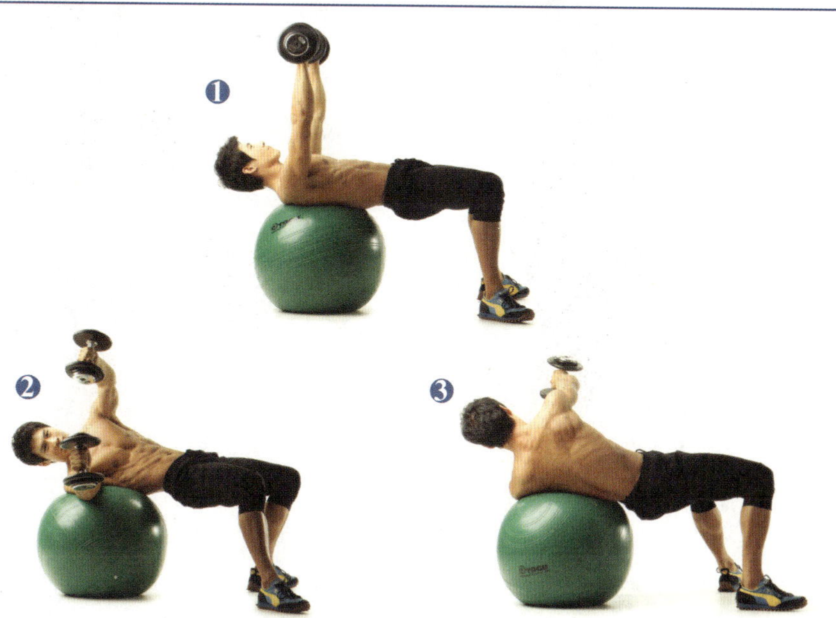

11 ～ 13 周

周二·周五

双臂交替哑铃撑地运动

难度系数：★★★★★

10 ～ 15 次 ×3 套，每套动作完成后休息 30 ～ 60 秒，自然呼吸

后表上肢线 +

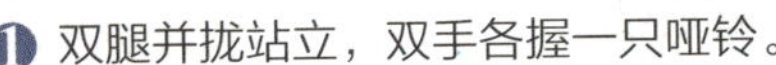

❶ 双腿并拢站立，双手各握一只哑铃。

❷ 双膝弯曲，身体下蹲至哑铃触地。

❸ 双臂执哑铃撑地，双腿向后伸直。

❹❺ 身体呈直线，做哑铃撑地俯卧撑运动。

❻❼ 双臂交替提起哑铃。

遵守以下规范！

★ 注意安全，连续运动。

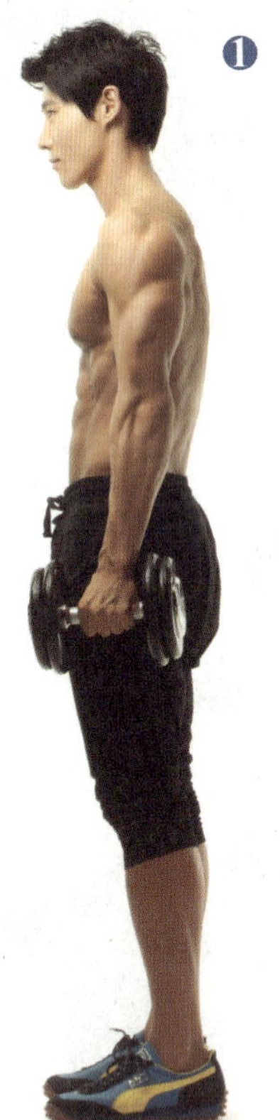

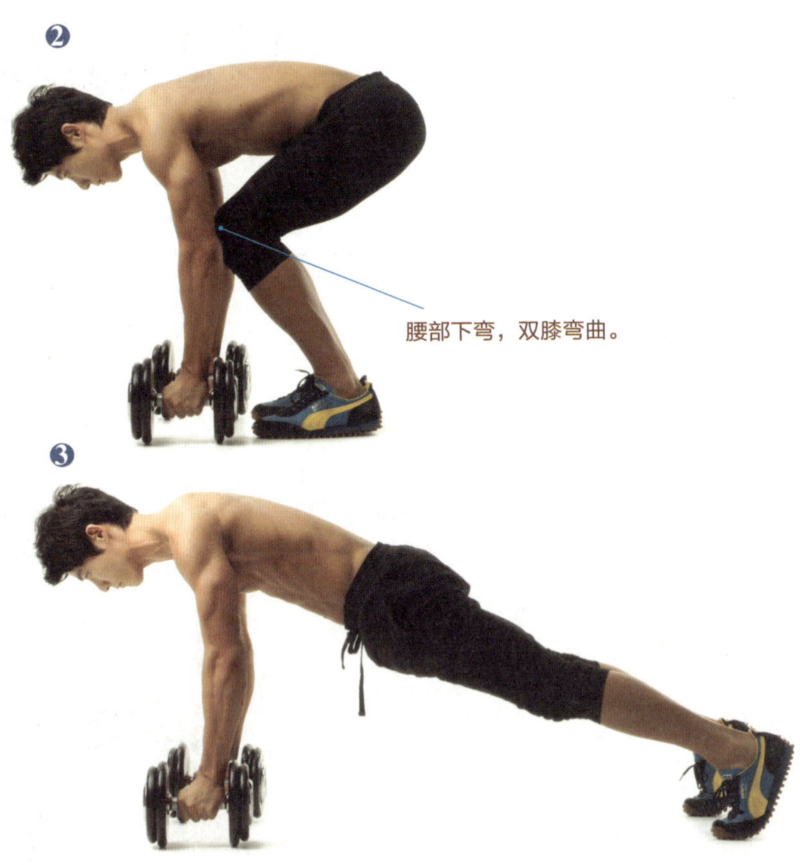

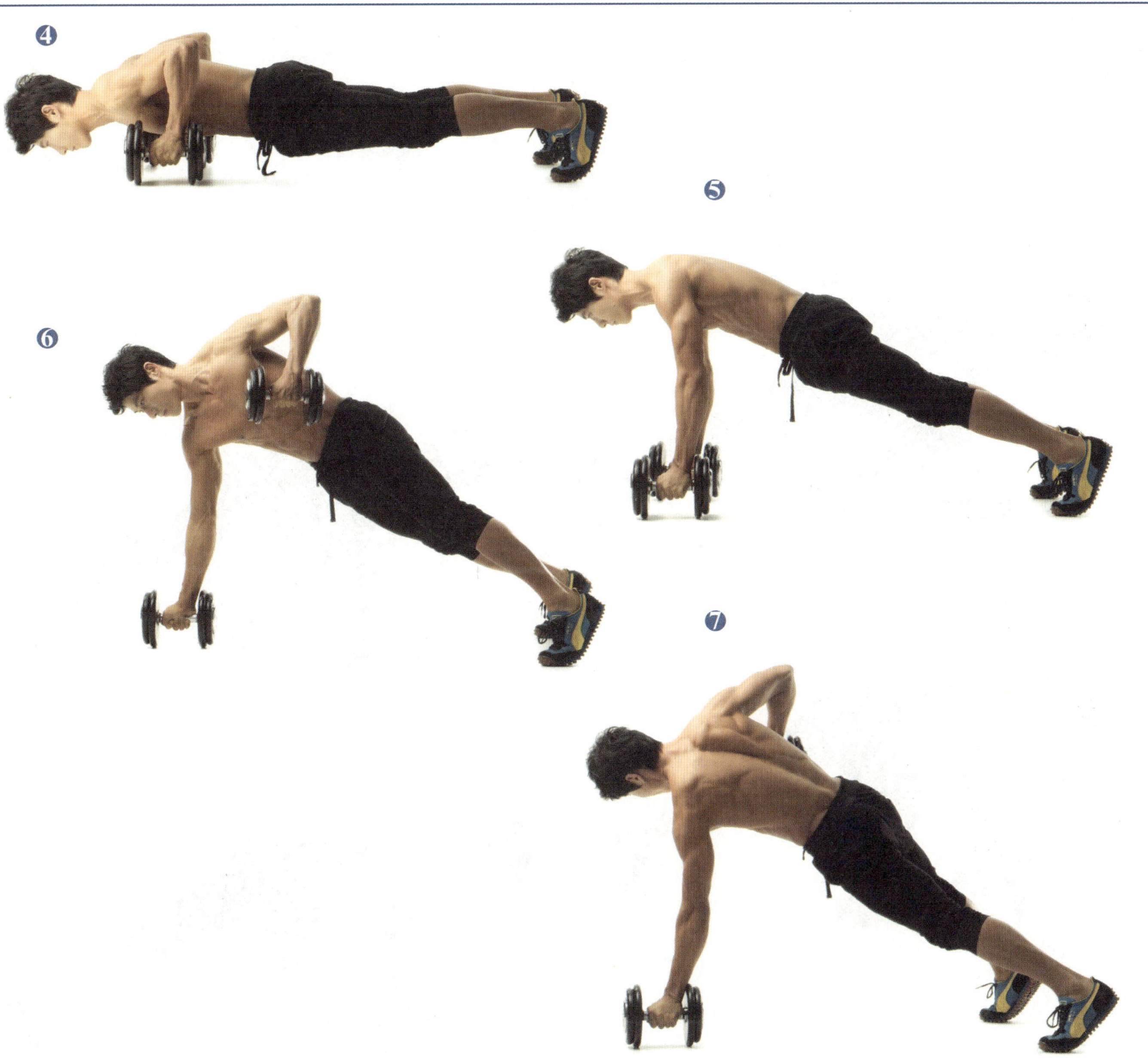
❹
❺
❻
❼

双膝交替内侧偏转运动

难度系数：★★★★☆

❶❷ 连接初级运动最后动作，双膝交替前屈，反复两次动作。

❸❹ 双腿交替向身体对内侧伸展，反复两次动作。

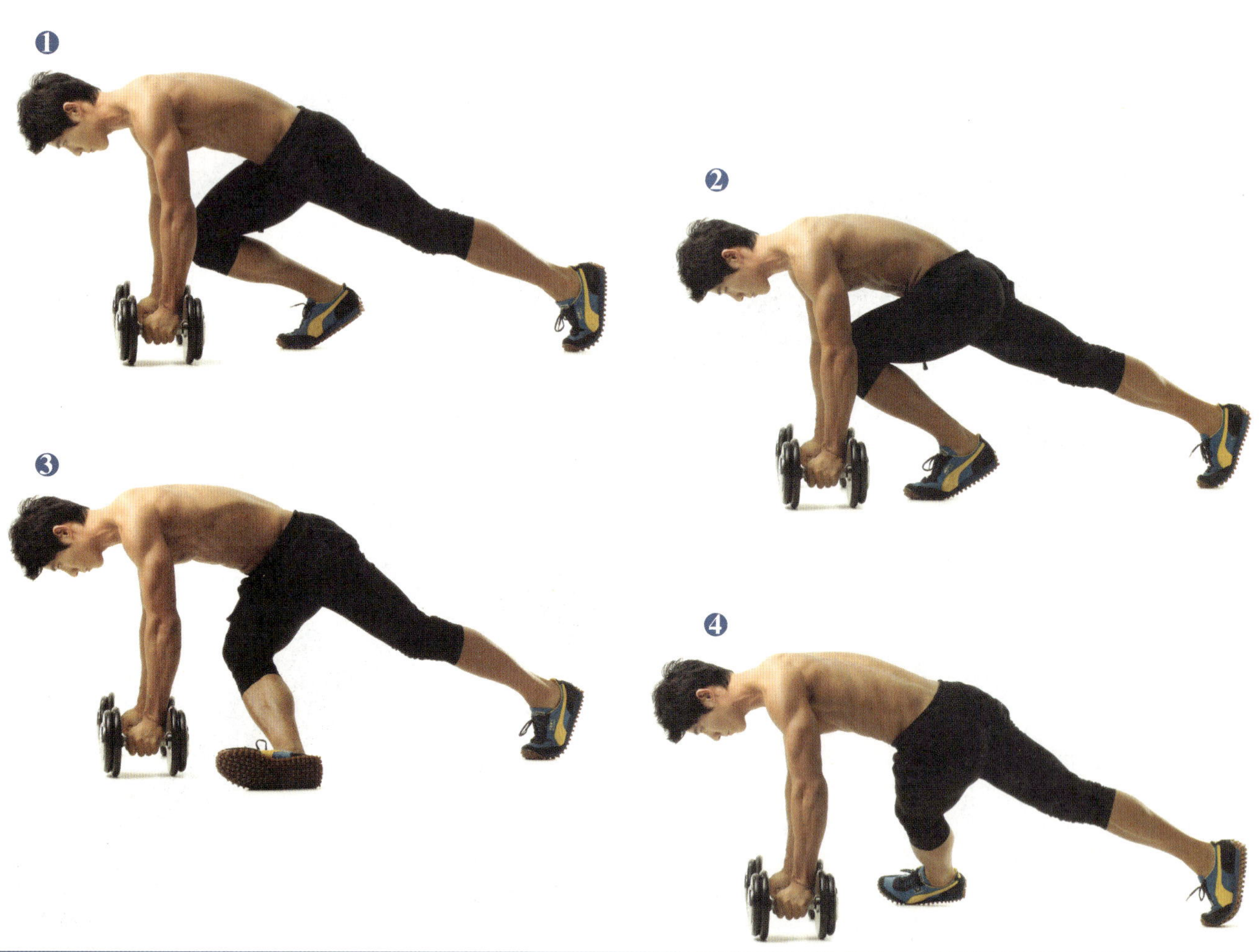

双哑铃转身运动

难度系数：★★★★★

❶❷ 连接初级运动最后动作，双膝再次弯曲，身体下蹲。

❸ 起身举起哑铃。

❹ 双掌朝前，双臂上举哑铃至头顶。

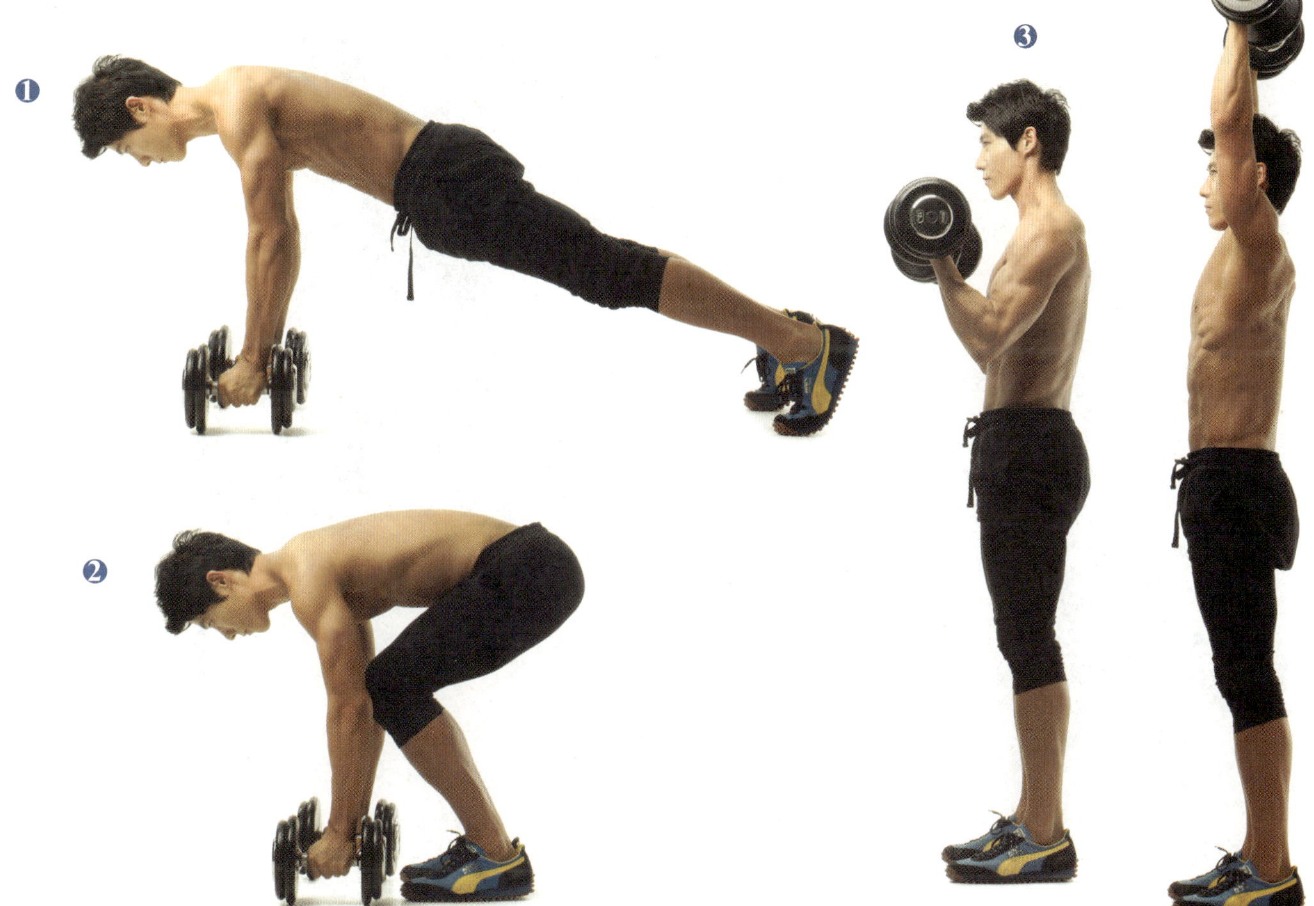

单脚撑椅引体向上运动

难度系数：★★★★☆

10 ~ 15 次 ×3 套，每套动作完成后休息 30 ~ 60 秒，引体向上时呼气

❶ 在门板上沿垫毛巾，双手抓住门板上沿，单脚撑住椅面。

❷ 双臂弯曲，做引体向上运动。

后机能线+

遵守以下规范！

★ 肩部完全放松，做引体向上运动。

双臂间距大于肩宽。
❶

肩部高度不能超过门板上沿。
❷

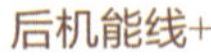

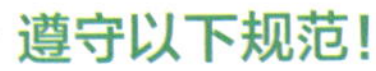

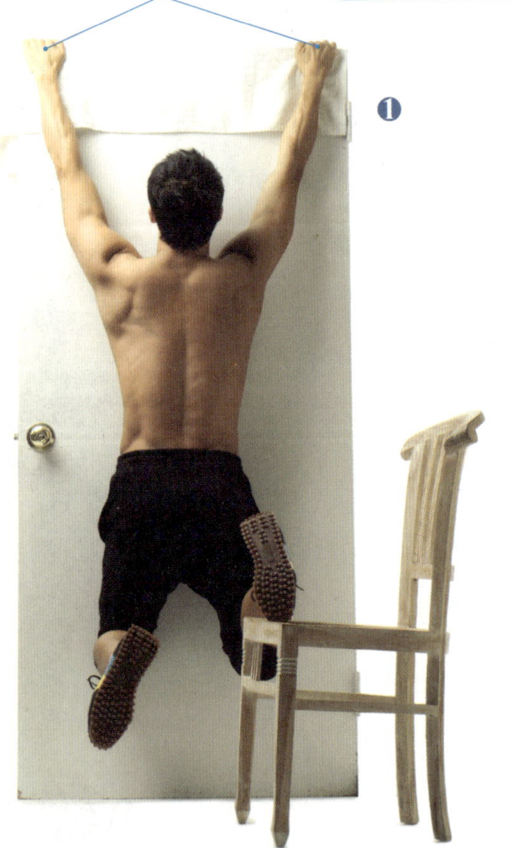

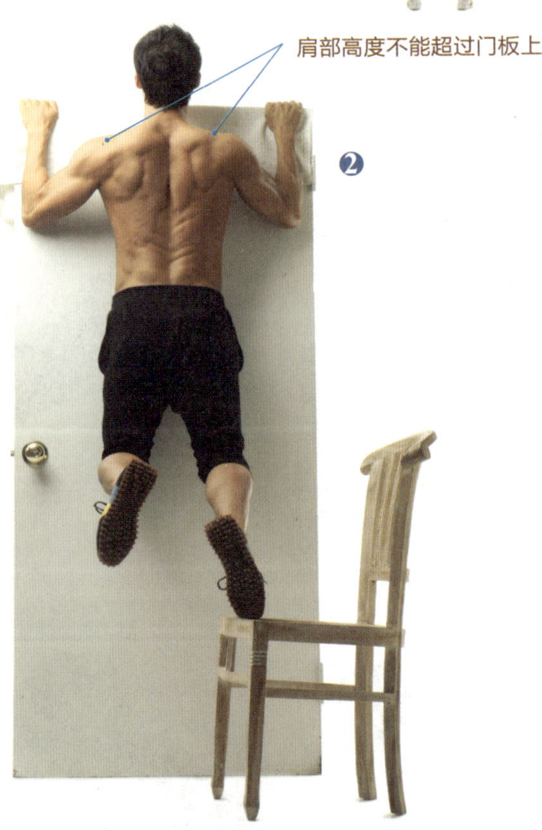

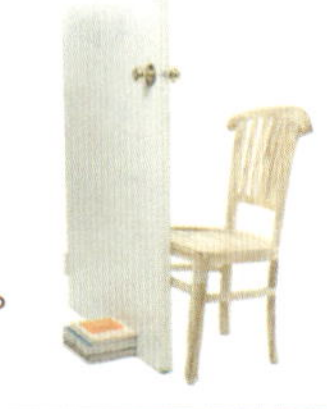

固定门的方法。

门框引体向上运动

难度系数：★★★★☆

❶ 在门板上沿垫毛巾，双手抓住门板上沿，间距大于肩宽。

❷ 双臂弯曲，做引体向上运动。

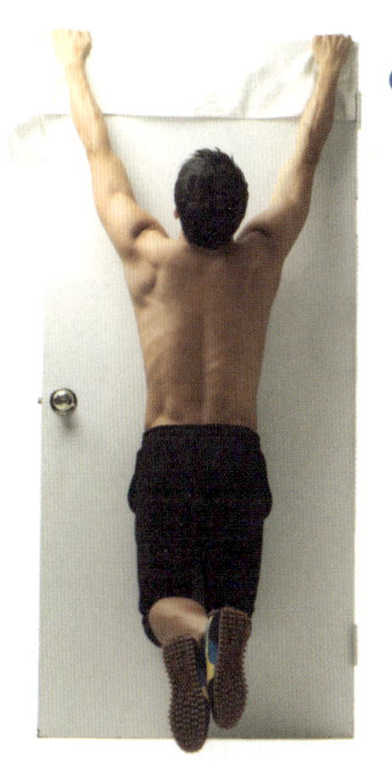

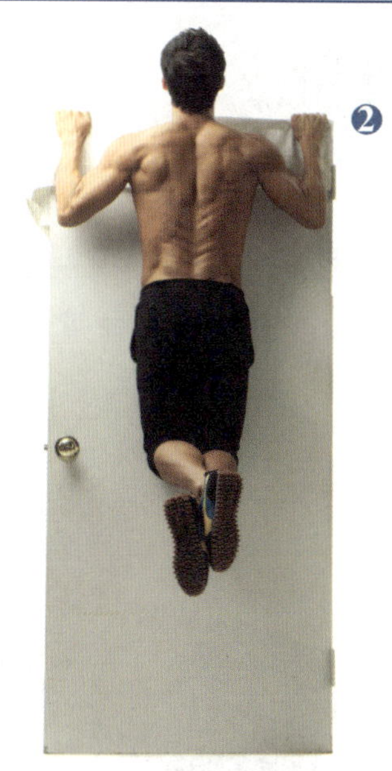

圆周引体向上运动

难度系数：★★★★★

❶ 在门板上沿垫毛巾，双手抓住门板上沿，间距大于肩宽。

❷ 双臂弯曲，上体以圆周为轨迹，做引体向上运动。

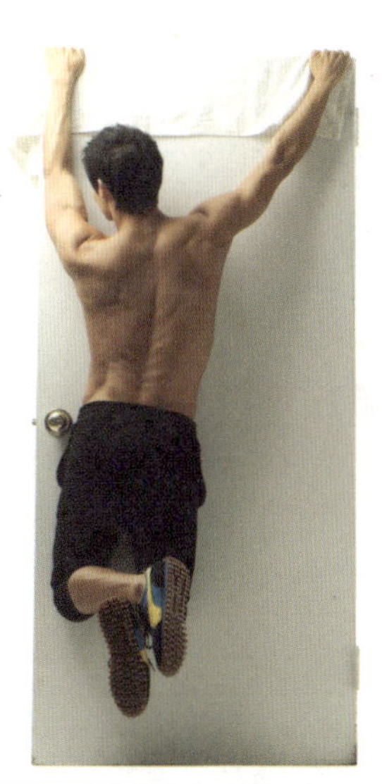

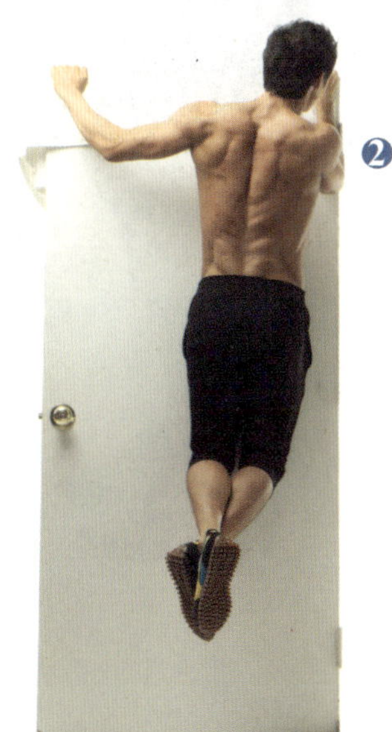

11～13周

周二·周五

撑球提哑铃运动

难度系数：★★★★★

左右各 10 ～ 15 次 ×3 套，每套动作完成后休息 30 ～ 60 秒，提哑铃时呼气

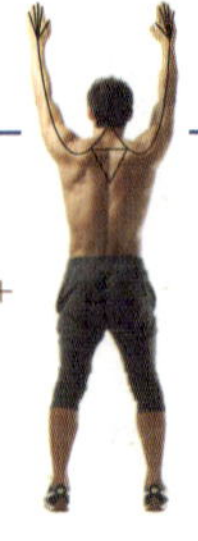

后表上肢线+

❶ 一只手撑住健身球，另一只手提哑铃。

❷ 身体保持平衡，肘部呈 90 度弯曲，提起哑铃。

遵守以下规范！

★ 不要耸肩。

❶

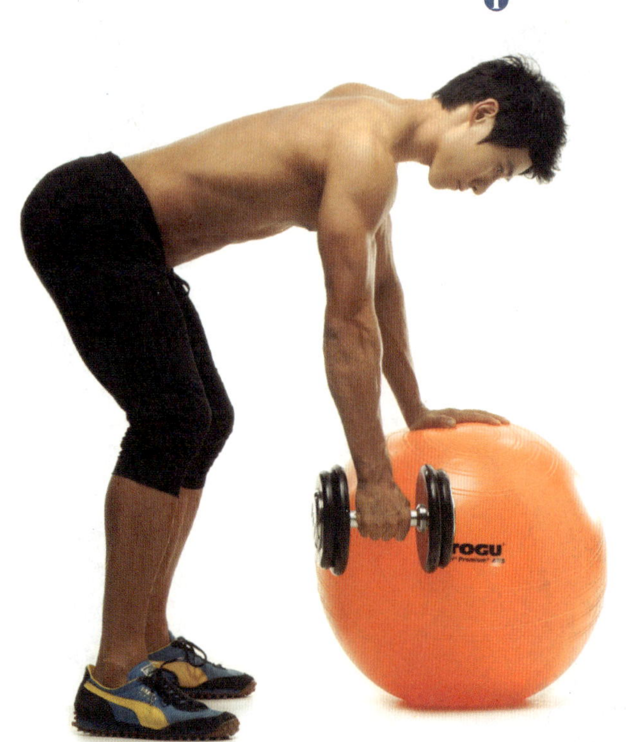

全身用力，腹肌紧绷。

❷

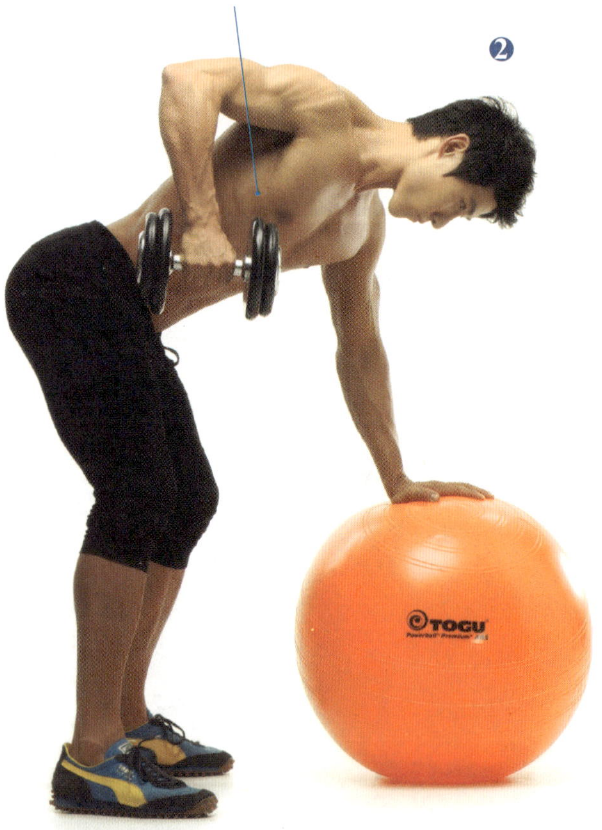

手膝撑球哑铃运动

难度系数：★★★☆☆

❶ 一只手与同侧膝部撑住健身球，另一侧腿撑地，同侧手提哑铃。

❷ 身体保持平衡，肘部呈 90 度弯曲，提起哑铃。

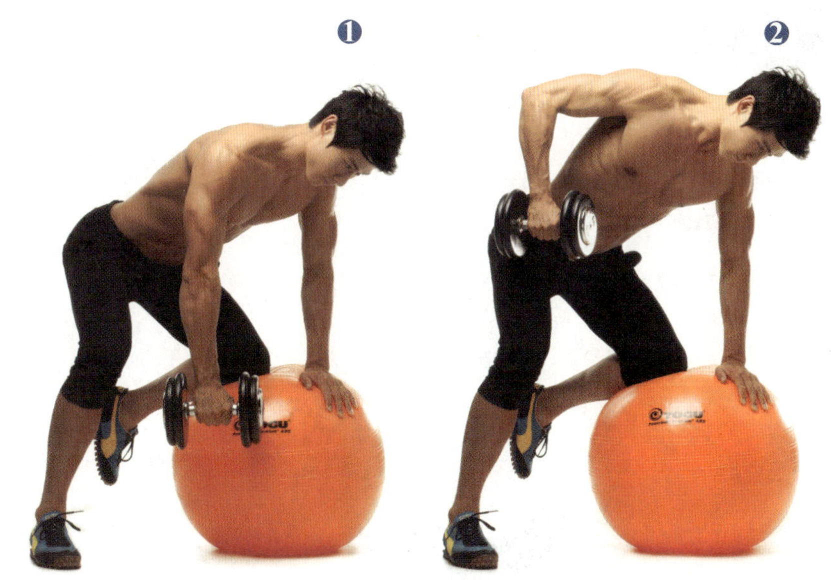

抬腿举哑铃运动

难度系数：★★★½☆

❶ 一只手撑住健身球，另一只手提哑铃，一条腿抬起，身体呈 T 形姿势。

❷ 身体保持平衡，肘部呈 90 度弯曲将哑铃提起。

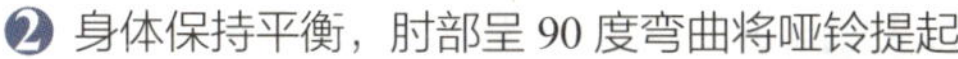

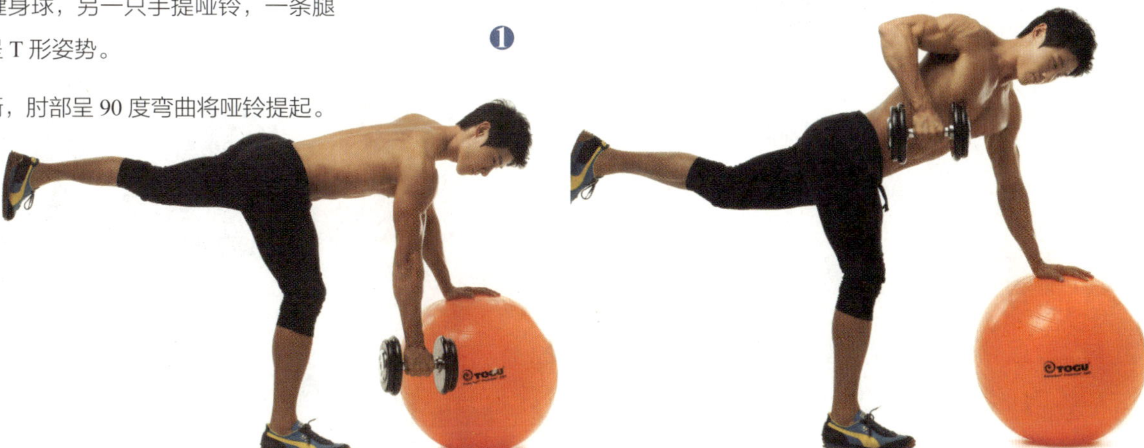

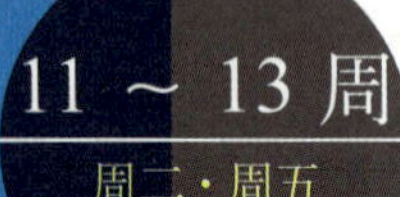

11 ～ 13 周

周二·周五

屈膝引体向上运动

难度系数：★★★★★

10 ～ 15 次 ×3 套，每套动作完成后休息 30 ～ 60 秒，引体向上时呼气

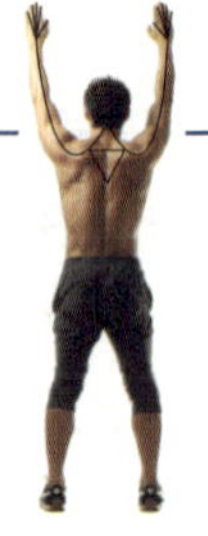

后表上肢线+

❶ 在两张椅背间架上一根拖把杆，身体仰卧，双手抓杆，双膝呈 90 度弯曲。

❷ 上肢保持直线，双臂弯曲，做引体向上运动。

遵守以下规范！

★ 肩部固定。

❶

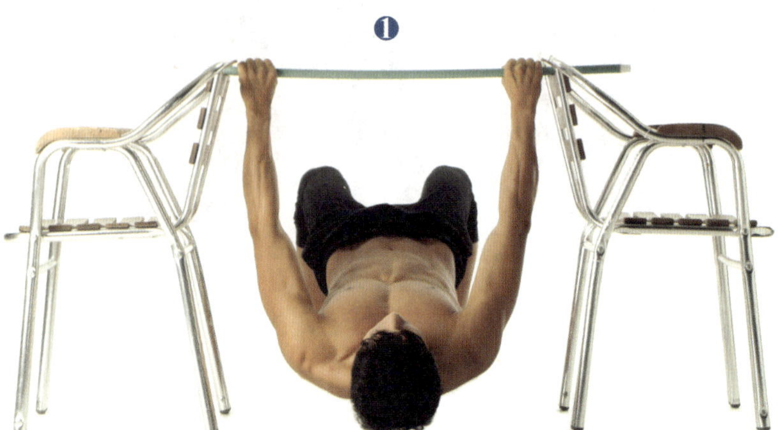

❷

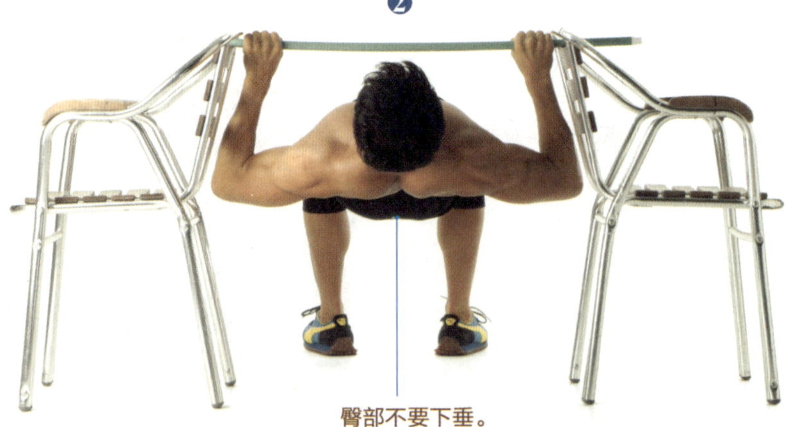

臀部不要下垂。

展膝引体向上运动

难度系数：★★★☆☆

❶ 在两张椅背间架上一根拖把杆，身体绷直仰卧，双手抓杆，手掌朝头顶方向。

❷ 身体保持直线，双臂弯曲，做引体向上运动。

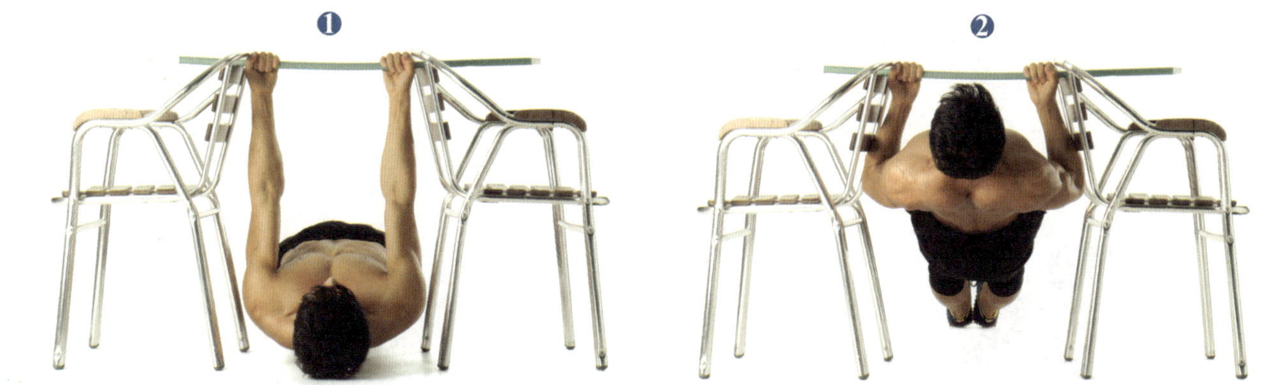

双脚垫椅引体向上运动

难度系数：★★★½☆

❶ 在两张椅背间架上一根拖把杆，身体绷直仰卧，双手抓杆，手掌朝脚底方向，双脚后跟放置在第三把椅子上，身体保持直线。

❷ 身体保持直线，双臂弯曲，做引体向上运动。

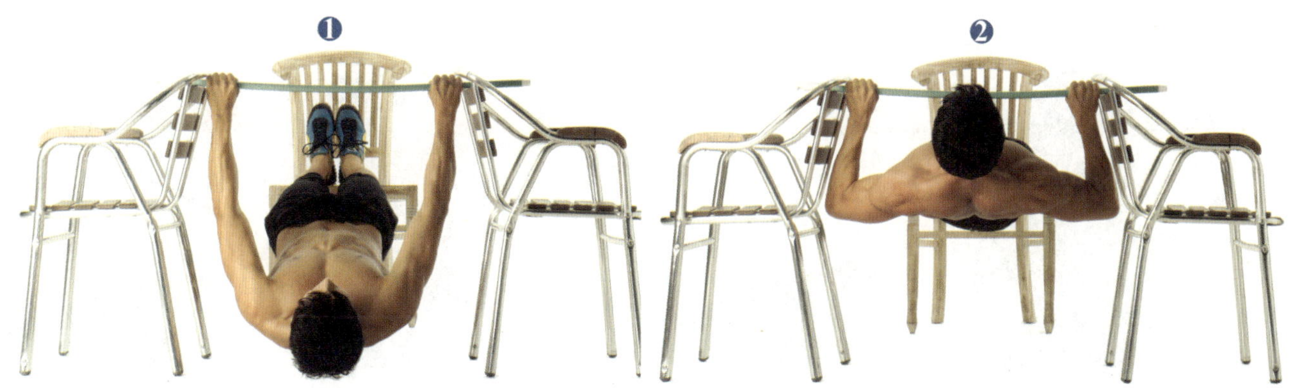

俯卧健身球拉绳运动

难度系数：★★★★★

10 ～ 15 次 ×3 套，每套动作完成后休息 30 ～ 60 秒，引体向上时呼气

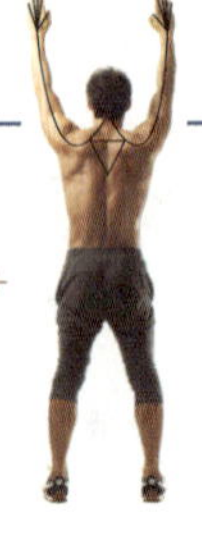

后表上肢线+

❶ 双脚踩住橡胶拉力绳，双膝稍曲，腰部挺直，俯卧在健身球上。

❷ 双臂向头部前方伸展拉绳，身体呈 I 形。

❸ 双臂向头部两侧上方伸展拉绳，身体呈 Y 形。

❹ 双臂向头部两侧水平伸展拉绳，身体呈 T 形。

遵守以下规范！

★ 运动时注意安全。

❶

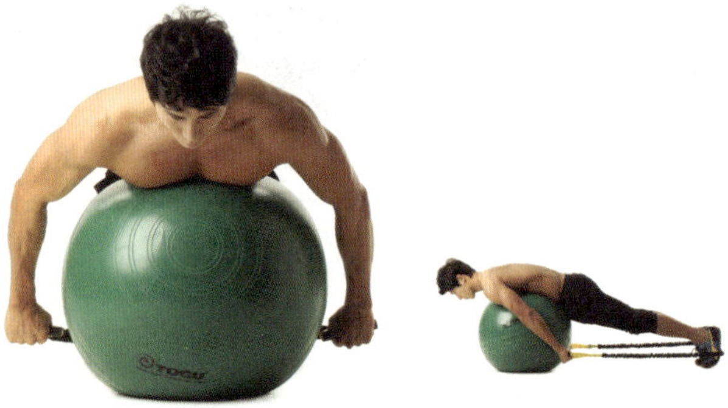

❷

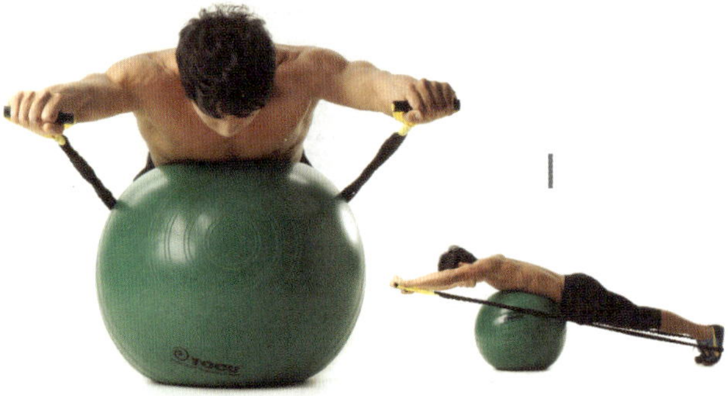

I

❸

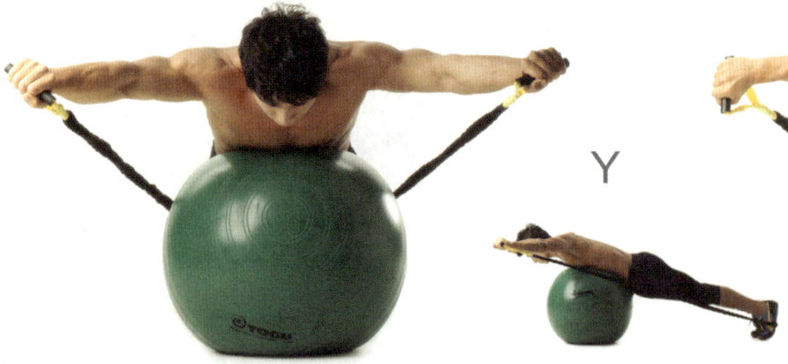

Y

❹

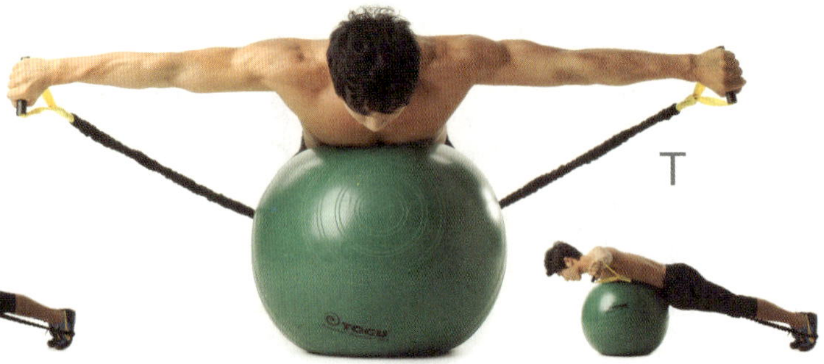

T

❺ 双臂向头部两侧水平伸展，双肘呈 90 度弯曲，固定肘部，身体呈 L 形，小臂前后拉绳。

❻ 双臂置于胸前，双肘呈 90 度弯曲，双臂并拢后向头部两侧分开，身体呈 W 形。

❺

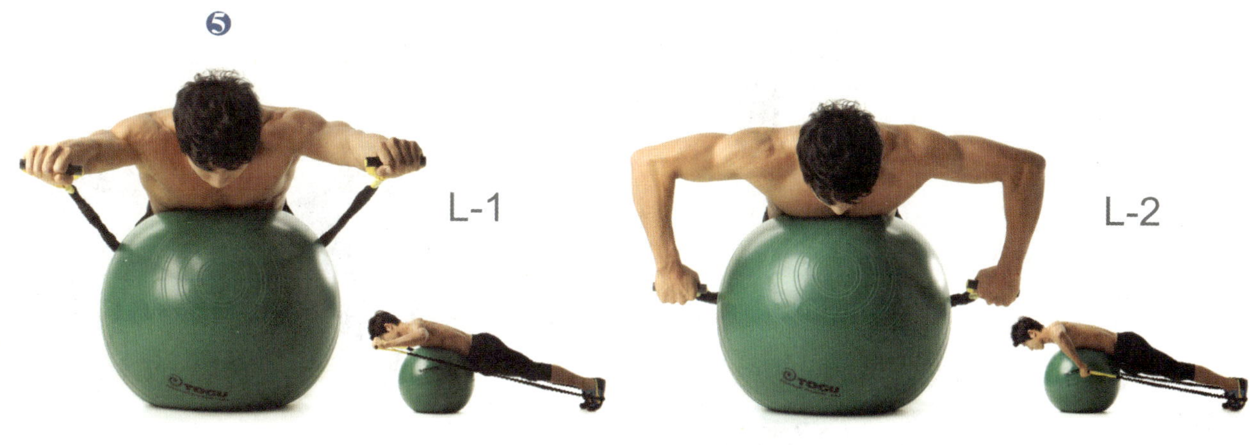

❻

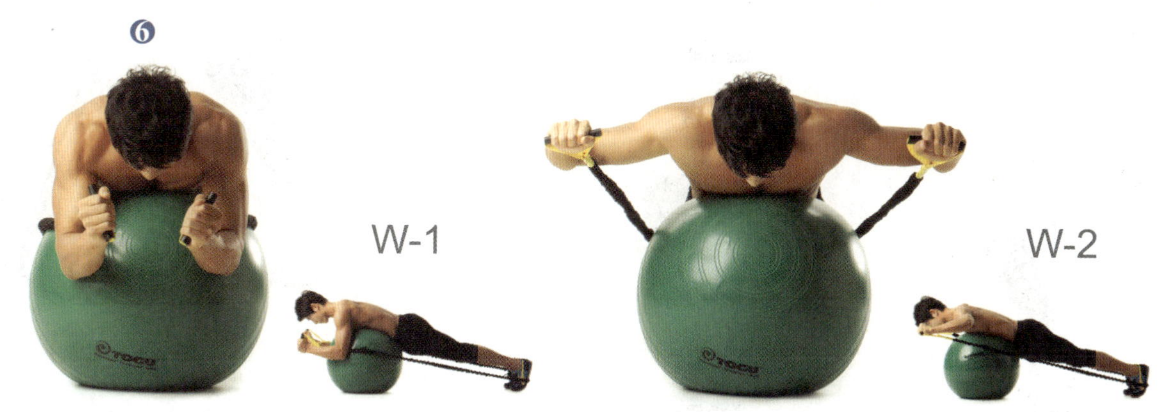

屈膝站立拉绳运动

难度系数：★★★☆☆

❶～❺ 双脚踩住橡胶拉力绳，双膝稍曲，腰部挺直，按照初级运动方式反复运动。

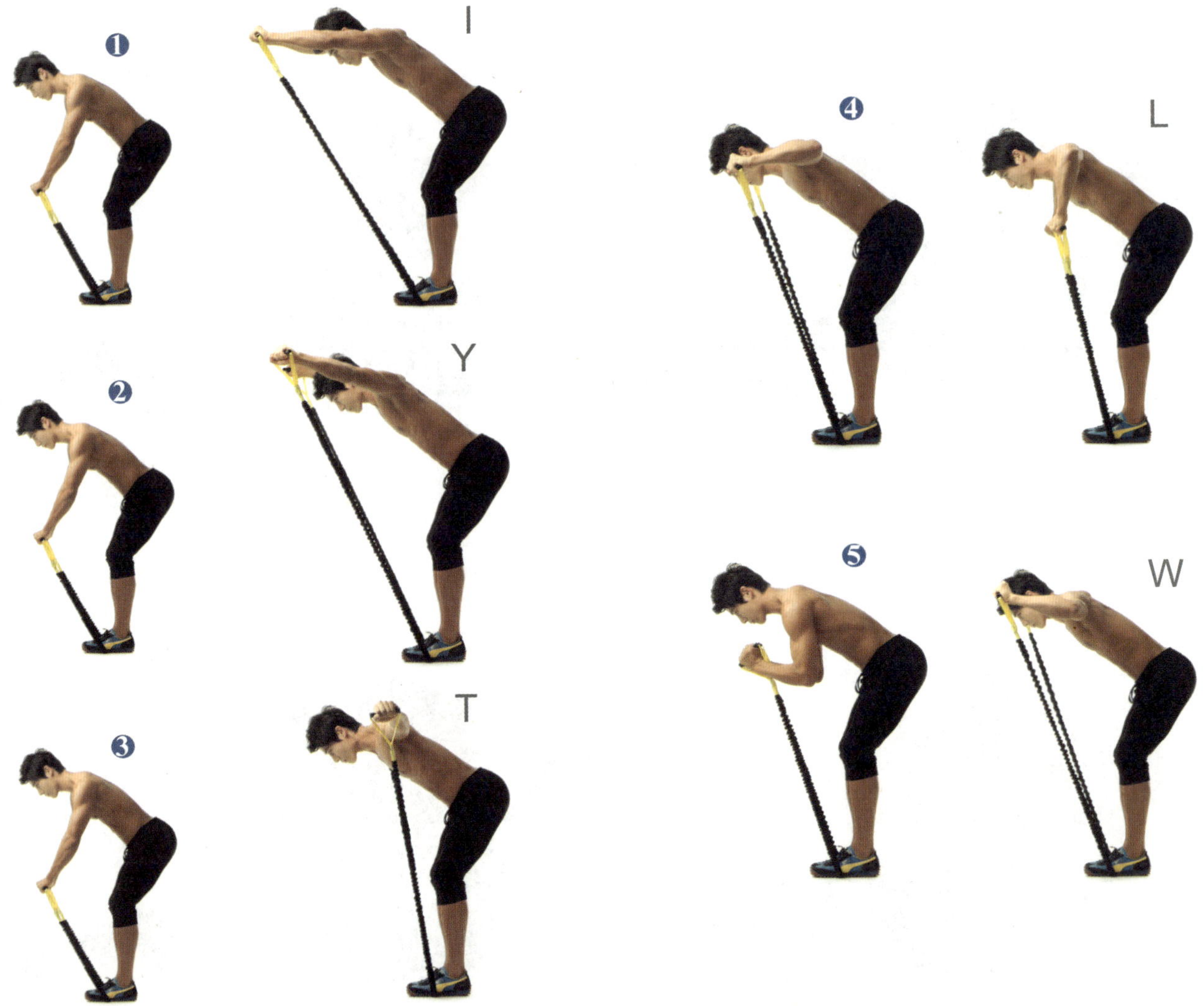

单腿站立拉绳运动

难度系数：★★★☆☆

❶～❺ 一只脚踩住拉力绳，单腿站立，另一条腿向后伸展呈水平，按照初级运动方式反复运动。

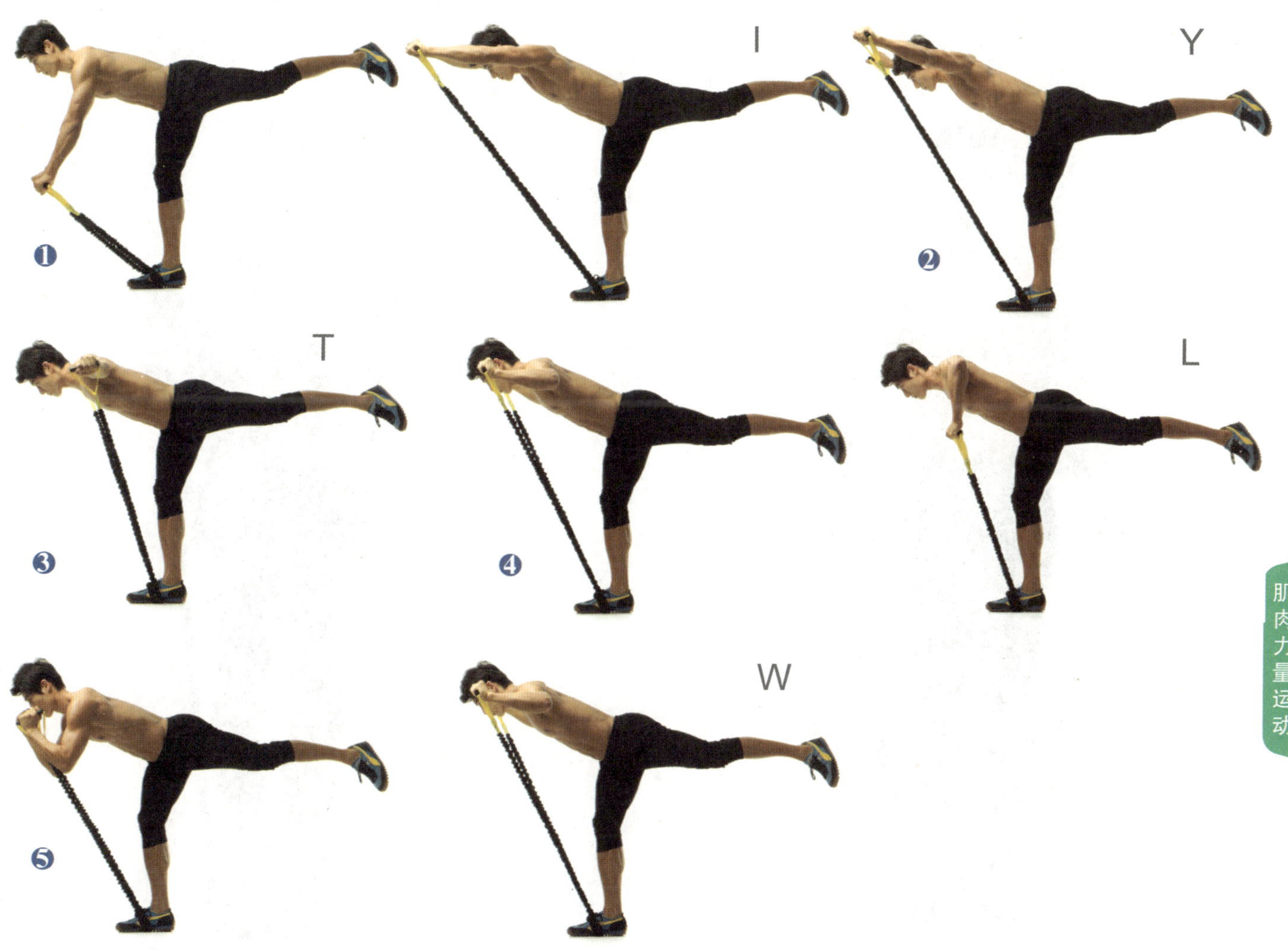

11 ~ 13 周

周二·周五

俯卧健身球拉绳运动

难度系数：★★★★★

10 ~ 15 次 ×3 套，每套动作完成后休息 30 ~ 60 秒，拉绳时呼气

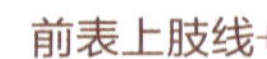

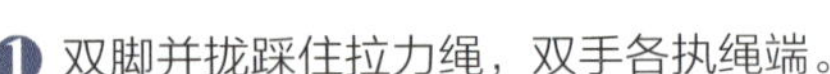

❶ 双脚并拢踩住拉力绳，双手各执绳端。

❷ 固定肘部，小臂向上拉绳。

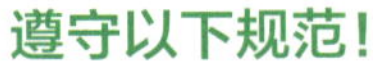

遵守以下规范！

★ 不要耸肩。

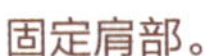

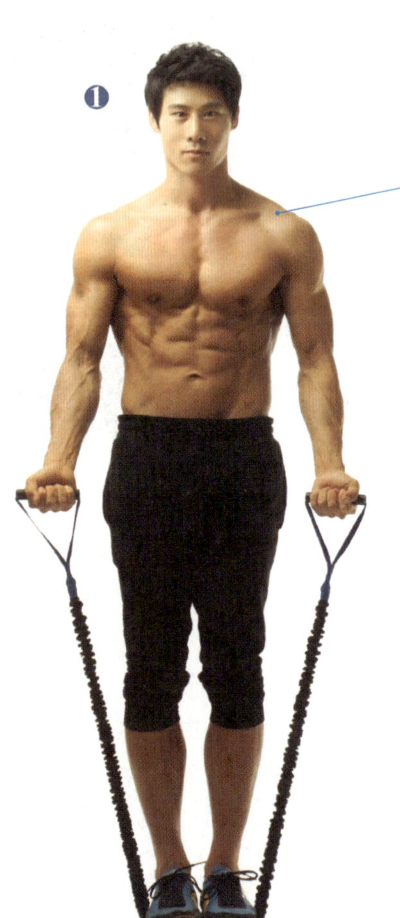

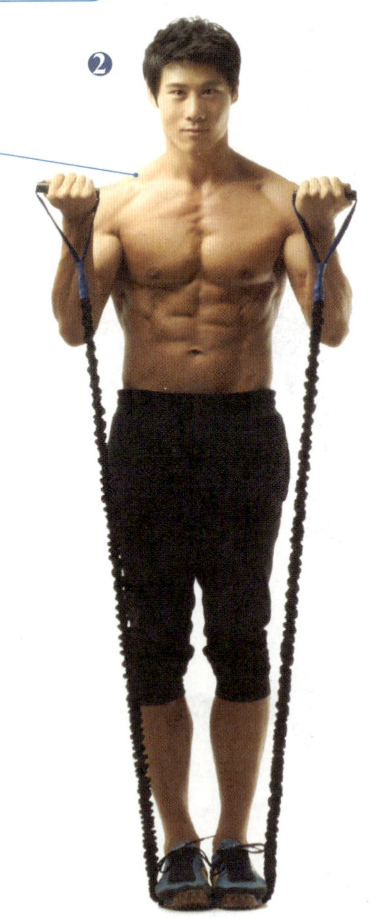

屈臂背后拉绳运动

难度系数：★☆☆☆☆

❶ 双腿前后叉开背对门站立，将拉力绳扣在双侧门把手上，双手各执绳端。

❷ 固定肘部，小臂向前拉绳。

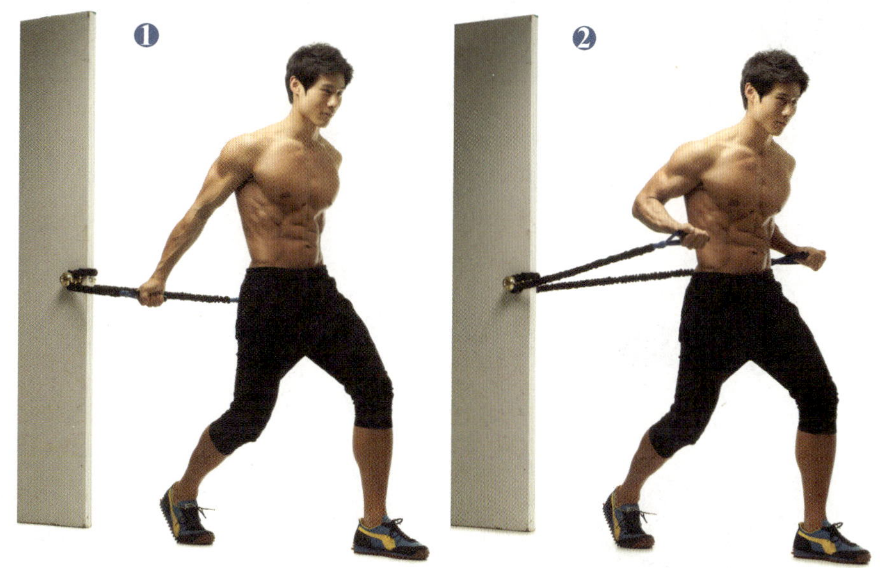

屈臂前方拉绳运动

难度系数：★★☆☆☆

❶ 单膝跪地，将拉力绳扣在双侧门把手上，双手各执绳端。

❷ 固定肘部，小臂向头部两侧拉绳。

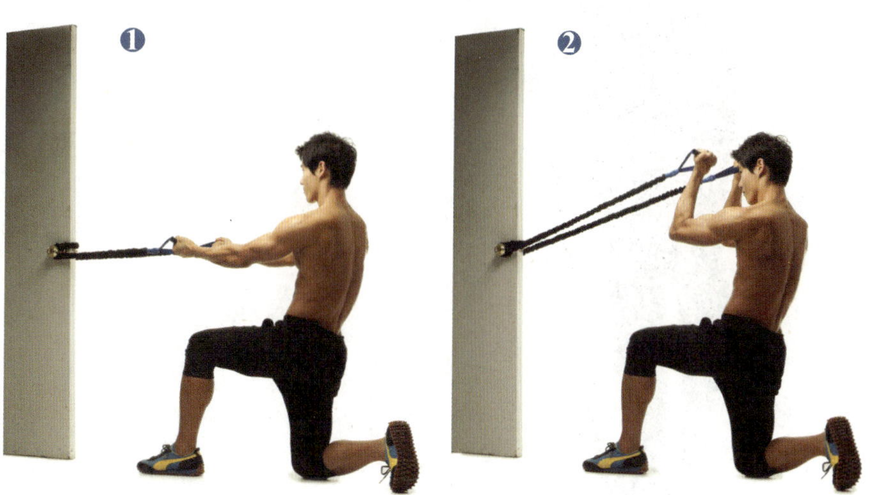

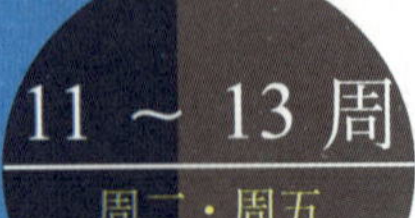

手腕相对前方展臂运动

难度系数：★★★★

10 ~ 15 次 ×3 套，每套动作完成休息 30 ~ 60 秒，拉绳时呼气

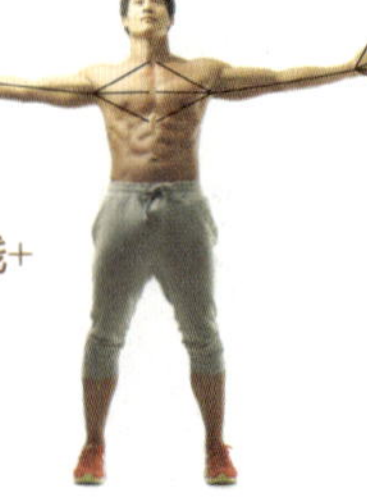

前表上肢线+

❶ 双脚并拢踩住拉力绳，双手各执绳端，手掌朝内。

❷ 固定肘部，双手向上拉绳。

遵守以下规范！

★ 缓慢运动。

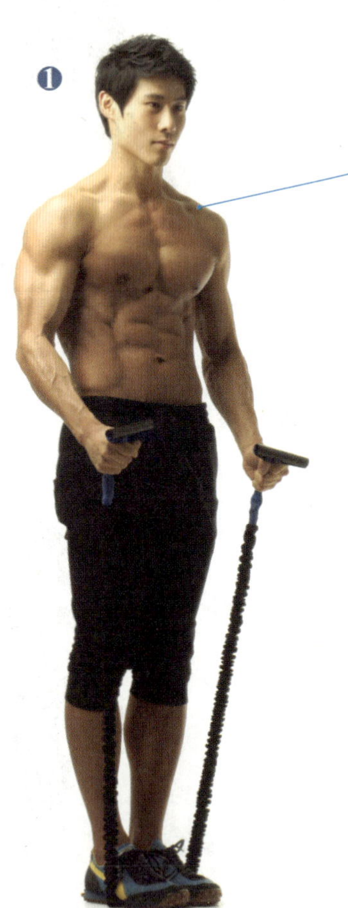

固定肩部。

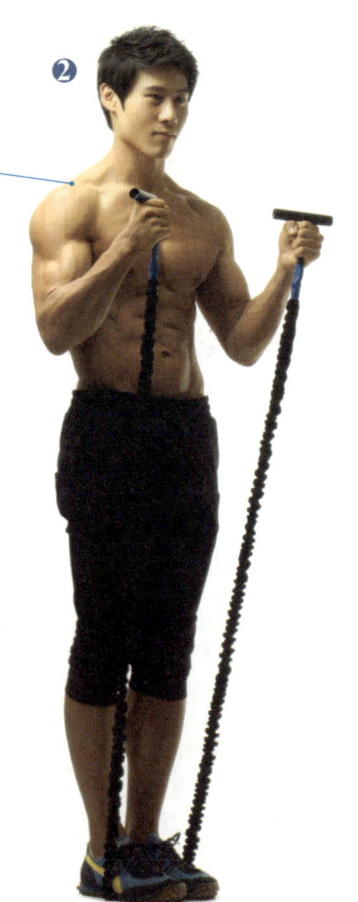

拉力绳 + 哑铃展臂运动

难度系数：★★☆☆☆

❶ 双脚并拢踩住拉力绳，双手同执绳端和哑铃，手掌朝内。

❷ 固定肘部，双手向上拉绳。

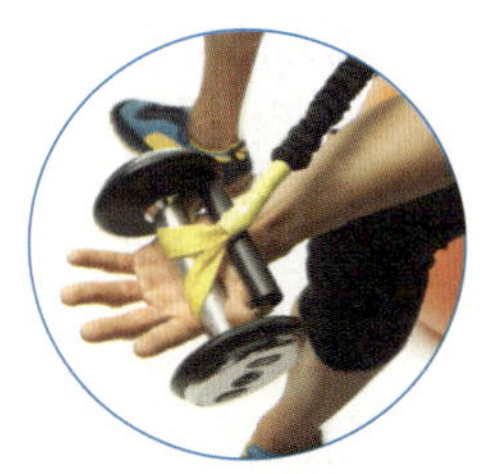

拉力绳和哑铃同握的方法

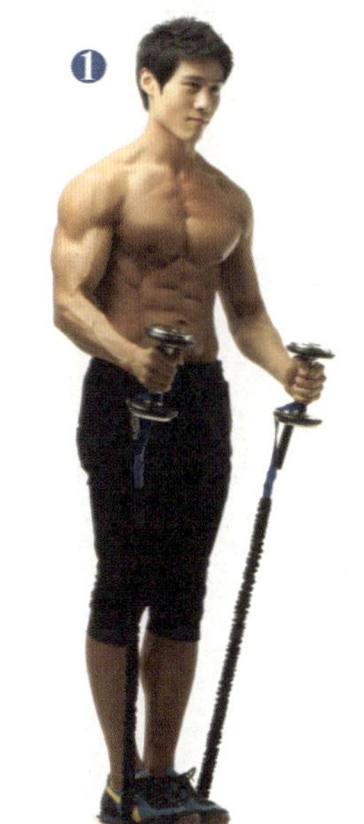

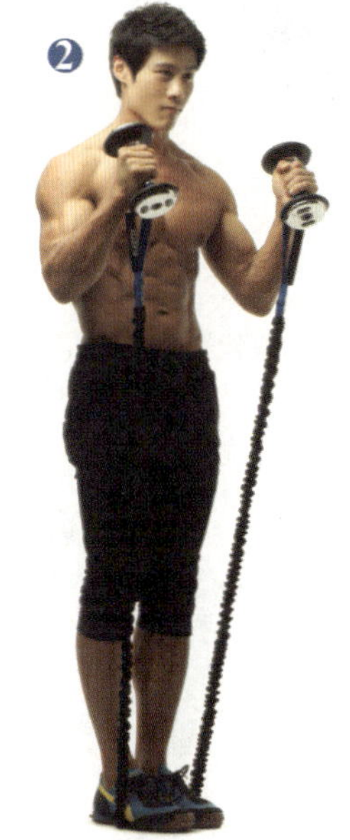

球上展臂运动

难度系数：★★☆☆☆

❶ 坐在健身球上，双脚踩住橡胶拉力绳，双手同执绳端和哑铃，手掌朝内。

❷ 固定肘部，双手向上拉绳。

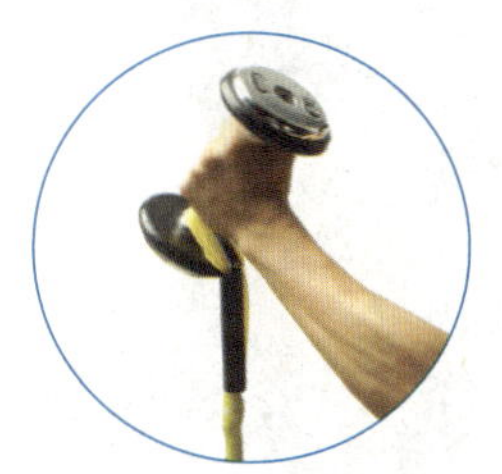

拉力绳和哑铃同握的方法

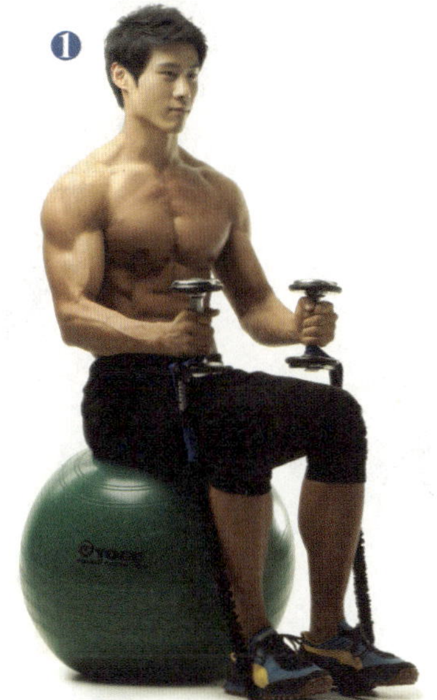

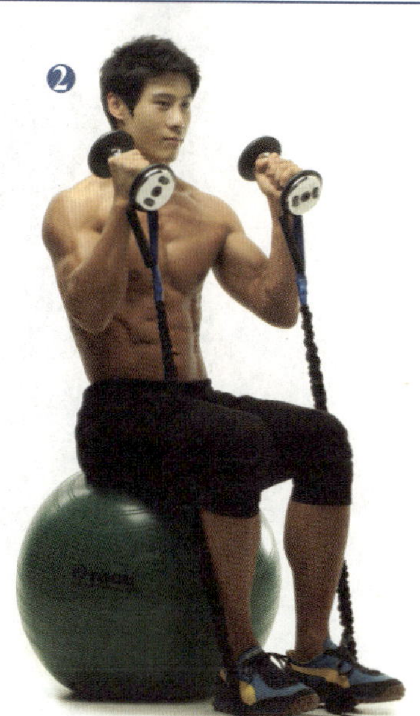

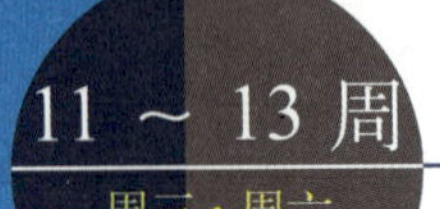

X 形交叉拉绳运动

难度系数：★★☆☆☆

10 ~ 15 次 ×3 套，每套动作完成后休息 30 ~ 60 秒，拉绳时呼气

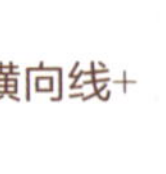

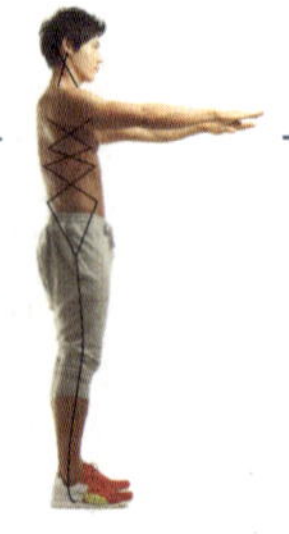

❶ 背部仰卧，双腿向上伸直，双脚叉开，撑住拉力绳，双手各执交叉绳端。

❷ 双脚向两侧大幅叉开。

遵守以下规范！

★ 匀速大幅运动。

❶

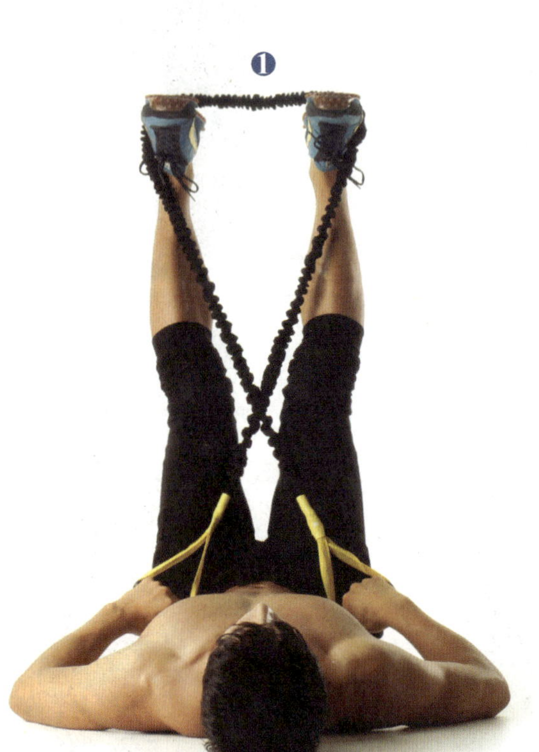

❷

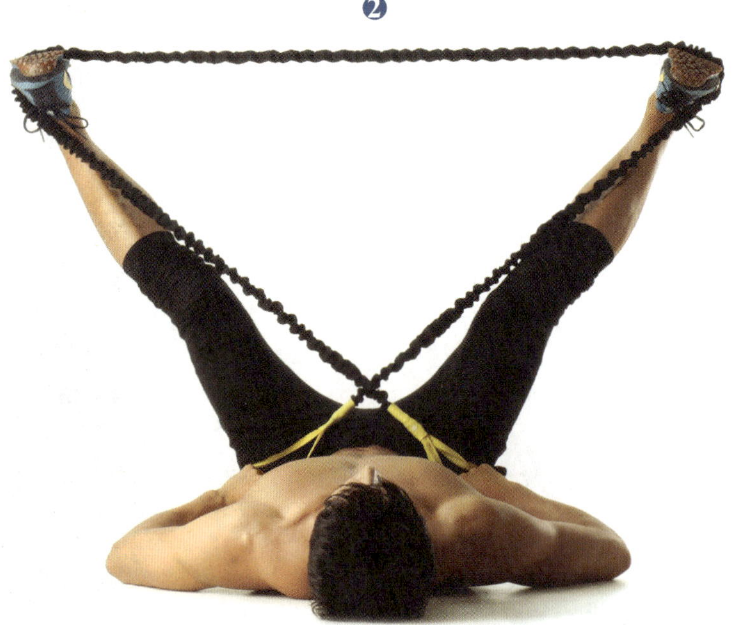

踩绳交替抬腿运动

难度系数：★★☆☆☆

❶ 双腿叉开站立，与肩同宽，双脚踩住拉力绳，双肘弯曲，双手各执交叉绳端。

❷ 将重心移至一条腿上，另一条腿最大幅度向外侧抬起，身体保持平衡。反复同样动作。

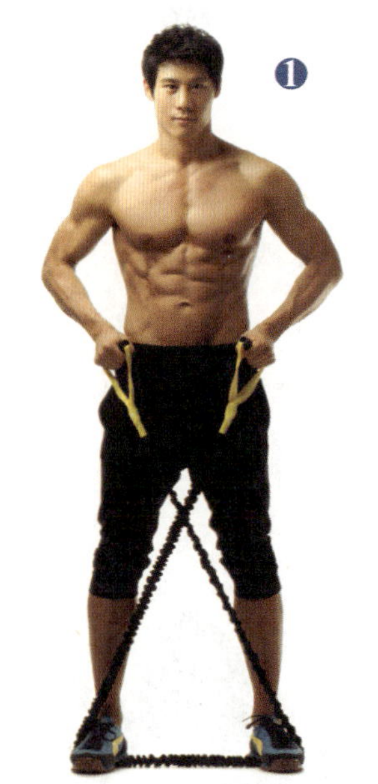

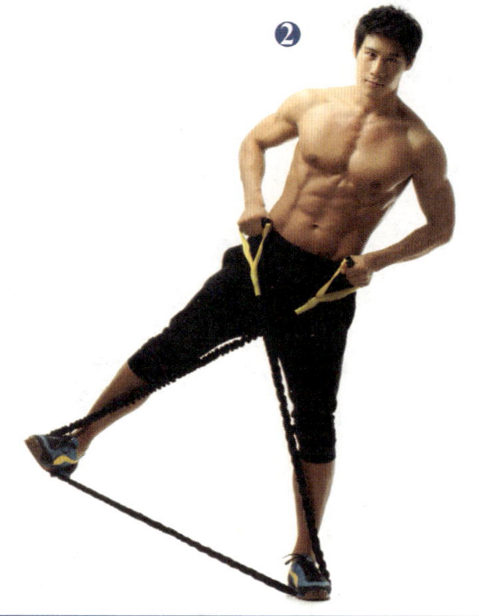

踩绳鞭策跨步运动

难度系数：★★★☆☆

❶ 双腿叉开站立，与肩同宽，双脚踩住橡胶拉力绳，双肘弯曲，双手各执交叉绳端。

❷ 双腿交替向两侧跨步。

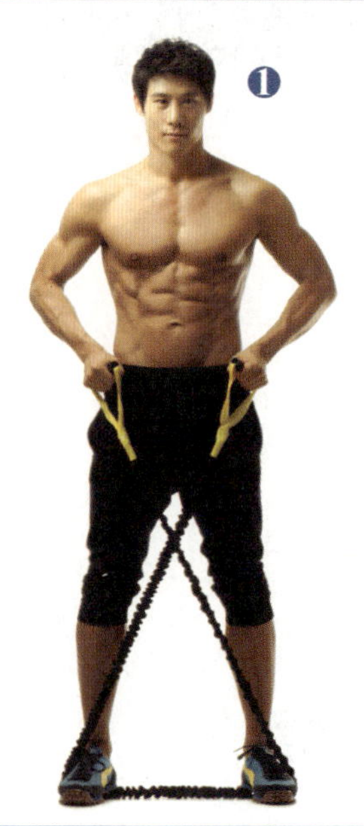

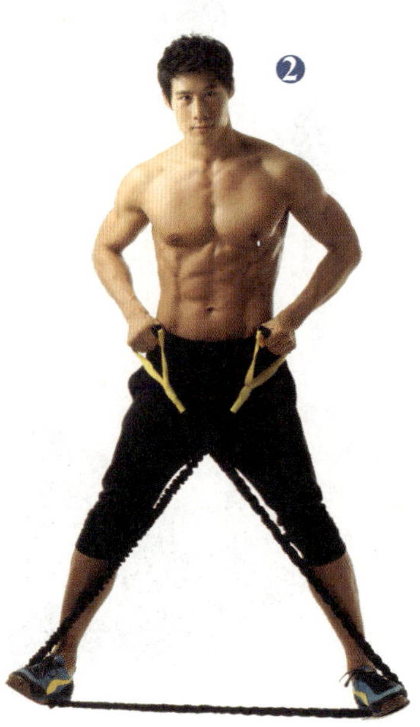

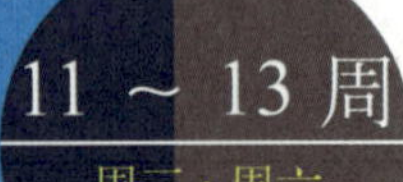

举哑铃土耳其式起床运动

难度系数：★★★★★

10 ～ 15 次 ×3 套，每套动作完成后休息 30 ～ 60 秒，拉绳时呼气

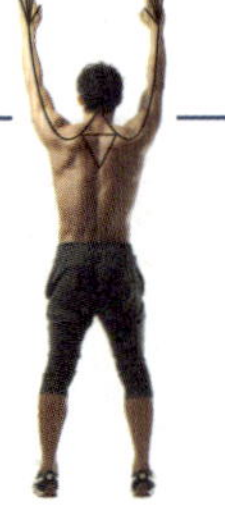

后表上肢线

❶ 身体仰卧，单手向上举起哑铃，另一只手呈 45 度向身体外侧伸展贴地。

❷ 执哑铃手同侧膝盖呈 90 度弯曲，另一只手臂肘部呈 90 度弯曲撑地，视线与哑铃保持一致。

❸ 身体坐起，撑地手臂伸展。

❹ 臀部抬高。

❺❻ 手掌离地，身体站起。

❼ 身体站立。

遵守以下规范！

★ 尽量不要有反弹。

★ 慢慢地重复。

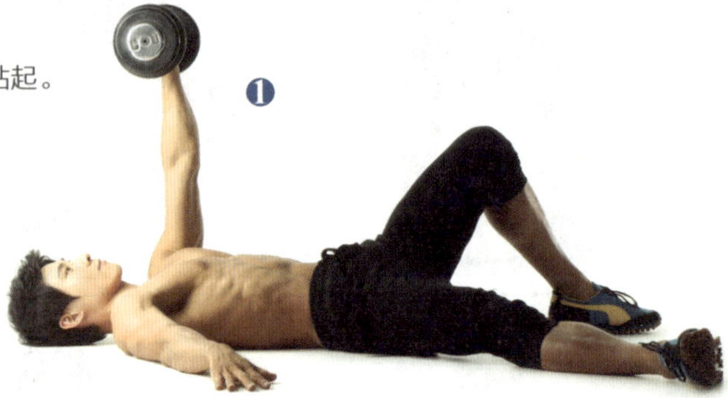

❶

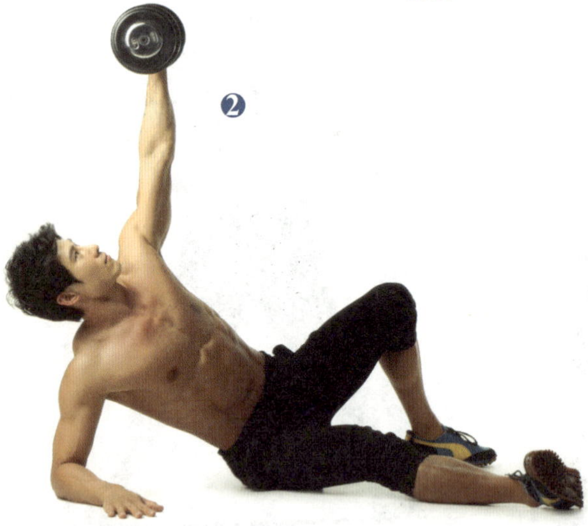

❷

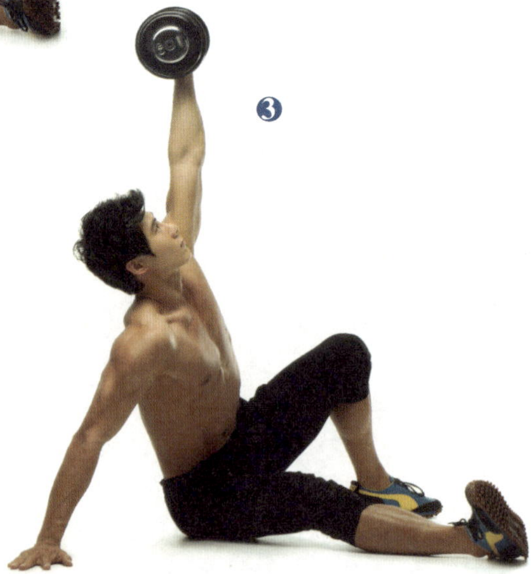

❸

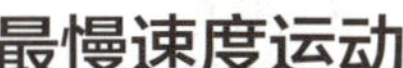

最慢速度运动

难度系数：★★★⯪☆

用最慢的速度进行运动。记录运动时间。

闭眼土耳其式起床运动

难度系数：★★★★☆

闭上一只眼睛运动。

❻

❺

❹

❼

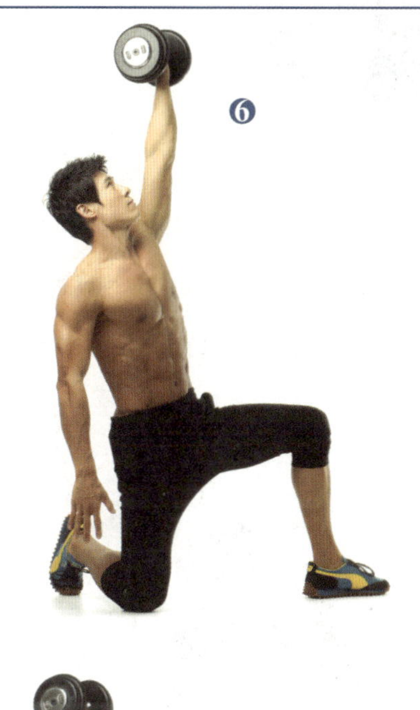

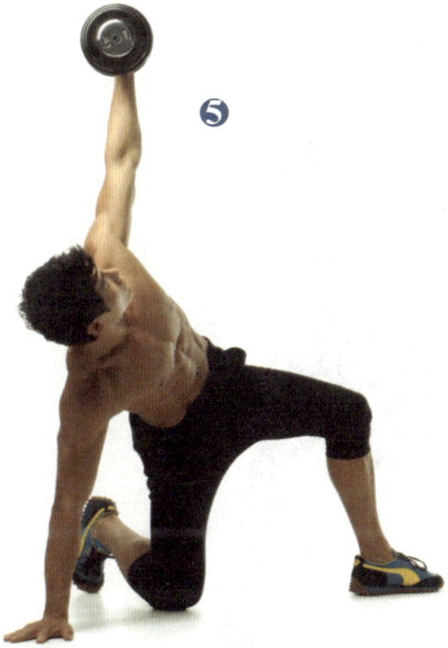

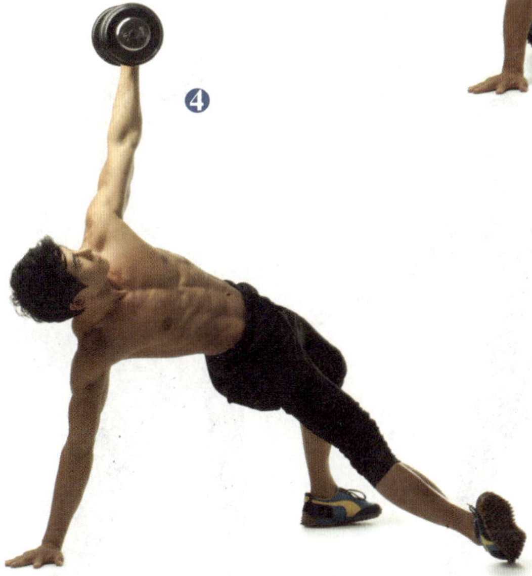

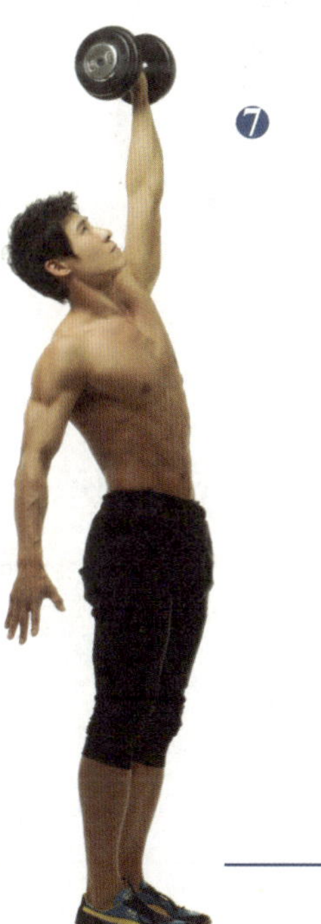

单手收举哑铃运动

难度系数：★★★★☆

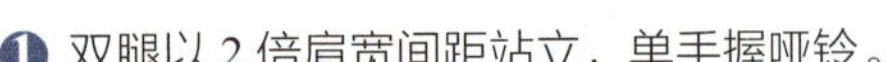

左右各 10 ~ 15 次 ×3 套，每套动作完成后休息 30 ~ 60 秒，自然呼吸

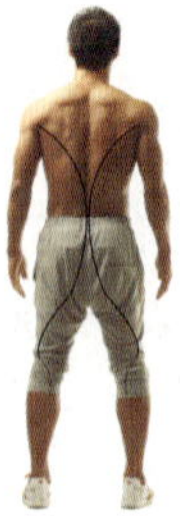

后机能线+

❶ 双腿以 2 倍肩宽间距站立，单手握哑铃。

❷❸ 腰部挺直，将哑铃从两腿之间提至腰间。

❹❺ 将哑铃举过头顶，另一只手臂下垂。

❶ ❷

❸

❹ ❺

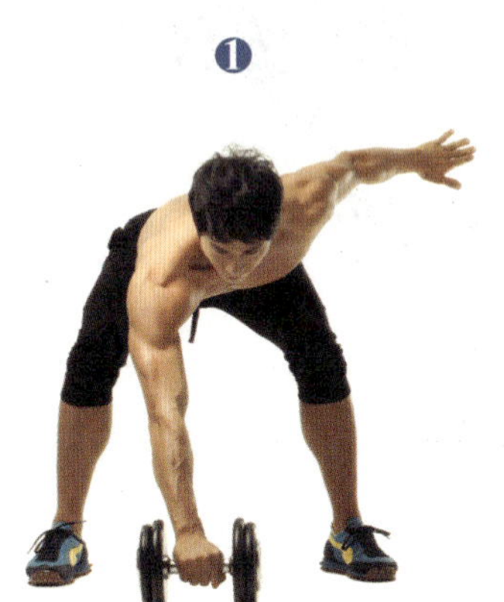

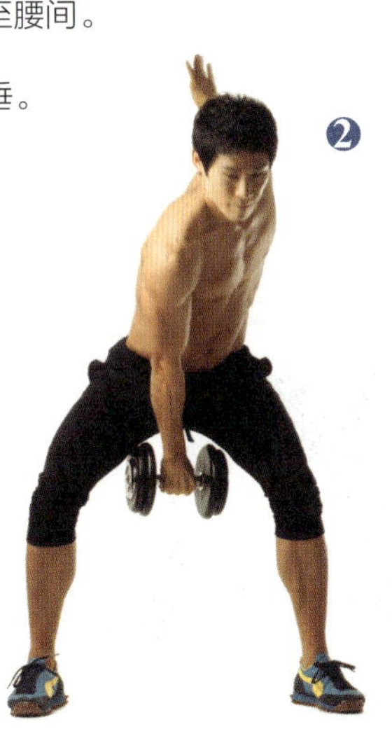

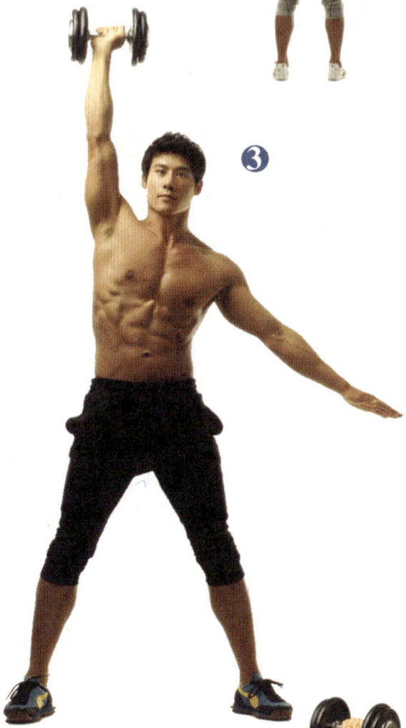

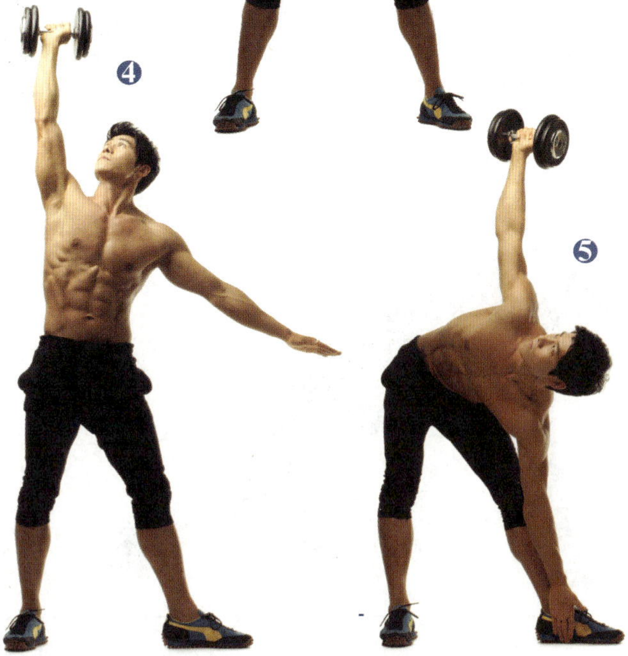

遵守以下规范！

★ 注意紧握哑铃，以防危险。

双手收举哑铃运动

难度系数：★★★★★

❶ 双腿以 2 倍肩宽间距站立，双手各握一只哑铃。

❷❸ 臀部后屈，双手将哑铃提至腰间，一只手将哑铃举过头顶。

❹ 视线看上方哑铃，另一只手将哑铃接触地面。

闭眼收举哑铃运动

难度系数：★★★★★

闭眼做以上同样动作。

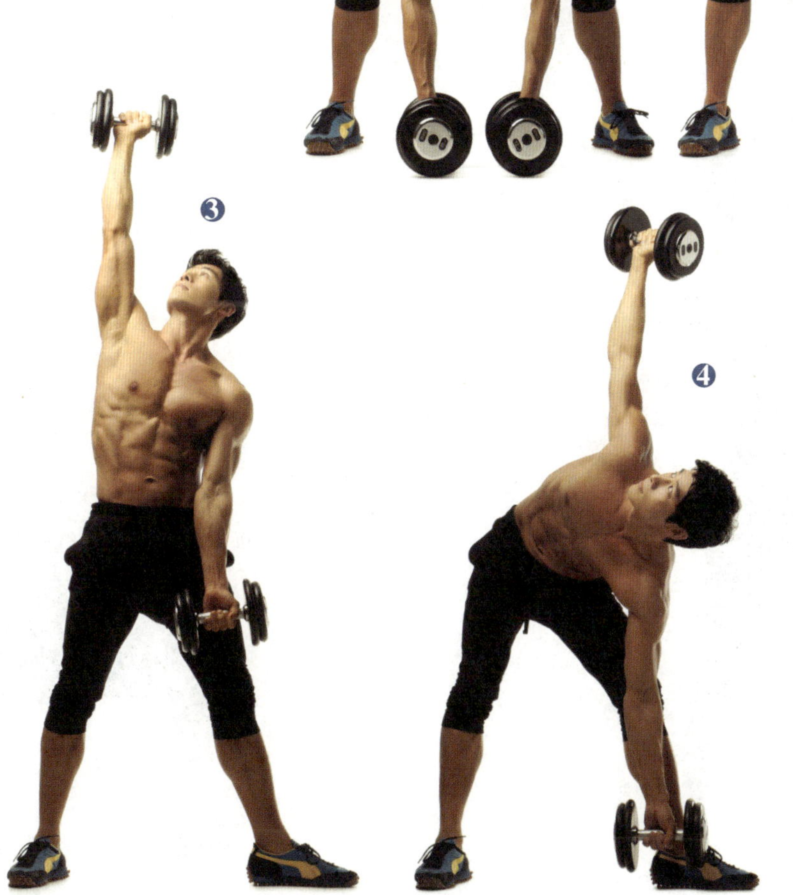

11 ~ 13 周
周三·周六

单手举哑铃起蹲运动

难度系数：★★★★★

左右各 10 ~ 15 次 ×3 套，每套动作完成后休息 30 ~ 60 秒，自然呼吸

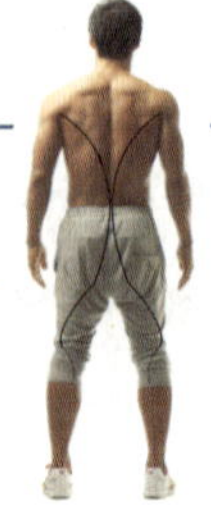
后机能线+

❶ 双腿叉开站立，比肩稍宽，单手举哑铃过头顶。

❷ 身体下蹲至大腿水平位置后起身。

遵守以下规范！

★ 臀部后屈时，注意举哑铃手臂不要倾斜。

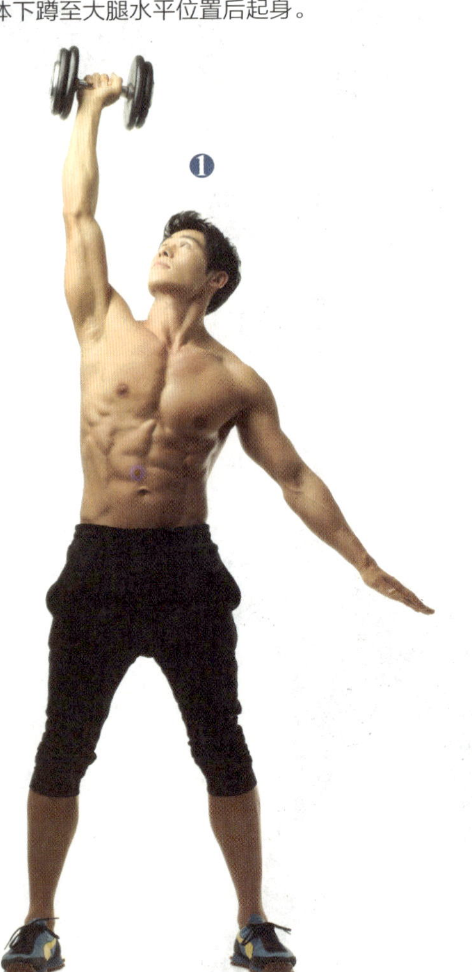

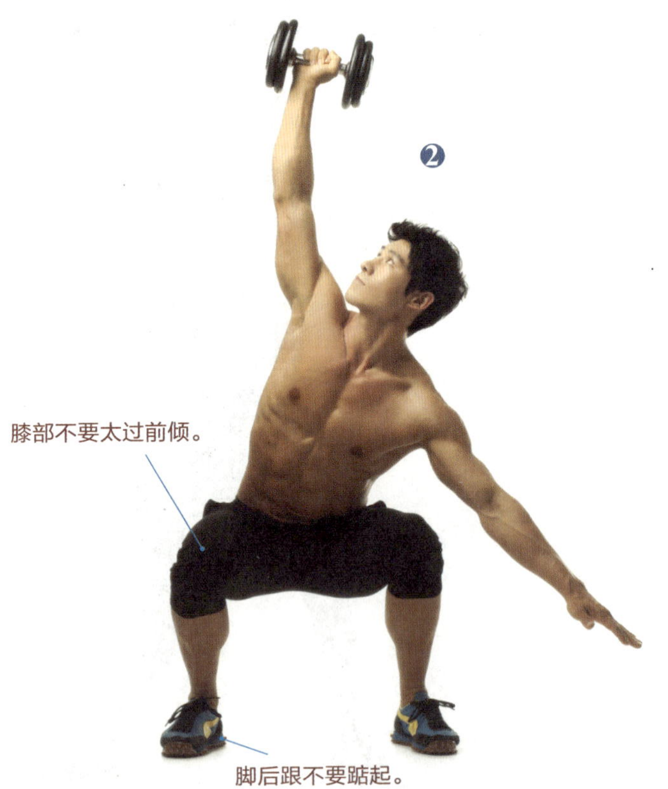

双手举哑铃起蹲运动

难度系数：★★★★☆

❶ 双腿叉开站立，比肩稍宽，双手举哑铃过头顶。

❷ 身体下蹲至大腿水平位置后起身。

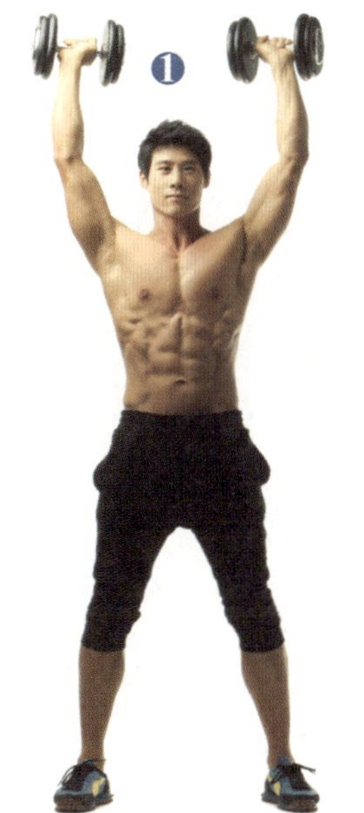

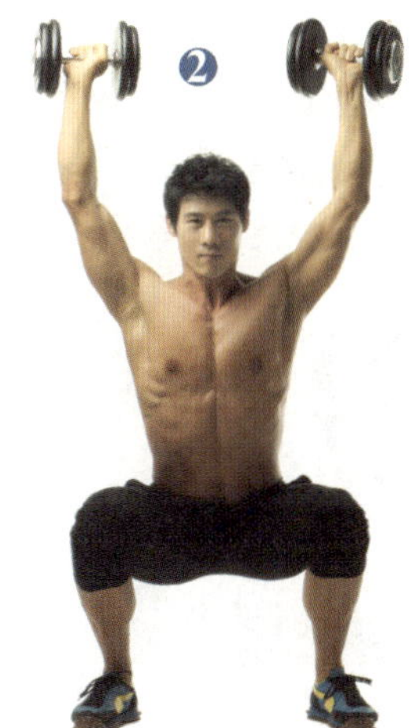

垫脚起蹲运动

难度系数：★★★★★

❶ 双腿叉开站立，比肩稍宽，双脚后跟下垫书本，双手举哑铃过头顶。

❷ 身体下蹲至大腿水平位置后起身。

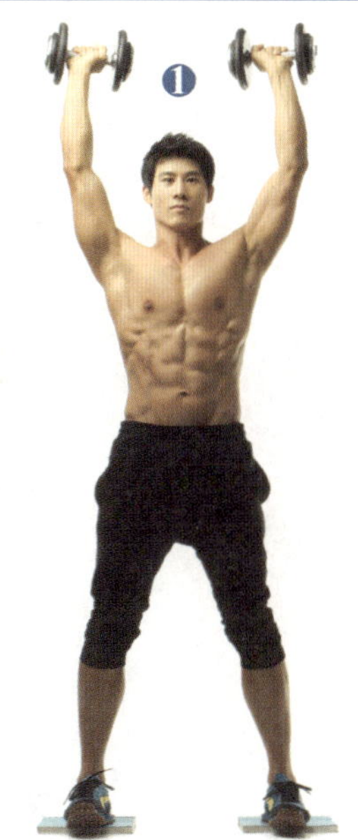

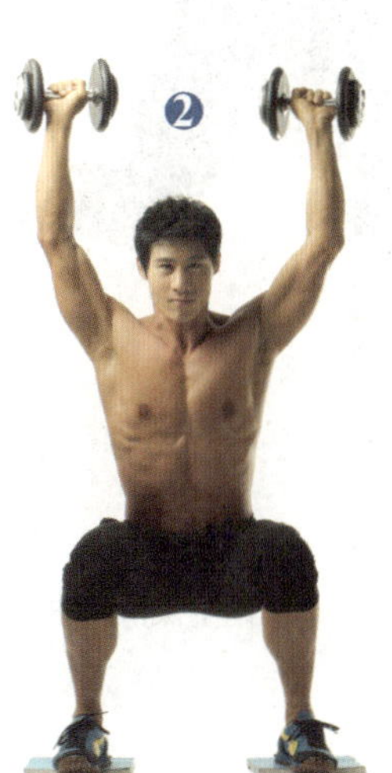

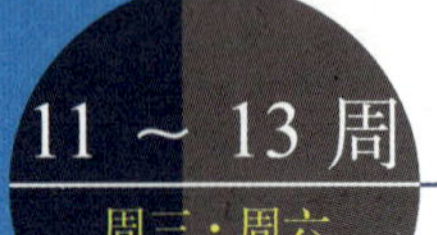

健身球单腿起蹲运动

难度系数：★★★★★

左右各 10 ~ 15 次 ×2 套，每套动作完成后休息 30 ~ 60 秒，起身时呼气

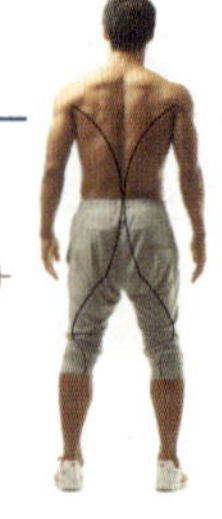
后机能线+

❶ 背对健身球站立，一只脚置于健身球上，双手撑住腰部。

❷ 身体缓慢下蹲后起身。

遵守以下规范！

★ 运动较少的初级健身者可以用椅子代替健身球。

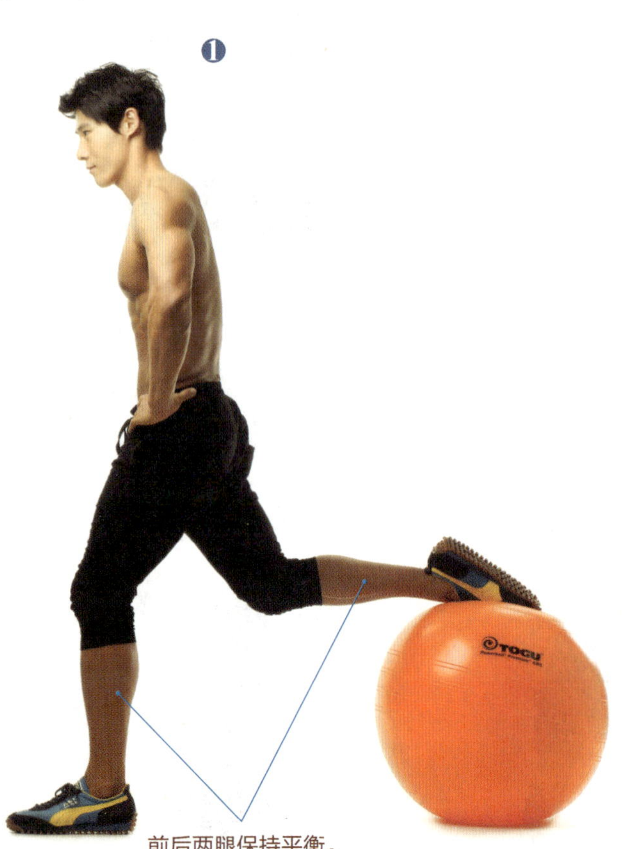

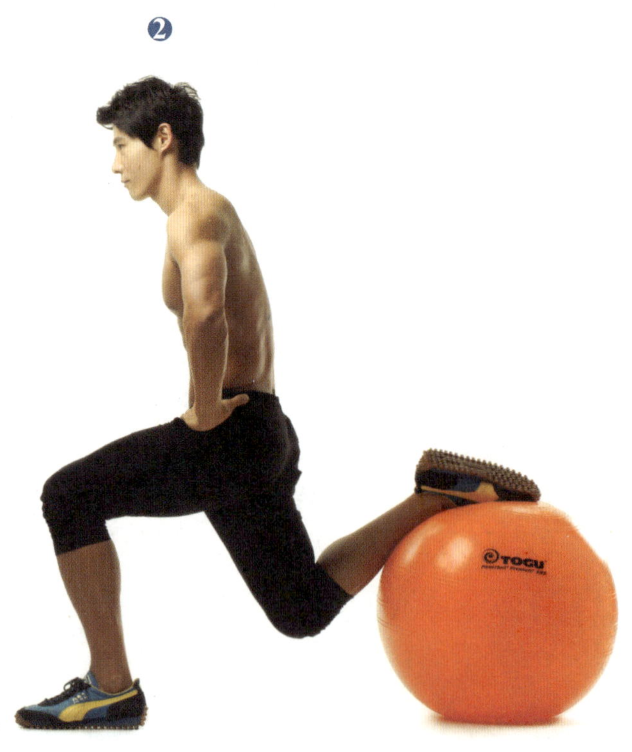

健身球举手起蹲运动

难度系数：★★★★☆

❶ 背对健身球站立，一只脚踝竖起，脚尖撑住健身球，双手举过头顶。

❷ 双膝弯曲，身体下蹲后起身。

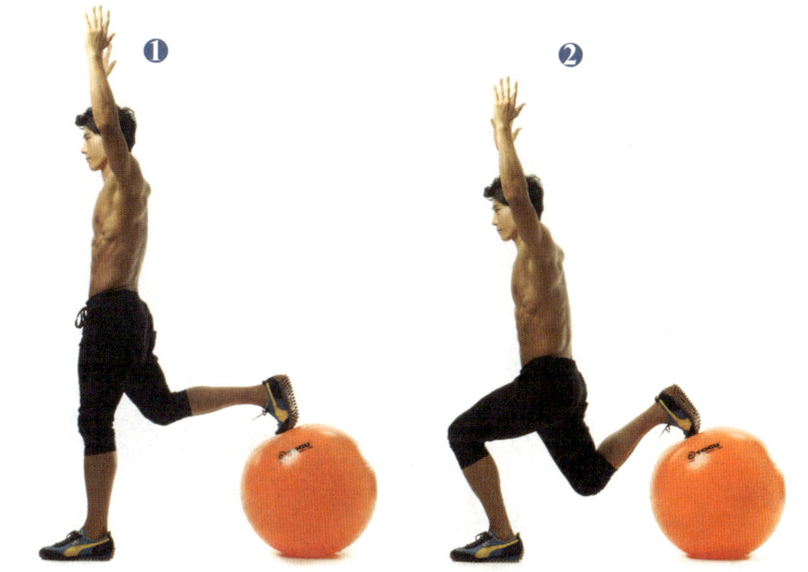

举手转身起蹲运动

难度系数：★★★★☆

❶ 背对健身球站立，一只脚踝竖起，脚尖撑住健身球，双手举过头顶。

❷❸ 双膝弯曲，身体下蹲，视线与身体向一侧偏转。两侧交替偏转。

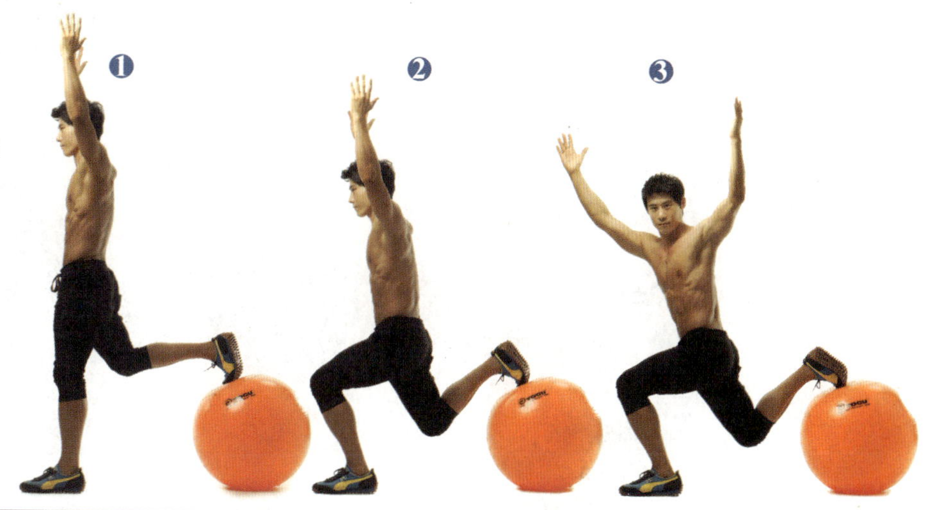

11 ~ 13 周

周三·周六

俯卧屈膝运动

难度系数：★★★★☆

10 ~ 15 次 ×3 套，每套动作完成后休息 30 ~ 60 秒，屈膝时呼气

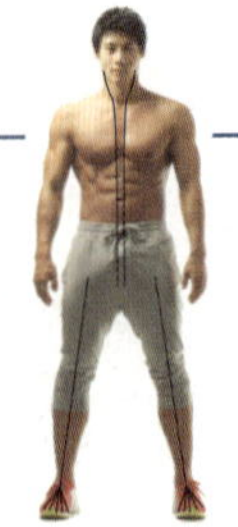

前表线+

❶ 身体俯卧，双肘呈 90 度弯曲撑地，双脚尖撑住健身球中央。

❷ 保持身体平衡，双膝做屈膝展膝动作。

遵守以下规范！

★ 腰部绝对不要弯曲。

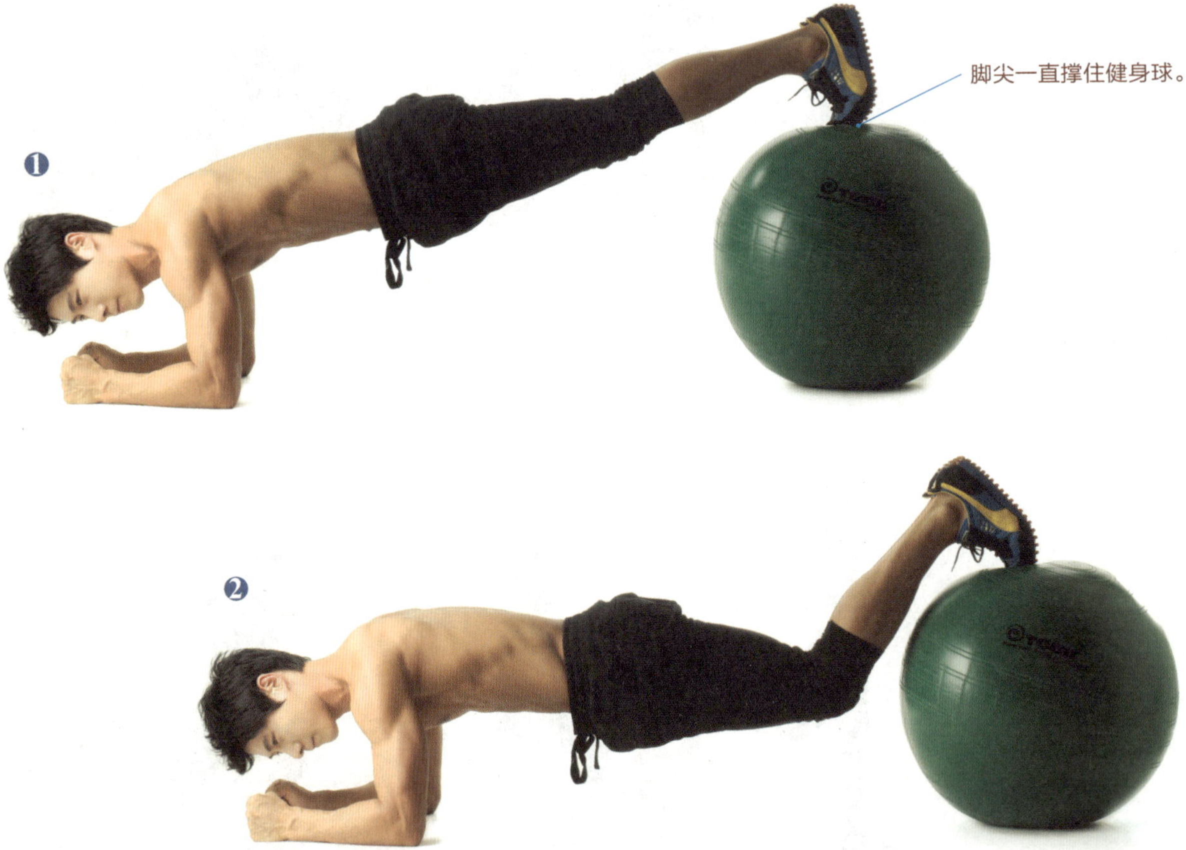

❶

脚尖一直撑住健身球。

❷

俯卧单脚屈膝运动

难度系数：★★★★☆

❶ 身体俯卧，双肘呈 90 度弯曲撑地，单脚尖撑住健身球中央。

❷ 保持身体平衡，双膝做屈膝展膝动作。

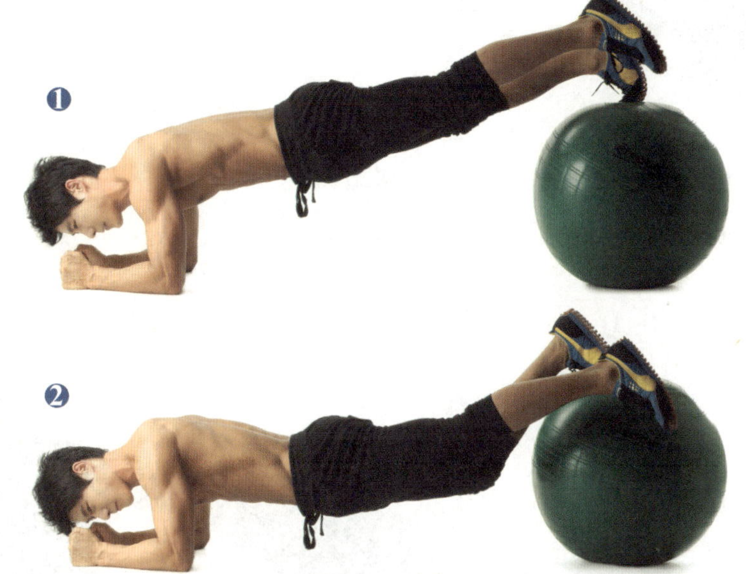

展臂俯卧单脚屈膝运动

难度系数：★★★★★

❶ 身体俯卧，双臂伸直弯曲撑地，单脚尖撑住健身球中央。

❷ 保持身体平衡，双膝做屈膝展膝动作。

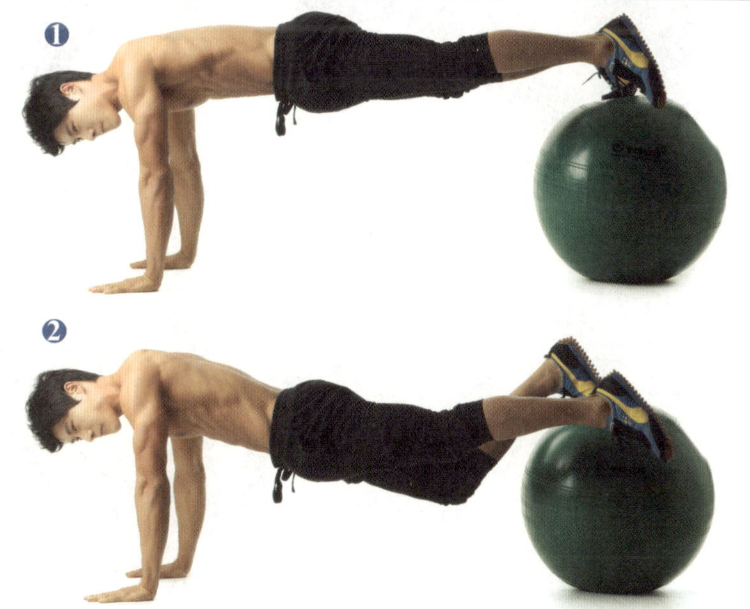

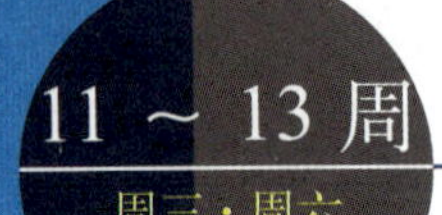

仰卧抬脚屈膝拖球运动

难度系数：★★★★★

10 ~ 15 次 ×3 套，每套动作完成后休息 30 ~ 60 秒，屈膝时呼气

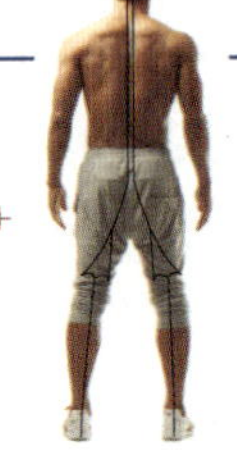
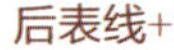

❶ 身体仰卧，双脚后跟置于健身球上。

❷ 臀部抬起，双膝弯曲，双脚后跟拖动健身球前移。

遵守以下规范！

★ 臀部先抬起，再用脚跟拖动健身球。

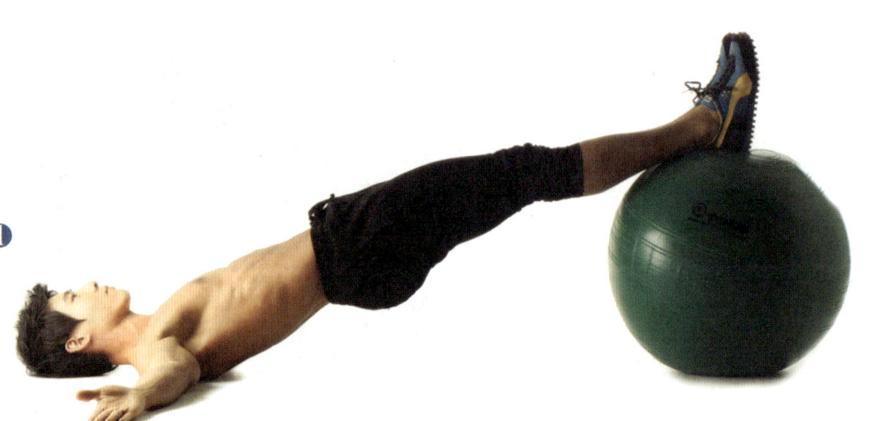

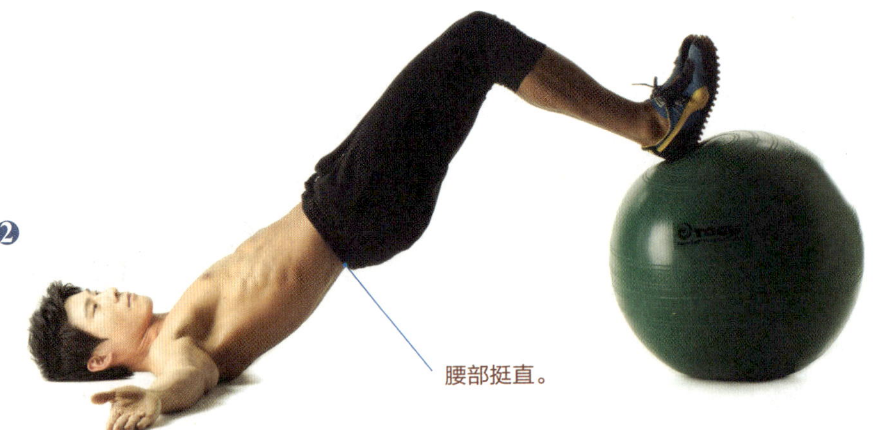

脚跟内外偏转拖球运动

难度系数：★★★☆☆

❶ 身体仰卧，双臂向两侧伸展，双脚后跟置于健身球上，并向外侧偏转。臀部抬起，双膝弯曲，双脚后跟拖动健身球前移。

❷ 双脚后跟向内侧偏转，反复以上同样动作。

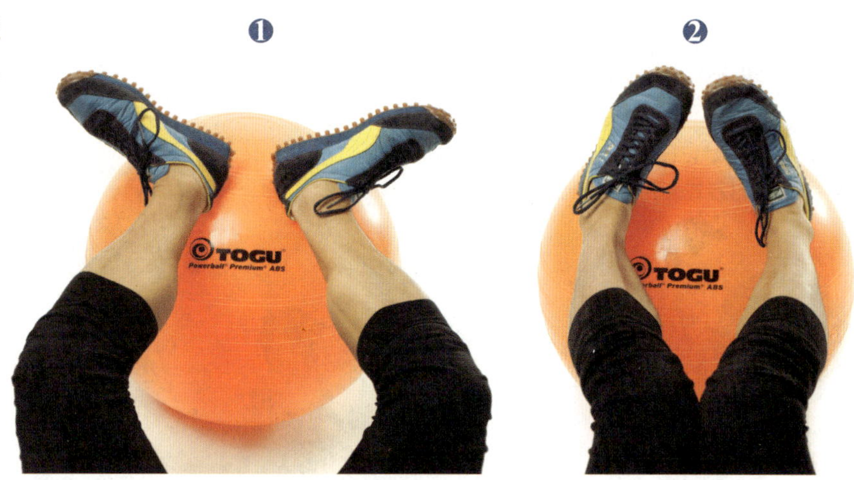

单腿拖球运动

难度系数：★★★★☆

❶ 身体仰卧，双臂向两侧伸展，单脚后跟置于健身球上。

❷ 臀部抬起，脚后跟拖动健身球前移。

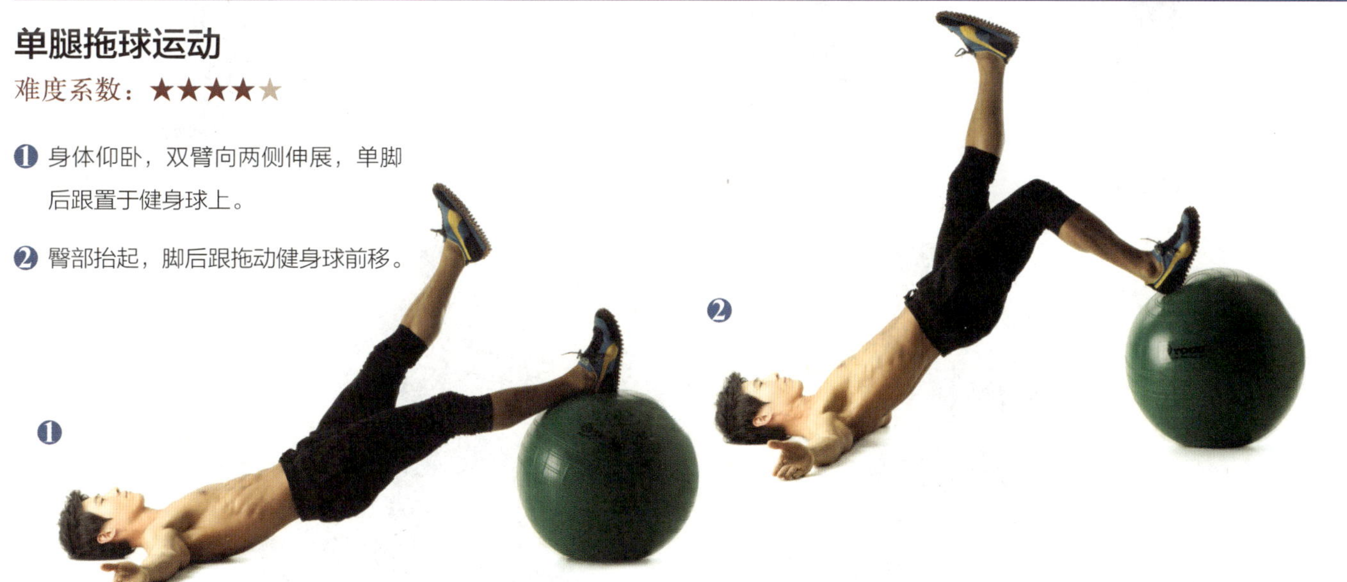

11 ~ 13 周
周三·周六

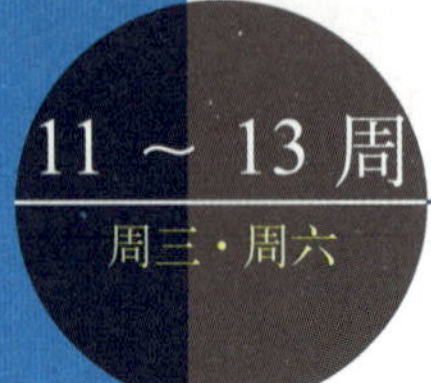

直角屈膝转身运动

难度系数：★★★★★

10 ~ 15 次 ×3 套，每套动作完成后休息 30 ~ 60 秒，自然呼吸

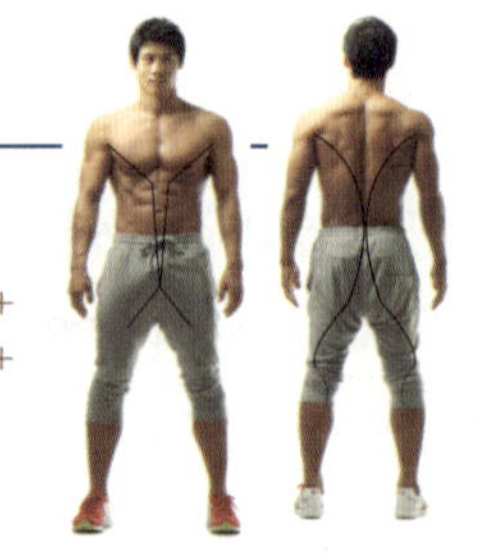

前机能线 +
后机能线 +

❶ 双腿并拢站立，双手抱健身球至胸前。

❷❸ 一条腿向前大幅度跨步，双膝呈 90 度弯曲，身体向对侧偏转。

❹❺ 用同样的方式向身体另一侧转身。

遵守以下规范！

★ 双膝同时弯曲，以保持身体平衡。

❶

❷

整个运动过程中，腹部肌肉用力，保持腹部平坦。

❸

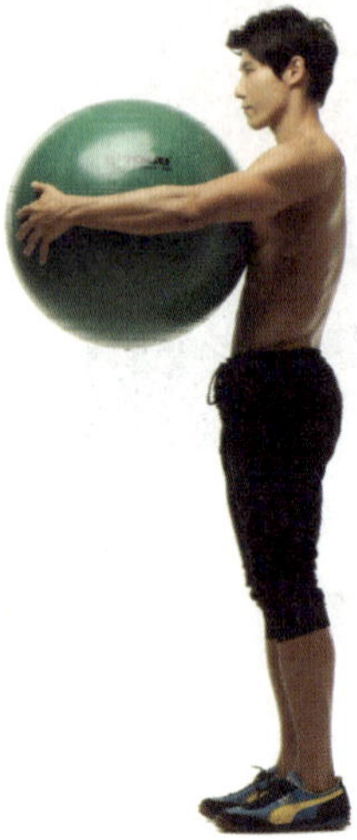

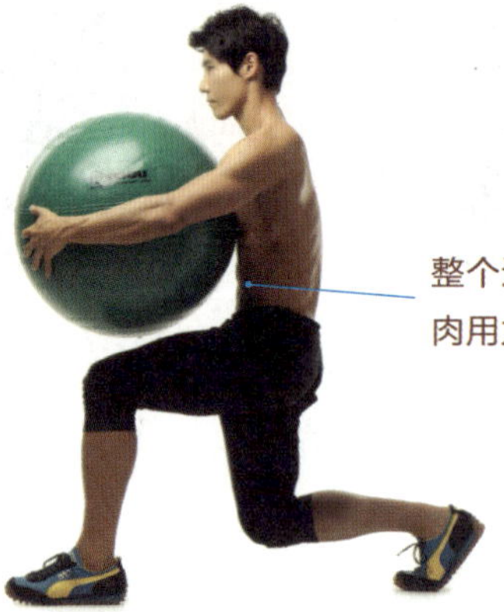

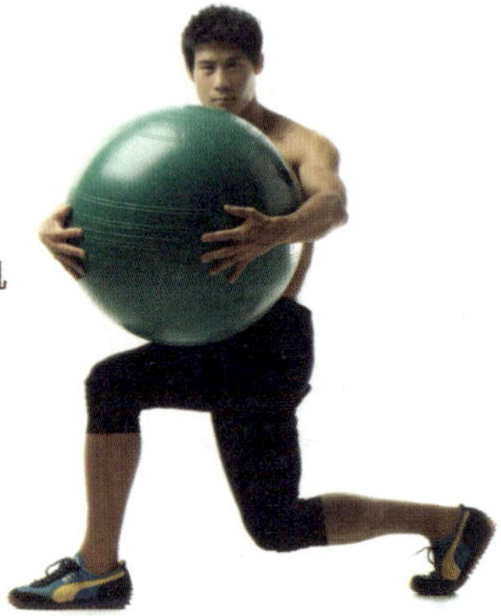

❹

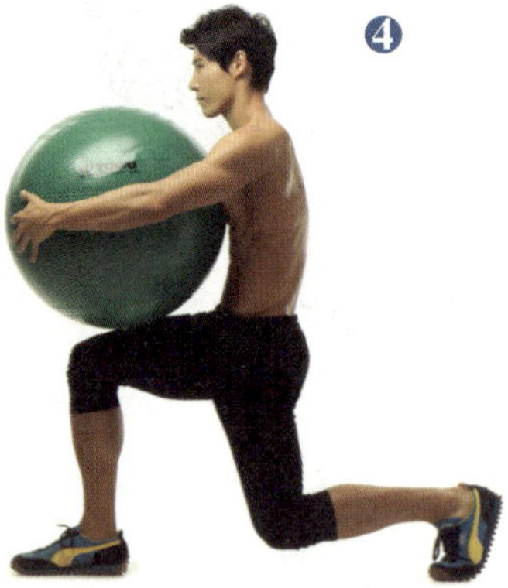

❺

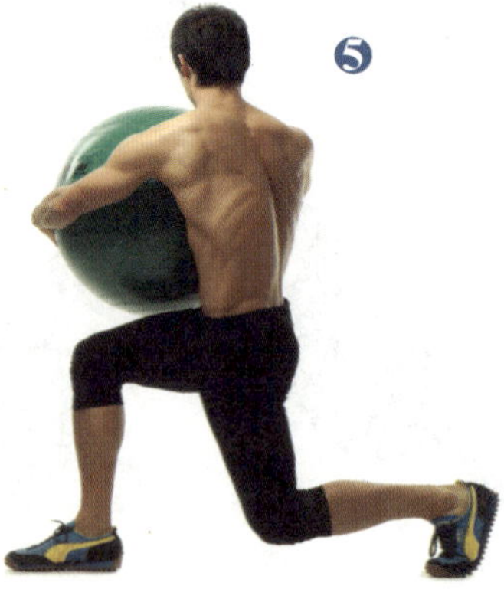

抱球下蹲转身运动

难度系数：★★★☆☆

❶ 双腿并拢站立，双臂举健身球过头顶。

❷ 一条腿向前大幅度跨步，双手抱健身球至胸前，双膝呈 90 度弯曲，身体向对侧偏转。

❸ 用同样的方式向身体另一侧转身。

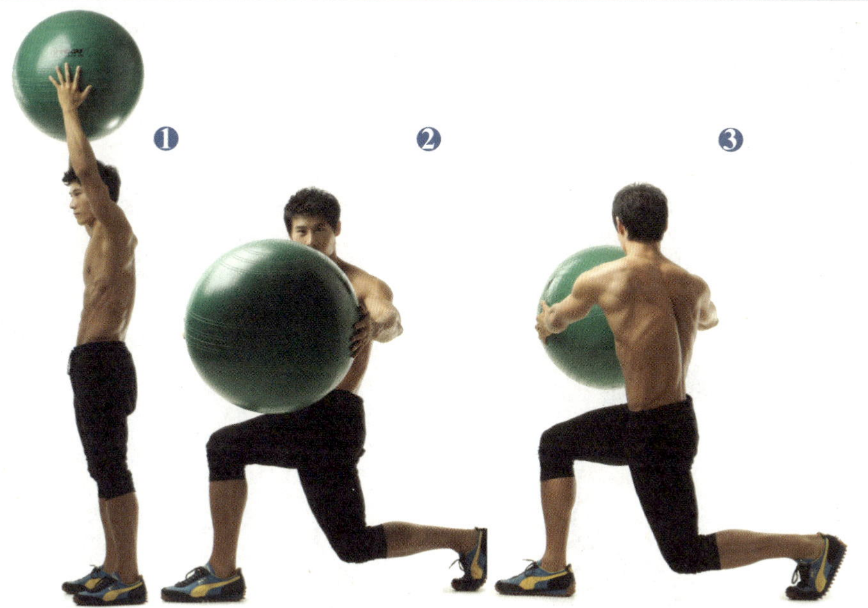

举球下蹲转身运动

难度系数：★★★½☆

❶ 双腿并拢站立，双臂举健身球过头顶。

❷ 一条腿向前大幅度跨步，双膝呈 90 度弯曲，身体向相对侧偏转。

❸ 用同样的方式向身体另一侧转身。

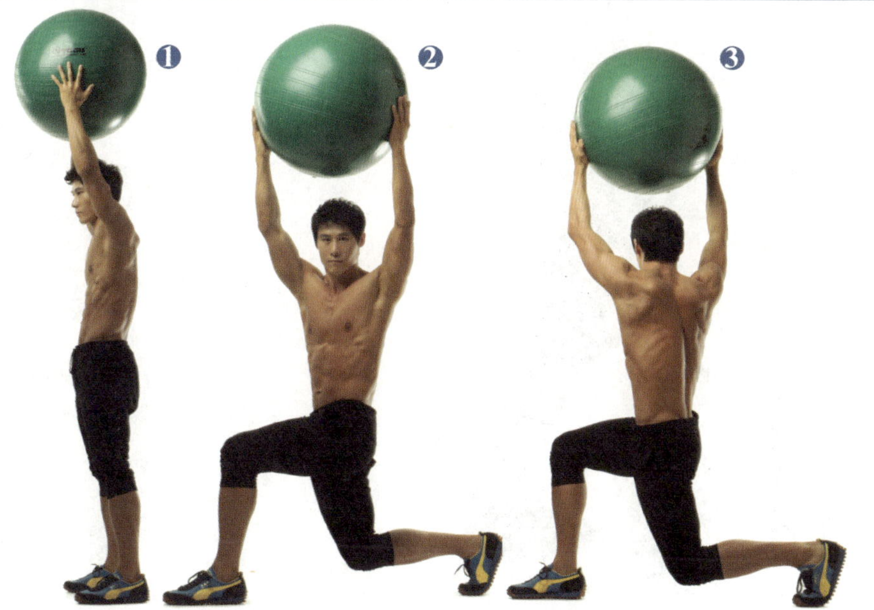

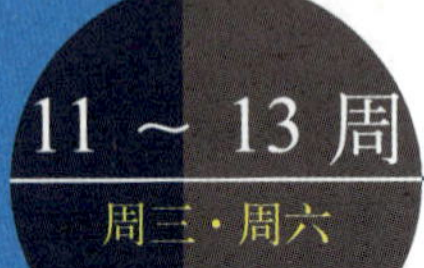

脚尖踩书竖腕运动

难度系数：★★☆☆☆

左右各 10 ～ 15 次 ×3 套，每套动作完成后休息 30 ～ 60 秒，踮脚时呼气

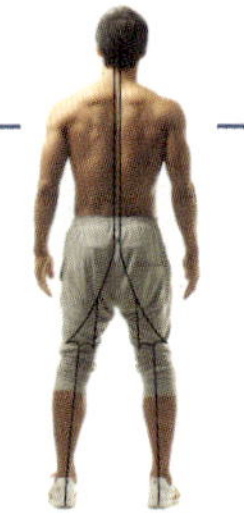

后表线 +

❶ 一只脚尖踩若干书本，另一只脚贴在其脚跟处。一只手扶住身体侧面木椅保持身体平衡，另一只手提哑铃。

❷ 踩书脚的脚踝竖起。

遵守以下规范！

★ 保持一定的速度，大幅度运动。

❶

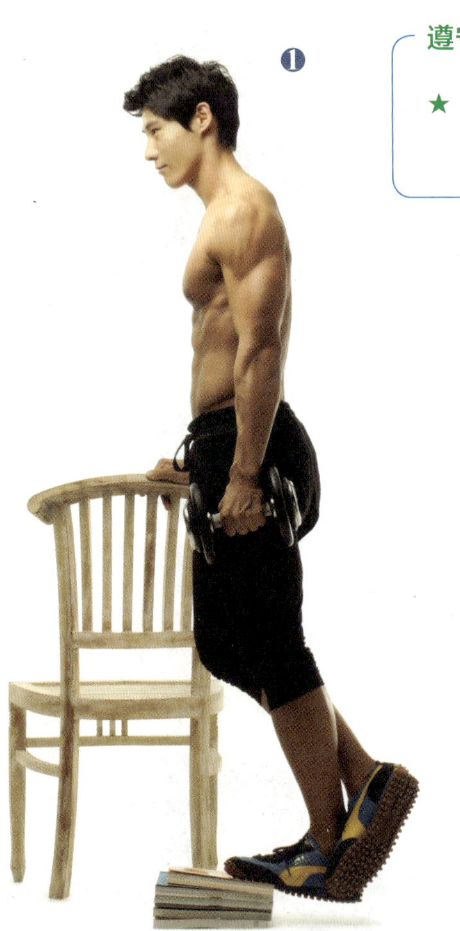

❷

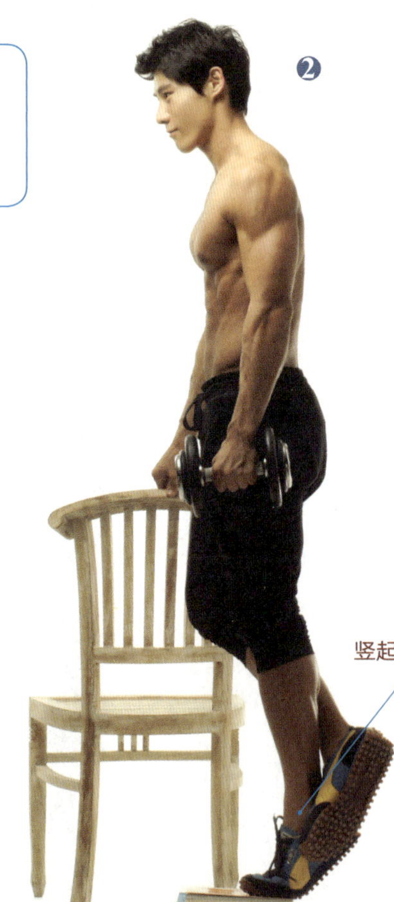

竖起脚踝，其他部位固定。

脚尖踩书背置哑铃运动

难度系数：★★☆☆☆

❶ 一只手提哑铃放在背后，同侧脚尖踩若干书本，另一侧手撑住椅面保持身体平衡。

❷ 竖起脚踝，上下反复运动。

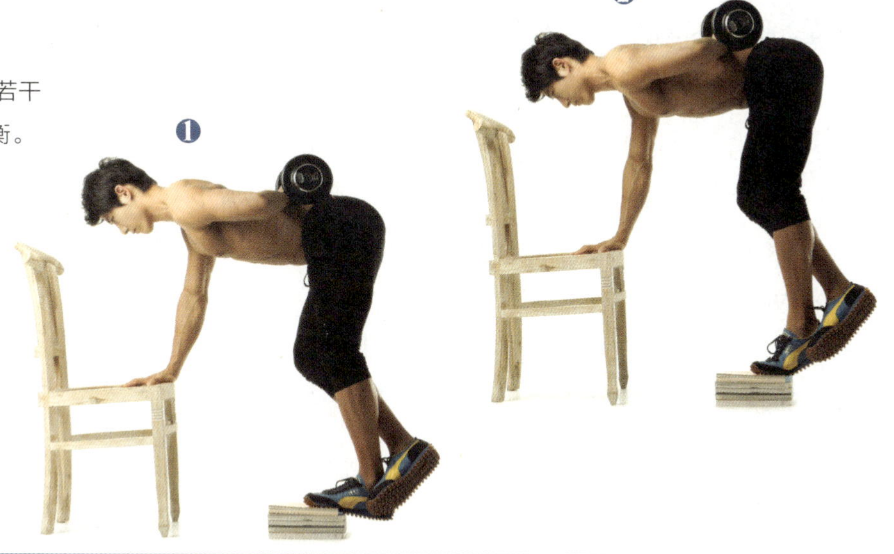

屈膝竖腕运动

难度系数：★★☆☆☆

❶ 一条腿微微屈膝，脚尖踩若干书本，另一只脚贴在其脚跟处。一只手撑住椅面保持身体平衡，上体前倾，另一只手提哑铃放在背部。

❷ 竖起脚踝，膝盖弯曲。

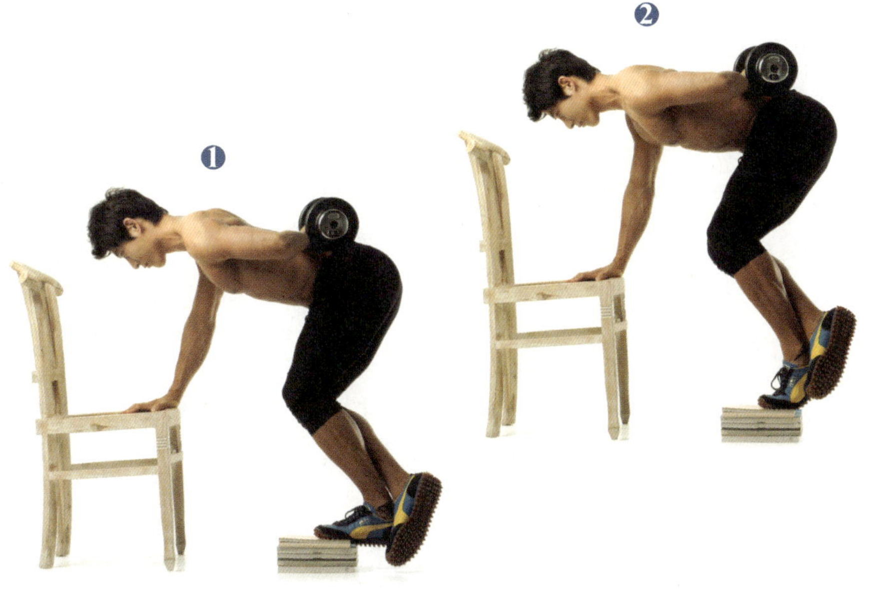

主体运动第二阶段：循环有氧运动

具有燃脂效果的循环有氧运动，可以强化心肺功能，按照心搏数标准调节运动强度。这是一种心跳越快，呼吸越短促，运动强度越高的运动。以减肥为目标的人群应逐步增加运动时间与强度。慢跑、骑行、跳绳也可以作为替代运动。

以下展示的运动用水瓶代替哑铃，各套动作每分钟反复一次。根据不同的身体成分水准进行不同时长的多动作搭配运动。

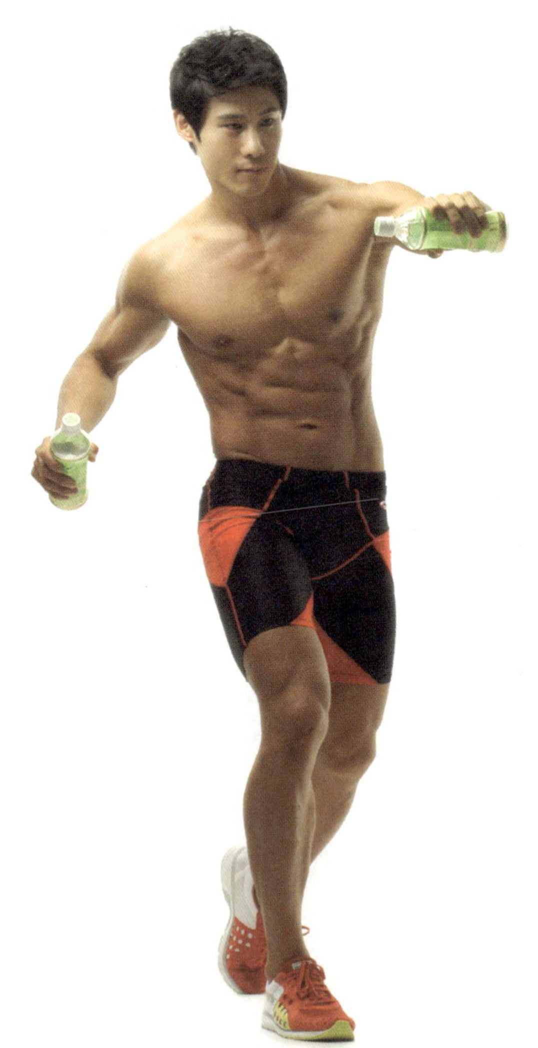

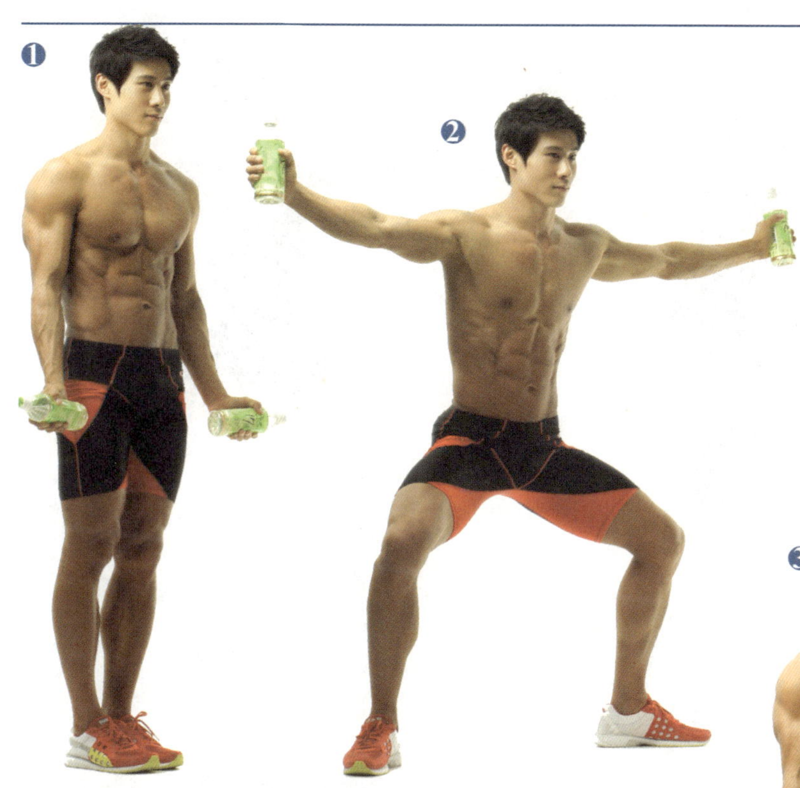

叉腿跳跃运动 A

❶ 双手各执水瓶置于大腿两侧。

❷ 双腿跳跃，叉开 2 倍肩宽，保持双膝弯曲，双臂向两侧伸展。

❸ 起身跳跃，恢复到❶姿势。

❹ 与❷相同方式双腿跳跃叉开，双膝弯曲，双臂向上伸展。

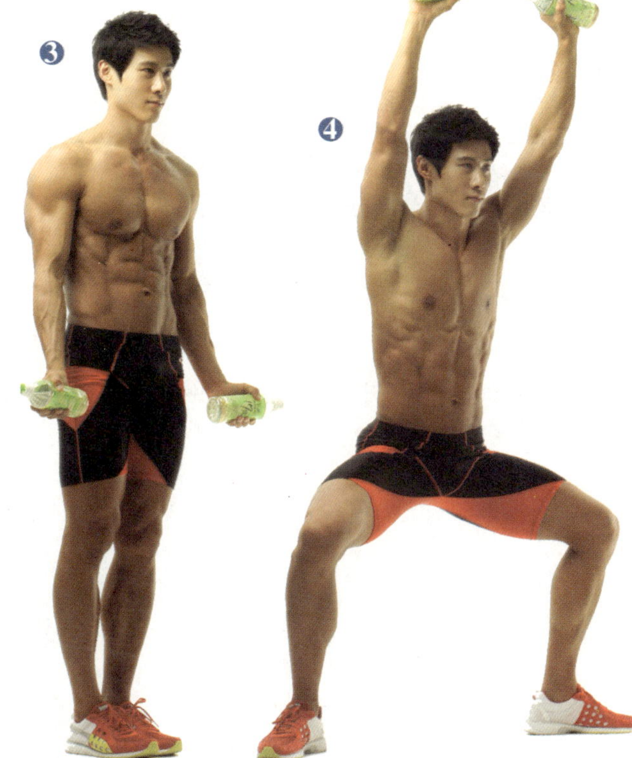

叉腿跳跃运动 B

❶ 双手各执水瓶，双臂向前伸展。

❷ 双腿跳跃，叉开 2 倍肩宽，双膝弯曲，双臂向两侧伸展。

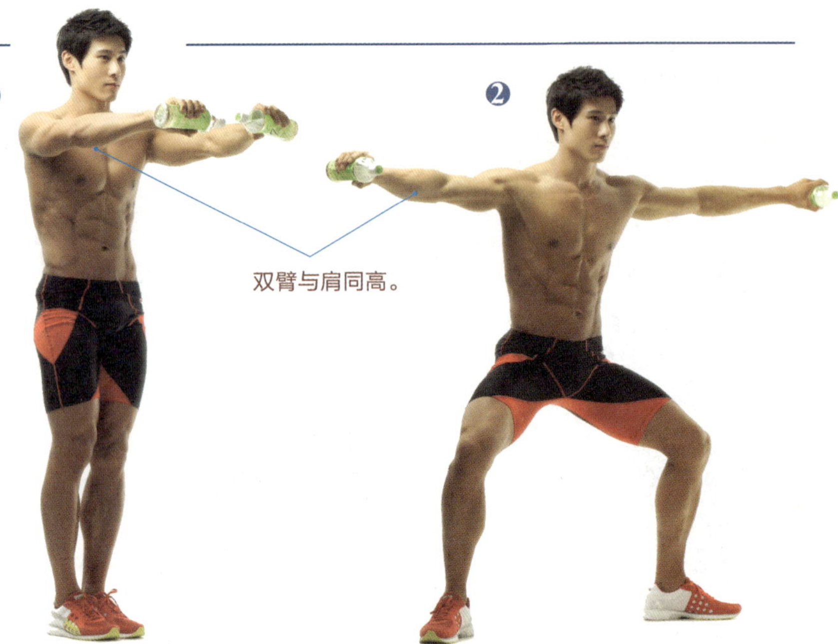

双腿并拢跳跃运动

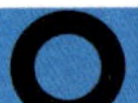

❶ 双腿以 2 倍肩宽叉开站立，双膝弯曲，双臂向前伸展。

❷ 起身跳跃，双腿并拢，双臂向两侧伸展。

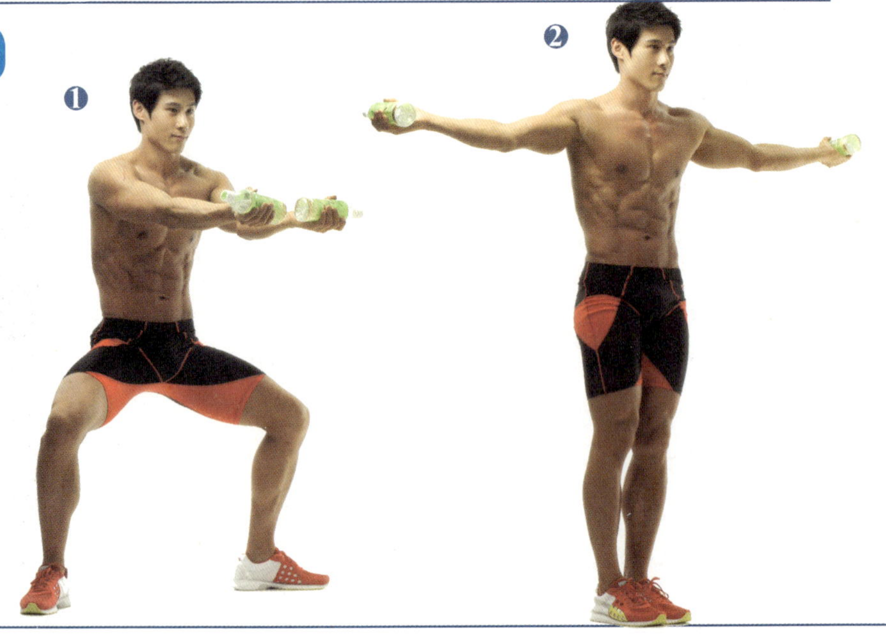

前后叉腿跳跃运动

❶ 一只手臂向前伸展，同侧腿向后跨步。

❷ 跳跃，双腿交换位置。

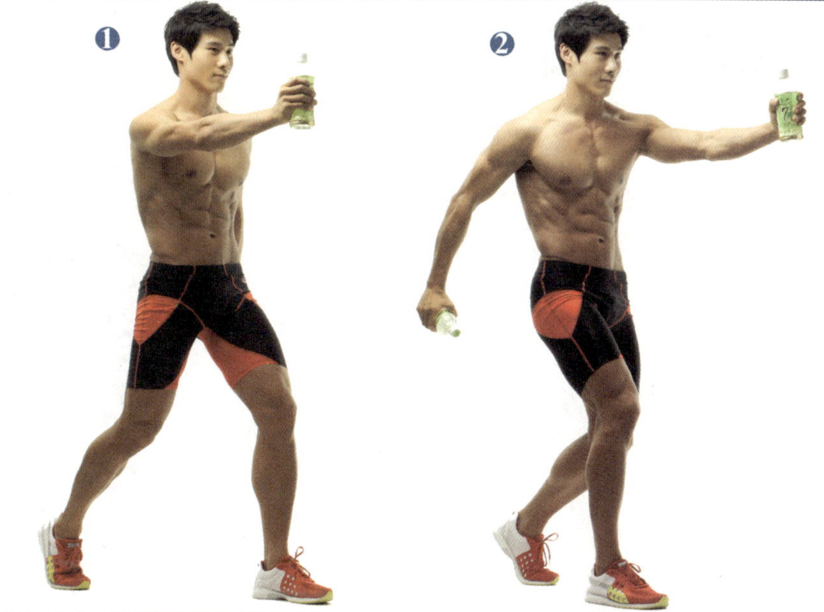

握瓶跳绳运动

❶ 双腿并拢，双膝微屈，双臂向两侧伸展，与肩同高，双肘微曲。

❷ 起身跳跃，双手在空中以跳绳姿势甩瓶。动作熟练后，一次跳跃甩 2 ~ 3 次水瓶。

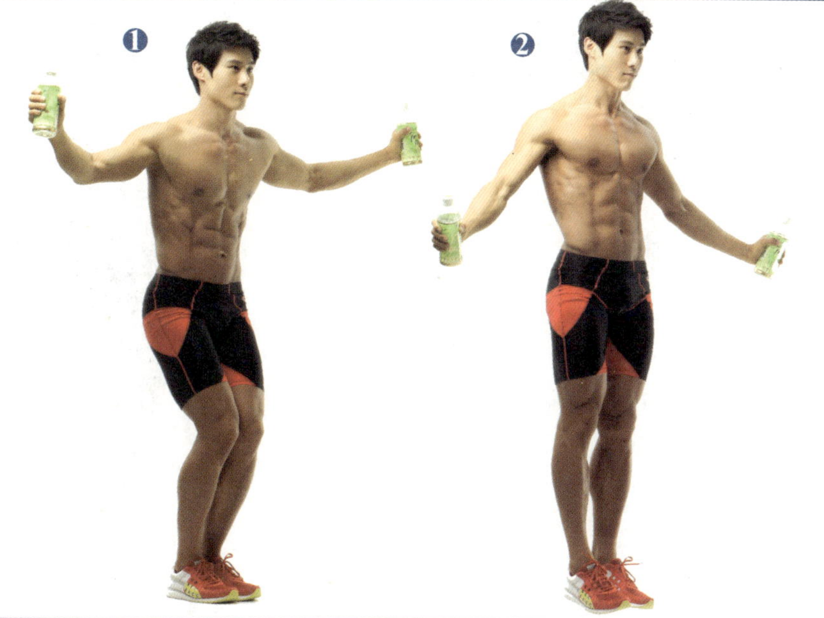

原地踏步握瓶跳绳运动

❶ 单腿站立，双臂以 45 度举起。

❷ 原地踏步，上下挥瓶。

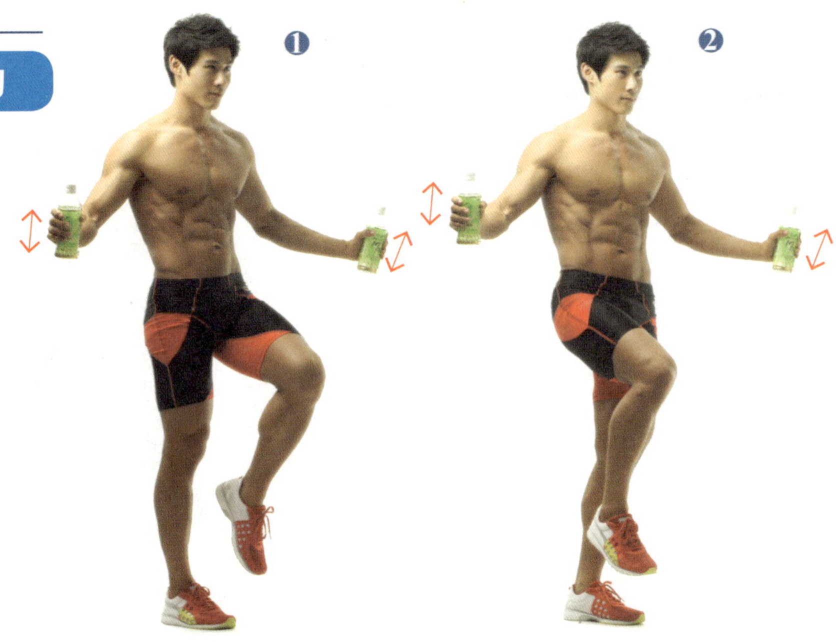

转身跳绳运动

❶ 双腿并拢站立，手掌朝上双手握瓶，上肢与下肢反向最大幅度偏转。

❷ 跳跃，上肢与下肢反向交换偏转。

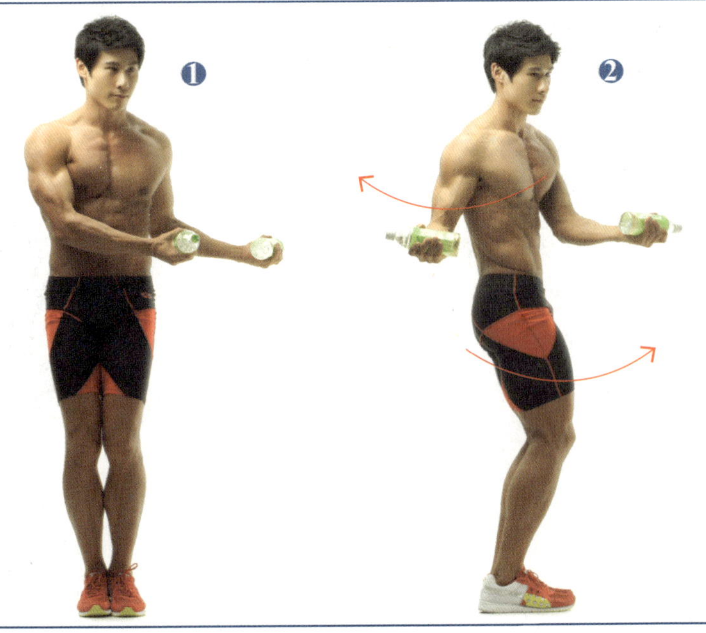

前后叉腿转身运动

❶ 双腿前后叉开站立，上肢与下肢反向偏转。

❷ 跳跃，双脚变换位置，上肢与下肢反向交换偏转。

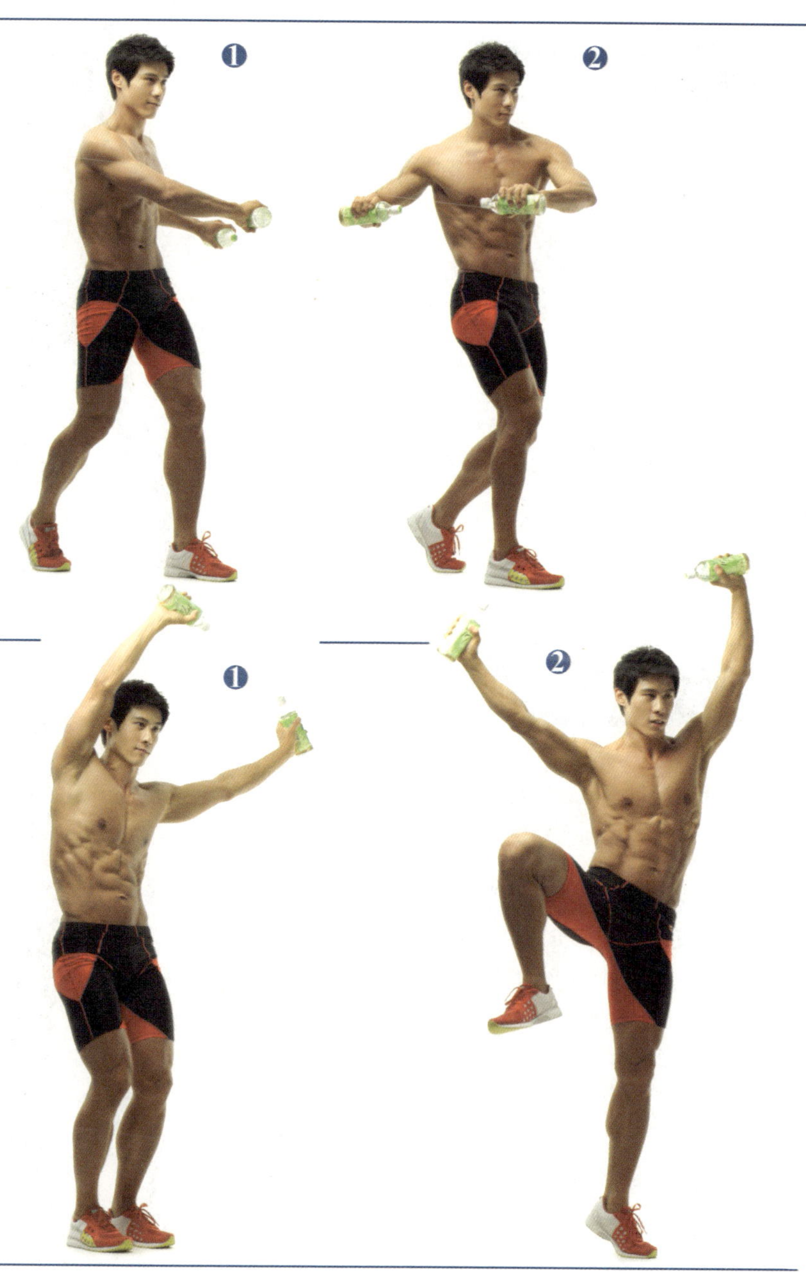

举臂身侧提膝运动

❶ 双腿并拢，挺直站立，双臂举过头顶，向身体一侧倾斜。

❷ 同侧腿蹬地起跳，另外一侧膝部提至肋部，双臂以半圆轨迹挥瓶，肋部绷紧。

举臂抬腿运动

❶ 单腿撑地，另一侧腿踮起脚尖向后伸直，双臂举过头顶。

❷ 支撑腿跳跃，另一侧腿踢至骨盆高度后返回原来位置。与此同时，双臂向地面方向挥动后返回原来位置。

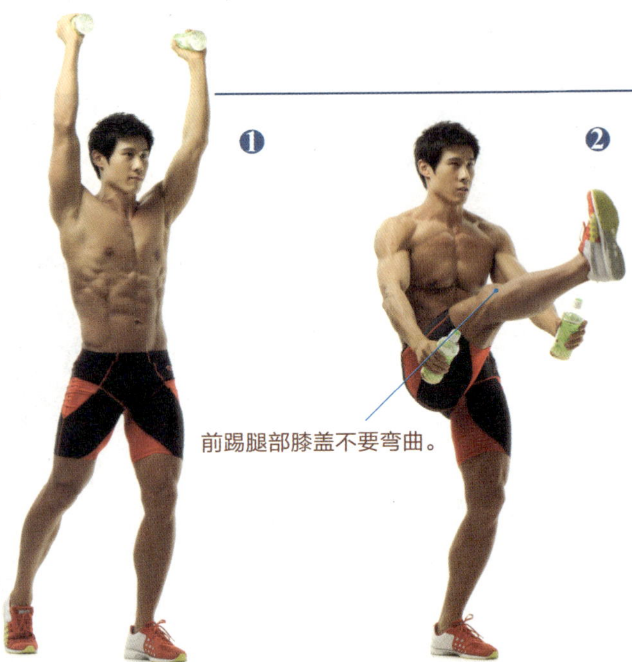

屈臂提膝运动

❶ 单腿撑地，另一侧腿踮起脚尖向后伸直，双臂举过头顶。

❷ 撑地腿跳跃，另一侧腿部向上屈膝。与此同时，双臂手肘弯曲，下落至大腿位置后返回原来位置。

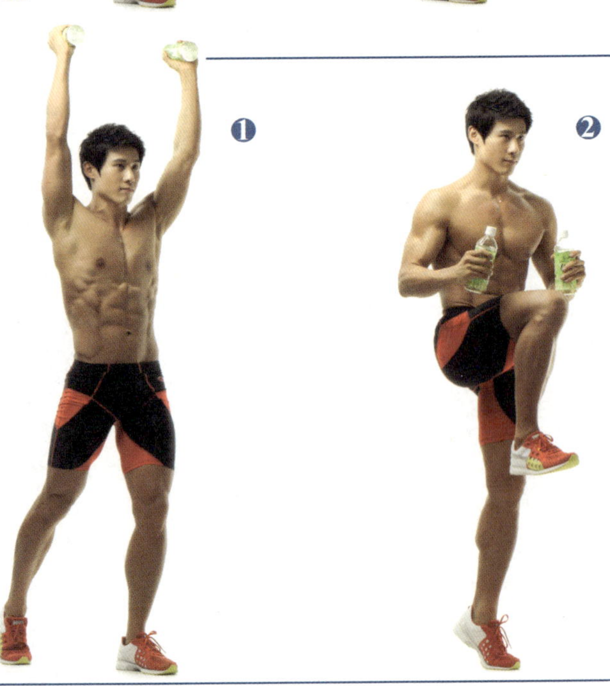

举臂前后挥瓶跳跃运动

❶ 双腿并拢站立，双膝微曲，双臂举过头顶。

❷ 双腿跳跃，双臂前后挥瓶。

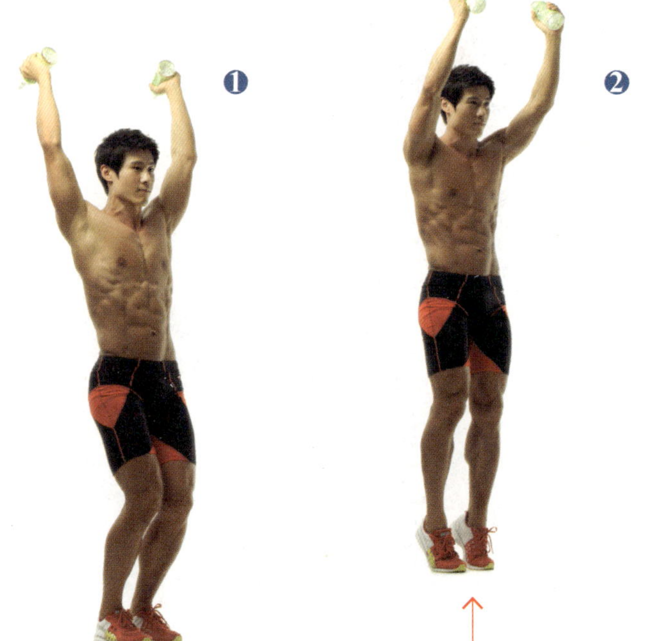

举瓶原地踏步运动

❶ ❷ 膝盖提至骨盆高度后做原地踏步运动。

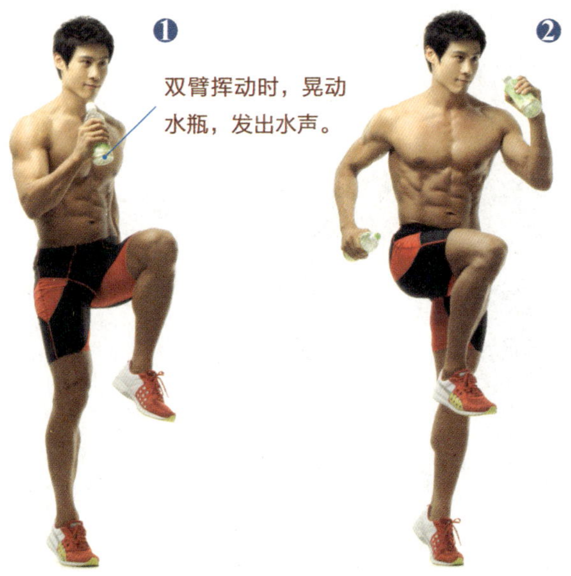

踏椅运动

❶ 一只脚踏上木椅，身体呈踏步姿势。

❷ 单腿踏上木椅，另侧腿屈膝至骨盆高度，脚底悬空。与此同时，对侧手臂抬起。

❶

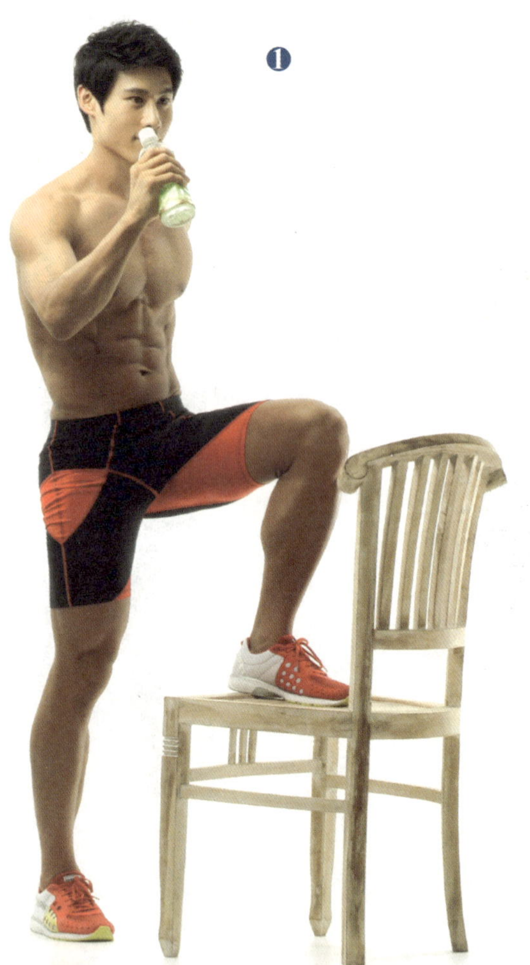

❷

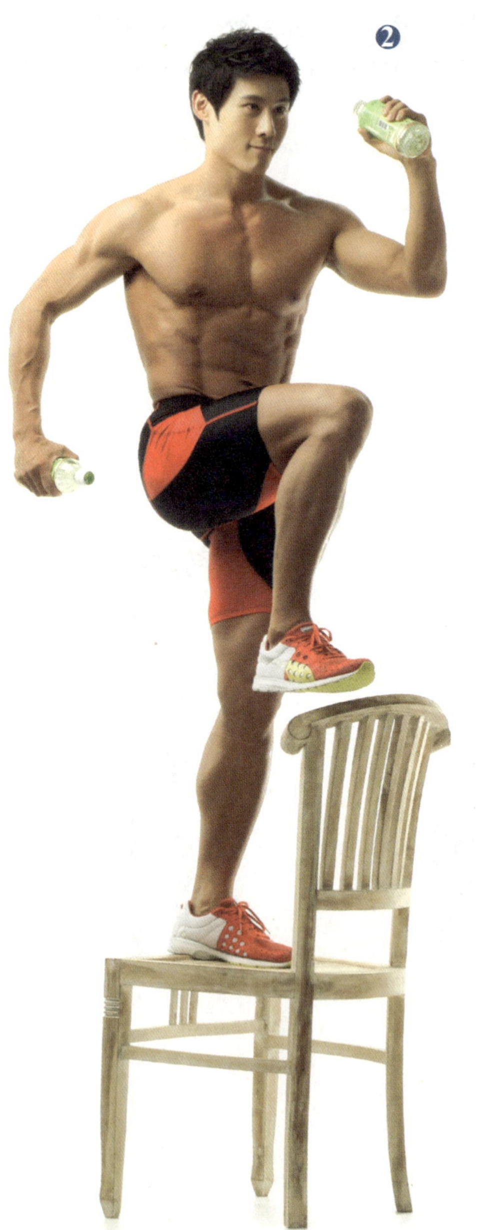

前后叉腿跳跃运动

❶ 双腿叉开站立，双膝呈 90 度弯曲。上肢挺直，双臂向下伸直，手掌朝前。

❷ ❸ 跳跃，双腿交换位置，双臂向上举起，落地恢复到起始姿势。反复动作。

❶

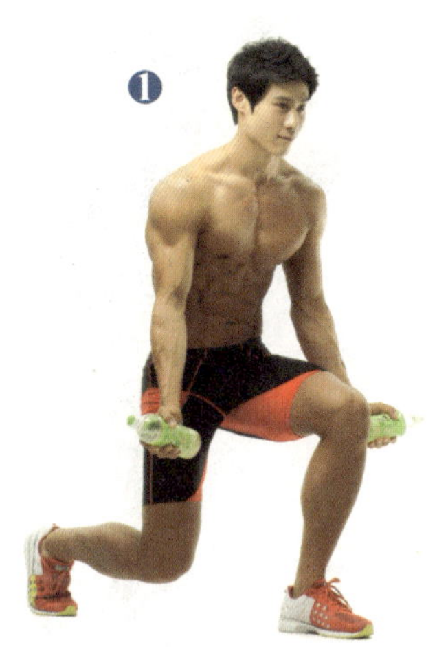

❷

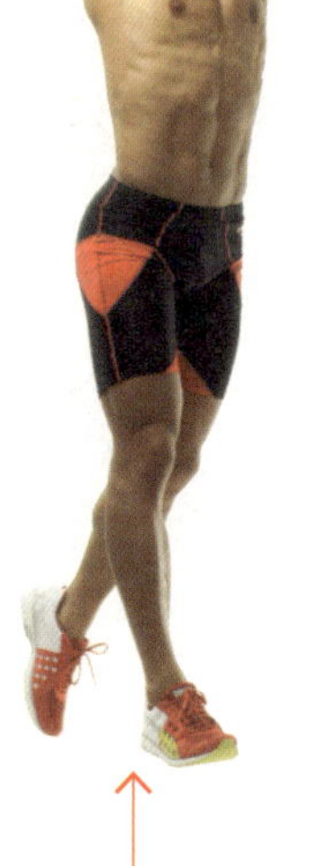

❸

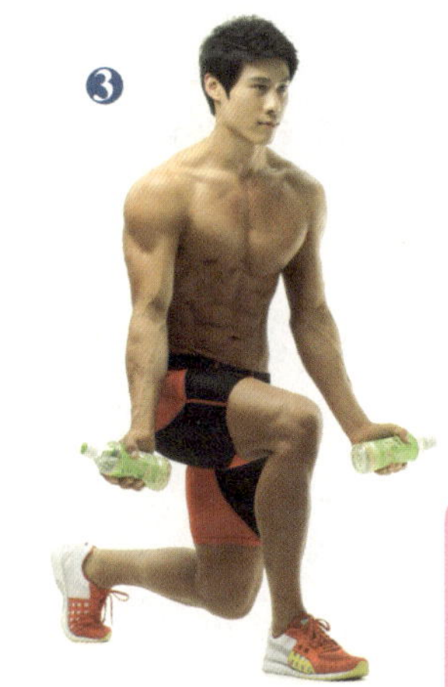

冲浪姿势 180 度跳跃转身运动

❶ 双膝弯曲，肋部稍下弯，一只手臂向同侧大腿下方伸直，另一只手臂向后伸直。

❷ 跳跃，180 度转身，双膝弯曲落地，恢复到❶起始姿势，双臂前后交换位置。

❶

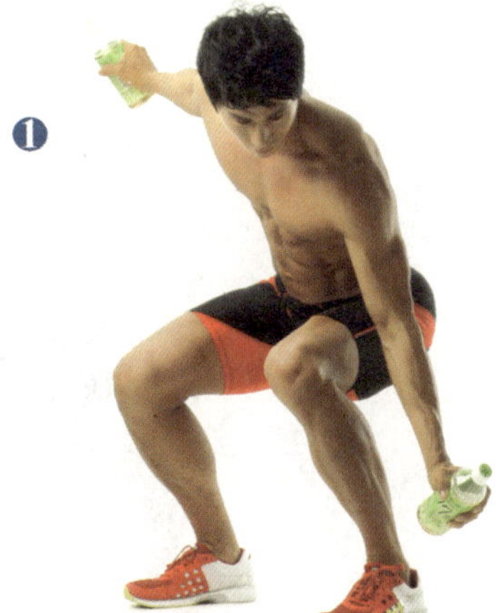

❷

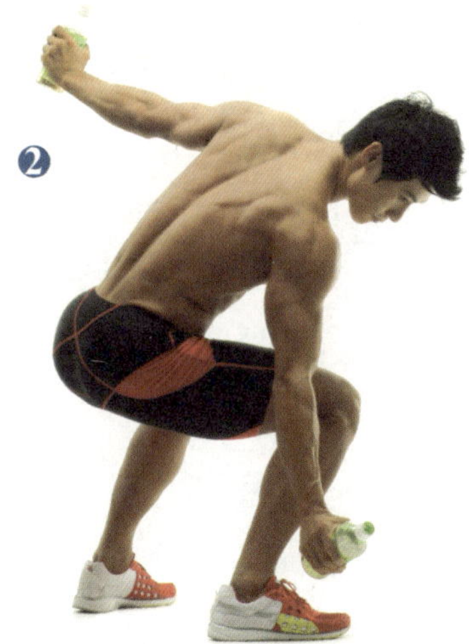

举瓶击拳运动

❶ 右腿在前，左腿在后站立。左手掌朝下，向上举起，右手掌朝上，做击拳准备姿势。

❷ 右手以半圆轨迹向前击拳。

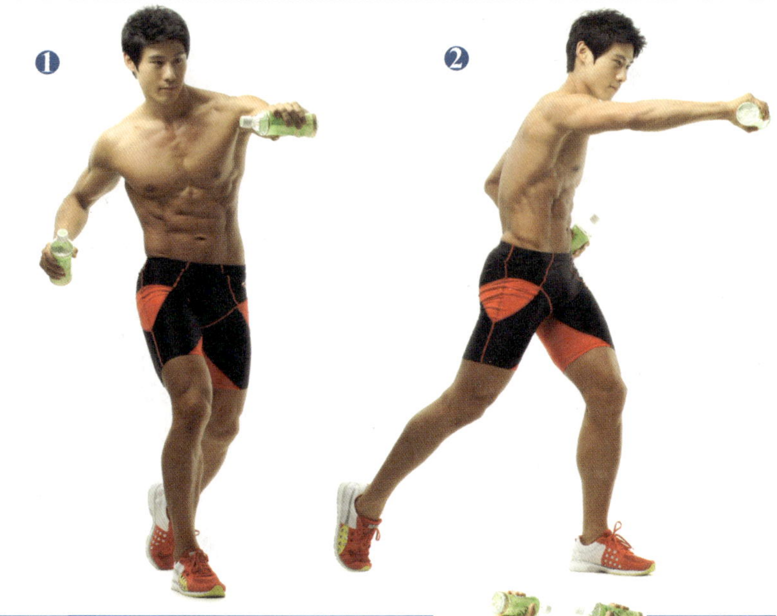

相扑姿势跳跃运动

❶ 双腿叉开站立，大于肩宽，双膝弯曲，身体下蹲，腰部挺直。双手掌朝前，双臂向下伸展。

❷ 跳跃，双腿并拢，双膝微曲，双手向身体外侧以半圆轨迹向上举起。

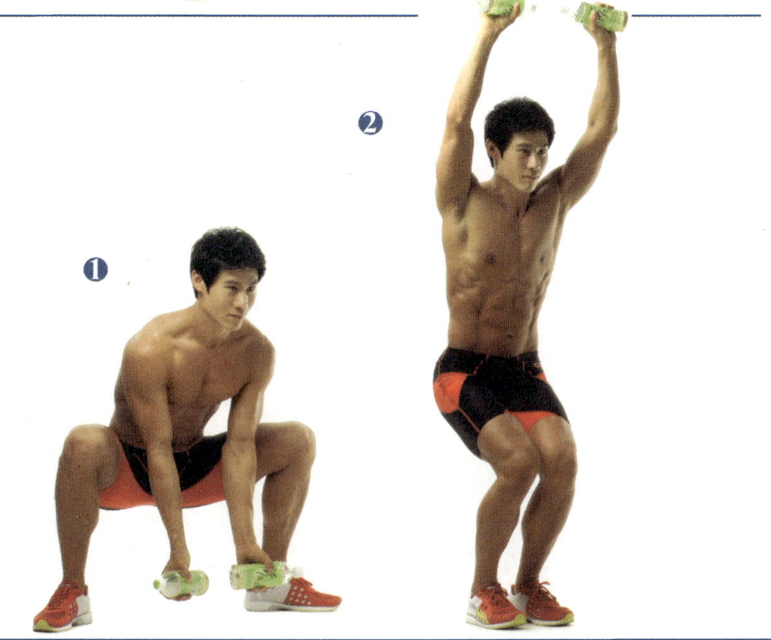

握瓶勾拳运动

❶ 右腿在前，左腿在后站立。左手掌向下，向前举起，右手朝上，做击拳准备姿势。

❷ 右手掌向下，以半圆轨迹向前击出勾拳。

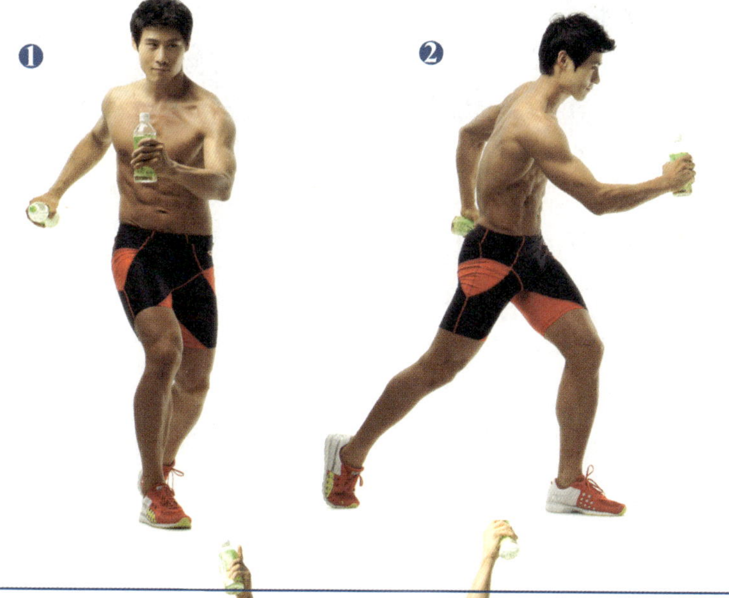

原地踏步向上击拳运动

❶ 单腿站立，另一侧腿部膝盖提至骨盆高度。与站立腿同侧手臂向上击拳，相对侧手臂弯曲举至肋部。

❷ 跳跃，双腿双臂交换位置。

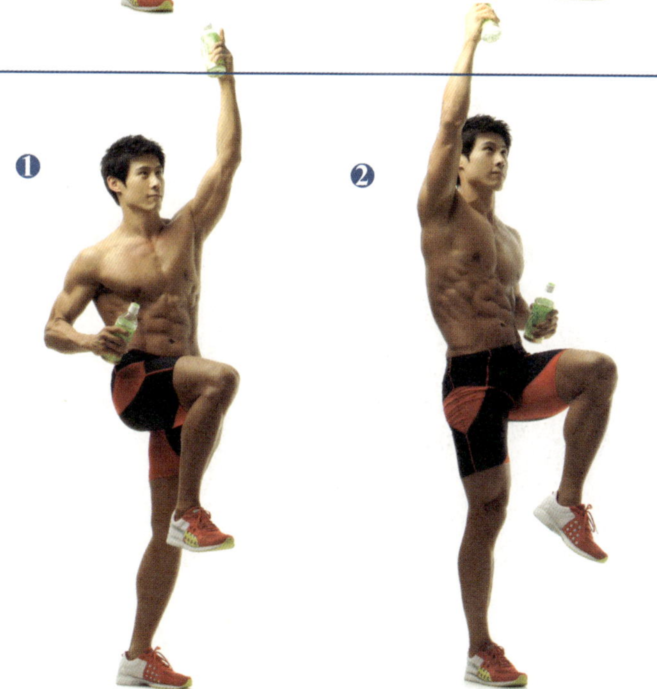

紧张运动过后，尝试一下舒爽的肌肉放松运动

Cool Down

真正的健身运动的整理运动与准备运动类似，由筋膜放松和静态柔韧性运动两个阶段组成，促进血液循环和缓解肌肉紧张。初级健身者或是身体柔韧性较差的人群，需要长时间的筋膜放松和柔韧性运动。

整理运动第一阶段的筋膜放松与准备运动中的筋膜放松相同，根据不同的体形，主要对不太健康的身体部位进行 2 ～ 25 分钟的筋膜放松。

整理运动第二阶段的静态柔韧性运动，由徒手伸展运动和利用毛巾、腰带等道具完成的伸展运动组成。根据身体柔韧程度不同，针对全身肌肉进行 5 ～ 20 分钟的均匀放松。特别加长身体柔韧性较差的部位运动时长。

真正的放松运动

	目录	级别	优异	良好	合格	尚可	欠佳	方法
整理运动	筋膜放松	根据不同体形的运动时间	2 分	4 分	8 分	15 分	25 分	主要对不太健康的身体部位进行放松
	静态柔韧性运动	根据不同级别身体柔韧程度的运动时间	5 分	8 分	12 分	16 分	20 分	均匀地进行运动，特别是对身体柔韧程度较差部位适当加时运动

运动后筋膜放松：自我按摩，促进血液循环

在健身运动过后，让我们放松一下包裹肌肉的筋膜。对于身体柔韧性较差的人群而言，运动过后充分地做筋膜放松可获得促进血液循环的按摩功效。

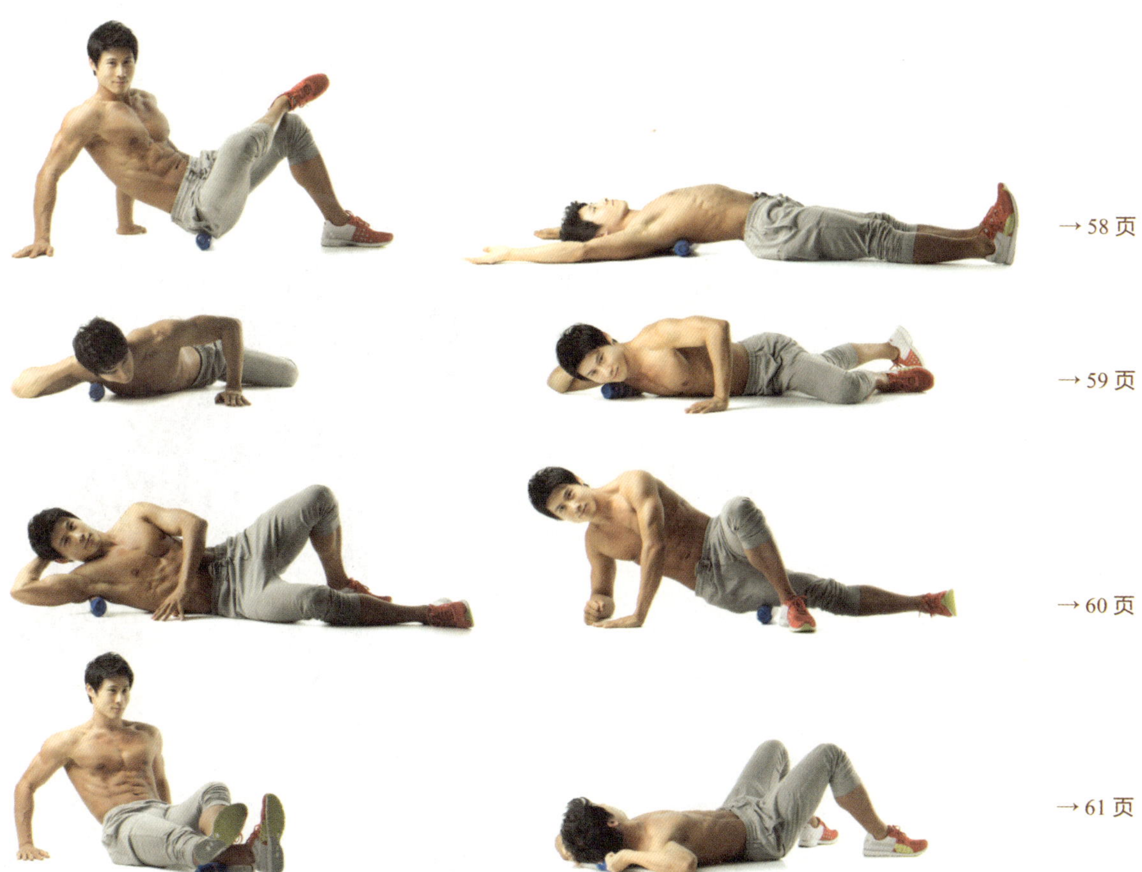

→ 58 页

→ 59 页

→ 60 页

→ 61 页

静态柔韧性运动：让身体更快恢复到舒适状态

运动过程让我们的身体处于紧张状态，长期保持这种状态对身体并无益处。运动开始时，我们利用动态柔韧性运动对肌肉进行放松；在运动结束后，我们也要利用静态柔韧性运动对肌肉进行必要的放松，以让我们的身体状态得到更快恢复。静态柔韧性运动由徒手伸展运动和利用毛巾、腰带等道具完成的伸展运动组成。谨记均衡法则！身体紧张就必须进行相同程度的放松。最少也要进行 8 秒以上的身体放松和深呼吸，以至身体能达到舒适状态。

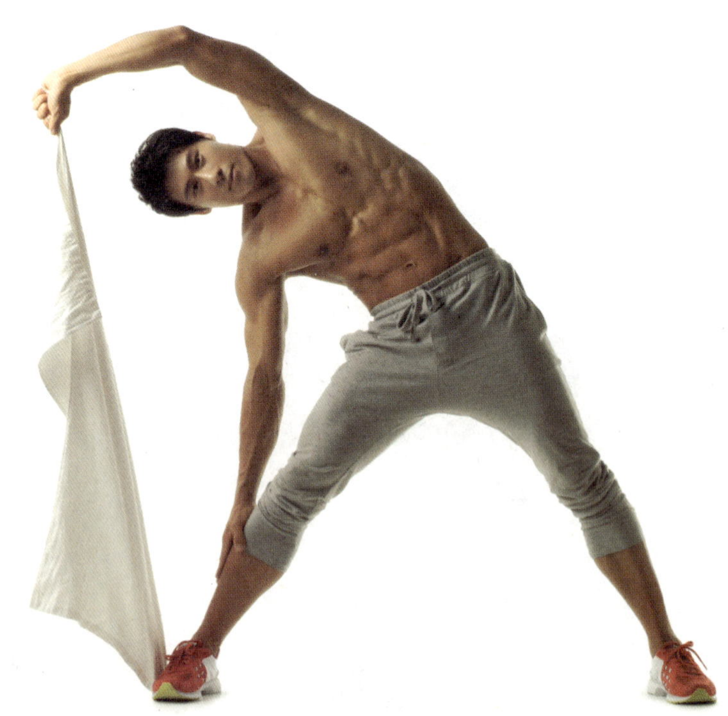

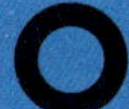

颈部伸展运动

身体挺直，一只手扶住后颈，另一只手扶住头顶。以扶头顶手掌同侧方向进行头部拉伸运动。

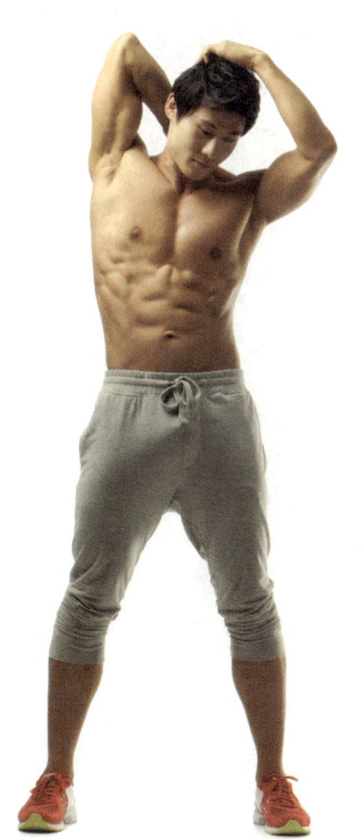

髋关节、大腿前侧拉伸运动

一条腿向前跨步，膝盖弯曲，另一条腿脚踝竖起，膝部撑地。双臂举过头顶，上肢最大程度向后倾斜，向地面方向压迫骨盆。

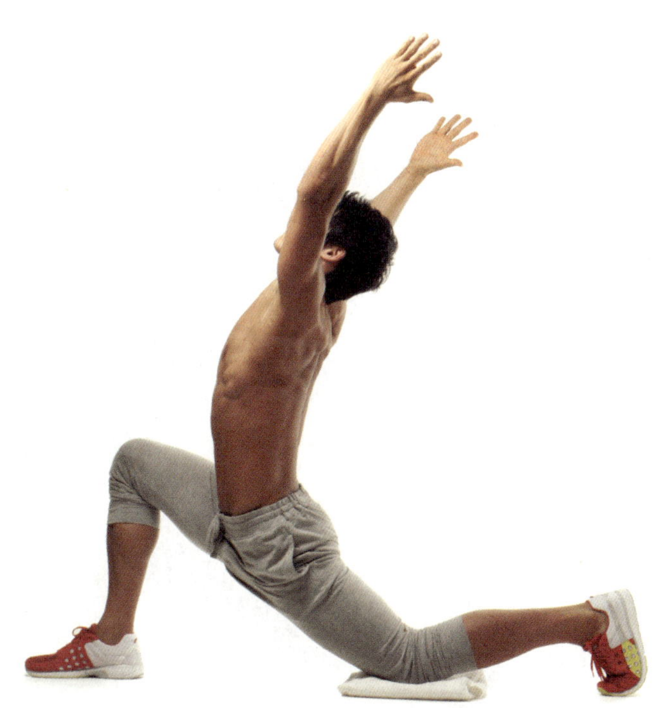

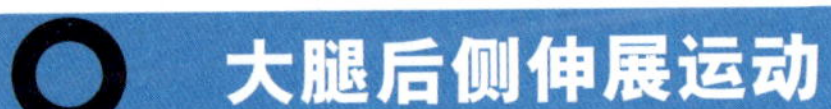

大腿后侧伸展运动

身体站直，一只脚置于木椅上，脚踝呈 90 度弯曲。固定腿部，上肢前倾。

抻拉大腿背面。

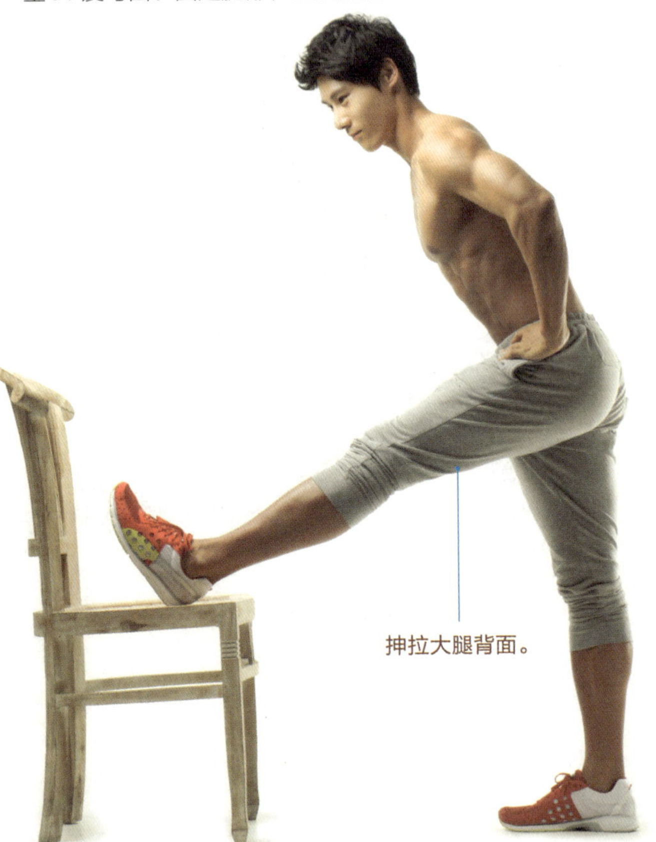

腿部内侧伸展运动

用手肘倚住门面站立，外侧膝盖弯曲，上肢略微下蹲。内侧腿向后伸展，脚踝扭转至脚背触地。

视线看向前方。
膝盖朝箭头方向弯曲。
腿部保持向外拉伸感。

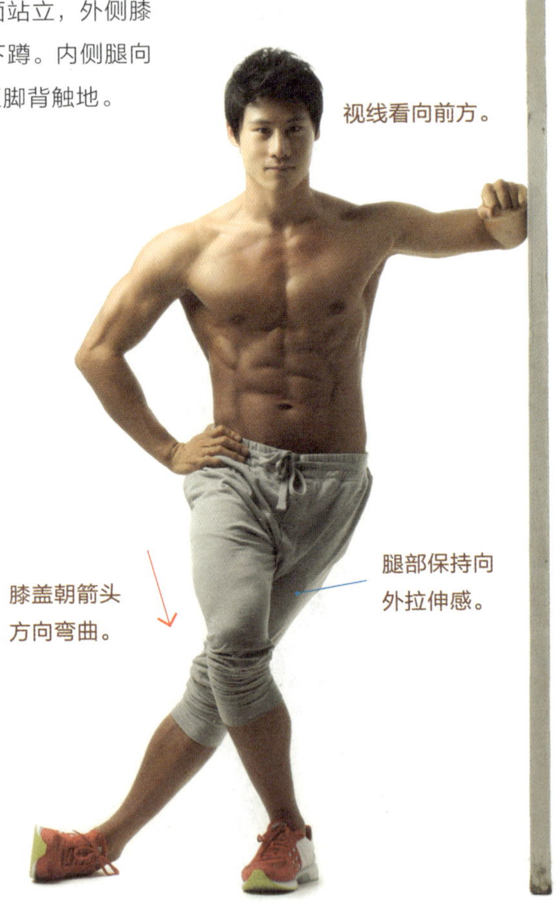

 小腿伸展运动

站于椅背后面，双手抓住椅背，一只脚尖蹬住椅腿，脚后跟触地。脚踝弯曲，小腿伸展。

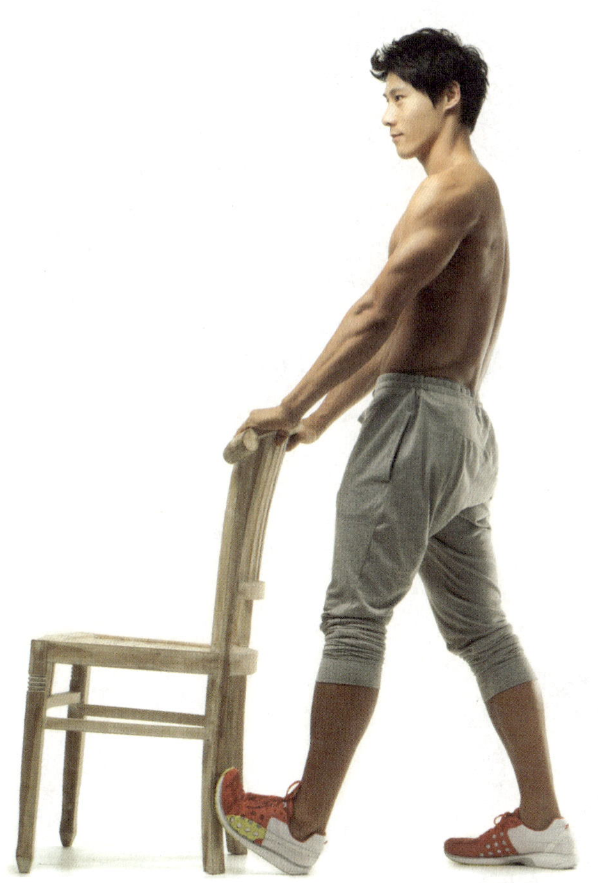

肩部、手臂内侧伸展运动

将木椅置于背后，双手从后方抓住椅背，双膝和骨盆呈 90 度弯曲，上肢下蹲。

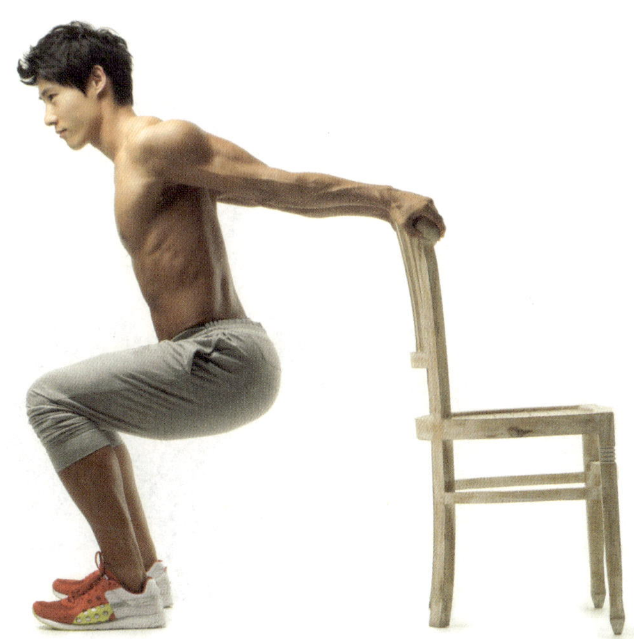

肩部、胸部伸展运动

双手抓住椅面边沿，双膝跪地，胸部和腋窝部位向地面下探。

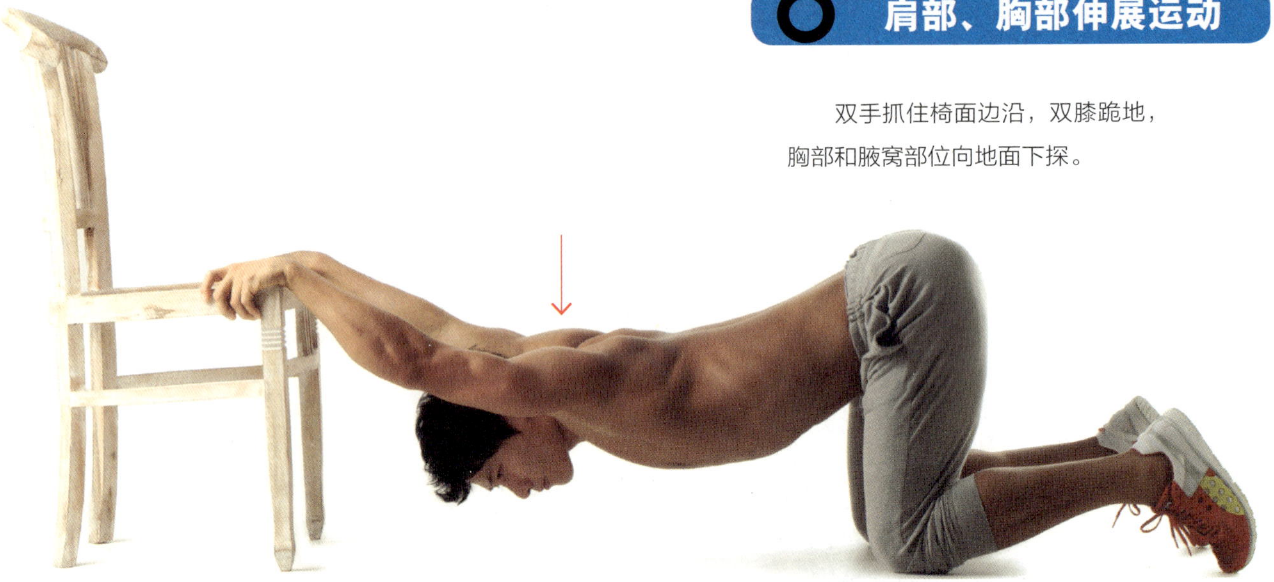

胸部伸展运动

双膝跪地，臀部抬起，上肢与地面水平。一只手撑地，另一只手抓住椅面边沿，上肢向地面下探。

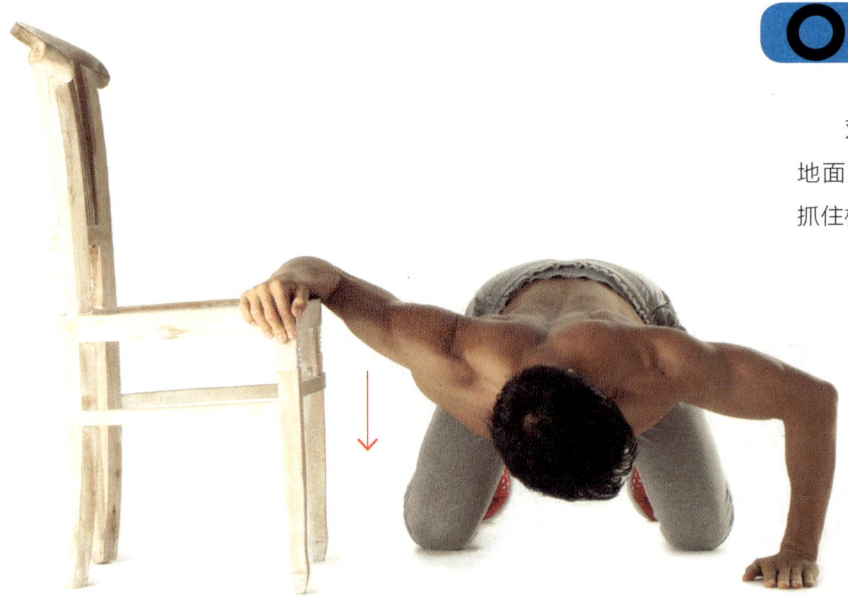

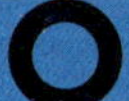

肩部伸展运动

身体侧卧，双膝呈 90 度弯曲。下侧手臂弯曲，手掌向前伸展，上方手掌按压下方手掌，接近地面。

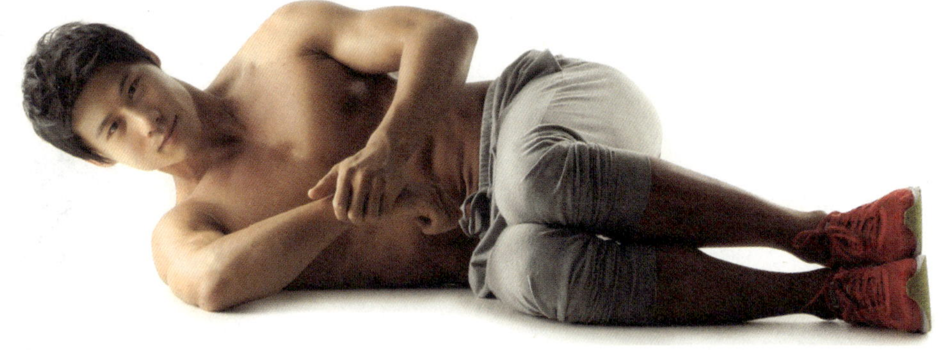

臀部伸展运动

身体仰卧，一条腿膝盖弯曲至胸前，另一只脚置于其大腿上，双手抱住大腿后侧，肘部弯曲，臀部伸展。

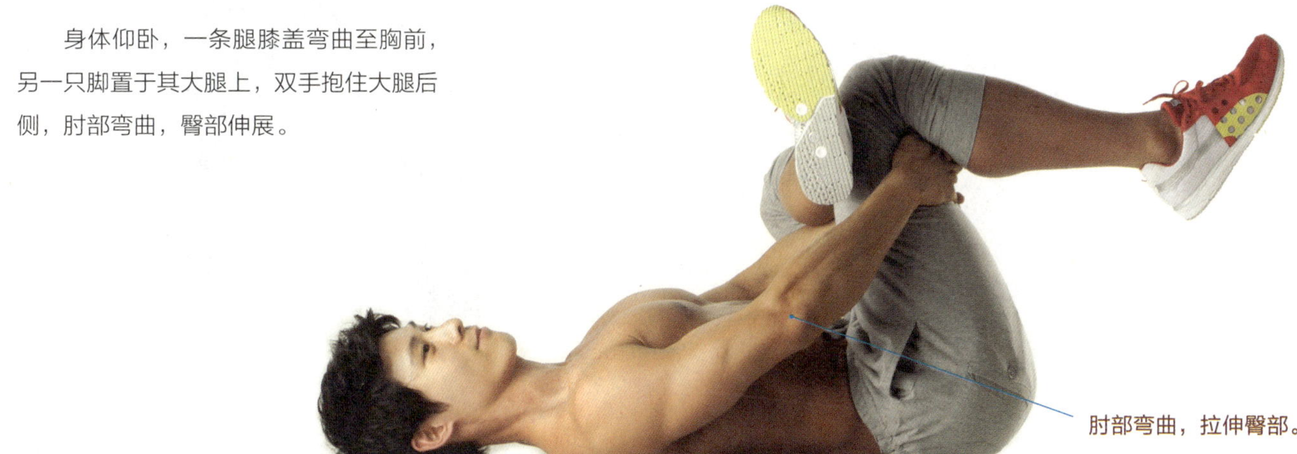

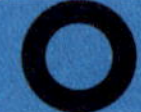

背后手臂拉伸运动

身体挺直站立，一只手举至脑后抓住毛巾上端，另一只手背于腰后抓住毛巾下端，双手拉伸毛巾。

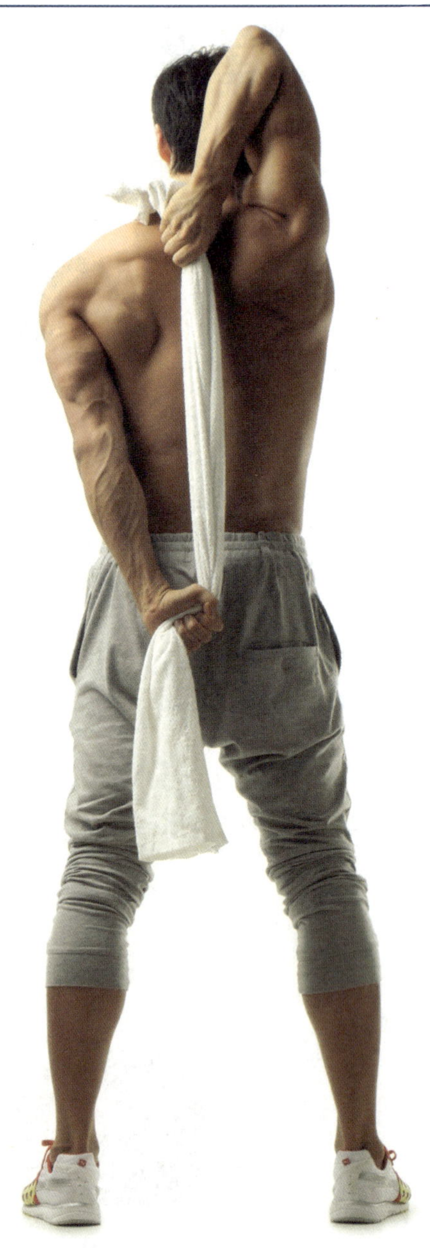

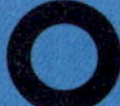

肩部伸展运动

双手从背后抓住毛巾两端，上肢最大幅度下探，双手最大幅度向上举起。毛巾紧绷。

肋部伸展运动

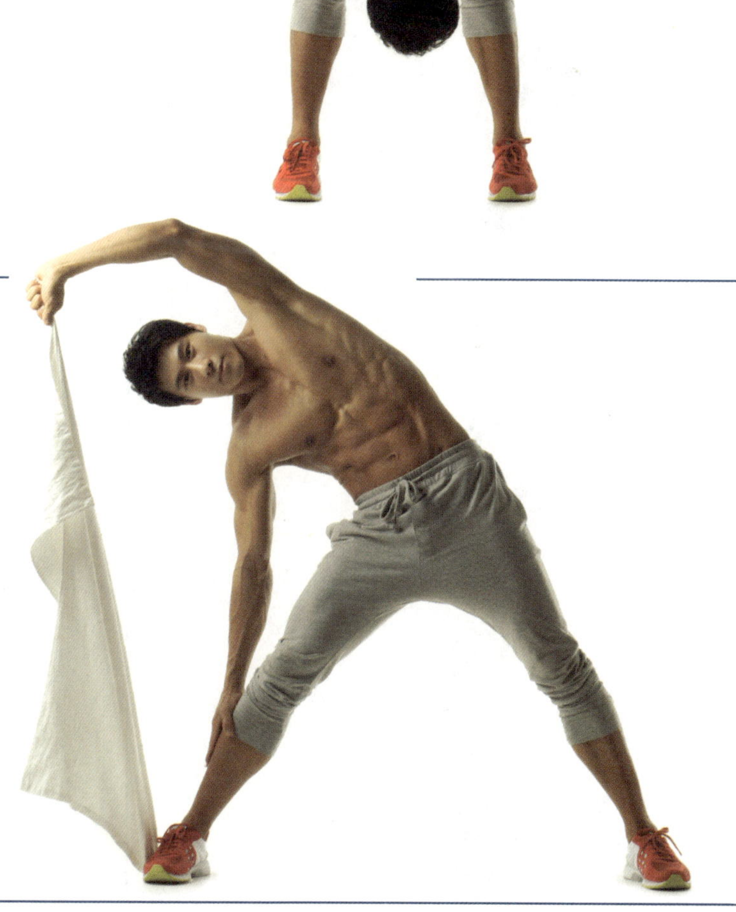

双腿最大幅度叉开站立，一侧脚尖踩住毛巾的一端，肋部侧弯，另侧手拉伸毛巾。

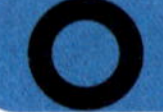

手臂内侧拉伸运动

身体挺直站立，一只手向头顶上方伸展，手掌向前，另一只手以对角线方向最大幅度拉伸毛巾，手掌向后。

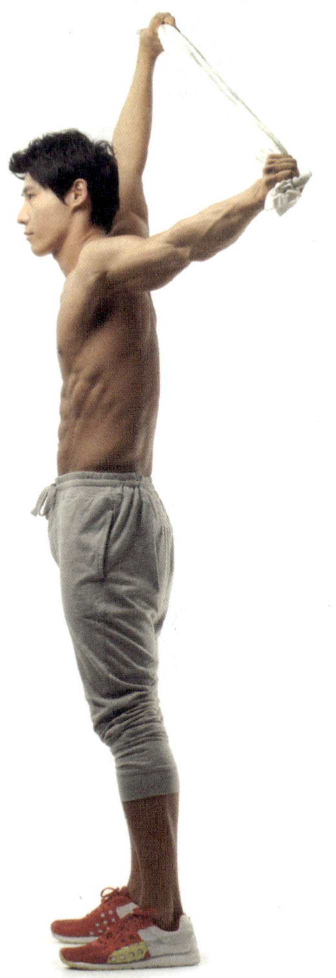

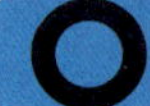

背部上侧伸展运动

双膝弯曲坐在地上，用毛巾勒住肩胛骨，一端从一侧肩上绕过，另一端从另一侧腋下穿过，双手在膝腕处抓住毛巾两端，拉伸，背部呈半圆形。肩胛骨中间肌肉有拉伸感。

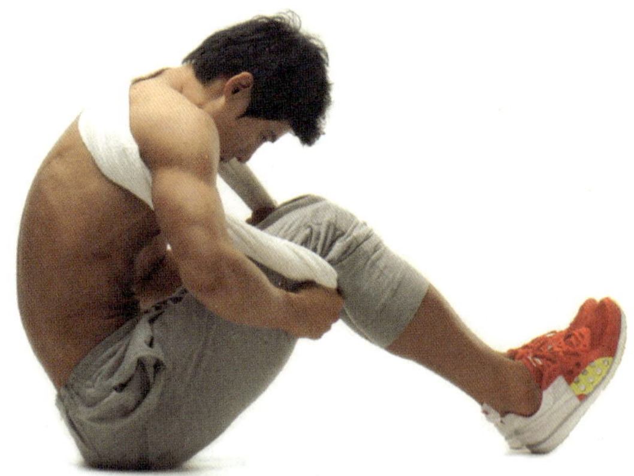

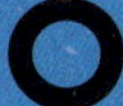 全背伸展运动

双膝弯曲坐在地上，用毛巾包裹双脚前脚掌。双手拉伸毛巾，身体后倾，背部呈半圆形。全背肌肉有拉伸感。

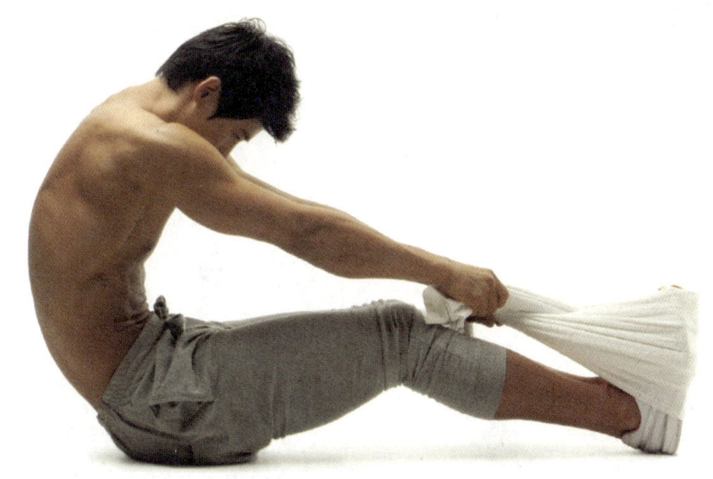

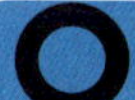 大腿内侧伸展运动 A

身体坐在地上，双腿最大幅度叉开。用毛巾勒住后背，毛巾两端从大腿内侧绕到外侧，双手拉伸毛巾。

大腿前侧拉伸运动

身体俯卧，一侧膝盖弯曲，用毛巾勒住同侧脚背，同侧手臂从脑后抓住毛巾两端拉伸毛巾。保持大腿前侧肌肉拉伸感。

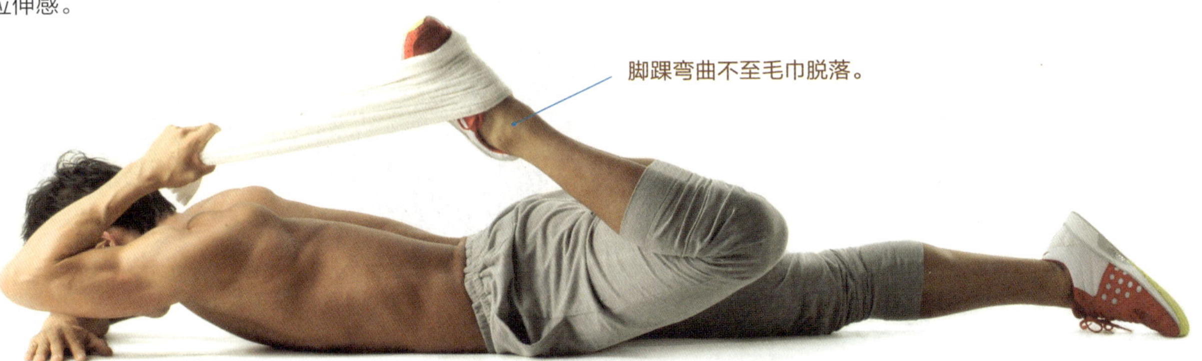

脚踝弯曲不至毛巾脱落。

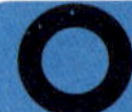

臀部伸展运动

身体仰卧，一侧膝盖弯曲，用毛巾勒住同侧脚掌，向身体内侧拉伸毛巾。保持臀部肌肉拉伸感。

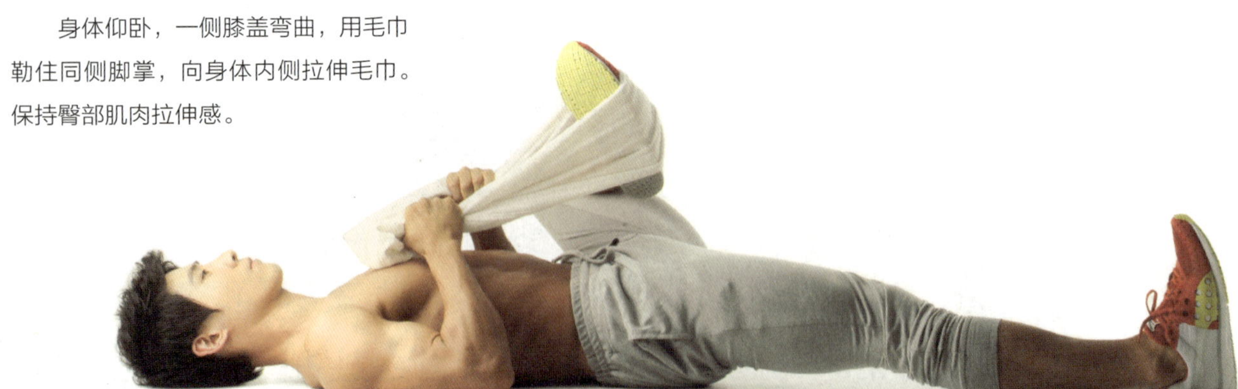

大腿后侧伸展运动

身体挺直仰卧，一条腿向上伸直，与地面垂直，脚踝呈 90 度弯曲。用毛巾包住脚掌，双手向身体内侧拉伸。保持大腿后侧肌肉拉伸感。

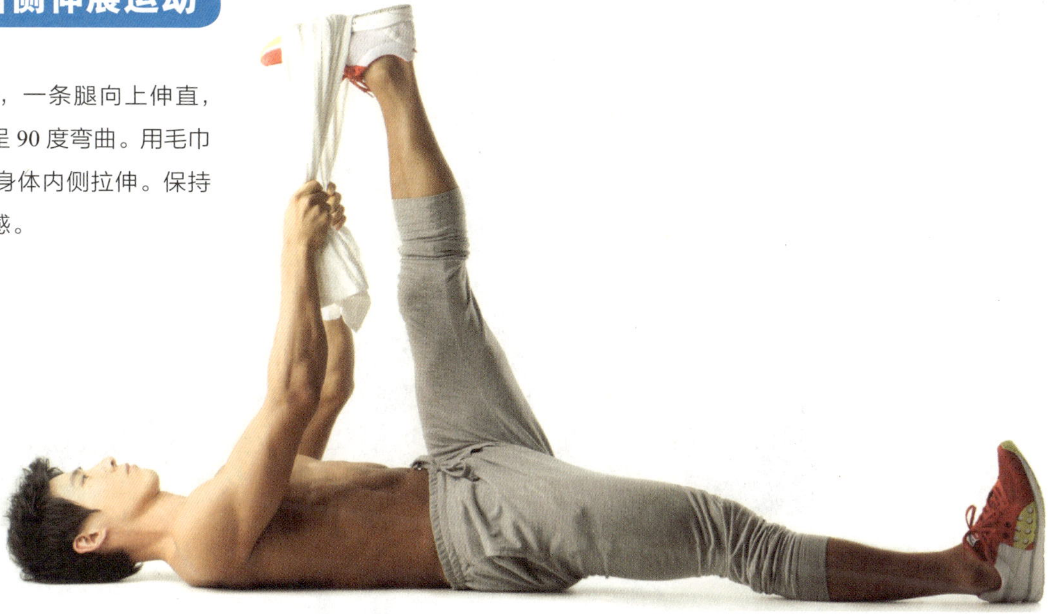

大腿外侧伸展运动

身体挺直仰卧，一条腿向上伸直，用毛巾包住脚掌，对侧手掌抓住毛巾两端。另一条手臂向身体外侧伸展，视线看向相同方向。抓毛巾手掌向视线反方向拉伸毛巾，向上伸直腿接近地面。紧绷毛巾不要脱手。

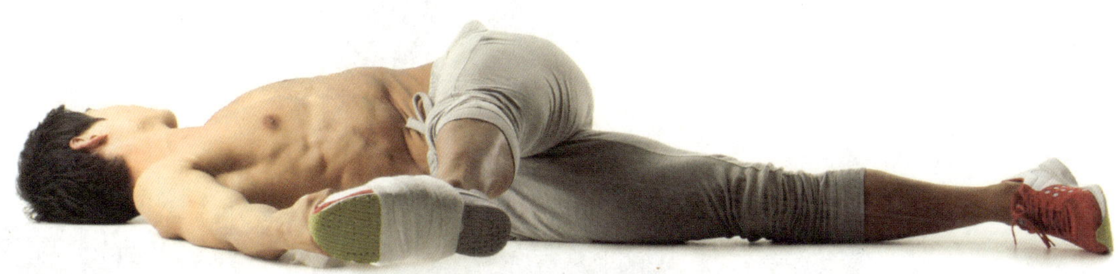

屈膝小腿伸展运动

身体仰卧，一条腿膝盖弯曲举起。用毛巾勒住前脚掌，拉伸毛巾，脚踝最大幅度弯曲。保持小腿肌肉拉伸感。

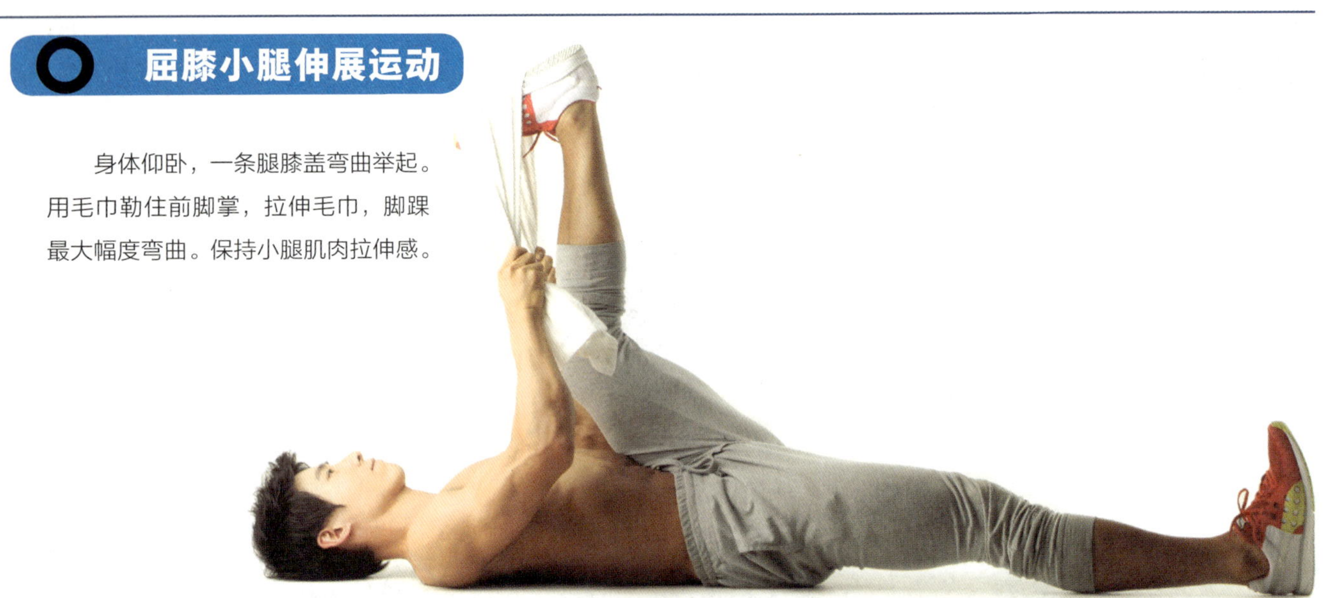

展膝小腿伸展运动

身体仰卧，一条膝腿盖伸展举起。用毛巾勒住前脚掌，拉伸毛巾至脚踝最大幅度弯曲。保持小腿肌肉拉伸感。

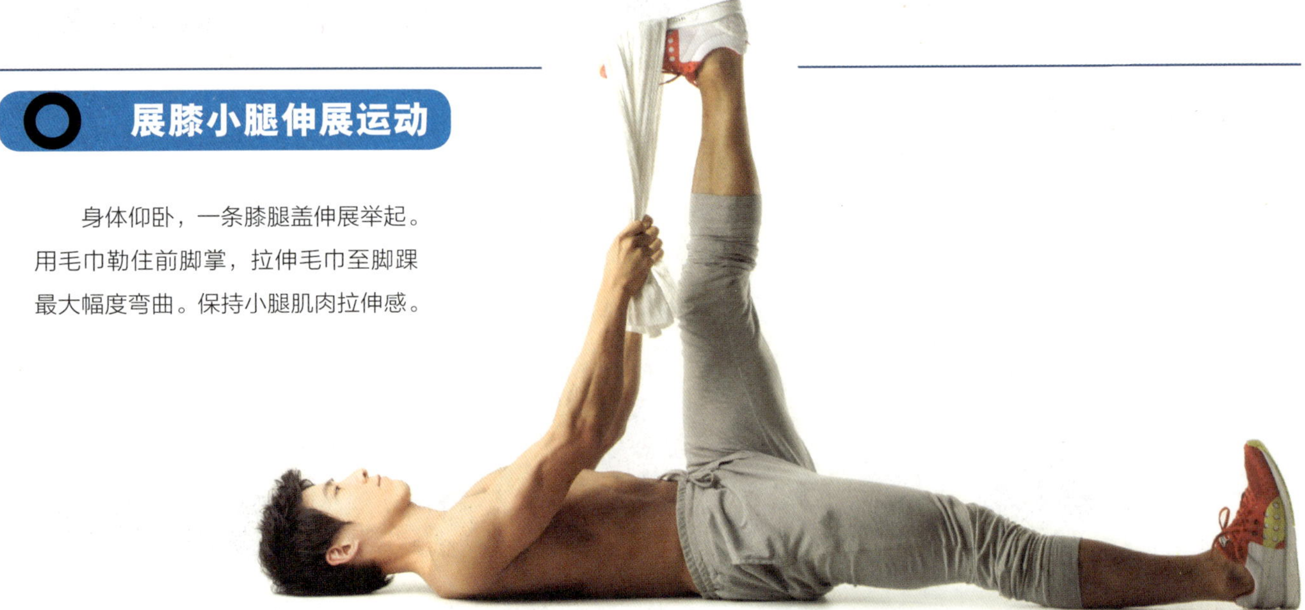

大腿内侧伸展运动 B

身体侧卧，一条腿向上抬起，与地面垂直。用毛巾勒住后脚掌，向身体方向拉伸毛巾。保持大腿内侧肌肉拉伸感。

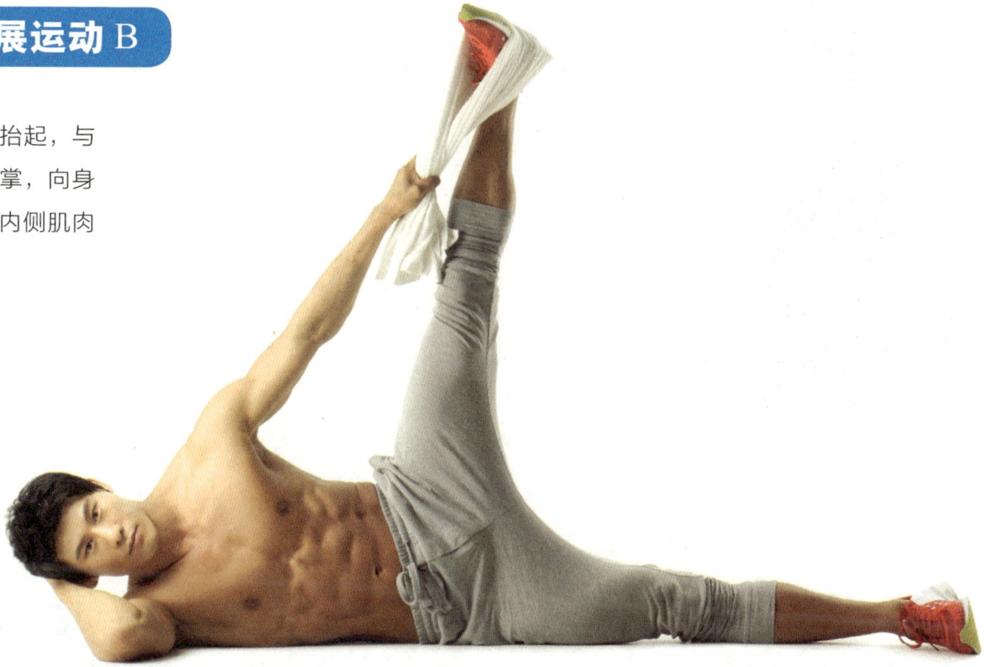

大腿内侧伸展运动 C

身体仰卧，一条腿膝盖弯曲，靠近身体，同侧手将其抓住。另一条腿膝盖伸展，用毛巾勒住同侧脚掌，同侧手拉伸毛巾，腿部靠近地面。

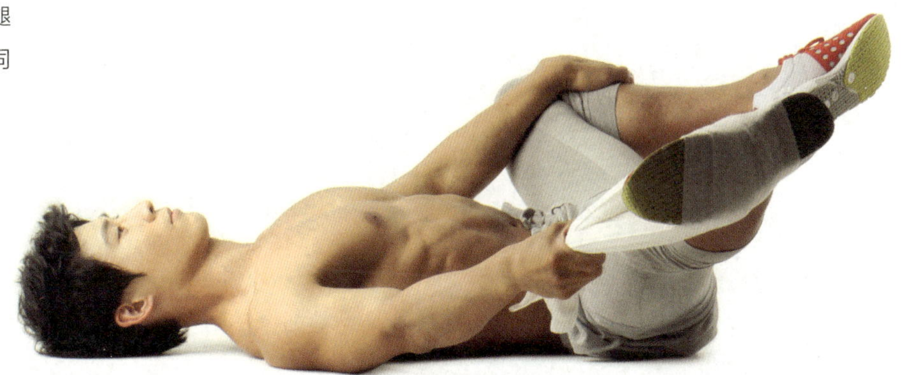

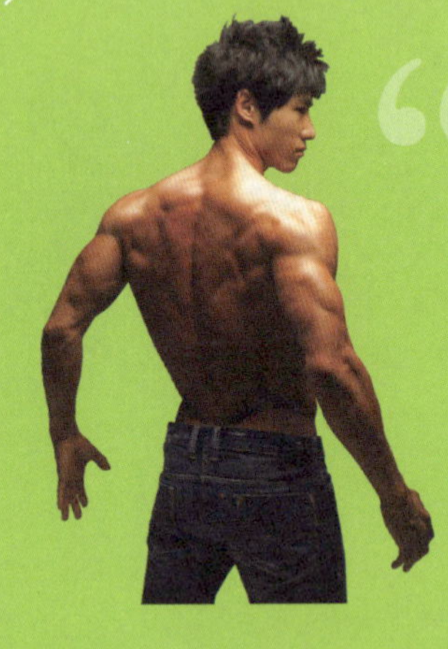

金教练福利讲堂！

100日后，欢迎加入健康性感的真男人俱乐部

为了长期的健身计划，保持每月检验一次自身的健身成果。用表格每月记录体力变化，明确进步或退步，就能清楚地了解今后的训练方向，以及在健身运动中的勤勉程度。

最后再次重申：谨记平衡准则！

确认不足后就努力改进。

只有平衡健身，身体状态也才能平衡，健康也就不再遥远。

每月体力变化表

			第 1 个月	第 2 个月	第 3 个月	第 4 个月	第 5 个月	第 6 个月	第 7 个月	第 8 个月	第 9 个月	第10个月	第 11 个月	第 12 个月
体力	柔韧性	优异												
		良好												
		合格												
		尚可												
		欠佳												
	平衡性	优异												
		良好												
		合格												
		尚可												
		欠佳												
	肌肉力量	优异												
		良好												
		合格												
		尚可												
		欠佳												
	爆发力	优异												
		良好												
		合格												
		尚可												
		欠佳												
	耐力	优异												
		良好												
		合格												
		尚可												
		欠佳												

每月体力 5 项平衡检验

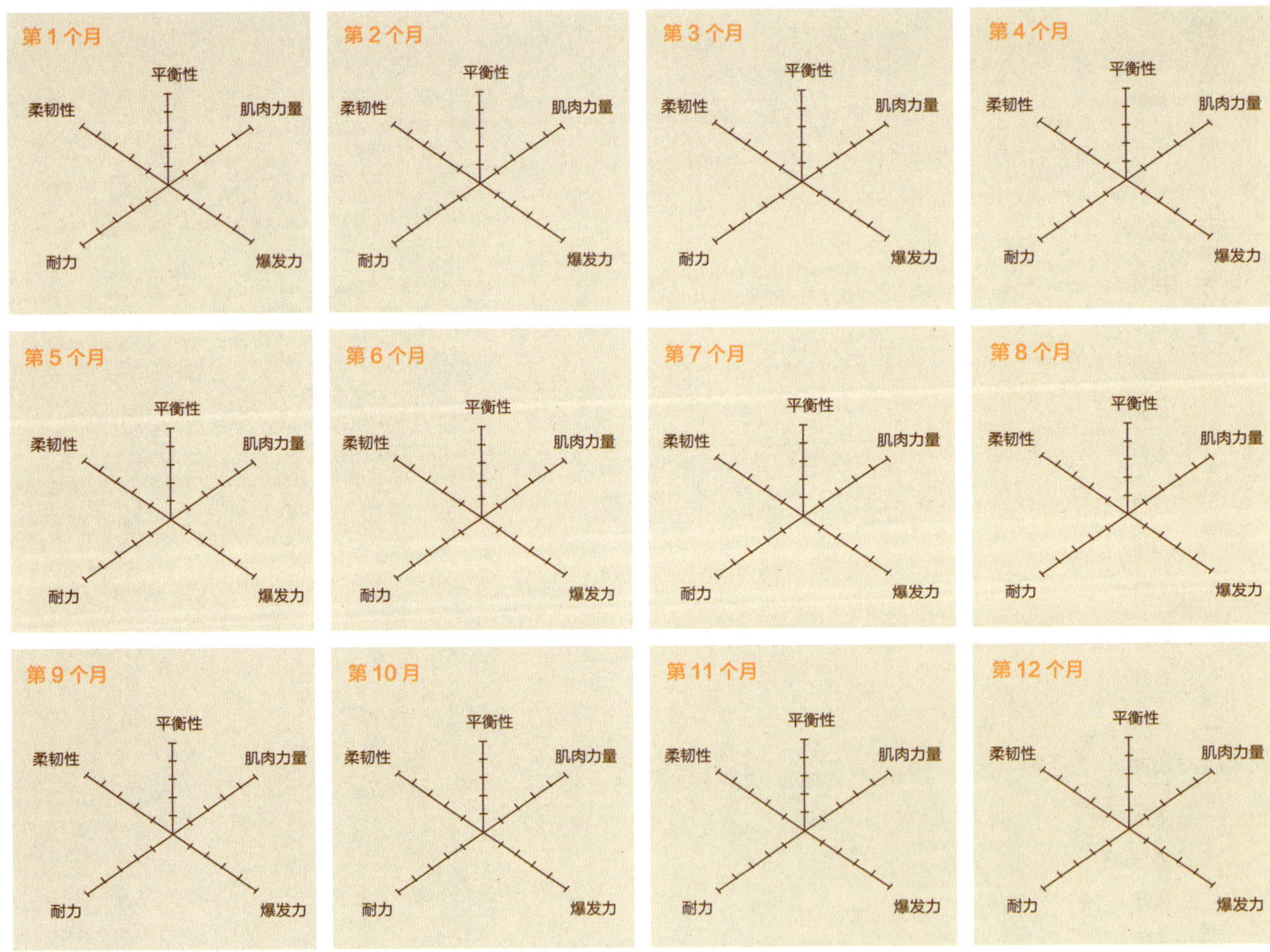

每月健康变化表

			第1个月	第2个月	第3个月	第4个月	第5个月	第6个月	第7个月	第8个月	第9个月	第10个月	第11个月	第12个月
健康	体力	优异												
		良好												
		合格												
		尚可												
		欠佳												
	体形	优异												
		良好												
		合格												
		尚可												
		欠佳												
	体质	优异												
		良好												
		合格												
		尚可												
		欠佳												
	身体成分	优异												
		良好												
		合格												
		尚可												
		欠佳												
	精神状态	优异												
		良好												
		合格												
		尚可												
		欠佳												
	生活习惯	优异												
		良好												
		合格												
		尚可												
		欠佳												

每月健康 6 项平衡检验

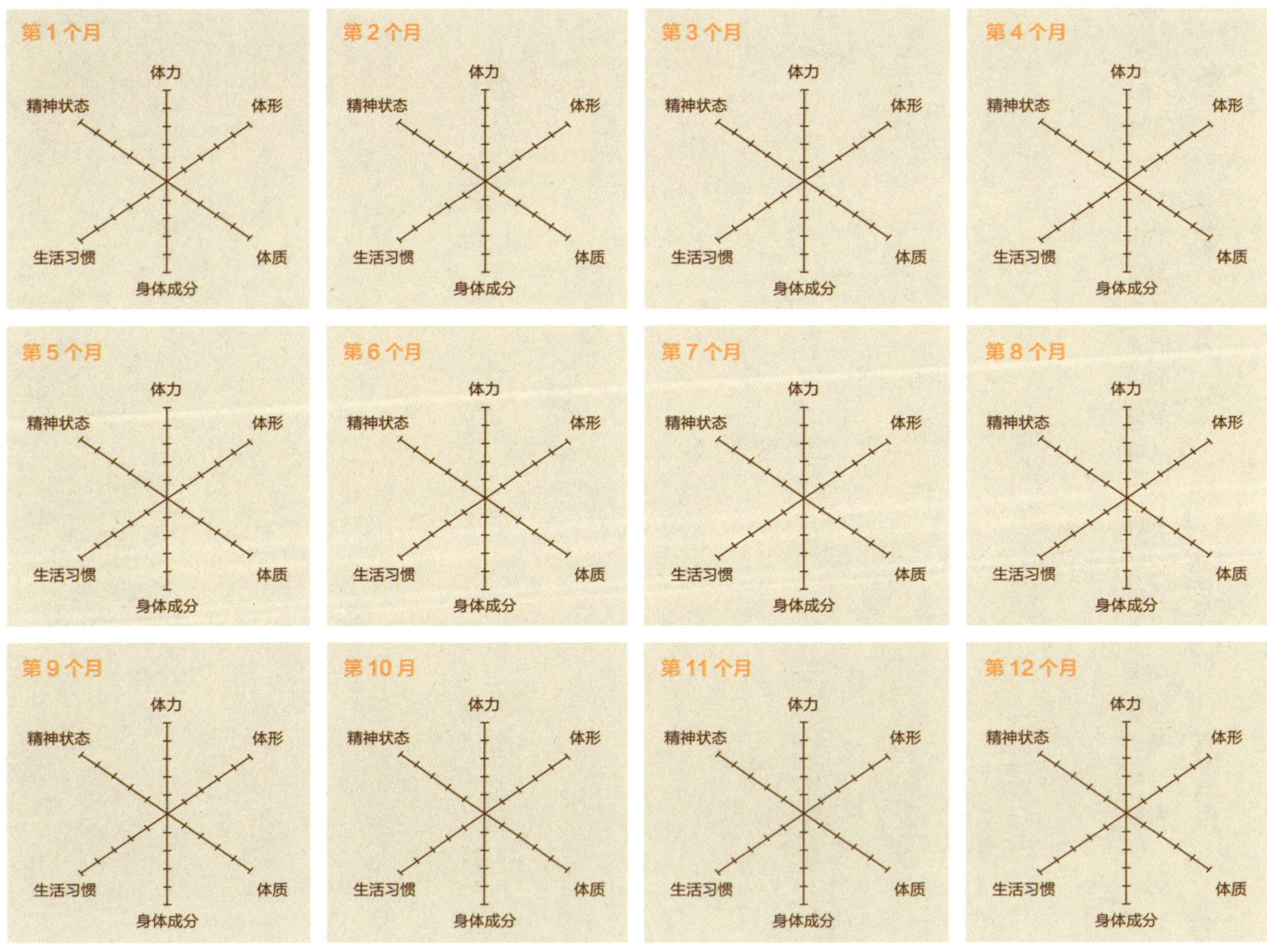

第 1 个月
体力
精神状态
体形
生活习惯
体质
身体成分
第 2 个月
体力
精神状态
体形
生活习惯
体质
身体成分
第 3 个月
体力
精神状态
体形
生活习惯
体质
身体成分
第 4 个月
体力
精神状态
体形
生活习惯
体质
身体成分
第 5 个月
体力
精神状态
体形
生活习惯
体质
身体成分
第 6 个月
体力
精神状态
体形
生活习惯
体质
身体成分
第 7 个月
体力
精神状态
体形
生活习惯
体质
身体成分
第 8 个月
体力
精神状态
体形
生活习惯
体质
身体成分
第 9 个月
体力
精神状态
体形
生活习惯
体质
身体成分
第 10 月
体力
精神状态
体形
生活习惯
体质
身体成分
第 11 个月
体力
精神状态
体形
生活习惯
体质
身体成分
第 12 个月
体力
精神状态
体形
生活习惯
体质
身体成分

附 录

不可不知的运动生理学常识

人体与肌肉训练

我们来谈一些有关人体与肌肉的基础性知识，但不是“基础知识”。事实上，你可能有过多年的训练经历，但有一天发现，自己还有很多基础性的知识没有掌握。

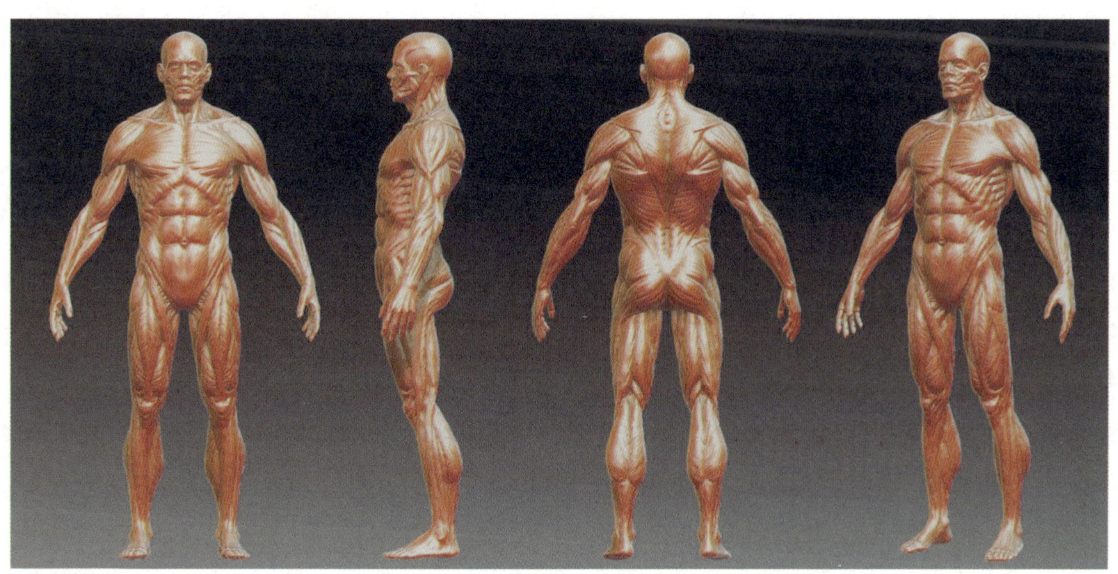

图1　人体与肌肉

人体是一个什么样的系统？

很多人喜欢把人体想象成一幢房子，骨骼是钢筋，肌肉是水泥，皮肤是涂料。这并不恰当。当人体只剩下骨骼的时候，这些骨骼并不是连接在一起的，它们会散落成一堆。骨骼与肌肉的关系，有点像是一堆湿木头悬浮在水中。

有些人喜欢把人体想象成一辆汽车，首先得有一个钢铁的框架，然后再把各种配件一一安装上去。旧的配件坏了，可以换上新的配件。人体的情况并非如此。它被完全拆分之后，将无法再组合到一起，也就是说有些损伤可以恢复，有些不能。

人体各部分，内脏、骨骼、肌肉、韧带、皮肤等，是有机地结合起来的，它们总是在相互作用。人体更像是一团内含许多大小不一、密度不同的物体的胶状物。

人体是没有绝对固定的形状的。只有各个部分均衡发展，这团胶看上去才像一个人。你平时的站姿、坐姿，你在健身房里做的每一个动作，都会对它产生影响。

健康的人体，它的可塑性很强。比如说，你可以用一年的时间把一个沙发土豆（Couch Potato）变成一个合格的军人。但有时候，我们很难知道你对身体施加的影响会产生什么样的后果。比如说，两个人参与同一项举重训练计划。半年后，一个人的成绩大幅提高，另一个人却因为背部伤病成了医院的常客；再如，两个人采用同样的节食食谱减脂，半年后，一个人成功减轻了十几公斤，另一个人的体重却没有变。

一个人的体姿取决于多种因素，包括肌肉的成长、对肌肉的控制力、关节灵活性等。肌肉的成长要取得平衡，并不只是胸与背平衡、股四头肌与股后肌群平衡那样简单。健美训练针对的是大的肌群，那些连健身教练都叫不上名字的小肌肉是不会被照顾到的。于是，大肌肉与一些小肌肉之间的力量、体积差距越来越大，结果显然不是什么好事。这正是“矫正训练”试图解决的问题。

关节灵活性也会对体姿产生影响。当一个关节的灵活性很差时，它附近的关节、肌肉等部位就要做出补偿，以近似的方法取代或弥补它的功能。结果是，本来就不灵活的关节越来越少被用到，本来就使用很多的一块肌肉被使用得更多，变得更加发达，陷入一种恶性循环。

对肌肉的控制力同样重要，这一点在力量训练领域很少被注意到。比如说，当一本书里介绍力量训练动作时，它可能会说：直立，然后怎么怎么样。对力量训练者来说，直立就是直立；而对形态训练者来说，同样是直立动作，它可能会有几十种、几百种不同的外观。当一个芭蕾舞演员和一个普通人站在一起，你会发现，他们的气质不同，体态也不同。原因在于肌肉训练和对肌肉的控制力。针对这个领域，发展出了形体训练。简单说来，形体训练就是先教给你做一些简单的动作，要做得准确、流畅、舒展、优美，然后会教给你做越来越复杂的动作。与这一领域相关的活动包括形体训练、芭蕾、健美、洛特·伯克训练法、体操、艺术体操等。

从这个角度来看，在控制、改变身体形态的活动中，肌肉的平衡发展最多只占 1/3，而大肌群的发展最多只占 1/6。下面来谈谈肌肉的训练。肌肉就像是弹簧，如果你总是压它，它就会变短；如果你总是拉它，它就会变长。要让肌肉保持标准长度，就必须张驰有度。肌肉收缩训练和伸展训练要保持平衡。综合本段及上文的观点，在控制、改变身体形态的活动中，大肌群的收缩训练最多只占 1/12。

肌肉可以有多少种伸展方法?

- 你可以使肌肉由标准长度或收缩状态变为伸展状态，再变为标准长度或收缩状态，这叫动态伸展状态；
- 你可以迅速、反复猛拉“弹簧”，逐渐越拉越长，这叫冲击式动力伸展；
- 你可以使肌肉在收缩状态保持一段时间，这叫静态伸展。如果利用拮抗肌的力量帮助目标肌肉保持伸展，这叫静态主动伸展；
- 把肢体靠在一个固定的物体上，使目标肌肉伸展，然后试图使目标肌肉收缩（由于固定物体的限制，目标肌肉无法真的缩短），这叫等长收缩伸展；
- 由被动伸展到等长收缩再到被动伸展，或者由被动伸展到收缩再到被动伸展，或者由被动伸展到等长收缩再到被动伸展同时拮抗肌收缩，这叫本体感受肌肉助长伸展。

肌肉可以有多少种收缩方法?

- 你可以使肌肉先伸展，再停顿，再收缩，比如有装备卧推中的胸肌；
- 你可以使肌肉迅速伸展再迅速收缩，比如伸展—收缩循环训练；
- 你可以使肌肉流畅地由伸展变为收缩，比如无装备卧推中的胸肌；

- 你可以使肌肉处于标准长度，再收缩，比如在弯举的起点使手臂伸直；
- 你可以使肌肉处于稍微收缩状态，再进一步收缩，比如在弯举的起点使手臂微曲；
- 你可以使肌肉在收缩状态静止保持一段时间，也就是做静态对抗。

另外，肌肉的收缩不仅取决于肌纤维，还取决于神经、肌腱、拮抗肌等。这里着重谈一下拮抗肌的作用，你可以让它参与动作，也可以尽量避免让它参与动作。一块肌肉制造的力量不仅取决于它的收缩，还取决于它的拮抗肌是否用力。

以肱三头肌和肱二头肌而论，在标准卧推中，接近动作顶点时，为了减速，避免杠铃从手中飞出去，你需要肱二头肌用力对抗。为避免肱二头肌用力，你需要练习脱手卧推。学习抑制拮抗肌，进一步发展爆发力。这种训练叫 Ballistic 训练，也就是爆发力训练。

另外，你永远不可能募集到目标肌肉的全部肌纤维。

第一，一块肌肉往往具备几种不同的功能，一个训练动作很难用到它的全部功能；第二，一块肌肉包含了快肌纤维和慢肌纤维，你很难同时募集它们；第三，一块肌肉包含了较小、较弱的肌纤维和较大、较强的肌纤维，在你训练时，总是要先用到较小、较弱的肌纤维，当你的身体认为较小、较弱的肌纤维不足以完成工作时，才会让较大、较强的肌纤维开始参与进来；第四，同样一个训练动作，由于你的每次动作的幅度、角度不可能完全相同，募集到的肌纤维也会有所不同。

在训练过程中，你募集到的不是一块肌肉的上半部分或下半部分，而是一堆杂乱的肌纤维，就像一团“蜘蛛网”。那些没有收缩的肌纤维，则会对收缩的肌纤维形成阻力。

在训练中，这团“蜘蛛网”的成分与密度至关重要，其他肌纤维对“蜘蛛网”形成的阻力大小也很重要。另外，有些肌肉的收缩并不是为了制造动作，而是为了使你保持一个动作或姿势。这个领域叫稳定性训练。

肌肉里面并不是只长肌纤维和神经，筋膜的存在也不能忽视。

关于筋膜

一、关于筋膜的新发现

筋膜是贯穿身体的一层结缔组织，它包绕着肌肉、肌群、血管、神经。这个名字很形象，简单说明了筋膜的构造（也就是各种筋＋膜），纤维之间相互连接，在人体中构成一张完整的筋膜网络（见图 2、图 3）。筋膜分三层，分别是浅筋膜、深筋膜、内脏筋膜，它们绵延不断地贯穿于我们的身体之中。筋膜是致密结缔组织，含有紧密规则排列的胶原纤维，胶原纤维的方向是顺着拉力的方向，所以，筋膜具有很强的单向抗拉性能。

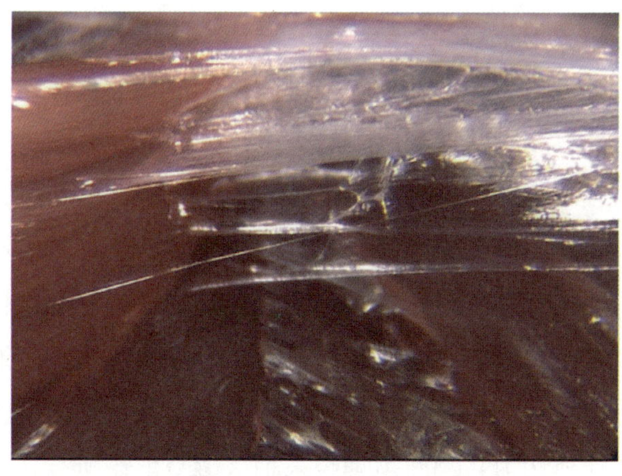

图2　筋　膜

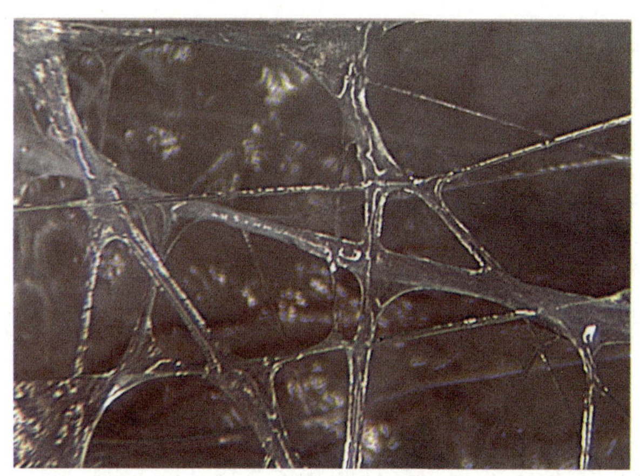

图3　筋　膜

筋膜的构造主要包含以下物质：

- 纤维：是一种强韧而柔软的编织物，主要由胶原蛋白、弹性蛋白、网状蛋白组成，它们彼此隔开但又绑在一起；
- 胶合物：是指各种的像胶水一样的物质，如肝素、纤维连接蛋白、玻尿酸等，它们会适应变化，并为其他细胞（如神经细胞、上皮细胞等）提供基质；

水：围绕和渗透于细胞的液体，它承担着交换媒介的作用；与胶合物结合让筋膜呈现出不同的特性，保持纤维的湿润和柔软。筋膜还包括成纤维细胞和肥大细胞，它们会引发纤维和胶合物的再调整，来应对训练和生活的需要。

细胞外基质的主要组成部分是纤维胶原蛋白、弹性蛋白和网状蛋白，其中胶原蛋白是最主要的，也是最强壮的。在肉中发白的、像腱状的就是它。它是一种三链螺旋结构，假如它有1.27厘米粗的话，它将会有1609米长。胶原蛋白可以是排列整齐的，如韧带或肌腱（密集而有规律）；也可以自由地交错排列，就像黏结一样（稠密或疏松，但无规律）。

纤维胶原蛋白是不能彼此相连的，除非胶状物将它们连接在一起，这些胶状物叫作黏多糖。我们的身体就是用这种胶状体连接在一起的。这些胶状物会通过他们化学成分的细微改变，展示出惊人的特性改变，从固态到液态、从黏着到润滑。这些胶合物的羊齿状分子会在水分充足的情况下打开吸收水分或当水分不足的时候关闭，并和分子间彼此捆绑。通过它们的化学成分的变化，它们既可以使筋膜层之间黏着，又可以使各层之间相互滑动。

我们所谓的伸展或拉长现象，其实不是纤维胶原蛋白被拉长，而是纤维之间产生滑动，但前提条件是黏多糖必须是多水的；但黏多糖缺水的时候，纤维就会黏着在一起，不容易产生伸展。大多数的损伤就是发生在伸展过快，超出身体可反应时间的情况下。此外当黏多糖缺水，身体的弹性反应亦会变差。像韧带、肌腱、腱膜也是致密结缔组织。

关于筋膜的功能：一般认为筋膜是被动传导机械张力的结构。有些研究提示筋膜可以独立收缩，故能够影响肌肉的力学性能。肌筋膜还可以减少肌肉的摩擦，允许肌肉与肌肉之间相互滑动。

新研究中筋膜可以独立收缩，这是如何实现的呢？筋膜中存在大量的神经末梢（感受器）和自主神经，其中包括高尔基腱器官（感受肌纤维牵张）、帕西尼小体（感受压力）、鲁夫尼小体（感受剪切力）和间隙神经末梢（感受上述所有，尤其是疼痛）。

筋膜中存在平滑肌细胞，筋膜受到按压后的结构改变不符合其结构力学特征，推测其可能能够通过神经控制而主动收缩。通过按摩刺激筋膜，可以使得筋膜中的感受器被触发并改变周围基质的黏度，这种黏度变化通过筋膜中的亲水细胞脱水和吸水来调节，可以作为筋膜损伤的治疗手段。

筋膜的弹性比预想要大很多，因为其复杂的网状结构能够有效将力均匀分散到众多的弹性纤维上。

二、更新的运动模型

在传统运动生理学看来，筋膜作为覆盖在肌肉表面的结缔组织，起到包裹间隔的作用，只能被动传导机械张力，完成运动动作主要依赖肌肉和中枢神经系统，所以传统的运动模型如下：肌肉中的感受器信号通过传入神经传导至神经中枢，再由神经中枢通过传出神经发送信号至效应器，控制肌肉纤维的收缩、伸展以及紧张、放松。“控制—反馈”效应持续作用，然后由不同肌肉群之间的通力协作完成动作：

- 筋膜中存在的大量的感受器接收体外的刺激和体内的刺激，将信号传递给神经中枢；
- 神经中枢将控制信号发送至筋膜中的自主神经（自主神经广泛存在于内脏之中，受中枢神经控制却不能通过意志来控制，所以心脏不用你管也能跳得很欢快）；
- 自主神经负责控制筋膜中的平滑肌纤维，使其收缩或伸长，使得筋膜改变形状，同时刺激筋膜周边的基质改变黏度（含水量增加）。

在这个过程中，筋膜形状的变化又会刺激周围的肌肉，相当于间接控制了肌肉收缩，同时基质含水量增加（黏度减小）减少了相邻肌群间的摩擦（运动前要先热身）。结缔组织的形变会间接引起肌肉收缩，其实人类很早之前就接受了这一观念，例如为大家所熟知的膝跳反射，就是肌腱引起的腱反射：刺激肌腱、骨膜引起的肌肉收缩反应，因反射弧通过深感觉感受器，又称深反射或本体反射。

膝跳反射是通过刺激股四头肌肌腱引起股四头肌收缩，出现伸膝动作。除了新的“控制—反馈”机制，筋膜本身的弹性也受到年龄以及训练的影响。更年轻的、坚持合理运动的人，其胶原纤维呈现卷曲结构，纤维整体交织为类似网格的整齐形状，筋膜弹性高；年老、缺乏运动的人，其胶原纤维卷曲少，纤维排列自由没有规律，筋膜弹性低。

三、筋膜训练

筋膜训练的目标就是通过合理的训练方法改变纤维的形态和整体排列，来增加筋膜网络的弹性。在“筋膜”这个名词出现前，这些动作或方法就已经存在，但那时人们因为不了解筋膜，把一些特性归到肌肉上去了。

体能训练的指导思想是“用进废退”和超量恢复，让身体逐步适应更高强度的运动，不断增强机能。无论肌肉力量、心肺耐力还是筋膜弹性，这个指导思想都是一致的。那么训练中就要在保证不受伤的前提下让筋膜而不是肌肉承受更多的弹性负荷。图 4 是肌肉和筋膜在不同状态下的收缩和负荷情况，可以帮助我们确定训练方向。图中红色活塞形状表示肌肉纤维的放松和收缩状态，绿色弹簧形状表示筋膜放松和负载状态：

- A 是放松状态，肌肉纤维放松，肌肉长度正常，筋膜放松；
- B 是肌肉发力状态，肌纤维收缩，肌肉长度在正常伸缩范围内，连接肌肉的筋膜以及肌肉横断面上的筋膜处于负载状态；
- C 是拉伸状态，肌纤维收缩，肌肉被拉长，肌肉中间与拉伸方向平行的筋膜以及肌肉周边的筋膜处于负载状态；
- D 是活跃负载拉伸状态，肌肉纤维收缩，肌肉处于正常伸缩范围的最大值；大部分筋膜处于负载状态。D 状态对筋膜的刺激最深，而 D 状态可以通过主动发力对抗小负荷或中等负荷来达到。

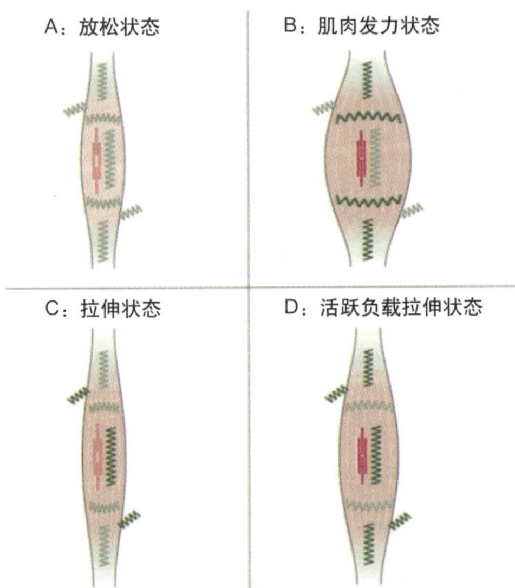

图 4　肌肉和筋膜在不同状态下的收缩和负荷情况

一些训练准则如下：

预备性的反向运动：一方面，肌肉和筋膜拉长后，肌梭、肌腱会感知其长度变化而产生冲动，通过牵张反射机制提高纤维收缩力量来对抗拉力；另一方面，筋膜是一种弹性组织，在受到牵拉时具有弹性回缩的作用。运动实践中，力量举深蹲蹲到底、举重时的下沉、投掷时的超越器械都是利用了这一特性。如何获得更大的肌肉初始长度是专项训练中的重要内容（快速提高运动成绩的技巧）。

尽可能流畅轻柔地完成动作：以上楼梯为例，有人上楼声音极小，有人则啪啪声震天，我们的目标是前者。其他的动作也一样，要充分利用筋膜的弹性。

动态拉伸：这里按照速度分两种，快速动态拉伸和慢速动态拉伸。无论是哪种拉伸，都是主动发力拉伸，而不是借助外力，例如，压腿就是借用身体重量的被动拉伸。快速动态拉伸带有一定爆发性，如正踢腿、快速扩胸、快速扭转躯干等。慢速动态拉伸主要针对较长的筋膜链，往往是整个身体的拉伸，而不是针对局部肌肉和筋膜。例如，猫和狗伸懒腰就是在做慢速动态拉伸。

本体感受恢复：这个常常用在各种受伤之后的恢复训练中，例如崴脚导致的脚踝受伤后，很容易造成习惯性崴脚，就是本体感受出了问题——动作的完成是建立在“控制—反馈”机制上的，反馈这一环节出了问题动作就无法正确完成。要想恢复运动能力，需要在急性期过去之后进行恢复性训练，训练的内容一方面是加强控制踝关节的肌肉力量，另一方面就是恢复本体感受系统，例如闭眼用伤脚做单腿站立（试试看，并没有你想象的那么容易，闭眼之后掌握平衡主要就依靠筋膜和肌肉中的感受器提供反馈）。

筋膜的脱水和吸水：筋膜组织主要由大量可以自由移动的结合水分子构成，在筋膜受压（负载状态）时，水从压力较大的组织中被挤出而逐渐失去弹性，放松之后缺水的筋膜组织又会从周边组织中吸水，就像海绵一样。由于受伤或者缺乏运动（久坐腰酸背痛、扭了腰），某些部位的筋膜就会因为缺水而没有弹性，肌肉间的摩擦力也较大，大大削弱了运动能力。训练的目标就是通过相应部位的负载和放松让这些筋膜再次吸水。在这里，合理的运动周期很重要，缺水导致的失去弹性会让你变得很容易受伤。例如，刚开始进行跑步训练的时候，可以每跑 10 分钟左右就停下来走 2 分钟，让筋膜组织补充水分。随着训练的继续和身体素质的增强，你能耐受的一次性运动时间会逐渐增加，恢复也会加快。至于何时该休息何时该继续训练，一个可以参考的评判方法是，如果你的动作开始变得僵硬不再轻快的时候就停下，直到你再次充满活力。从这个角度来看，间歇训练、循环训练都是很值得推荐的训练方法。另外，合理的按摩也能让筋膜脱水和吸水，对筋膜失去弹性造成的伤病有不错的恢复效果，这里也可以使用泡沫轴和自体体重进行自按摩，不过需要一定的技巧。

重在坚持：筋膜网络的提高是一个缓慢而持续的过程，图 5 是运动之后，筋膜胶原纤维的分解和合成示意图，整体网络到 30 小时的时候才开始恢复，目测大概 48 小时之后才能恢复到初始水平，然后超越初始水平继续缓慢上升，直到运动后 72 小时都还有提升效果。这里建议你一定要坚持训练，哪怕每周安排 1 ～ 2 次、每次几分钟针对筋膜的训练，只要方法得当，都会有效果。要感受到效果可能需要比较长的时间，从 6 个月到 48 个月不等（比肌肉力量训练要长久得多）。

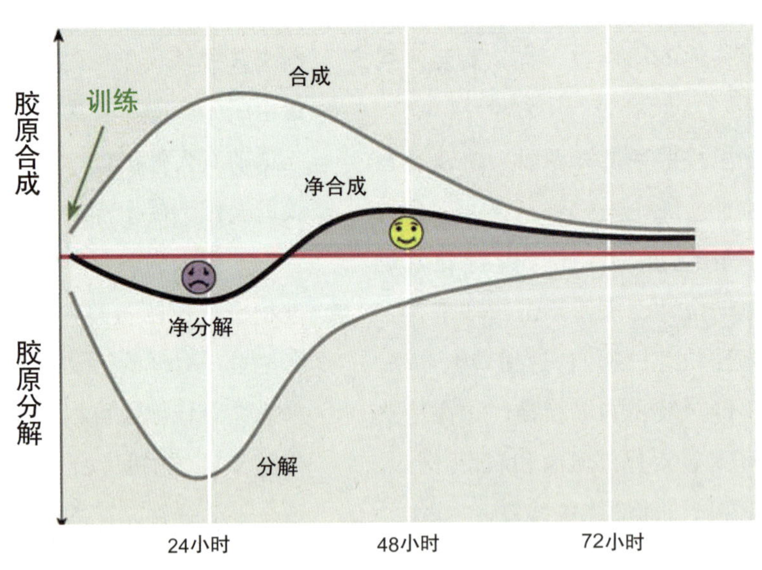

图 5　筋膜分解合成示意图

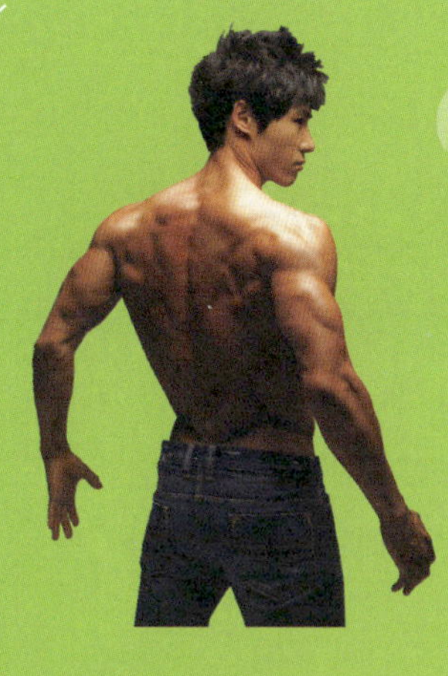

运动小贴士

- 饮食和休息非常重要，对于体能训练中的超量恢复，训练只是一部分，恢复则需要充足的营养供应以及充分的休息；
- 全身性的动作好过孤立动作，身体是一个整体，无论从筋膜网络角度还是关节链的角度；
- 爆发力训练是采用中等重量、小重量快速完成动作的全身性训练动作，非常有利于筋膜网络；
- 久坐伤身（筋膜弹性变差，运动能力变差容易受伤）；
- 运动前要热身（增加筋膜弹性和肌肉间润滑）；
- 训练急不得，要踏踏实实一步一个脚印，不要妄想一口吃个胖子，那样只会引发伤病；
- 训练像饮食搭配一样，要多样化，不同强度、负荷、频率、速度的都要有，力量、速度、耐力最好都练点，即使是专业运动员也会花大量时间在一般性体能训练上。

简单地了解肌肉

人体大约有650块肌肉，它们是人体各项运动的主要参与者。肌肉分为三种：

- 骨骼肌：附着于骨骼的横纹肌，且至少跨过一个关节；
- 平滑肌：无横纹的平滑肌，主要在器官与血管处；
- 心肌：由横纹肌纤维组成，主要在心脏部位。

这三种肌肉都有不同的解剖结构与生理功能。给肌肉施加一定的压力，肌肉会变大，这称之为肌肉的适应性，因为肌肉会自行为下一次压力的施加做准备。这如同使用坚硬的物体摩擦手掌，会使手掌表面长起老茧一样；将肌肉处于压力之下，它会适应这种压力以变得越来越强壮。

肌肉结构

在肌肉内部是由膜分隔的小动力组。每个小动力组是由一个神经元以及所有被它刺激的肌纤维组成。肌纤维是由肌原纤维组成。肌原纤维是由小的肌丝构成。肌丝由肌动蛋白与肌浆球蛋白两种蛋白质构成。肌纤维的肌动蛋白与肌浆球蛋白在肌收缩时互相滑行，肌丝变短。这就是肌丝滑行学说。此外，肌动蛋白与肌浆球蛋白相互吸引而使肌肉收缩。

当疲劳到来时，肌肉停止收缩，而肌肉收缩的力量是由肌肉内动力组的数量决定的。但是，强度增大，就需要肌肉增加动力组以适应肌肉收缩的需要。

骨骼肌的三种类型

- 慢肌纤维（红肉）：它有很高的抗疲劳性与氧化反应的适应性，主要用于有氧运动；
- 快肌纤维（白肉）：是媒介纤维，有较大的体积与力量；
- 慢肌纤维与快肌纤维的混合体：可产生大于慢肌纤维的力量，但其对氧化反应的适应性较低，而且很快会疲劳，快肌纤维有密集的神经，因此，其反应较快；慢肌纤维则相反，但是其线立体（细胞的动力工厂）数量有很多，因此其对氧化反应有很强的适应性。

如何增肌

人人生而不同：人体由于基因的不同，可大致分为三种不同的类型，人人都是这三种类型的混合体。

- 瘦体型：身体瘦弱，骨骼较轻，难于增肌；
- 运动型：身体结构适当，相对来说易于增肌；
- 肥胖型：有粗重的骨骼结构，很容易增加体重。

循序渐进法则：肌肉为了适应压力而生长，但是为了保持肌肉的持续生长，你必须持续地增加压力；

负重法则：循序渐进法则的延续。为了使肌肉生长，在训练中要使用大于肌肉可承受的重量或强度；

特别法则：根据自身的目标，建立不同的训练方式（要最大限度地增加力量，就要使用很大的重量）；

坚持法则：要坚持训练，否则，不进则退；

适应综合征：分为三个时期，预警期(强度训练)，对抗期(生产适应)，消耗期(过度训练)。

在训练中要把握分寸，不要过度训练。

周期化法则

周期化就是以循环的方法来打破训练的惯性。将训练计划落实到每周、每天。

- 循环训练：将训练分为增肌期、力量期、减脂期；
- 分化训练：将身体的各个部分分开训练，以增加强度、缩短训练周期；
- 变化训练：在经过一段时期的训练后，身体会进入平台期，所以需要在课程的安排上、组数、次数、强度、重量上做变化。

常见问题：肌肉存在活肌肉和死肌肉吗？

在权威的运动解剖和生理学上是找不到死肌

肉和活肌肉这两个概念的。但是经过一段时间的健美训练之后，爆发力和敏捷度下降却是确有其事的。肌肉的爆发力下降的根本原因不是某块肌肉的收缩速度变慢，而是肌肉之间的协调能力下降，根据肌肉在同一动作中的不同作用可把它们分为原动肌、对抗肌、固定肌和中和肌。

- 原动肌：以主动收缩直接完成动作的肌肉，比如拳击手出直拳依靠的肱三头肌；
- 对抗肌：与原动肌作用相反的肌肉，出直拳时与肱三头肌起相反作用的肱二头肌；
- 固定肌：将原动肌的定点骨加以固定的肌肉，如直拳动作中的三角肌、胸大肌等；
- 中和肌：当原动肌对定点骨有两种以上的功能时，为了有效发挥其中一种功能，需借助其他肌肉抑制另外的功能。这里的其他肌肉就叫中和肌，起着抵消（中和）某种功能的作用。

在完成一个动作时，不同的肌肉之间既有分工，又有协作，离开或缺乏这种协作关系，动作将难以完成或者极不协调。比如在你出直拳时，原动肌肱三头肌收缩，使手臂由屈到伸，肱二头肌作为对抗肌，使手臂由伸到屈。如果肌肉之间的协调能力差，出拳时对抗肌用力过多，也就是肱二头肌紧张，就会对手臂伸展产生阻力，导致出拳速度的下降。当然，如果固定肌和中和肌不协调，也会影响到出拳的速度。这种现象的外在表现是爆发力下降敏捷度降低。

为了尽可能地刺激局部肌肉，使肌肉充分疲劳，我们通常使用孤立训练，强调不借力完成动作，尽全力使一块肌肉完成收缩，所以孤立训练必然导致肌肉之间的协调性下降。

锻炼肌肉并不会使某一块肌肉的收缩速度下降，只是破坏了肌肉间的协调能力，使得完成动作时的阻力增加了，所以外在表现为爆发力和敏捷性下降。

所谓“死肌肉”的形成，往往是由于锻炼之后肌肉紧张地收缩在一起，聚集大量乳酸却长期不放松不做拉伸的结果。只要在锻炼间隙和锻炼之后予以充分拉伸以及放松即可避免。

肌肉与力量的关系

我们在观看杂技的时候会发现，很多杂技女演员看起来没多少肌肉，力量却非常之大（见图6）。难道不是肌肉越大，力量才越大吗？

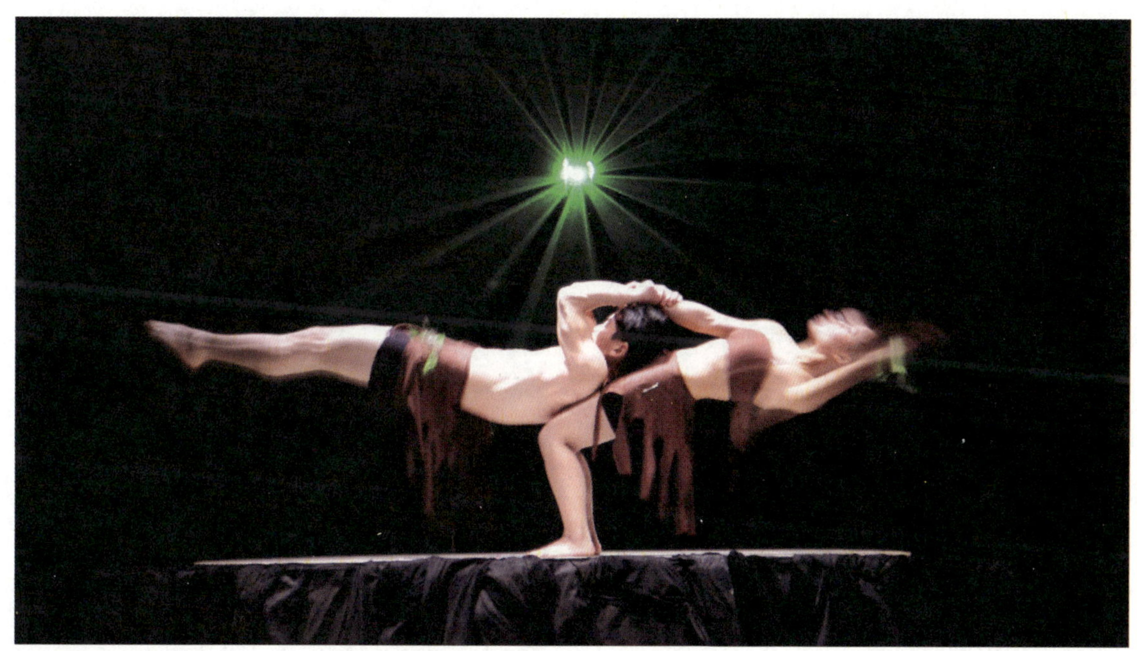

图6　力量很大的杂技女演员

力量和肌肉的确有相关性，但只有正相关性。是不成正比的。不是说你的肌肉越大，力量就越大，力量不只与肌肉相关，它是由多个因素共同影响的结果，就好比多元多次方程。而且我们还要看“力量”的定义是什么。如果是较狭义的力量，比如以你能单纯举起多大重量为标准，那么与这个“力量”相关的因素就有肌肉生理横截面积、肌纤维的数量和类型、雄激素敏感度（AR

受体，一般是影响类固醇效果的一个关键因素）、激素水平（最重要的一个数据是睾酮）、ATP-CP循环效率（合成代谢类固醇中有种药物——氟甲睾酮，这种药物就是靠提高ATP-CP循环效率和CP储备来提高力量的）、神经募集能力、横桥数量、骨骼密度与身材比例的各种生物力学分析等。如果是广义上的“力量”，比如杂技女演员的那种力量感、平衡能力、控制能力以及除了上述因素外，较大程度上还与本体感觉（本体感受器）和神经控制有关系。

首先，杂技女演员的肌肉量比一般女性要大，只不过从表面上看不出来。她们的皮脂很低，能看到腹肌轮廓，但体形和正常人无二，这说明她们的肌肉量大。其实如果我们仔细看，能明显看到杂技女演员的三角肌、胳膊、腹直肌和股四头肌的外膨。她们要真站在我们面前，我们就知道她们的身体多有力量感了。

还是那句话，体形相同的两个人，体重可能完全不同，甚至显得瘦的那个人可能会更重，因为肌肉量大。同重量的肌肉和脂肪，脂肪的体积要比肌肉大得多。还有一点，人们总是以视觉判断肌肉大小。这是很可笑的，比如一个相扑运动员，你会说他满身肥肉，哪有什么肌肉。对，相扑运动员是满身肥肉。但在厚厚的脂肪下，他们的肌肉量是很大的。相扑运动员的力量很大，动作也很灵敏。扔人像喝水一样简单。

其次，杂技女演员的神经募集能力很强。也就是说神经系统能募集到更多的肌纤维参与做功，她们身体的利用率被开发得更加完全。再科幻点的说法就是，杂技女演员的神经系统被优化了，能高效地使用肌纤维。这个在现实中很常见，比如一位女性做俯卧撑，做不了几个，但经过一个月的俯卧撑专项训练，她能很轻松地来上几组。她难道是长肌肉了吗？不可能的，女生的睾酮分泌水平本来就极低，一个月基本上肌肉生长为0，她主要是神经募集能力提高了。神经能募集到更多的肌纤维参与做功，所以力量一般是先于肌肉生长的。有种运动将神经募集发挥到了极致，那就是举重，以较小的体重举起大重量。这是高效神经募集的典型例子。

第三，杂技女演员肌纤维内的横桥数量较多。参与做功的也较多。横桥是作用于肌丝滑行的一个很重要的因素，打个比方，拔河比赛，绳子相当于肌丝，而你握绳子的手就好比横桥，你用手拉绳子，横桥拉动肌丝，在宏观上就表现为肌肉收缩。横桥在肌纤维内部也确实是这个结构，就像一个小手拉着肌丝滑行。这种横桥密集的肌肉我们可以形容为“肌肉密度高”，其实没有肌肉密度这个词，但我们可以拿来理解。

举重运动员和力量举运动员肌纤维内的横桥数量就很高。相比较而言，同样体重的力量型运动员，比如举重运动员和健美运动员，举重运动员的力量要比健美运动员大得多。除了上面说的神经募集外，也和横桥有关。健美发达的肌肉更多的是通过吸收更多的营养物质来填充细胞液增大肌纤维的体积，也就是肌浆肥大，健美运动员的无氧耐力是较出色的，因为肌纤维内储存了较多的营养物质。

所以健美运动员对营养的需求很高，因为一旦营养不到位，肌肉就会“缩水”。当然绝对不要怀疑健美运动员的力量，他们的力量水平也是远远超越常人的。肌纤维内的横桥数量和神经募集能力远高于常人，只不过和举重运动员比起来较差而已。所谓术业有专攻，健美主攻形体，而举重主攻力量。

第四，杂技女演员经过长年的训练已经有了肌肉记忆，本体感觉灵敏。有人觉得肌肉记忆纯属无稽之谈。其实不然，广义的肌肉记忆包括很多方面，动作定型、力量的消失与再获得等都与肌肉记忆有关。比如玩魔方，玩过的都知道，玩魔方你玩熟了之后，魔方到你手上，你不用想，很快就能复原，就好像手指自己有记忆一样，而一旦你放慢速度，你可能就复原不起来了。一个曾经受过多年训练的人，突然停止训练很久，原先的训练成果都没了。但一旦开始恢复训练，恢复速度会很快，这就是一种肌肉记忆，也就是俗称的“有底子再练起来快”。

最后，杂技女演员经过长年的训练，肌肉记忆形成，本体感觉极其灵敏，位于骨骼肌、肌腱、关节囊、韧带内的本体感受器能清晰感受到身体在空间的位置、姿势、运动变化等。这对她精确地感知动作,完成动作,不断调整重心有重要意义。这几乎成了一种本能。举个例子，猫就有极强的本体感觉，当人抱住猫的身子晃动时，它的头是完全固定的。猫从高处跳下，总能调整出合适的姿势。其实这是因为猫的本体感觉灵敏，前庭器官发达。

总之，只要在适当的时间接受合适的训练，并坚持长时间。那么人人都有机会成为“超人”。在生活学习中也是这样。常年浸淫一个领域，就会变成专家。

了解力量势能原理 对力量训练有帮助

研究发现，大力士的各项力量指标都超过人群平均值。但是，大力士和普通人群最明显的差异体现在大肌群力量上，小肌群力量差异较小。越大的肌群，力量差异也越大。例如，体重接近的高水平举重，力量举运动员股四头肌力量平均为普通人群的 9.4 倍，股二头肌力量为 7.8 倍，臀部力量为 5.7 倍，腰部是 4.1 倍。而肱二头肌、前臂力量的差异相对较小，分别为 1.9 倍和 1.6 倍，三角肌为 2.4 倍。

这个差异说明，大力士和普通人的力量差异主要体现在大肌群上，或者说，力量训练的成果主要体现在大肌群力量的提高上。这可以从两个角度去理解。一方面，大肌群力量的实用性远远高于小肌群，这种差异体现了实用性的要求；另一方面，这说明了人体本身的一种惯性，即在承受大负荷时，处于最佳发力点的肌群，通常情况下是处于有利发力位置的大肌群——总是倾向于承担越来越大的负荷比例，由此形成一种正向循环，这就是力量势能原理，也就是人们通常所说的“借力”。

力量势能原理是一种非常自然的现象，并非有意为之。练习推举的时候，除非你是有意训练三角肌，否则屈膝下蹲借助腿力几乎是必然的选择。而且在这样训练一段时间后，你会发现自己的推举成绩越来越依赖于腿部力量的提高，而不是三角肌和上肢力量。这是因为肌肉—神经系统的发力形成了惯性，它总是首先去动员那些更强大的肌群。

这里我们同时强调处于有利发力位置的大肌群。有些时候，某些肌群在力量上并不处于优势，但它的发力位置更有利，也就是说，它处于最佳发力点。例如，练习力量举深蹲的时候，股二头肌的发力位置就比股四头肌更有利，因此经过一段时间的练习，成绩的提高会越来越依赖于股二头肌力量；而在引体向上中，肱二头肌和前臂的发力位置优于背阔肌，因此肱二头肌和前臂强壮的运动员表现会明显好于背阔肌强壮的人，特别是在反握引体向上的时候。这样练习一段时间后，你也会发现这项练习主要提高了你的肱二头肌和前臂力量，而背阔肌受益程度并不像想象中那样大。

这给了我们很多重要启示。不论从实用性原理，还是从力量势能原理来说，借力都是自然的，也是必需的，无论技术的养成，还是训练的安排，都必须把它作为一个重要考虑因素。从技术上来说，从腿部向上体的借力是力量训练中最常见的技术元素，无论抓、挺举、硬拉，还是壮汉项目都是如此。在一些技术开发尚不成熟的项目中，这将是你优化技术的主要方向。

单纯考虑上体，情况要复杂一些。总的来说，上体肌肉力量较小，相互之间的力量差距也不大。最佳发力点受发力部位和支撑点之间距离的影响更大。例如，对引体向上来说，虽然背阔肌力量更大，但考虑到距离双手的距离后，最佳发力点应是肱二头肌和前臂，因此是从肱二头肌和前臂向背阔肌方向借力。与整体上从腿部到上体的借力方向不同，单纯上体的情况需要进行具体分析。

训练的安排上，你要根据不同的目标确定如何利用这个原理。如果你的目标是力量，那么就必须专注于强化最佳发力点部位，也就是顺应借力的方向，这样训练才能达到最大效果。在奥林匹克举重和大多数力量项目中，运动员应该极力强化腿部力量，这样腿部就会产生强大的力量势能，发力时就会更加顺畅，借力也更有效。

同理，在训练的各个层面，都应该强化主要发力肌群。这里必须注意，作为整条发力链条上的一环，小肌群的训练是必须的，但绝对不应该和大肌群同等对待。简单地说，小肌群训练必须有，但不能牵扯太多精力。“均等训练法”是绝对错误的。

如果你的目标是肌肉，那就完全不同。你必须明白，随着重量的加大，借力效应也会越来越明显，这是自然的，即使有很强肌肉控制力的人也不能战胜它。如果你本来就是要强化发力点部位，如通过深蹲强化腿部，那么没有问题，但这样的情况极少。很多情况下，发力点肌群和你想要锻炼的肌群并不吻合，有的还差距甚远。例如，大重量卧推很自然地会越来越依靠肱三头肌和肩部，每个力量举运动员对此都有切身体会。大重量硬拉首先依靠的是股四头肌和股二头肌，而不是背部。引体向上则是肱二头肌和前臂。大力士的体形特点和健美运动员完全不同，原因也在于此。如果你想练出强大的腿部，尽可以使用大重量。但如果你想练出发达的上体和手臂，就必须降低重量，时刻注意借力的存在。

提高肌肉耐力的锻炼方法

耐力的提高不仅取决于人的发育成熟度，也和负荷要求有关。合乎规律的耐力性负荷训练可使肌肉、器官、心肺、血液、免疫系统以及物质代谢调节出现适应现象。

发展耐力素质的基本途径有两个，一是增强肌肉力量、提高肌肉耐力的训练；另一途径是提高心肺功能。可安排室外较长时间的走、跑、跳绳、爬山、游泳、滑冰和各种球类运动。同时应注意量力而行，循序渐进，避免过度疲劳。

众所周知，肌肉力量的增长依赖于一定负荷的科学训练。运动负荷合理程度直接影响锻炼效果。影响负荷的因素主要有 5 个：

- 强度。即负重抗阻的大小，一般讲，用极限负荷 85% 以上的重量为大强度，60% ～ 80% 为中等强度，50% 以下为小强度，通常以竭尽全力只能做 1 ～ 3 次的重量为大强度，6 ～ 12 次为中强度，15 次以上为小强度。
- 组数。使用器械的回数：一般 4 组以下为少组数，4 ～ 8 组为中组数，8 组以上为多组数。
- 次数。一组中的动作重复的次数，通常以 1 ～ 5 次为少数次数；6 ～ 12 次为中次数；15 次以上为多次数。
- 密度。指每组之间休息时间的长短。间歇时间达 2 ～ 3 分钟为小密度；1 ～ 1.5 分钟为中密度；每组间歇 30 秒以内为大密度。
- 动作速度。指动作快慢，据研究，快速对提高爆发力有利，混合速度对增长力量有利，而慢速和中速则对增加肌肉有利。

要根据锻炼任务的不同进行负荷因素调节，提高爆发力，增加肌肉体积，或增长肌肉耐力削减脂肪，其练习中的因素也不同。

提高肌肉耐力的锻炼方法

在健身、健美运动中，参与者需要进行举重和各种负重训练来提高肌肉力量和增大肌肉的体积，同时许多运动项目在训练过程中也经常采用举重和各种负重训练提高肌肉力量，因此，所有的体育锻炼者和健身、健美训练者必须了解掌握发展力量的内容并合理地运用它，你就会在训练中达到自己理想的目标。

提高绝对力量

绝对力量就是人在完成某种动作时所表现的力量，不考虑与其本人体重的关系。提高绝对力量的方法，最重要的是选择重量训练的强度，如果不进行系统的、相当的重量训练，肌肉的最大力量就不会增长，采用重复次数少而重量大的训练，最有利于发展肌肉力量，重量的大小一般采用最大力量的百分数或一次训练能重复的次数来确定，提高最大力量采用能重复 1 ～ 3 次的重量（相当于本人最大力量的 85% ～ 95% 的强度）进行 3 ～ 5 组训练，组间休息 1 ～ 3 分钟，隔天训练一次效果最佳。

健美训练者会定期进行肌肉绝对力量专项训练。但在健美训练中主要是增大肌肉体积，所以增大肌肉体积最有效的重量训练是本人能连续做 8 ～ 12 次，最低不少于 6 次，最多不超过 15 次的训练，如果只能连续做 5 次以下，就只能增强肌肉力量而很难增大肌肉体积，重复次数多而重量中等的训练，可增大肌肉体积及肌肉耐力，如果重复次数能超过 20 次以上的重量，则肌肉力量和肌肉体积增长得很少，只会消耗体内能量，减少脂肪和增强肌肉耐力。

所以，要增加肌肉力量和肌肉体积就要在重量训练中重复次数超过 12 次时增加重量，重复次数不到 8 次时，就要减轻重量。但值得注意的是，不经常从事力量锻炼的人，最初应用的重量不能过大，因为力量训练的效果在最初阶段几乎不取决于重量大小，只要重量超过一定的最低限度（约为最大重量的 40%）就可以了。

提高速度力量

速度力量是指肌肉做等张收缩时产生的力量，从事这类训练，疲劳出现较晚。提高速度力量与发展绝对力量的方法有所不同，要适当减少重量，用最快的速度来完成动作，提高速度力量应采用大强度的间歇训练法，即 60% ～ 80% 的强度，每组 5 ～ 10 次，爆发性速度训练 4 ～ 6 组，组间休息 2 ～ 5 分钟。

力量训练中的呼吸

在做极限重量或大重量训练时需要憋气，即在紧闭声门的条件下使肌肉紧张用力，有些训练者曾试着在吸气、呼气和憋气的情况下进行肱二头肌力量测定，结果吸气时举起了 25 公斤，呼气时举起了 28 公斤，憋气时则举起了 32 公斤。憋气能提高肌肉力量，但憋气对心血管系统的活动会产生一些不利因素，会引起胸廓内压增加，使肺部的血液循环产生障碍，长时间憋气会影响训练效果，而且易产生头昏、恶心、过早疲劳等副作用，甚至导致短暂脑贫血或休克。

为了避免这些现象，在进行力量训练时必须注意：在短时间内必须是最大用力时才允许憋气，当有条件不憋气的时候，就不要憋气。初学者进行力量训练所用的极限和次极限负重量不能过大，在完成力量训练前不应做最大吸气，以做中度吸气为宜，用狭窄的声门呼气（舌尖顶住上牙膛）可以达到类似憋气时同样大的力量，因此尽可能不憋气，以慢呼气完成最大用力训练为好。训练时的呼吸还应随动作而变，正确呼吸不仅能起到供氧作用，而且能固定肩带起到调整体姿和协助完成动作的重要作用。

发展力量应遵循的原则和要求

原则 1：超负荷和渐增加负荷原则。超负荷就是按某人能承担的最大负荷或接近最大负荷进行训练，适应后要使力量训练的负荷逐渐增大，超过原来的最大负荷，才能不断发展力量。超负荷能迫使更多的肌肉群参加最大收缩，刺激人体产生一系列生理适应性变化，增加肌肉力量，而小负荷只能使肌肉力量保持原有的水平，甚至会有所下降。

力量增长后，必须逐渐增加负荷，例如某训练者平卧推举重量能重复 8 次才出现疲劳，这种重量就是该训练者中上等强度的负荷量，用这一负荷进行训练，直到能举到 12 次后，便可增加重量，增加量以可以达到最多能举 8 次为准，目的是使肌肉在每次训练中始终处于超负荷的收缩状态。

原则 2：先练大肌肉群，后练小肌肉群，全身不同肌肉群交替进行训练的原则。人体总力量最大相关肌肉群有：脊柱的伸肌、脊柱的屈肌和髋关节周围的肌肉、两腿的肌肉、两臂的伸肌、胸大肌五大肌群，在身体训练过程中，要注意在全面发展肌肉力量的基础上，还要采用针对性训练来发展这些肌肉群的力量。